第**4**版

分娩与助产实践

［英］薇姬·查普曼　［英］凯茜·查尔斯　主 编　程蔚蔚　主 译
Vicky Chapman　　　Cathy Charles

The Midwife's
LABOUR AND BIRTH
HANDBOOK

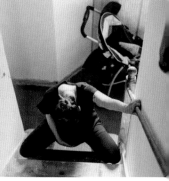

U0397691

世界图书出版公司

上海·西安·北京·广州

WILEY

图书在版编目（CIP）数据

分娩与助产实践：第4版 /（英）薇姬·查普曼，（英）凯茜·查尔斯主编；程蔚蔚译. —上海：上海世界图书出版公司，2020.10
ISBN 978-7-5192-7739-0

Ⅰ.①分… Ⅱ.①薇… ②凯… ③程… Ⅲ.①分娩—基本知识 ②助产学 Ⅳ.①R714.3 ②R717

中国版本图书馆CIP数据核字（2020）第148311号

The Midwife's Labour and Birth Handbook by Vicky Chapman and Cathy Charles
ISBN: 978-1-1192-3511-8
All Rights Reserved. Authorised translation from the English language edition published by John Wiley & Sons Limited. Responsibility forthe accuracy of the translation rests solely with Shanghai World Publishing Corporation and is not the responsibility of John Wiley & Sons Limited. No part of this book may be reproduced in any form without the written permission of the original copyright holder, John Wiley & Sons Limited.

书　　名	分娩与助产实践（第4版）
	Fenmian Yu Zhuchan Shijian (Di-si Ban)
主　　编	[英]薇姬·查普曼　[英]凯茜·查尔斯
主　　译	程蔚蔚
责任编辑	沈蔚颖
装帧设计	袁力
出版发行	上海世界图书出版公司
地　　址	上海市广中路88号9-10楼
邮　　编	200083
网　　址	http://www.wpcsh.com
经　　销	新华书店
印　　刷	杭州宏雅印刷有限公司
开　　本	787 mm× 1092 mm　1/16
印　　张	32.75
字　　数	450千字
印　　数	1—1700
版　　次	2020年10月第1版　2020年10月第1次印刷
版权登记	图字09-2019-067号
书　　号	ISBN 978-7-5192-7739-0/R·561
定　　价	298.00元

版权所有　翻印必究
如发现印装质量问题，请与印刷厂联系
（质检科电话：0571-88855633）

译者名单

主　译

程蔚蔚

副主译

刘小华　朱　玮　黄　群

参译人员（按姓氏音序排序）

陈　莎　何碧薇　郎　虓　刘珊珊

刘　莹　秦　安　仇静波　徐　亮

译者序

    《分娩与助产实践》已是第 4 版，很高兴能有机会组织团队翻译此书。分娩是人出生的重要过程，这一过程虽然短暂但关乎人一生的健康。

    本书共 24 个章节，从正常分娩、助产技术、分娩期急症处理、风险管理、诉讼和投诉等多角度系统阐述了分娩期助产实践过程中可能出现的各种状况，涉及的相关理论知识和临床技术，既有科学的理论学术依据，又有临床实践的可操作性。该书特别强调了在产妇分娩时，每个关键助产人员必须给予产妇心理安抚、指导、鼓励，强调了任何医疗操作须与产妇及家属沟通及医疗记录要及时完整，是一本适合助产专业学生和临床助产士的实用红宝书。

    助产专业的发展在国内较为落后，助产相关教材的学科属性模糊，多从属于妇产科学或护理学，而实际操作类的教材更是凤毛麟角。国家生育政策的调整，生育理念的改变，导致产科对助产士的需求急剧上升，而助产士作为特殊医疗专业，不仅需要责任心、专业技术能力，而且还需要极强的沟通能力。作为保障母婴安全的重要环节，助产人员的临床知识技能的培训显得至关重要。本书针对性强、理论依据充分，并能贴近临床实际，是助产人员的必备之选。

中国福利会国际和平妇幼保健院

2020 年 05 月

编写者

主　编

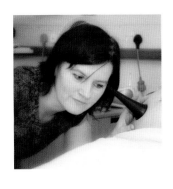

薇姬·查普曼（Vicky Chapman）

注册一般护士、注册助产士、文学硕士

　　作为一名助产士，薇姬曾经在许多医院工作过，也做过个案管理助产士。她对正常分娩特别感兴趣，同时也聚焦分娩政策及其对女性分娩经历的影响。同时她也是一名客座讲师。薇姬也曾面临照护孩子与事业的困境，其中3个年幼的孩子包括一对双胞胎都是在家中分娩的。

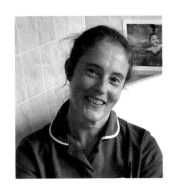

凯茜·查尔斯（Cathy Charles）

注册一般护士、注册助产士、理学学士（荣誉学士学位）、文学学士（荣誉学士学位）

　　凯茜是一名助产士和执业火罐治疗师，在威尔特郡（Wiltshire）和萨默塞特郡（Somerset）的急诊和社区工作。她曾在一个独立的分娩中心做过关于助产士、执业拔火罐治疗师的演讲和写作。和薇姬一样，凯茜也对水中分娩和家庭分娩很感兴趣。作为临床审计和风险管理协调员，她从许多不良事件的调查中获得了丰富的经验，还曾经担任主管助产师和客座讲师，教授孕期水中分娩课程。

参编人员

查丽丝·亚当斯（Charlise Adams）

理学学士

查丽丝 2003 年取得助产士资格，曾在顾问助产师主导的部门、独立的分娩中心以及私人诊所工作过，目前在威尔特郡一家大医院工作。她曾在各种助产学期刊上发表过文章，并协助教授产科急诊课程。她还参与了当地一所大学的面试和临床学生评估工作。查丽丝已婚并有一个帅气的儿子。

汉娜·贝利（Hannah Bailey）

注册助产士、获助产学健康教育文凭

汉娜 2001 年取得助产士资格。曾在社区和急诊工作，在斯文顿（Swindon）的大西部医院当产房护士，在巴斯皇家联合医院从事助产实践发展工作。她与产科顾问医师和麻醉科同事密切合作，建立了一个强有力的常规工作人员模拟培训方案，作为每年 PROMPT 培训的补充。汉娜的研究方向为质量改进，包括一个为期 3 年旨在提高孕妇对死产认识的项目，她刚刚成为当地一家心理健康信托机构的质量改进主管。她计划在当地的分娩中心工作以延续助产士注册。

安妮特·布里利（Annette Briley）

国家注册护士、注册助产士、理学硕士、药学博士

安妮特是伦敦圣托马斯医院女性健康部门的顾问助产士和临床试验经理。她是一名资深的临床助产士，在产科服务的所有领域工作过，包括产科超声部。安妮特于 1997 年加入圣托马斯的研究团队，并参与了一项关于子痫前期维生素运用的重大研究。工作以来，她参与了许多与怀孕相关的国内和国际临床研究，包括英国的孕妇饮食改善和运动研究（UPBEAT）。她是英国国家健康研究所（NIHR）在伦敦南部的助产士领导者，GSTFT 的女性服务研发负责人，以及 NIHR 生殖健康和分娩专业合作专家负责人（伦敦南部）。NIHR 倡导联合卫生专业人员（助产士）。她在 2014 年获得博士学位，其主要研究方向是妊娠前、妊娠获得性和产时的出血高危因素。安妮特就职于 Tommy's 婴儿慈善机构，是全球妇产组织的受托人。

尼克·卡斯特（Nick Castle）

药学博士、理学硕士、注册全科护士、注册一般护士

尼克是卡塔尔哈马德医疗公司救护车服务的专业负责人，也是南非德班理工大学的荣誉研究员。他是一名双重注册护士和重症急救护理人员，是卡塔尔救护服务机构的专业领导人，旗下管理超过 1 500 名的救护和护理人员。尽管尼克是一名助理执行董事，但他仍然坚持每月至少 48 小时的临床工作时间。尼克发表了大量的急救照护方面的论文、68 篇同行评议论文，同时出版了 2 部书籍，参编了许多章节。

乔·考金斯（Jo Coggins）

获助产学健康教育文凭、理学学士（荣誉学士学位）、理学硕士

乔是威尔特郡的一名社区助产士，她与丈夫和孩子们生活在那里。她以前曾在巴斯（Bath）的急诊和社区执业。她的角色是为在当地分娩中心和家庭分娩的女性提供产前、产时和产后的护理服务。乔喜欢写作，已在许多助产杂志上发表过文章。

布赖妮·里德（Bryony Read）

注册助产士、文学学士（荣誉学士学位）

布赖妮 2001 年在牛津布鲁克斯大学获得助产学学位，并在牛津的约翰拉德克利夫医院获得第一份工作。随后她去了伦敦布罗姆利区的皇家大学公主医院，并在那里作为年轻父母群体的个案管理助产士工作了 10 年。这是一份鼓舞人心充满挑战的工作，致力于提高母乳喂养率，她曾在 RCM 的会议上做过相关介绍。2013 年，布赖妮和丈夫以及家人搬到了威尔特郡，现在她在一个独立的分娩中心为年轻父母群体中工作，很快将拓展到照护其他弱势群体的女性。布赖妮在安全防护方面积累了丰富的经验，并渴望在未来专门从事这方面的工作。

卡洛琳·拉特（Caroline Rutter）

注册助产士、获教育证书、获健康管理文凭、理学学士（荣誉学士学位）
获研究生证书、卫生专业教学硕士

卡洛琳 1993 年成为助产士之前是国家生育信托基金（National Childbith

Trust，NCT）的教师，之后到 2009 年一直在威尔特郡的独立助产机构工作。卡洛琳在继续作为助产士人员库成员的同时，还在西英格兰大学担任全职讲师，通过教育、有效沟通和推广以女性为中心的价值观，分享她对赋权的热情。自 2016 年以来，卡洛琳一直在斯文顿担任社区助产士。

莱斯利·施得乐（Lesley Shuttler）
NCT 产前教师和评估员、注册护士、注册助产士（有文凭）
理学学士（荣誉学士学位）

怀孕和分娩一直是莱斯利的兴趣所在。作为一名母亲、教育者、家庭教师和学习日促进者，她在 NCT 工作了 30 多年。她有 2 个女儿，正沉浸在成为露比和裴德的外婆的喜悦中，而他们都在家中实施水中分娩的。

作为一名女性和母亲，我非常幸运能在工作中实现我的信仰与价值观。作为一名助产士和一名 NCT 专业工作者，我遇到的女性们一直鼓舞着我，并在这个过程中给我带来了许多挑战。当我不再感到挑战或鼓舞，当我觉得自己没什么可学的时候，就是我停下来的时候：我想这将是一个漫长的过程。

前　言

我们为《分娩与助产实践》的成功感到高兴，该书现已出版到了第 4 版。

我们继续合作为助产士和学生们编写一本手册，目标是使得这本书易于阅读，并且基于大量的研究基础（包括轶事证据和量性研究），同时从以女性为中心的角度考虑。

我们拓展了本书的主题，包括女性会阴切开、自由体位分娩、败血症、OASI 护理包和关于糖尿病女性照护的新章节。

这个版本还包括了许多新的视觉材料。除了现有的臀位分娩照片外，还收录了足先露臀位和臀位水中分娩的照片。此外，还有一系列令人惊叹的新的图像资料，包括一位女性从家庭分娩到院内积极分娩的历程记录，以及美丽的水中分娩的系列照片。万分感谢所有允许我们使用这些照片的父母亲们，他们是布列塔尼、苏、安娜、雅基、桃、史蒂夫、丽莎、梅尔和亚伦。有些双胎和胎盘的照片是薇姬自己的，甚至我们的责编也在第 11 章提供了一张照片。特别感谢露西·普雷尔提供的封面照片，照片拍摄的是她的妹妹梅尔和伴侣亚伦在他们的艾米丽宝宝出生时的情景，以及他们了不起的助产士萨曼莎。

本书出版之际，我们为独立助产士的遭遇感到难过。如果没有独立助产士，这一版中的许多照片，以及作为一个专业，我们可以从中学习的许多轶事和非医院经验，在将来都不复存在。此外，护理和助产委员会（NMC）正在减少在NMC 注册的助产士人数并废除助产监督制度。这是英国助产行业有史以来最为低迷的时刻，对助产机构的需求比以往任何时候都更加迫切。

面对日益规范的政策和条款，如今许多助产士继续为女性提供灵活的个性化护理便存在着面临调查、风险和诉讼等潜在问题。尽管如此，照护分娩中的女性并努力为她们提供一个安全且令人满意的分娩过程仍然是非常值得的。我们希望世界各地的助产士们都能在帮助产妇分娩的过程中保持持久的热情，并致力确保产妇获得最棒的分娩体验。

再次感谢我们优秀的作者团队，感谢你们的耐心和辛勤付出。

薇姬·查普曼

Vicky Chapman

凯茜·查尔斯

Cathy Charles

目 录

第 1 章　产程与正常分娩　　　　　　　　　　　　　　　　　　1
凯茜·查尔斯 *Cathy Charles*

第 2 章　阴道检查和人工破膜　　　　　　　　　　　　　　　59
薇姬·查普曼 *Vicky Chapman*

第 3 章　产程中胎心监护　　　　　　　　　　　　　　　　　73
布赖妮·里德 *Bryony Read*

第 4 章　会阴损伤和缝合　　　　　　　　　　　　　　　　　89
薇姬·查普曼 *Vicky Chapman*

第 5 章　新生儿出生后即时处理　　　　　　　　　　　　　123
卡洛琳·拉特 *Caroline Rutter*

第 6 章　家中分娩　　　　　　　　　　　　　　　　　　　143
凯茜·查尔斯 *Cathy Charles*

第 7 章　水中分娩　　　　　　　　　　　　　　　　　　　161
凯茜·查尔斯 *Cathy Charles*

第 8 章　胎位异常和先露异常　　　　　　　　　　　　　　179
薇姬·查普曼 *Vicky Chapman*

第 9 章　产程延长　　　　　　　　　　　　　　　　　　　197
薇姬·查普曼 *Vicky Chapman*

第 10 章　器械助产：胎吸和产钳　　　　　　　　　　　　　217
凯茜·查尔斯 *Cathy Charles*

第 11 章　剖宫产　　　　　　　　　　　　　　　　　　　241
凯茜·查尔斯 *Cathy Charles*

第 12 章　剖宫产后阴道分娩　　　261
薇姬·查普曼 Vicky Chapman

第 13 章　早产　　　275
查丽丝·亚当斯 Charlise Adams

第 14 章　臀位分娩　　　297
莱斯利·施得乐 Lesley Shuttler

第 15 章　双胎和多胎分娩　　　325
乔·考金斯 Jo Coggins

第 16 章　产科出血　　　341
汉娜·贝利 Hannah Bailey

第 17 章　分娩急症　　　361
汉娜·贝利 Hannah Bailey

第 18 章　母婴复苏　　　389
尼克·卡斯特 Nick Castle

第 19 章　引产　　　405
凯茜·查尔斯 Cathy Charles

第 20 章　子痫前期和糖尿病　　　421
安妮特·布里利 Annette Briley

第 21 章　死产和新生儿死亡　　　441
凯茜·查尔斯 Cathy Charles

第 22 章　风险管理、诉讼以及投诉　　　465
凯茜·查尔斯 Cathy Charles

第 23 章　产时血液检测　　　477
薇姬·查普曼 Vicky Chapman

第 24 章　药物与助产士　　　497
薇姬·查普曼 Vicky Chapman

附录：血液参考范围和特定条件的实验室检测　　　507

第1章　产程与正常分娩

凯茜·查尔斯 *Cathy Charles*

分娩环境	3
分娩征象	5
第一产程	7
分娩镇痛	16
局部麻醉	20
运动和体位	22
过渡期	23
第二产程	24
屏气用力	28
分娩	30
第三产程	35
分娩后	41
心理健康 / 安全防护	43
早期出院	45
附录 1-1　B 族链球菌	56

引言

> 一个自然无干扰的分娩……是一系列精巧复杂的过程与激素交响乐的平衡和融合。（Buckley，2004a）

最让助产士激动的事情就是帮助女性分娩。助产士的照护和支持直接影响到女性应对产程和分娩的能力。每位产妇和每一个分娩的过程都是独一无二的。

很多助产士，特别是在医院工作的助产士，都处于超负荷工作状态，可能很多医疗干预都是迫于同事和医疗规定的压力。但助产的理念是帮助女性激发身体潜能，使她们有一个安全愉悦的分娩体验。无论在何种环境下，优秀的助产士都能为产妇提供良好的照护。

然而，有时无论产妇和助产士做出何种努力，产程还是会比较艰难。此时助产士需要灵活应对，在产程进展不佳时既不自责也不苛责产妇。因为无论过程如何，我们的目标都是母婴健康安全。

本章将对分娩过程进行概述，但我们无法简单地将产程划分为独立的阶段。产程中包含了生理、激素和心理变化的复杂相互作用，这也导致了不同个体产程的巨大差异。在医学模式的局限下，我们低估了助产士对产妇行为的观察和理解。

现况和护理建议

- 产妇应最大限度地享有自然的产程和分娩过程，避免使用医疗干预，除非这些措施对母婴有益（DoH，2007；NICE，2016）。

- 在全球范围内，助产士主导的照护都能带来最好的结局：更多的自然分娩、更低的外阴切开率和硬膜外镇痛率，更高的母乳喂养率。产妇认为她们能更好地掌控产程进展（Sandall et al.，2016）。

- 如果有其他选择，88% 的产妇不会选择产科病房作为分娩场所：低危产妇（约 60%）应该有选择在家中或在助产士主导的病区分娩的权利；产妇有权选择分娩的场所（DoH，2007；NICE，2014：NHS England，2016）。

- 应为产妇在产程中提供一对一的照护（NICE，2014）。研究表明，有同情心和支持性的健康照护者可以缩短产程、减少干预、改善母婴结局（Green et al.，2000；Hodnett et al.，2013）。

- 英国的出生率还在持续上升，但助产士缺口达 3 500 名（RCM，2016）。

- 1%～2% 的产妇存在分娩相关的创伤后应激障碍（Andersen et al.，2012），助产士也会出现这种现象（Sheen et al.，2015）。

- 照护者的态度对产妇分娩满意度的影响最大（NICE，2014）。

- 89% 的父亲参与了分娩过程（Redshaw and Heikkila，2010），但其他亲属，如同性伴侣，在产程中参与程度的研究较少。

- 自 1947 年以来，年龄超过 40 岁的女性生育率首次超过 20 岁以下的女性（ONS，2016）。

- 在英格兰和威尔士，27.5% 的出生人口来自外籍女性（ONS，2016）。

- 20% 的英格兰孕妇都属于临床肥胖（Health and Social Care Information Center，2016），这增加了妊娠并发症的风险。

分娩方式

- 英国自然分娩率约为 60%（ONS，2016；NHSD，2017）
- 器械助产率为 10%～15%（ONS，2016；NHSD，2017）
- 英国外阴切开率约为 20%（见第 4 章）
- 剖宫产率约为 26%（NHSD，2017）

分娩环境

性爱时人们喜欢什么样的环境？敞亮空旷的房间中间放着一张高高的铁床？很多嘈杂的噪声，一群陌生人进进出出查看进展情况？这些问题的答案都是显而易见的。如果我们认同性交过程中催产素水平会受到心情和环境的直接影响，那为何我们会毫不顾及分娩中的女性？分娩和性行为的复杂联系已经成为产科学者日益关注的问题。

如果产妇可以选择分娩的场所和时间、采用她们喜欢的体位，她们就会发挥自己的本能帮助自己和互相帮助来促进分娩。近年来，分娩已经越来越医疗化，分娩场所也常常受到限制。不可否认，适当的干预可以挽救生命。对于某些高危产妇来说，产科病房是最安全的选择，而对另外的产妇来说，病房也是感觉上最安全的，可以让她们感到放心。但产科病房真的是所有产妇的唯一选择么？

医疗环境和许多分娩场所中越来越多的医疗化手段会直接影响到产妇的隐私和分娩控制感（Walsh，2010a）。设置于产科病房的家庭化产房（替代方案）可以提高自然分娩率、减少药物镇痛，并提高产后 6～8 周的母乳喂养率以及照护的满意度。这些房间还可以减少催产素的使用，降低器械助产、剖宫产率和会阴切开率（Hodnett et al.，2012）。部分原因可能是产妇在家中或是在家庭化的环境中能感到更加放松。然而，仅仅是更换窗帘或是遮挡吸引器并不代表照护理念的改变。往往只有那些选择在社区或分娩中心工作和热心于家庭化产房的助产士才会尽可能不采用干预性手段。

产妇应该有选择分娩场所的权利；理想的情况是临产时女性可以选择在家中、分娩中心或产科病房分娩，而且在分娩过程中可以改变主意。这些选择都是可行的，但是英国的服务措施还不够完善。"优生"（NHS England，2016）和"最佳出生"（Scottish Government，2017）的报告可能有助于促进这一问题的改善。令人振奋的消息是北爱尔兰成立了助产士主导的产科病房，2000 年时还不存在这一模式，但现在已经有了 8 家（Healy and Gillen，2016）。而在其他国家，产妇的选择范围依然很小或是根本没有选择。

尽管约有 2/3 的产妇可以在家或助产士开设的分娩中心分娩（DoH，2007），87% 的产妇认为在独立的分娩中心分娩是一项安全的选择（Rogers，et al.，2011），但是出于多种原因，英国大多数助产士还是在急诊接待大部分的临产孕妇。无论分娩的地点在哪里，让分娩环境温馨、热情和安全是所有助产士的职责。永远牢记，照护者的品质是产妇分娩满意度的最大影响因素。

如果助产士的亲友或曾经接生过的产妇邀请她们在非工作场所接生，可以参照英国皇家助产士学院指南（RCM，2017a）。在良好的沟通和灵活应对下，很多事情都是可行的。

英国皇家助产士学院指南提出了"促进正常分娩的十点提示"（框 1-1）。妇产服务改善协会 ［The Association for Improvementsin the Maternity Services（AIMS），2012］也提出了"产妇对助产士的十点希望"，其中包括同情、勇气、尊重和积极性："产妇在筋疲力尽难以坚持时……希望自己的助产士自信乐观……能鼓励她们'你现在做得很好''你太棒了''你很坚强''很好，又过去了一阵宫缩'。"

框 1-1　促进正常分娩的十点提示（RCM，2017b）

（1）耐心等待

能帮助产妇正常分娩最有用的做法是耐心。要完成分娩这一自然生理性过程，我们应该对自己的知识和经验非常有信心。要做到这一点，我们需要获取更多正常分娩的知识和经验，并知道把握时机采取措施。

（2）筑巢

临产时，哺乳类动物会寻找温暖、安全和昏暗的地方分娩，人类也不例外。

（3）鼓励产妇下床走动

重力是分娩中最好的辅助方法，由于历史和文化（现在少见）的原因，在英国，我们常常要求产妇仰卧在床上生孩子。我们需要帮助产妇，在待产和分娩时理解并尝试更换体位。

（4）要有充足的理由才能干预

对所谓的新的助产接生技术，我们意识到，一种技术干预会导致随之而来的其他干预，造成了越来越多的人工干预最终导致难产。我们要问自己"干预是否有必要"，在非必要的情况下不要干预。

（5）听取产妇的意见

想要知道产妇需要什么，产妇本身就是最好的信息来源。我们要做的就是认识产妇、听她说、理解她和与她交谈，想想我们能如何帮助她找到成就感。

续 框

（6）做好日记

　　学习知识的最好源泉之一是自我观察，特别是回顾以往的观察，并且总结我们所学到的经验，把今天发生的事，感觉如何，学到了什么都记下来。

（7）相信你的直觉

　　直觉来自多种易被忽视的感官感觉。从经验和回顾中，我们能明白这些行为模式在告诉我们什么——找出和预计（预估）女性的分娩进展、需求和感受。

（8）为人楷模

　　我们的行为影响他人——可能是更好或是更差。助产专业需要可以促进正常分娩的实践、行为和态度楷模。从今天开始做一个典范。

（9）不断给产妇恢复信心

　　日常生活是无法让产妇对分娩有充分准备的。鼓励产妇看到宫缩和情绪的波动是正常分娩的一部分。这种鼓励非常关键。你是否认为产妇有力量和能力正常分娩？在女性分娩时，你也许会成为产妇分娩过程中唯一、持续的精神支柱。

（10）促进母婴肌肤的接触

　　母亲和婴儿从出生开始就待在一起，这将为母乳喂养提供一个良好的开端。出生后立即进行肌肤接触，婴儿可以得到不受时间限制的母乳、温暖，并减少啼哭，母亲也能学会识别婴儿的表达和回应。母子间形成温柔依恋的亲子关系——这个关联将从母婴肌肤接触开始并持续一生。

　　　　　　　　　　　　http://www.midwives.org.hk/doc/resources/RCMTopTipsenglish.pdf

© 皇家助产士学院 2017 版权所有。
皇家助产士学院自然分娩行动（Normal Birth）已被最佳出生行动（Better Birth）替代，已不再包含这"十点"提示，但是我们认为这"十点"提示仍有一定的价值，因此列举在此供有兴趣的读者参考。

分娩征象

　　产妇经常形容自己在即将分娩前感到焦躁不安，有一些奇怪的感觉，比如感到精力特别充沛或者有"筑巢反应"。这些征象包括：

- 下背部和盆腔深部的不适感，与胎儿下降有关。
- 胃部不适／腹泻。
- 在分娩前几天／周间歇性出现规律或不规律的下腹绷紧。
- 见红，有透明或淡红色的血迹。
- 阴道或宫颈分泌物增加。
- 自发性胎膜破裂（SROM）——一般不会误诊；当胎头衔接良好（SROM 的诊断和处理见框 1-2 和框 1-3）时不多见。未足月 SROM 的处理见第 13 章。

并非所有产妇都会在这一阶段寻求帮助。如果接到求助，助产士应该认真倾听，并告知产妇这些分娩征象都是正常的，应避免一些负面的词语，如"假临产/假警报"。

框 1-2　自发性胎膜破裂的诊断

产妇病史
- 一般为最终诊断。
- 明确胎膜破裂时间、性质和液体的量。

观察液体
- 卫生护垫往往是浸湿的；如果液体量较少难以判断，让产妇走动 1 小时后再次检查。
- 液体可能是：
  - 透明、淡黄色或粉色：正常情况下无异味。
  - 有血迹：如果混有黏液可能是见红——如果存在疑虑，可以通过胎心监护鉴别。
  - 有恶臭：可能提示感染。
  - 胎粪染色：足月胎儿会自然排出胎粪，但应引起重视。NICE（2014）建议在重度羊水粪染时进行连续胎儿电子监护，重度羊水粪染是指羊水呈深绿或黑色，质地稠厚或粘连，或是任何混有成块胎粪的羊水粪染。

窥阴器检查
- 如果病史不详，或产妇已临产，无须常规窥阴器检查（NICE，2014），但当胎头位置较高，可能发生脐带脱垂时可以考虑。
- 除非产妇出现强而规律的宫缩，否则应避免阴道检查（vaginal examination，VE）。VE 会增加逆行性感染的风险，但对这一观点仍存在争议。目前没有确凿的循证依据（NICE，2014）证明 VE 会带来严重后果，但应尽可能避免。
- 在进行窥阴器检查时：
  - 让产妇平卧一段时间待液体聚集。
  - 润滑窥器，轻柔地插入阴道。用枕头抬高产妇的臀部会更容易操作，并减轻不适感。
  - 可见液体自宫颈流出，并在窥阴器前端聚集。如果未见液体，可以让产妇咳嗽。

其他检查
- NICE（2016）推荐视觉羊水渗漏检测（amniotic leak detector，ALD）来判断无法解释的阴道渗液。这是利用一种有内置指示条的卫生护垫进行的检测方法。

足月胎膜早破

一些产妇可能出现足月胎膜早破（PORM）（见框 1-3 和第 19 章）。存在的风险包括感染、脐带脱垂（见第 17 章）以及医源性干预带来的问题，但大部分产妇可以自然临产，母婴结局良好。

框 1-3   足月胎膜早破的处理

- **测量产妇体温**。在非睡眠期间，让产妇每隔 4 小时测 1 次体温（NICE，2014）。
- **观察液体**，在颜色或气味有改变时立即报告。没有必要做阴道拭子、C-反应蛋白或硝嗪 / 羊齿状结晶试验（NICE，2014）。
- **听诊胎心**。间断听诊胎心即可：无须连续电子胎心监护，除非有明显的羊水粪染（NICE，2014）。观察胎动。
- **等待分娩**。产妇可以在家中舒适的环境中等待产程开始，避免可能的感染或不必要的干预。但是，如果孕期发现 B 族链球菌（GBS）感染，英国皇家妇产科学院建议尽快引产（RCOG，2017）。

一般建议

  - 避免性交或将任何物品放入阴道。
  - 在排便后从前向后擦拭。
  - 告知产妇洗澡和淋浴不会增加感染风险。
  - 建议产妇出现胎动减少、子宫压痛、发热表现时及时就医。
  - 告知产妇有 60% 的可能将在 24 小时内临产（NICE，2014）。
  - 告知产妇发生 PROM 时，严重胎儿宫内感染发生率为 1%，而胎膜完整时宫内感染发生率为 0.5%（NICE，2016）。

如果 24 小时内未临产（NICE，2014）

  - NICE 建议在 PROM 24 小时后引产（见第 19 章）。同时建议产妇留院 12 小时以方便观察宝宝情况。
  - 除非产妇出现感染迹象，否则不推荐常规使用抗生素治疗。
  - 如果产妇选择继续等待，继续上述处理并每隔 24 小时评估 1 次。
  - 分娩后（ROM > 24 小时）新生儿需继续观察 12 小时。在新生儿出生后 1 小时、6 小时和 12 小时观察他的一般情况、胸骨凹陷、中央型发绀（条件允许时使用脉氧仪）和鼻翼翕动、肤色、哭声、喂养情况、体温、心率和呼吸。鼓励母亲提出疑虑。

第一产程

关于如何将产程划分为不同的"阶段"存在很多争议。Walsh（2010b）认为，临床医师将第一产程划分为潜伏期和活跃期，这与不断变化的产程进展是不协调的。

助产士需要时刻警惕刻板划分产程的局限性，但一些广泛应用的概念确实有助于助产士为产妇提供恰当的支持。以下将介绍一些相关的概念。

潜伏期

潜伏期的特点

英国国家卫生与临床优化研究所（NICE，2014）将其描述为：一个可能并不连续的过程，可能出现以下症状。

- 伴有疼痛的子宫收缩。
- 宫颈变化，包括宫颈管展平和宫口扩张至 4 cm。

潜伏期助产士照护

在这一阶段产妇可能很兴奋和 / 或焦虑。她们可能需要有人积极回应她们并解释正在发生的事情。在产程进展的最早阶段，她们可能只需要口头的肯定，也可能会打很多电话咨询。

理想情况下，在家中评估比医院更好，这样可以减少镇痛药物的使用、催产和剖宫产，更加经济有效。产妇有更好的控制感，对分娩过程也更加满意（Walsh，2000a；Spiby et al.，2008）。如果产妇已经到达医院，有证据表明，与产房隔离的独立预检病房可以减少住院时间，增加产妇控制感，并减少镇痛药物的使用（Hodnett et al，2008）。

如潜伏期较长，产妇会更加疲劳，对分娩丧失信心，需要更多的支持（见第 9 章，潜伏期延长）。产妇可能需要反复就医评估，对产程进展产生怀疑。但大部分产妇可以较好地应对潜伏期。

助产士与产妇的第一次接触很重要，可以建立信任关系：

- 热情接待产妇，让她感到自己受到特别的照护。
- 观察、倾听以及肯定她的兴奋情绪。
- 客观评价：许多产妇，特别是初产妇，对待产程可能过于乐观。
- 非英语母语国家的产妇可能需要额外的肯定和详细解释，同时也要尊重对方的文化习俗。最好能安排一位值得信任的翻译，但有时可能来不及安排。靠伴侣或其他家庭成员翻译的弊端很多，有些医院会订购"语言专线"或其他类似的服务，许多陪同分娩的人对此都比较理解和支持，但有些家庭认为分娩是私密的，对突然冒出来的翻译人员会感到恐慌，这就需要助产士进行判断协调了。

- 体格检查包括：
  - **基本观察**（表 1-1）。
  - **尿液分析**。NICE（2014）推荐临产后检测尿蛋白，但这一做法对血压正常的产妇比较有争议，因为阴道分泌物有可能会污染标本，因此尿蛋白常常被忽略。
  - **腹部触诊**。测量宫底高度和胎产式、先露、方位和衔接情况（图 1-1）。询问产妇胎动情况。
  - **监测胎心**（见第 3 章）。对于低危产妇，进行间断听诊而不是"常规持续监护"（NICE，2014）。

表 1-1　产程中对产妇的观察（低危产妇）

观 察 内 容	频 率	意 义
血压 正常范围： 收缩压 100～140 mmHg 舒张压 60～90 mmHg （NICE，2010）	自产程开始 ○ 第一产程每 4 小时测量 1 次 ○ 第二产程每小时测量 1 次 （NICE，2014）	**高血压**可能与以下因素有关： ○ 焦虑和疼痛 ○ 全身麻醉 ○ 原发性高血压或子痫前期（子痫前期的定义见第 20 章） **低血压**可能与以下因素有关： ○ 硬膜外镇痛 / 麻醉达到最高平面 ○ 继发于仰卧位的下腔静脉回流受阻 ○ 出血 ○ 休克
脉搏 正常范围： 55～90 次 /min	自产程开始以及测量胎心率时： ○ 第一产程每 4 小时记录 1 次 ○ 第二产程每 15 分钟记录 1 次 （NICE，2014）	**心动过速**（≥ 100 次 /min）可能与以下因素有关： ○ 焦虑、疼痛、过度通气 ○ 脱水 ○ 发热、感染 ○ 产程阻滞 ○ 出血、贫血和休克 **心动过缓**（≤ 55 次 /min）可能与以下因素有关： ○ 休息和放松 ○ 药物，如阿片制剂、硫酸镁 ○ 心脏病

续　表

观察内容	频　率	意　义
体温 正常范围：36～37℃	自产程开始每 4 小时测量 1 次（NICE，2014），如在分娩池中，每小时 1 次	**发热（＞37.5℃）**可能与以下因素有关： ○ 感染 / 败血症 ○ 镇痛麻醉：通常为低热但体温会逐渐升高 ○ 脱水 ○ 分娩池水温过高
呼吸 正常范围：10～20 次 /min	NICE（2014）中没有提到呼吸，但警惕败血症的意识在逐渐提高（见第 17 章），因此 MEOWS 表单和其他产程图中也包含呼吸，需始终警惕呼吸困难	**气促（＞30 次 /min）**可能与以下因素有关： ○ 与心动过速的原因相同 ○ 哮喘发作 ○ 败血症（气促可能是首发症状） ○ 肺 / 心源性栓塞 / 血栓 ○ 羊水栓塞 **MBRRACE（2016）强调在仰卧位时发生气促提示未确诊的心脏问题**

MEOWS，改良产科早期预警评分。

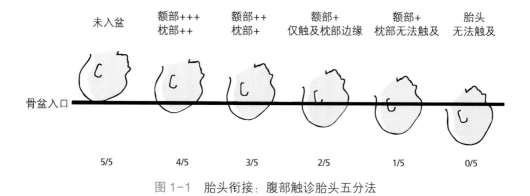

图 1-1　胎头衔接：腹部触诊胎头五分法

- **阴道检查（VE）**在宫缩间隔＜ 5 分钟、持续时间＜ 60 秒的情况下不建议进行阴道检查，除非产妇要求。
- **胎膜破裂**（诊断见框 1-2）的诊断通常较为明确。如果产妇有宫缩，则无须进行窥阴器检查。

进入第一产程

进入第一产程的特征

在产程早期：

- 产妇在宫缩期间、间歇期可以进食、谈笑。
- 宫缩变得强烈，疼痛感增加，间隔 2～5 分钟，持续时间 ≤ 60 秒。
- 宫口位置居中或朝前，变软，颈管消退（经产妇可能不会完全消退），宫口扩张 ≥ 4 cm。

随着产程的进展：

- 产妇可能变得安静，由于大脑的原始部分开始占据主导地位，在行为表现上更加依靠直觉。
- 在宫缩间歇期，产妇活动减少，每次宫缩来临时，产妇会抓住某个人或某样东西，或者两腿分开站立并摇动骨盆；她可能还会闭上眼睛，呼吸粗重但有节律性，在宫缩疼痛最强时发出呻吟甚至喊叫。
- 产妇与他人的对话变得简短，比如"水"或者"背"。这段时间并不适合与产妇谈话。Lemay（2000）赞同 Dr Michel Odent 一直强调的建议："最重要的是不要打扰分娩中的产妇。"助产士们通常都比较善于解读各种行为表现，但其他对分娩行为不太熟悉的人，如产妇的家属或实习生，在避免打扰产妇方面，特别是宫缩来临时，可能还需要一定的引导和帮助。在进行胎心听诊前，注意语气轻柔或抚摸产妇的胳膊，也不要期待产妇每次都会对问题给出回应。

进入第一产程后的助产士照护

确保举止热情。一定要面带微笑！让她的家属一起融入。明确他们需要怎样的服务。在理想状态下，产妇最好在产前就已经见过自己的助产士。一个优秀的助产士，无论是否熟悉产妇，都会迅速与其建立良好关系。温柔和蔼的话语、持续的陪伴和恰当的抚摸都是有效的止痛剂。

- **详细了解病史。**
  - 讨论以往的妊娠、产程和分娩情况。
  - 寻找相关的高危因素。一些情况下需要特殊的产程管理，如糖尿病、子痫前期（见第 20 章）、GBS（附录 1-1）以及癫痫（框 1-4）。如果产妇在产前使用肝素，建议她在产程中不要再继续使用（RCOG，2015a）。

○ 询问阴道流液、见红和宫缩开始的时间。

框 1-4 癫痫产妇产程中的护理（RCOG，2016a）

- 在产程中发作的风险不高。
- 产程中的照护与其他产妇一样，但应尽可能避免失眠、紧张和脱水，这些都是诱发的高危因素。提供足够的镇痛。
- 对于癫痫发作的高危人群和产时癫痫发作的产妇，给予连续电子胎心监护。
- 产程中连续使用抗癫痫药物。如果产妇极有可能发生产前癫痫，建议使用苯二氮䓬类或长效药物，如口服氯巴占。如果不能耐受口服药物，可以使用非肠道药物替代。
- **癫痫发作**。所有产科病区应有产程中癫痫发作的管理方案。必须尽快控制抽搐以避免产妇、胎儿窒息。

- **回顾记录**。
  ○ 超声扫描的时间和胎盘位置。
  ○ 血液检查结果：血型、RH 因子、抗体、近期血红蛋白。
  ○ 任何过敏史。
- **提供连续性支持**。一项 Cochrane 综述（Hodnett，et al.，2013）发现产程中连续性支持可以：
  ○ 减少硬膜外镇痛分娩时麻醉药物的使用。
  ○ 促进自然分娩（减少器械助产 / 剖宫产的比例）。
  ○ 缩短产程。
  ○ 增加产妇的分娩满意度。
- **支持产妇家属**。某些男性（或女性）家属在医院或是在配偶处于疼痛状态时会手足无措。鼓励他们时不时休息一下，吃点东西或是喝点水。有些家属在提供帮助时显得有点笨拙，也会惹恼产妇。他们也可能会在意产妇分娩时的噪声。与家属平和地交流，根据产妇的需求温和地提出指导。

在产程中为产妇和伴侣提供支持是一项高强度的人际关系，需要持续数个小时，在身体和心理上都有很高的要求。提供心理支持、监测产程进展和记录各项照护意味着助产士必须时刻守护在产妇身边。让陪伴的家属或导乐也参与其中，对助产士而言是一种支持，产妇也可以获得更高质量的帮助。对参与陪伴分娩家属的数量没有限制，但前提是产妇确实需要他们陪伴。有时产妇会同意其他人员在场见证分娩，但分娩不是一项观赏性活动，如果分娩陪伴者们只顾自己闲聊而不能支持帮助产妇，助产士可能需要为他们提供指引或委婉地劝说他们离开。

- **沟通交流和建立信任关系**。趁着产妇还能集中注意力，尽早讨论分娩计划。随着产程的进展，助产士要观察产妇的口头和肢体语言，告诉她如何应对，给出的信息要简单明确。除非产妇表示拒绝，尽可能陪伴在产妇身边。25% 的产妇表示她和陪产人员曾在分娩过程中无人陪伴并且非常担心（CQC，2015）。

- **"为产妇筑巢"**（RCM，2017b）。提供温馨的分娩环境，在产妇到达前准备好房间。
  - 哺乳动物喜欢在温暖昏暗的环境中筑巢，在这样的情况下更容易放松。
  - 拿走不必要的监护仪器。
  - 噪声，特别是其他产妇分娩时的喊叫声，会让产妇感到紧张，低沉的音乐可以掩盖噪声。避免将临产的产妇安置在那些大声喊叫的产妇周围。
  - 尽可能不要打扰产妇，进入房间前先敲门并获得产妇的许可，也不要让其他人未经许可就进入房间。
  - 如果房间中有床，考虑将床放置在边上，不要占据房间的中心位置。

- **进食和饮水**。分娩是一项艰苦的体力劳动。谁会让参加马拉松的选手不补充好营养就去比赛呢？一般在产程早期（后期很少），产妇会比较乐意进食。可以选择清淡易消化的食物，除非她刚使用过阿片类镇痛药物或有很大可能将要进行全身麻醉（Singata et al.，2013；NICE，2014），但这也会带来一些问题，因为对高危产妇禁食可能会增加医疗干预和产程延长的风险。确保分娩支持者们也正常进食。充足的饮水可以避免脱水。NICE（2014）建议等张液体的效果比水更好，但应让产妇自己选择。Dawood等（2013）指出限制产妇饮水，再通过静脉补液纠正脱水是很荒谬的。H_2 受体或抗酸剂在低危产妇中不推荐常规使用，仅在高危人群中适用（NICE，2014）。

- **基本观察**（表 1-1）。在第一产程期间，每小时记录 1 次宫缩频率。

- **鼓励产妇多排尿**，但对于血压正常的产妇，在产程中测量尿量和反复尿常规检验是没有必要的。

- **观察阴道流液**，如液体、胎粪、血液和恶臭。

- **不要剃毛或灌肠！** 在英国，常规的灌肠和剃毛早已成为过去时，这些措施不仅没有效果，还会让产妇感到不适、难堪，甚至某些措施是有害的，反而会增加感染的风险（Basevi and Lavender，2014）。阴道检查发现直肠内大便充盈或产妇主诉便秘的情况都是很偶然的。几支甘油栓剂就可以缓解症状。
- **胎心听诊。** NICE（2014）建议的间歇性听诊是每隔 15 分钟、在宫缩结束后听诊 1 分钟并作 1 次记录。但这一建议主要是来自产科的临床建议，缺少明确的依据，也不能体现个体化的照护，因此助产士可能不同意这一观点。一般在产程早期助产士会在不到 15 分钟听诊 1 次胎心，而在其他一些情况下，听诊的频率可能更高，如 SROM 后或 VE 后（见第 3 章）。

评估产程进展

合理干预（RCM，2017b）

除非产妇即将分娩，大多数助产士都会在接诊时进行腹部触诊，之后定期检查胎产式、方位和先露。入盆情况的评估可以很好地帮助助产士了解先露下降和产程进展情况（图 1-1）。然而有的产妇可能感到这项检查很痛苦，特别是在产程的后期。

产程进展也可以通过观察产妇宫缩、语言和非语言反应（表 1-2）。一些助产士也会观察"紫色线"（Purple line），大约 76% 的产妇会出现这种现象，逐渐从肛门向上延展，宫口开全时到达臀部后侧（Hobbs，1998；Shepherd et al.，2010）[1]。

阴道检查、人工破膜和产程图

产程中的阴道检查是一项侵入性、主观性的干预，但现在还没有更好的、能替代阴道检查进行产程进展评估的方法。时机恰当时，产妇和助产士都很难拒绝或不做阴道检查。甚至在低危产妇中，助产士常常感到迫于压力，不得不遵守一些缺乏良好循证依据的医疗常规。

NICE（2014）建议：

- 第一产程每 4 小时做 1 次阴道检查，或对产程进展存在疑虑，或产妇要求（在腹部触诊和阴道流液评估后）。

---

[1] "紫色线"是分娩过程中肛门附近出现的紫色瘀斑，随着产程进展逐渐向上伸展至骶尾关节，可以作为产程进展的标志。——译者注

表 1-2　产程中的宫缩及产妇典型表现

宫口扩张（cm）	0~3	3~4	4~7	7~9	9~10
宫缩频率	可能不规律，有时会停止，频率逐渐增加	2：10 min 逐渐变得规律，持续时间 20~40 min	3：10 min 规律，持续时间 ≤60 s	3~4：10 min 规律，持续时间 ≤60 s	4~5：10 min 有时是连续性的，在过渡期也可能"消失"一段时间
宫缩疼痛	可能是轻/中/重度		可能疼痛感增强，但通常能够忍受	越来越强	几乎（大部分）是无法忍受的疼痛，在过渡期可能有所缓解
产妇行为		健谈、紧张、兴奋、可以开玩笑 在宫缩时可以谈话 可能会过早地应用学会的呼吸技巧，需要提醒她掌握自己的节奏	开始变得沉默，更深的"叹气样"的呼吸 不再有幽默感	开始发声，在某些宫缩时发出喊叫 在被触碰时可能感到频躁	沉默、沉浸在另一个世界 可能没有反应，可能回答很尖锐 关注呼吸，在宫缩时呼吸变得缓慢深沉 发出嘶哑的哼声以及表达痛苦和绝望的喊叫："我做不到！"
活动和体位	在宫缩时可以自由活动	宫缩来临时停止活动，关注宫缩	宫缩时捂住腹部并前倾	可能会左右摆动，蜷缩脚趾	活动减少，在宫缩时抓住某样东西，通常会闭上眼睛，但在用力地冲动下会突然胀大

这是一份关于分娩过程中行为表现的常规说明，产妇的实际表现因人而异。

- 4 小时宫口扩张 2 cm 属于正常产程。
- 在宫颈扩张图或者产程图上标注 4 小时处理线。
- 无须常规人工破膜，如果因产程进展缓慢行人工破膜，2 小时后应再次进行 VE。
- 在产程图 / 病史中进行记录，内容包括存在问题、干预或转诊。

详细的评判性讨论见第 2 章（阴道检查）和第 9 章（产程进展缓慢）。

分娩镇痛

疼痛是一种复杂的现象，一个无痛的分娩过程不一定就让产妇满意。处理好疼痛，而不仅仅是缓解疼痛，是助产士开展工作的基础。实际上，许多人会认为一定程度的疼痛也是产程的重要组成部分，"因为疼痛可以刺激大脑分泌一系列激素，这些激素将进一步刺激子宫收缩"（Walsh and Gutterdge，2011）。Leap 等（2010）认为助产士分为"能处理好疼痛的助产士"和"能缓解疼痛的助产士"。

大多数助产士鼓励首先使用自然的、非药物的镇痛方法，如果在尝试了这些方法无效的情况下再考虑使用药物镇痛。

非药物镇痛

- **按摩和抚摸**。可以刺激化学物质脑内啡的分泌，是一种有效的镇痛方法（图 1-2）。产程中接受按摩的产妇会感到疼痛有所缓解（Smith et al.，2012；Nutt，2016）。永远不要低估产程中"和产妇在一起"的效果，但要注意的是，抚摸可能会激怒产妇或使她分心，特别是在产程晚期。分娩会让性侵犯的受害者重现以往的记忆（见第 2 章）。而在一些文化中，来自陌生人的非必要触摸会让人感到被侵犯。
- **分散注意力，如呼吸模式、音乐、电视等**。"在产程中，当宫缩来临时，我会花很多时间用低沉冷静的声音和产妇谈话。用鼻子吸气，（停顿）用嘴巴吐气……让肩膀下沉，胳膊放松，松开手指……下一次呼吸时我会加上：让你的腿放松，皮肤陷进椅子 / 床上……脚趾放松。我不认为这是催眠分娩，但在每阵宫缩时似乎都是有效的！"（助产士，个人交流）
- **运用辅具改变体位**。直立位可以缓解疼痛（Lawrence et al.，2013），可以使用如豆袋、楔形垫子、凳子和分娩球（图 1-3 和图 1-4）。

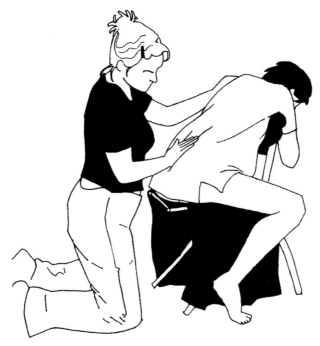

图 1-2　促进舒适的手法：按摩与抚摸

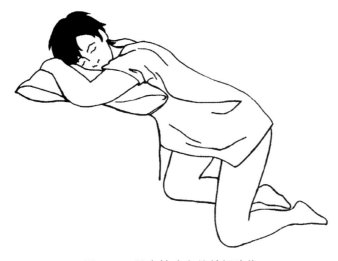

图 1-3　趴在枕头上的前倾跪位

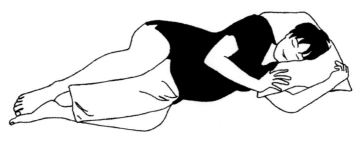

图 1-4　侧卧位

- **经皮神经电刺激（TENS）**。尽管对其效果还存在一定的争议，包括安慰剂效应，但许多产妇还是认为能够起到良好的镇痛效果，特别是在第一产程（Johnson，1997）。10 年前有 20% 的产妇使用过（Healthcare Commission，2008），大部分人表示自己还会再次使用（Dowswell et al.，2009）。这一方法对产妇和新生儿都没有不良反应（Mainstone，2004）。但由于缺乏实质性、令人信服的证据，NICE（2014）提出了一项比较有争议的建议：在进入产程后不推荐使用 TENS，但一项 Cochrane 综述（Dowswell et al.，2009）认为现有研究尚不充分，产妇可以选择是否使用 TENS。许多人会继续租用 TENS 设备，或从医院、分娩中心借用。

- **芳香疗法**。芳香疗法可以让产程放松，似乎可以减少止痛药和缩宫素的使用（Burns et al.，2000；McNabb et al.，2006；Dhany et al.，2012）。一项较为谨慎的 Cochrane 综述引用了一些较小的、权威性不足的研究（Smith et al.，2011a），但这一方法也和其他辅助疗法一样，难以通过随机对照试验进行研究。产妇通常会比较喜爱芳香疗法和同时进行的按摩。在实施前，助产士需要接受足够的培训，并持续接受专业指导；有些精油是孕妇禁用的（Tiran，2000；NMC，2013）。精油的持续汽化，可能会影响到助产士的注意力，对暴露其中的其他人员也会有不良反应，如头痛、呕吐或嗜睡。因此，Tiran（2016）认为："在产房或在分娩中心熏蒸精油不符合职业道德，也不安全。"

- **催眠 / 催眠疗法**。10 年前一项 Cochrane 综述回顾了一些小型研究的结果："现有证据表明，催眠可以减少产程中止痛剂的使用，如硬膜外麻醉。"接受催眠疗法后产妇的疼痛管理满意度也更高。催眠疗法的其他效果还包括提高阴道分娩率，以及减少缩宫素引产（Smith et al.，2006）。最近，一项大型研究得出结论，催眠疗法不会影响硬膜外镇痛的比例，但产妇感到在产后更有信心，对下次分娩的恐惧也有所减少（Downe et al.，2015）。关于催眠疗法还有很多非同寻常的故事，研究仍在继续（www.hypnobirthing.co.uk）。

- **其他方法，如针灸 / 穴位按摩、足反射疗法、指压、瑜伽、无菌水皮内注射、顺势疗法和草药疗法。** 通常，助产士都需要接受这些领域的专业培训或取得相关资质。众所周知，非药物疗法都很难通过标准的研究方法进行评估。针对针灸、穴位按摩、足反射疗法和瑜伽的 Cochrane 综述，尽管各项研究质量参差不齐，但都得出了阳性结果，包括减少镇痛分娩的应用以及增加自然分娩率（Smith et al.，2011b，c）。

  NICE（2014）对这些替代疗法持保守态度，建议"不要为产妇提供针灸、穴位按摩或催眠疗法，但如果产妇提出希望使用这些方法，也不要阻止"。希望为产妇提供这些措施的助产士需要寻求除 NICE 以外更可靠的资源。

- **水疗。** 浸入水中有许多独一无二的优势，水中分娩应该成为正常分娩支持的一部分（见第 7 章）。

药物镇痛

- **氧化亚氮（笑气）。** 这是英国应用最广泛的分娩镇痛药物，在大多数产妇中都有着良好的镇痛效果（Klomp et al.，2012）。与许多其他药物一样，氧化亚氮可以通过胎盘，但对母婴的影响很小。对产妇的不良反应也很小，如口干、恶心，但由于药物排出较快，因此反应消退迅速。长期暴露的风险也很多，包括会增加产房工作人员的工作负担等（Robertson，2006）。

- **阿片类药物，如哌替啶、二醋吗啡。** 通常肌内注射（IM）给药，有时也会通过患者自控镇痛（PCA）给药。在使用阿片类药物时，需要预防性使用止吐剂（NICE，2014）。阿片类药物可以使一些产妇的痛感迟钝，提升幸福感并得到一定的休息。也有一些产妇不喜欢这种被麻醉的感觉，她们感到失去控制但仍能感受到一定程度的疼痛。目前，对阿片类药物的效果及其对母亲、胎儿和新生儿的不良反应仍存在一定的争议。对产妇的不良反应有恶心、呕吐和高血压（Ullman et al.，2010）。有些产妇感到失去方向感和控制力。新生儿不良反应包括呼吸抑制（不建议使用纳洛酮，见第 18 章），行为模式改变，包括声光反应减弱、嗜睡和早期母乳喂养困难（NICE，2014）。产程中使用阿片类药物的产妇分娩的宝宝以后也可能对阿片类 / 安非他明成瘾（Jacobsen et al.，1988；Nyberg et al.，2000）。尽管近期研究还没有对此得出确切结论（Pereira et al.，2012），但学者们认为还需要加强这一方面的研究，怀疑一些药物成瘾和行为异常可能与胎儿在分娩中暴露于阿片类药物和胎儿皮质醇水平紊乱有关（Beech，2004）。

局部麻醉

局部麻醉（RA）的主要作用是消除躯体下半部分的疼痛。在英国，约1/3的产妇在产程中选择局部麻醉。将局麻药物注射到脊柱下方区域，阻滞传导痛觉的神经。在镇痛药物中加入阿片类制剂可以减少镇痛药物的浓度。

- **硬膜外镇痛**。在脊柱和硬脊膜之间输注局麻药物（硬膜外途径），可以连续给药或PCA。
- **脊髓阻滞**。将一定剂量的局麻药物和/或阿片类药物通过蛛网膜下腔注入脑脊液中，与硬膜外麻醉相比作用更加迅速，但持续时间较短。
- **腰-硬联合麻醉（CSA）**。在腰麻的基础上给予硬膜外麻醉镇痛。CSA的作用效果较硬膜外镇痛迅速，但在镇痛效果上并不比单纯的硬膜外镇痛强大（Simmons et al.，2012）。

NICE（2014）认为低剂量的丁哌卡因和芬太尼可以起到良好的分娩镇痛效果，并不一定要选择硬膜外镇痛（建议单次推注或PCA），除非需要达到快速局麻的效果。

所谓的"可行走的硬膜外镇痛"可能会让产妇感到困惑，这仅仅是一种低剂量硬膜外镇痛方法，与其他大部分硬膜外镇痛无异。所有的低剂量硬膜外镇痛都希望能够尽可能增加产妇的活动能力，能够让产妇使用直立位，甚至是跪位/手膝位。有些情况下，产妇可能可以站立或行走，但可能性不高，而且大部分医院为了减少跌倒的风险不鼓励产妇进行这样的尝试。这使得有些产妇因为活动能力达不到期望值以及必须接受胎儿电子监护而感到很沮丧。

局部麻醉有一些已知和可能存在的风险（框1-5）。

药物对胎儿的不良反应可能不仅仅是单纯的镇定效果。许多学者推测，产程中母亲应激激素轻度升高对胎儿有益，可以帮助其适应子宫外的环境（Dahlen et al.，2013）。局部麻醉可以让产妇产生"过度放松"的感觉，让她感到自己与分娩无关，从而使新生儿失去获得必要刺激的机会。此外，分娩过程中催产素水平降低也会减少新生儿出生后的亲子反应。然而，因为极度疼痛而处于高度压力的母亲也会产生过量的应激激素，导致催产素水平下降，这对新生儿而言同样会产生不良反应。对于选择性剖宫产和急诊剖宫产分娩的新生儿的影响也是类似的。

框 1-5　局部麻醉可能存在的风险 / 不良反应

对产妇的影响
- 麻醉不足 / 不完整可能比没有麻醉更让产妇感到担忧。
- 产程中行动受限，产后下肢无力。
- 低血压、发热。
- 瘙痒、困倦、寒战。
- 增加"常规"干预，如静脉输液、导尿。
- 增加胎方位异常的风险和缩宫素的应用。
- 尿潴留（由低剂量硬膜外镇痛引起）。
- 第二产程延长，器械助产和严重外阴损伤的风险增加。
- 由 FH 问题造成急诊 CS 的比例增加，但不影响总体 CS 比例。
- 对长期的腰背疼痛无效。
- 继发于硬膜穿刺后严重的短期头痛，可能会严重影响出生最初几天的母婴互动。治疗方法是血块补丁：将 20～30 ml 血液注射至硬膜外腔。
- 对产妇满意度的研究还存在争议。该领域比较复杂，开展研究也存在一定困难，因为局部麻醉常作为医疗干预的一部分，可能不被产妇认可，例如局麻常常会让一些希望享有正常产程的产妇感到失望。

对胎儿 / 新生儿的影响
- 对 Apgar 评分无影响（短期结局）。
- 阿片类药物的不良反应：相较于肌内注射，药物剂量更小，但母胎之间的传播还是存在的，可能会导致：
  - 母婴互动减少，可能会影响母乳喂养。要研究这一问题同样比较困难，通常只能依靠回顾性研究，因此无法排除其他变量。关于这个问题的争议很多，Smith（2010）的综述中作了很好的总结。
  - 增加 FH 不规则的可能，从而导致器械助产和 CS。

（Smith, 2010; Anim-Somuah et al., 2011; NICE, 2014）

对于大部分产妇而言，局麻可以起到比较满意的镇痛效果，但如果产程复杂或延长，这些风险就会带来一定的影响。尽管研究人员可能会就其利弊进行争论，但如果产妇坚决要求局麻，则应尽可能满足。不断有报道称助产士不赞成产妇硬膜外镇痛，因为她们认为所有产妇都应享有自然的分娩，这也反映了产妇和助产士之间沟通不畅的问题（www.Birthtraumaassociation.Org.uk）。

一些硬膜外镇痛只能进行局部的镇痛或根本没有作用（Agaram et al.，2009）。

这种情况下，产妇需要特别的支持。她可能会感到疼痛和失去控制感。这时助产士就要成为她坚定的支持者，为她呼叫麻醉师，有时可能还需要呼叫上级麻醉师。而如果问题无法解决，助产士就要为失望和紧张的产妇提供强大的精神支持。

如何照护局部麻醉后的产妇（NICE，2014；RCOG，2015a）

内容包括：

- 静脉通路（无须液体预负荷），每小时检查感觉阻滞情况，并进行连续的疼痛评估。
- 在建立阻滞和增加药量后，每5分钟测量1次血压，持续15分钟；如果产妇在麻醉达到最高平面30分钟后疼痛仍未缓解，呼叫麻醉师。
- 建立阻滞和达到麻醉最高平面后，连续胎心监护30分钟以上。
- 避免常规缩宫素引产。
- 定时改变体位，包括侧卧位和其他非仰卧体位，以避免下腔静脉压迫和保护受压部位（在BMI过高、坐在水中分娩或产程过长的产妇中非常重要）。
- 膀胱护理。NICE建议间断导尿或放置导尿管，但其他研究认为间断导尿（"进去出来"）更加安全，依据是留置导尿与第二产程延长有关，并且使CS的风险增加3倍（Evron et al.，2008；Wilson et al.，2015）。
- 产前使用肝素的产妇在预防用药后12小时内最好不要使用局部麻醉（如果是治疗剂量，24小时内不宜局麻）。脊髓麻醉或硬膜外置管移除后4小时内不应使用肝素，在最近一次肝素注射12小时内不得移除置管（RCOG，2015a）。

运动和体位

让产妇下床活动（RCM，2017b）

助产士是产妇是否能够自由活动的最重要影响因素。在产程中不断鼓励产妇运动是优秀助产士的基本素质之一，也是预防因产程中制动或半卧位造成各种并发症的一种安全、经济的手段；同时，产程中的活动也可以丰富产妇的分娩体验。一项综述研究发现，直立体位可以将第一产程的时间缩短约1小时，还可以减少硬膜外镇痛的使用（Lawrence et al.，2013）。

产妇在分娩过程中的表现受到周围环境的影响，陌生的环境、产床、缺乏隐私和各类医疗干预都会限制产妇的运动。然而，仅有 58% 的产妇（在分娩中心为 89%）在产程中愿意接受自由选择体位（Birthrights，2013）。

想想在产程中你能如何指导产妇选择体位——观察哪些是可行的，哪些是行不通的，综合评估在什么时机选择什么体位，以及为什么这些体位能够发挥作用。

你在解剖学方面的知识可以帮助你更好地理解不同的体位是如何促进产程的进展的（例如，骨盆轴曲线）。（RCM，2017b）

- 在分娩时，你是否和产妇探讨过产程中活动的重要性？你需要告诉产妇不断的运动可能缩短产程，也可能缓解疼痛，你还需要给予产妇自由活动的"许可"，让产妇选择让她感到最舒适的方式。
- 产妇常常会在阴道检查后或胎心监护期间更愿意待在床上。应该建议产妇变换体位，可以试试分娩球或去一次洗手间。
- 注意你的后背，避免扭曲，尽可能面对产妇坐直，可能有时需要双膝着地或下蹲。

过渡期

指在第一产程末期，子宫收缩可能变成几乎是连续性的，或相反，间歇期变长。许多产妇在宫缩最强的时候会感觉到肛门下坠，因为此时宫口临近开全。这个阶段可能是最痛苦的，可能会持续几阵宫缩，也可能需要更长的时间。在这一过程中，分娩应激激素达到峰值，对紧接着的向下用力起到积极作用（Odent，1999；Buckley，2004a）。

过渡期的诊断……在很大程度上是以产妇为中心的主观技能……主要是靠助产士的观察，而这又是建立在助产士充分了解产妇的基础上……来识别产妇行为方式上的细微变化。无须进行阴道检查也可以来判断产程的进展。（Mander，2002）

产妇在过渡期"极度疼痛"的状态下不再听从指导、依从性下降、注意力几乎只关注于分娩。她会大声地宣泄自己的需求和喜好——"不受礼节的约束"！（Leap，2000）助产士或分娩陪伴者不能误解这一点。

典型的行为可能包括：

- 痛苦 / 惊恐地诉求："我想回家""我要剖宫产 / 无痛分娩""我改变主意了"！
- 非语言的声音：呻吟 / 大声喊叫，无意识地用力声。
- 肢体语言：焦躁，躁动不安，脚趾弯曲，因为强烈宫缩和疼痛紧闭双眼。
- 从周围人的活动 / 谈话中退出。

过渡期助产士的照护

支持分娩陪伴者。他们可能很疲劳，非常焦虑，很想帮助产妇。他们的做法有时会导致不合时宜的镇痛，如硬膜外镇痛后发现宫口开全。有时助产士很难判断。

保持镇静。如果产妇很惊慌，让产妇活动一下，例如建议产妇走到卫生间、改变体位或者帮助她关注自己的呼吸。

避免阴道检查。除非产妇强烈要求，阴道检查的结果常常会让产妇感到失望。在这个阶段，宫缩疼痛感很强，宫口扩张通常在 8～9 cm（Lemay，2000）。

用力还是不用力？ 在第一产程末期，没有必要让产妇坚持不要用力，这种做法也会让产妇感到紧张。传统观念认为在宫口未开全时用力会导致宫颈水肿，但目前没有证据支持这一观点（Downe and Schmid，2010），详见第 9 章。实际上，此时用力可能在最后阶段的宫口扩张以及胎头俯屈和旋转中有一定的生理学意义。无论产次，至少有 20% 的产妇都有提前用力的欲望。Downe 等（2008）发现，有用力欲望的产妇自然分娩比例比没有用力欲望的产妇更高。

第二产程

传统概念上，第二产程是指宫口开全至胎儿娩出的阶段。第二产程的起点通常是根据阴道检查判断的，因此第二产程的实际开始时间是很难确定的。Long（2006）建议"在重点关注先露下降和先露位置的基础上重新定义第二产程，而不是只关注宫口扩张"。

Lemay（2000）将大部分初产妇的用力阶段描述为"胎头的塑形"，而非"胎头的下降"：

每一阵娩出胎儿的感觉都意味着胎头形状与母亲骨盆轮廓相适应。这可能需要一些时间……经常……被误解为"胎头下降不良""产程停滞"或"产程进展

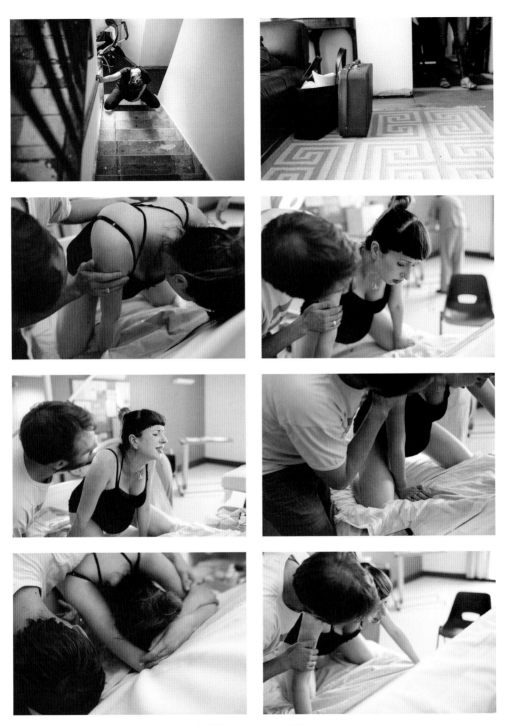

图片由 Lucy Pryor 提供。

不佳"。这时我就会告诉产妇，"感到宝宝被卡住是正常的，每当你有感觉时，胎头都在不断拉长和塑形。可能后面你会感觉到胎头的突然下降"。

第二产程的特点

产妇可能会经历／表现：

- **呕吐**，通常是在宫缩时。
- **见红**或鲜红色阴道流血。
- **自发性破膜**，可能发生在任何时间，通常在宫口开全时。
- **向下用力的欲望**。强大的、排胎性宫缩，间歇 2～3 分钟，通常持续时间 ≥ 60 秒。许多产妇在宫缩最强时会发出特有的喊叫声，还有一些产妇会发出呻吟。这种用力的欲望可能会在宫口开全前就出现，有时也会在宫口开全后。
- **直肠压迫感**。下降的先露部分对肠道产生巨大的压力。产妇常常会感到想要排便。
- **外部表现**，如肛门扩张、会阴体膨隆、阴道扩张（图 1-5）。

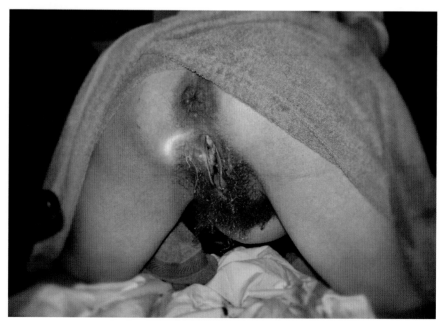

图 1-5　宫口开全时的外部表现
由 Joy Horner 拍摄（www.birthjoy.co.uk）。

第二产程助产士照护

在第二产程期间

NICE（2014）指南在这方面相对开放，而其他指南则在产程有进展且母胎情况良好的情况下质疑任何第二产程时间限制（更多的讨论见第 9 章）。

NICE（2014）建议：

- 每半小时评估并记录 1 次宫缩频率。
- 没有硬膜外镇痛的产妇如果没有用力的欲望，应该在确认宫口开全 1 小时后再次评估。
- 在宫口开全后，对于接受硬膜外镇痛的产妇可以延迟用力 1 小时（或更久，如果产妇愿意），除非胎头已可见或产妇有用力的欲望。NCIE 建议无论产次，都应在 4 小时内开始分娩。
- 对于宫缩还不强烈的初产妇，可以在第二产程开始时考虑使用缩宫素和局部麻醉。
- 初产妇进入"活跃的第二产程"后 1 小时、经产妇 30 分钟进行阴道检查，如果胎膜未破并考虑进一步麻醉时，可以行人工破膜。
- 进入第二产程 2 小时后（经产妇 1 小时）胎儿未娩出，且胎儿正常，每隔 15～30 分钟进行一次产科检查。
- 初产妇进入第二产程 3 小时、经产妇 2 小时后应加快产程进展。

相较于产妇自发用力意愿，助产士可能会更倾向于根据宫口开全来判断产妇是否可以开始用力。许多学者，包括 Odent（2000）都提出促使产妇屏气用力的不是宫口开全，而是胎头下降至骨盆底。Odent 认为，在第二产程中，助产士的真正作用是保护产妇以及允许排胎反射的触发。

无论对错，助产士已经在严格的制度下开始"模糊处理"阴道检查的结果，宣称产妇还存在宫颈前唇，来给产妇更多的时间，减少医疗干预。

阴道检查。用阴道检查来明确宫口开全已经成为常规，但这不应该成为一种机械化的操作，特别是多次分娩史或外部表现很明显的产妇。

监测胎心率。NICE（2014）建议在第二产程中，在宫缩间歇期，每隔 5 分钟听诊一次胎心。随着胎儿下降，FH 可能难以定位，监测会显得比较有侵入性和不舒服。由于第二产程中胎头受压，早期减速较为普遍，有时因为脐带受压也会出现变异减速、晚期减速或胎心过缓（见第 3 章）。

屏气用力

Bergstrom 等（1997）质问："为什么诊断第二产程要优先参考医师的定义，而无视胎儿的本能呢？"

Bergstrom 等描述了助产士如何花费大量努力来阻止产妇在宫口开全前屏气用力，然后在确认宫口开全后再迫使她尽最大努力使劲用力。如前所述，没有证据证明宫颈水肿与提前用力有关，而主动屏气用力的弊大于利（见第 2 章，"宫颈前唇"）。

鼓励自发的无意识用力。产妇仅根据自己的意愿屏气用力；大多数人会先深呼吸，屏住呼吸，持续几秒钟，然后在呼气时发出呻吟。也有一些人不屏住呼吸，同时或者多次、短时间用力。

只在准备充分时用力。随着宫缩逐渐积累且出现用力意愿时，产妇会自然开始用力。宫缩的早期阶段会将阴道拉紧，防止在先露下降的过程中被下推（Gee and Glynn，1997）。

强制用力（Valsalva 动作）。在指导下控制呼吸，增加屏气时间用力娩出胎儿，特别是屏住呼吸 10 秒以上，可能会导致胎儿酸中毒、低 Apgar 评分、外阴损伤、外阴切开、阴道助产率的增加（Co Lam et al.，2010；Cook，2010；Cooper K，2016）以及盆底损伤和排尿困难（Schaffer et al，2005）。一项包含多个等级的循证依据综述研究（Lemos et al.，2015）表明在外阴切开率、分娩方式、Apgar 评分和入住 NICU 率方面，指导下用力和无指导的用力并没有显著差异，指导下用力仅能将第二产程的时间缩短约 5 分钟。

NICE（2014）反对指导产妇屏气用力，认为"用力应该由产妇自身的欲望引导"。

尝试停止用力或是如果感觉宫缩无效，就在宫缩时尝试"将胎儿吸回去"，矛盾的是（可能是生理现象），一些产妇感到这样可以增加她们用力的欲望（Lamay，2000）。

硬膜外镇痛下的用力。许多产妇感觉不到向下用力的欲望，可能需要更多的指导。如果未见胎头，可以延迟用力 1 小时，将第二产程的时限放宽到 3～4 小时，这样可以帮助产妇自然分娩并避免一些并发症（NICE，2014；Torvaldsen et al.，2004）。一项 Cochrane 综述研究发现，目前对于硬膜外镇痛的产妇，没有足够的证据支持何为向下用力的最佳体位（如直立位 vs. 平卧位），并且建议产妇选择自己舒适的体位（Kemp et al.，2013）。而 RCOG（2011）认为硬膜外镇痛后非仰卧位产妇的自然分娩率较高。在这一问题上还有待更多的研究，根据 Cochrane 的综述，直立体位在正常分娩中起到重要作用（Lawrence et al.，2013），对硬膜外镇痛后的产妇也是如此。

产程进展缓慢可能是正常现象，也可能存在一些问题（见第 9 章）。

语言支持。安慰产妇要语言简明，及时鼓励和表扬产妇。不够真诚和过分的赞扬会让产妇感到虚假。大多数助产士会根据自己的直觉判断交谈的内容和时机。

分娩姿势。蹲位、跪位或侧卧位这些与半卧位相反的体位，都可以最大限度地有效增加骨盆出口。一些能够发挥重力优势的直立体位（图 1-2～3，图 1-5～7）可以缓解疼痛，仰卧位或截石位会增加 FH 异常、外阴切开和器械助产的比例（Gupta et al.，2012；RCM，2012a）。侧卧位似乎是预防外阴损伤的最佳姿势，而蹲位则会增加外阴撕裂（Shorten et al.，2002；Bedwell，2006）。直立体位会影响外阴切开术的操作，而 II 度撕裂的比例更高（Gupta，2012）。如果让产妇根据自己的意愿选择体位，许多产妇会本能地选择直立位。

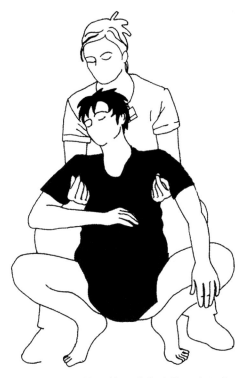

图 1-6　同伴支持下蹲位（第二产程）

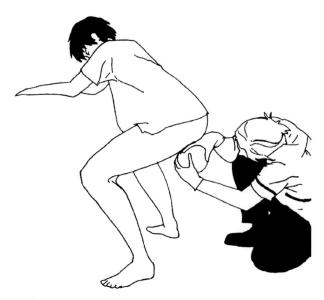

图 1-7 直立位 / 手扶床栏（第二产程）

一项 Care Quality Commission（CQC）的调查发现，22% 的产妇是在截石位下自然分娩的，这一比率从 2010 年的 17% 上升到 2015 年的 22%（CQC，2015）。如果我们算上英国（UK）10%～15% 的器械助产率，大约 1/3 的产妇是脚踩足蹬在截石位下分娩的。这个结果是令人震惊的。助产士应该将这种体位作为最后一种选择。有时让产妇脚踩足蹬保持臀部屈曲（类似在仰卧位时蹲坐）可以扩大骨盆径线，改善胎儿卡顿的状态，但也有人质疑为什么不鼓励产妇尝试跪位 / 蹲位，这样可以防止尾骨受压，还可以借助重力优势。过度使用截石位可能与局麻的使用有一定的关系，因为麻醉阻滞过强，产妇无法使用跪位 / 蹲位。

分娩

随着分娩的临近，产妇出现外阴膨隆、阴道扩张、肛门松弛的现象。产妇在用力时往往会有排便。先露可见，且伴随宫缩逐渐下降。"排胎反射"下，包括催产素和儿茶酚胺在内的分娩激素大量分泌，为娩出胎儿增加能量。外阴扩张和直肠压迫的烧灼感常常让产妇发出无法抑制的喊叫，常常是不由自主地开始向下用力，或是相反，因为痛苦而不断扭曲身体，甚至因为疼痛而抑制用力。

调低光线保护隐私。避免强烈的荧光灯。这种光线过于刺目，可能会引起压力反应，抑制天然催产素的产生。哺乳动物分娩时更偏好昏暗的环境，需要一个让她们感到安全的巢穴（Johnston，2004）。助产士会在外阴周围放置光源，确保自己能观察到外阴情况，但持续的观察以及聚焦于外阴和产妇的面孔，会让产妇感到紧张和暴露，而且这种做法在性虐待的受害者看来特别侵犯隐私。同时也要多为新生儿考虑，从子宫到外部世界的转换就已经足够震惊了，更何况还有明亮刺眼的光线照着眼睛。

安慰。这是考验助产士和饱受痛苦的产妇之间信任关系的关键时刻。用平静镇定的语气告诉她成功就在眼前，自己可以做到，可以帮助产妇度过这个最有挑战的阶段。尽量减少噪声，在分娩的那一刻，产妇可能会哭泣、发出哼声、呻吟甚至尖叫，但是产妇发出的声音与分娩陪伴者的喊叫和鼓励是不一样的。有时分娩的干扰也会来自旁观者，在避免紧张的照护者对产妇的负面影响方面，助产士的经验就显得尤为重要。想象一下，对于宝宝而言在一个安静的房间中诞生是多么重要，这样它最先听到的声音就来自自己的爸爸或者妈妈。

湿热敷。可以起到舒缓作用，也已被证实为减少严重外阴裂伤和疼痛的重要方法（Aasheim et al.，2011）。也有一些产妇更喜爱冷敷，其效果仍有待研究。

产程中做外阴按摩可能是一种侵入性操作。一项 Cochrane 综述发现产前外阴按摩有一定的益处，但第二产程中的外阴按摩效果不确定，目前认为外阴按摩可以减少Ⅲ度 / Ⅳ度撕裂，但因为按摩方法千差万别，这一研究难以开展。是否实施外阴按摩同样需要由产妇决定，因为有些人对任何外阴的触碰都难以忍受。

外阴切开在自然分娩中不应常规实施（NICE，2014；Jiang et al.，2017），哪怕是作为预防Ⅲ度 / Ⅳ度撕裂的常规措施，因为没有证据表明外阴切开可以预防撕裂（NICE，2014；RCOG，2015b）。有时产程进展较慢，但没有并发症，这时就不能因为缺乏耐心就判断为外阴坚韧——真正的外阴坚韧是很少见的。Cochrane 综述表明，严格地把握指征而非常规实施外阴切开，让 30% 非器械助产分娩的产妇避免了严重的外阴 / 阴道损伤，任何认为常规外阴切开可以预防外阴 / 阴道损伤的观念都缺乏现代循证的支持（Jiang et al.，2017）。

助产士保持娴熟的技能评估和实施外阴切开相当重要。但是，合适的判断标准还很难界定。

目前已知外阴切开对Ⅲ度和Ⅳ度撕裂并无保护作用，事实上，它还会增加撕裂风险，尽管有人认为这是因为切口离中间线过近（Eogan et al.，2006）。关于切口角度还有待进一步研究。目前的循证依据还比较含糊，NICE（2014）和RCOG（2015b）推荐的侧切角度为 45°～60°（除非是在紧急状况下，均要在有效的麻醉后实施）。现在也有带角度的外阴切开剪刀可以达到推荐的 60° 侧切角度，但仍在研究中。60°的侧切角度可能会降低产科肛门括约肌损伤（差异没有统计学意义），但会增加产妇的疼痛感（El-din et al.，2014）。

关于外阴切开和外阴损伤的详细讨论详见第4章。

胎头感知。在向下用力时，产妇可能希望触摸胎头或从镜子中观察胎头下降。有些产妇会觉得这样能够鼓舞人心，但也有产妇完全不想触摸或观察胎头。

慢分娩。胎头着冠时在宫缩间歇期控制用力可以减少外阴撕裂（Albers et al.，2005），平静放松的气氛也可以达到同样的效果（Jackson，2000）。着冠时，有些助产士会鼓励产妇作轻而浅的呼吸，并缓慢地向下用力。

徒手保护还是顺其自然？ 助产士是一手协助胎头俯屈，一手保护外阴还是不去干涉，只是顺其自然防止胎儿娩出过快，都不会对外阴撕裂有影响［McCandlish et al.，1998（HOOP trial）；NICE，2014；Petrocnik and Marshall，2014］。一项Cochrane综述发现，助产士能够"放手"不触碰外阴可以降低外阴切开的概率，并且不会影响OASI的比例（Aasheim et al.，2011）。RCOG（2015b）现在鼓励用手保护会阴，但因其限制了产妇的分娩体位且会影响水中分娩而受到批评（Cooper T，2016）。同样的，OASI（2017）保护集束化管理项目似乎也会大大增加徒手保护会阴的倾向。这一系列规范性的护理规范（Laine et al.，2012）已在英国的许多医院中进行应用，其中要求徒手保护会阴，按压胎头直到双肩娩出。循证干预已证实这样的方法能够减少严重的外阴撕裂伤。许多助产士和研究者担心OASI规范来源于较低级别的研究，可能导致大家关注于错误的干预（Dalen et al.，2015）。详细的描述和评论见第4章。

等待复位。有一些胎儿娩出很快，大部分胎儿需等待下一阵宫缩，双肩旋转成与骨盆前后径一致的方向，胎头外旋转。此时可以用手托住胎儿，以减轻胎儿体重对外阴的压力。在下一阵宫缩时或宫缩来临前，胎肩会自然下降。这阵宫缩可能需要等待一段时间。注意不要过度诊断肩难产（见第17章）。等待2分钟看起来很漫长，在下一阵宫缩来临前要遏制住自己应用牵引的冲动。RCOG最近将肩难产定义为胎头-胎体娩出时间超过2分钟（见第17章），如果下一阵宫缩刚好要间隔3分钟，这一限定就似乎过于死板。

检查脐带。这一做法常常会造成疼痛，一般没有必要且会造成后壁的撕裂（MacLellan and Lang，2011）。除非胎儿下降缓慢，可以在胎儿娩出后解开绕颈的脐带。如果脐带（而不是嵌顿的胎肩）明显阻碍分娩，可以钳夹脐带并剪断，但是必须记住，从这一刻起，你已经切断了胎儿的供氧，必须尽快娩出胎儿避免窒息。

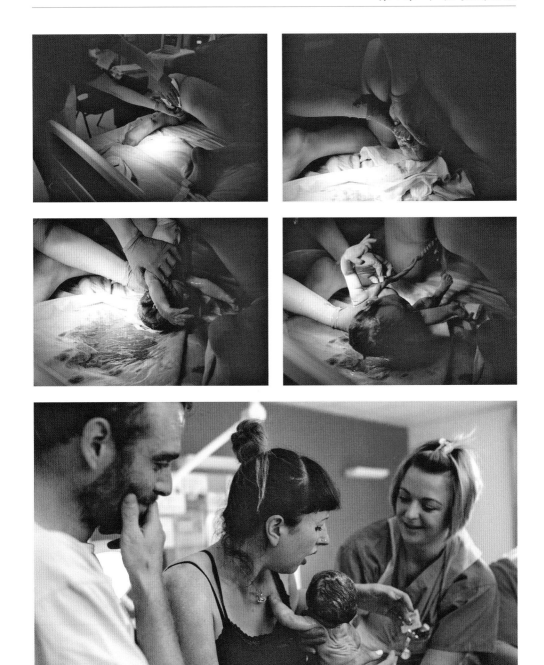

图片由 Lucy Pryor 提供。

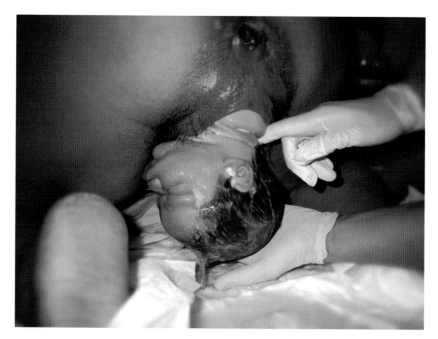

图 1-8

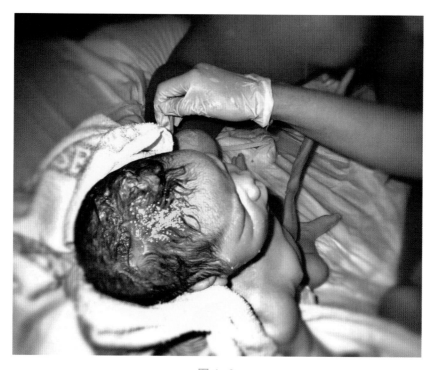

图 1-9

胎儿娩出时。不要急于娩出胎儿，胎肩和手都可能会造成外阴撕裂。在娩出胎体时，应像胎头娩出时一样轻柔缓慢。产妇和丈夫也会感同身受地放下双手，一起感受新生儿的诞生。在此之前，助产士应该已与产妇沟通确认过她愿意抱着新生立即进行肌肤接触（框 1-6）。有时家长以为自己面对沾着羊水和血迹的新生儿会感到无从下手，但实际情况往往和想象中不一样。大多数的母亲都会本能地抱住自己的宝宝。

脐带断裂。3% 的阴道分娩会出现较短 / 较脆的脐带断裂的情况（Prendiville and Elbourne，2000），应立即抓住并钳夹脐带的胎儿端防止胎儿失血。

框 1-6　皮肤接触的好处

出生后即刻母婴皮肤接触

- 改善母婴互动。
- 减少新生儿哭闹，保持平静呼吸。
- 改善新生儿体温、心率，保持呼吸稳定。
- 提高母乳喂养成功率和喂养时间。
- 提高新生儿血糖水平（对糖尿病母亲的宝宝尤为重要）。
- 新生儿获得母亲身上的微生物，有利于建立正常皮肤菌群，促进免疫系统发育。

父亲提供皮肤接触的好处

- 由父亲为早产的新生儿提供皮肤接触可以让他们更早地获得积极体验。
- 剖宫产分娩的新生儿与父亲皮肤接触后哭闹更少，也更安静。

早产儿也可从中获益，见第 13 章。

（Erlandsson et al., 2007; Lamy Filho et al., 2015; Moore et al., 2016; Chen et al., 2017）

第三产程

在处理第三产程时有两种选择：① 生理性期待处理；② 积极处理。关于两种方法孰优孰劣都有争议。

- NICE（2014）、WHO（2012）和 RCOG（2016b）认为应该建议产妇积极处理，但 NICE 认为如果产后出血（PPH）风险较低的产妇要求期待处理，也应该得到支持。
- RCM（2012b）在这个问题上更加兼顾积极处理和期待处理，认为后者仅在生理上正常分娩的产程中适用（没有硬膜外镇痛，没有静脉输注催产素）。

○ 所有专业学术团体都建议延迟 / 延期结扎脐带（DCC）。

○ NICE（2014）建议延迟 1～5 分钟。

○ WHO（2012）建议延迟 1～3 分钟。

○ RCOG（2015c）建议至少 2 分钟（取决于临床实际情况）。

○ 英国复苏委员会（UKRC）建议对于足月儿和"无异常"的早产儿至少延迟 1 分钟（Wyllie et al.，2015）。

○ RCM（2012b）建议"大约"3 分钟，但也支持 Blood to Baby 项目中提倡的延迟至少 5 分钟再断脐（Tizard，2016）。

也就是说，关于 DCC 的最佳时间还没有确切的答案，许多助产士认为 DCC 应该在脐动脉搏动消失后再断脐，认为脐动脉继续搏动一段时间有其生理意义，例如，在新生儿开始宫外生活的过渡期内尽可能多地提供脐血。

期待处理和积极处理的利与弊

- 积极处理可以减少产后即刻的失血量（Begley et al.，2015），但也有研究对这一说法提出质疑（Fahy et al.，2010；Dixon et al.，2013；Baker，2014）。

- 两种处理方法在产后 36 小时的累计出血量没有太大差异（Wickham，1999），因此远期影响相似。目前对产后即刻出血量的范围也没有最终定论。

- 积极处理通常更快：一般与生理性处理相比时间为 5～10 分钟 vs. 20～60 分钟。一些产妇因为希望尽快结束而选择缩宫素。

- 也有一些产妇因为追求胎盘的自然娩出而拒绝使用药物。

- Cochrane 综述发现积极处理会增加晚期出血再入院率，也会增加缩宫素的不良反应，如头痛、恶心、呕吐和严重的产后疼痛（Liabsuetrakul et al.，2007；Begley et al.，2015）。

- 两种处理方式对新生儿都没有明显不良反应（Prendiville and Elbourne，2000；Begley et al.，2015）。

所有助产士都应该掌握这两种处理方法。有些人对期待处理信心不足，不太有机会参与第三产程的期待处理，因此没有真正掌握哪些该做，以及更重要的哪些不该做。

第三产程期待处理

如果产妇的分娩过程顺利，且在产后能够从容安静地与新生儿进行皮肤接触，这样有助于缩宫素的分泌（Odent，1999），从而刺激子宫肌肉收缩。母乳喂养或乳头刺激也可以增加天然缩宫素。产妇可以利用自己的宫缩、直立体位和向下用力娩出胎盘，有时胎盘也会自然娩出。

第三产程期待处理中的助产士照护

良好的支持中最关键的一点就是"一边观察，一边等待"。如果一切正常，千万抑制住自己想要干预的冲动！如果助产士总是焦虑地看着时间，产妇也会随之紧张，影响催产素的分泌。

不要做的操作

- 给予缩宫素（如果出现严重出血，立即开始积极处理）。
- 反复触诊子宫（"摆弄宫底"）。这是很痛苦的，会造成子宫收缩不良，增加 PPH 的风险。
- 牵拉脐带。
- 钳夹脐带的母体端。如果需要将产妇与新生儿分开（如，产妇希望离开分娩池和 / 或脐带过短），Levy（1990）建议钳夹脐带的胎儿端然后剪断，让母体端的脐血自然流到容器中。实际上，Cochrane 综述认为在整个第三产程中（无论是期待处理还是积极处理）常规断脐后让母体端脐带中的血液排尽可能是有利的，因为这样可能缩短第三产程，也减少产后出血量，但这种做法不是常规操作。明智的建议是只有在期待处理时出现紧急状况，才会考虑新生儿因素剪断脐带。如果计划断脐，也要等待脐带搏动消失，新生儿获得足够的血液，除非出现紧急状况。

要做的操作

- 鼓励皮肤接触。
- 鼓励母乳喂养以增加催产素分泌（或者考虑乳头自我刺激）。
- 避免噪声和明亮的光线，让母亲保持温暖和舒适。

观察产后出血以及胎盘剥离征象，如：

- 脐带延长。
- 少量流血 / 小血块。
- 产妇可能呻吟，感到阵痛 / 子宫收缩或用力欲望。
- 阴道可见胎盘。

协助产妇取直立体位，如跪位、蹲位或坐位。重力可以帮助她娩出胎盘，也可以减少出血（Cohain，2010）。

在宫缩来临时用力：宫缩时用力通常更有效。

如果在尝试几次后，胎盘没有娩出，在下一次尝试前放松并休息。试着换个体位：

> 非常肯定的是，在我活动的那一刻，胎盘就出来了——刚好被手捧弯盘的助产士接住，反应比响尾蛇都快。（Brenda，2012；http://www.homebirth.org.uk/thirdstage.htm）

一个安静昏暗的房间会减少压力性激素的释放并刺激催产素的分泌。有些助产士，特别是在家庭分娩时，会鼓励产妇坐在马桶上并调暗灯光，可能这是一个能让产妇真正感受到隐私不被打扰的地方。如果产妇不愿用力，试试利用重力、改变体位、母乳喂养和排尿。此时可以检查胎盘是否已经剥离：轻轻地进行阴道检查，可以在阴道中看到部分 / 全部剥离的胎盘。

如果胎盘娩出较慢，但没有严重的出血，可以鼓励宝宝用鼻子触碰并吸吮乳房。让产妇放松，然后再次尝试。

在期待处理第三产程时，大部分产妇（95%）在 1 个小时内娩出胎盘，经产妇平均 20 分钟（NICE，2014）。关于胎盘娩出安全时限的高级循证依据较少，因为大多数 PPH 的研究都是关于积极处理第三产程的。NICE（2014）建议如果产妇希望缩短第三产程、发生产后出血或第三产程超过 1 小时，应开始积极处理（缩宫素 + 牵拉脐带）。

积极处理第三产程

积极处理时，胎盘通常会在 10～15 分钟内娩出。可以减少即刻的产后出血（Begley et al.，2015）。

- **胎儿前肩娩出或分娩后预防性使用缩宫素**。一般使用宫缩剂（麦角新碱 / 缩宫素）：一项 Cochrane 综述显示与单独使用缩宫素相比，麦角新碱在出血 500～1 000 ml（不包括 > 1 000 ml）时的效果更好（Westhoff et al.，2013），但存在高血压、胎盘嵌留（与宫颈口关闭有关）、恶心和呕吐等不良反应。NICE（2014）推荐使用缩宫素（Syntocinon）10 IU 肌内注射，认为其不良反应较麦角新碱更小。Cochrane 综述认为静脉滴注和肌内注射缩宫素没有显著差异（Oladapo et al.，2012）。

- **钳夹脐带和断脐**。NICE（2014）和 RCOG（2016b）建议在分娩后使用催产素，之后间隔 1～5 分钟钳夹脐带并断脐。有些人误以为可以立即断脐，甚至是在使用缩宫素之前，她们认为这样可以减少新生儿输血，从而预防黄疸。看到一些经验不足的人员（有时是护理人员）心急火燎地用颤抖的双手急不可耐地夹住脐带，好像如果不这样做就会有严重的后果。这是一种错误的理念。首先，肌内注射缩宫素至少要 2 分钟后才能起效（Crafter，2002），在 2 分钟内钳夹脐带是期待处理和积极处理两种方法的混合，最起码是没有必要的。第二，有大量证据表明 DCC，哪怕是在使用缩宫素后，都有很多益处（框 1-7）。Main（2017）指出随着子宫收缩，每隔 2～3 分钟母胎血液灌注多达 500 ml，因此在分娩后的血液输注也不太会过量。

令人困惑的是，一项 Cochrane 综述发现，在前肩娩出或其他任何时间，包括胎盘娩出后使用缩宫素对 PPH 的发生率都没有影响（Soltani et al.，2010），但作者也指出，这一研究存在一定缺陷。

无论是肌内注射还是静脉滴注缩宫素都不会造成液体负荷过重，而且由于重力的作用有限，Cochrane 综述认为在断脐前，无须将新生儿置于某一特定高度（Palethorpe et al.，2010）。一般来说，新生儿会被放置于腹部或者胸口的高度。所有的新生儿都应记录钳夹脐带的时间（NICE，2014）。

- 一旦决定剪断脐带，一项 Cochrane 综述建议**松开脐带的母体端**，让脐带里的血液流到某一容器中，以加快第三产程，也可以减少一定量的出血（Soltani et al.，2011）。
- **注射缩宫素后，看到胎盘娩出征象**，例如，一阵少量阴道出血，表明胎盘已经从子宫壁剥离时，可一手固定宫底，另一手控制性牵拉脐带娩出胎盘（NICE，2014）。在胎盘剥离前牵拉脐带是很痛苦的，也增加了 PPH 的风险。如果脐带断裂，或在宫缩时自行延长，那么在没有产后出血的情况下，可以在产妇的努力下自行娩出胎盘。在直立体位下用力一般都会成功，除非是真正的胎盘粘连。在这个过程中，确保膀胱已排空。
- **胎盘残留**。NICE（2014）将"第三产程延长"定义为积极处理第三产程 30 分钟后胎盘仍未娩出，因为超过这一时限，PPH 的发生率会增加，此时需要徒手取出胎盘（MROP）。见第 16 章 PPH/MROP。

框 1-7　延迟 / 推迟结扎脐带的益处（DCC）

有些人更喜欢使用"生理性"或"最佳"脐带钳夹，因为"延迟"钳夹的说法会让人以为立即结扎脐带才是正确的做法，而"延迟"则意味着非正常（Main，2012）。RCOG（2015c）建议使用"推迟脐带结扎"。本书中使用"DCC"，这一说法比较保守，但大多数指南中也是如此。

许多人认为脐带 / 胎盘中的血液对新生儿来说不是一个锦上添花的可选项，而是本应属于新生儿的。UKRC 认为，DCC 可以获得完整的胎盘灌注，让胎儿从宫内到宫外的过渡过程更加平缓，从而预防静脉向心脏回流时的骤然改变以及这些变化对新生儿血压的影响（Wyllie et al.，2015）。过早结扎脐带是可以避免的、非生理性的干预，这一干预会影响胎盘灌注的自然过程（Katheria et al.，2017）。RCM 也支持 Blood to Baby 行动（Tizard，2016），这项行动的口号就是"最佳断脐：这是你能给宝宝最重要的礼物"。

- DCC 可以使新生儿的血容量增加 20%～50%，增加了新生儿的血红蛋白和血细胞比容（Prendiville and Elbourne，2000；Mercer & Erikson-Owens，2010）。DCC 3 分钟以上可以显著降低新生儿 4 个月时的铁缺乏（Andersson et al.，2011）。
- 有些研究发现红细胞增多症 / 黄疸（需要光疗）的比例稍多（Hutton and Hassan，2007；McDonald et al.，2013），但其他 Meta 分析显示没有发现需要干预的黄疸（Andersson et al.，2011），且利大于弊。
- 早产儿在 1～2 分钟的 DDC 中获益更多：血液循环更稳定（各种程度的）、颅内出血更少、输血更少、坏死性小肠结肠炎的风险更低（Babe，2012）。
- 发展中国家贫血发生率较高，DCC 可以减少新生儿贫血，因此发展中国家的新生儿获益更多。但 Cochrane 综述（Andersson，2011）认为 DCC 对所有新生儿都有益，应在全球范围内推广。
- CS 术后可以将新生儿置于产妇的双腿或胸口进行 DCC。
- DCC 对需要帮助建立呼吸的新生儿有益。对于那些还没有建立呼吸的宝宝，为什么要切断它们最重要的氧气来源呢？矛盾的是，我们常常以最快的速度切断这些新生儿的脐带并把他们从母亲身边带走。我们可以考虑保留脐带，将窒息复苏设备带到床旁（参考 http://www.nottingham.ac.uk/nctu/trials/neonatal-care-beside-the-woman-training-videos.aspx）。还有一种方法是给产妇和新生儿使用呼吸气囊，在靠近母亲的床 / 地板上，根据指南在前 90 秒正压通气（早产儿给予 21%～30% 的氧气），注意为新生儿保暖。当然，如果新生儿情况危急，窒息复苏优先于 DCC（Wyllie et al.，2015）。
- NICE（2015b）建议早产儿脐带结扎前，将脐带中的血液挤向新生儿，但是 UKRC 对此表示质疑，认为尽管目前效果良好，但临床应用还仅限于学术研究（Wyllie et al.，2015）。

第三产程中可能出现的问题（期待处理或积极处理）

胎盘已娩出，但胎膜残留：
- 建议产妇用力咳嗽几次，一般可以促进胎膜剥离并娩出。
- 轻轻旋转胎盘并上下移动，诱导胎膜娩出。

出血较多，涌出或持续出血：
- "按摩"引发宫缩（如按摩宫底）。
- 使用宫缩剂：根据所在医院的规定。麦角新碱起效迅速但可能引起宫颈收缩，造成胎盘嵌顿（如果胎盘还未娩出）。缩宫素比较理想，也更适用于高血压的产妇，静脉给药起效更快，但会引起血压升高和疼痛（所有宫缩剂都会，但程度不同）。PPH 的完整处理见第 16 章。

胎盘娩出后

检查子宫收缩良好，出血量正常。胎盘娩出后常规按摩宫底以预防 PPH 已被广泛应用，但 Cochrane 综述并没有发现这一做法有任何益处（Hofmeyr et al.，2013）。检查胎盘，有些产妇对胎盘感兴趣，希望能够亲眼看看或是拍照留念。

在用 2 把钳子钳夹脐带后，如果新生儿情况可疑（见第 23 章），留取脐带血（脐静脉和脐动脉各一管）（NICE，2014）。

Rh 阴性的产妇，取脐带血进行直接抗球蛋白试验，理想情况下，在分娩 15 分钟至 2 小时时取产妇血标本行 Kleihauer 试验（见第 23 章）。胎盘娩出后，助产士可能会过于兴奋而忘记采集脐带血。如果胎盘已被处理，必要时就需要从新生儿身上采血，这对每个人来说都是相当痛苦的。这样的事情在大多数助产士的职业生涯中至少发生过 1 次。

分娩后

分娩后即刻处理。产妇的反应千差万别。有些人欣然接受祝福，也有些人沉浸在自己的新世界中，完全意识不到助产士的存在。这时助产士应该靠边站，让产妇或是分娩陪伴者好好看看宝宝的性别，遏制住自己想要大声说话或者采取控制的欲望，除非产妇确实需要指导。可以提醒他们拍照，或是帮助他们拍照。

新生儿。宝宝也是一个独立的个体，刚刚经历了艰苦的分娩过程，有些宝宝会平静地四处张望，也有些宝宝哭得撕心裂肺，渴望安抚。母亲会本能地用独特的声音安抚宝宝。这时不应该急着让母亲和宝宝分开，这是一个有着特殊意义的神圣时刻。

新生儿容易发生热损耗。让新生儿偎依在母亲或分娩陪伴者身上进行皮肤接触，只要他们愿意，可以一直保持接触。为宝宝戴上帽子，并在母亲和宝宝身上盖上毯子保暖就足够了。如果宝宝需要窒息复苏，见第 18 章。

当产妇准备好后，检查外阴和肛门是否有损伤（见第 4 章）。许多产妇希望尽快完成这一步骤，这样她们就可以完全放松，尽情享受和宝宝在一起的时间。NICE（2014）建议对所有产妇进行直肠指检，以排除 OASI 撕裂。此时阴道组织变得相当柔软，因此动作应轻柔，可以提供氧化亚氮镇痛。同时也可以检查骶骨因压力 / 摩擦力造成的损伤，特别是硬膜外镇痛后。

估计出血量，并记录在病史中。

双人清点纱布和器械，并记录在病史中。

如有需要**移除硬膜外置管**，在穿刺部位放置敷贴。如果产妇需要使用肝素，应在拔管 4 小时后使用。如果在分娩前 12 小时内使用过肝素，则需延迟拔管时间（RCOG，2015a）。

母乳喂养。此时，助产士做到"袖手旁观"就很重要了，尽可能减少干预，让产妇和宝宝有足够的空间互相熟悉。大多数宝宝在自然分娩后是高度警觉的。他们会准备好爬向乳房，碰触、舔舐并吸吮乳头，这出生后的第 1 个小时至关重要。在动物界，有些动物如果没有在分娩时舔舐幼崽或闻到它们的气味，就不会与幼崽发生建立依恋关系（Buckley，2004b）。

瓶喂。如果条件允许，尽可能鼓励产妇亲自喂养宝宝，就像母乳喂养的母亲一样。让宝宝紧贴产妇的身体，最好是皮肤相贴，这样宝宝就可以感受到母亲皮肤的温度和气味。建议产妇第一次哺乳时尽量可以亲喂，这样宝宝能够获得母乳中的抗体保护，但如果母亲拒绝，也要尊重她的选择。告诉产妇尽可能亲自喂奶的好处，这样在喂哺过程中宝宝可以和母亲密切接触，建议产妇经常用亲密舒适的体位将宝宝抱于怀中，尽可能为宝宝模拟母乳喂养。

提供镇痛。特别是经产妇，会感到严重的分娩后疼痛，产妇也会感到外阴和直肠疼痛，哪怕外阴是完整无撕裂的。严重的外阴疼痛可能与血肿有关（见第16 章）。

记录。仔细记录分娩过程。通常会使用电子病史。这也为经历了数小时紧张工作的助产士提供了生理和心理的休息时间。许多家庭很乐于享受独处的亲子时光，但也有人希望有助产士能留下陪伴。大多数的文书工作都可以在房间中完成，可以视实际情况灵活安排。

为分娩陪伴者考虑。在整个分娩过程中，这些陪伴者可能筋疲力尽、不堪重负甚至心灵受创。祝贺并感谢他们的陪伴，告诉他们你认可他们在陪伴中的意义。要记住他们也和自己的伴侣一样，需要一些时间来回顾整个过程。

提供食物和饮料。没有什么比茶和吐司的香味更能在午夜勾起宝宝诞生的美好记忆。

妥善安置产妇。不要催促产妇必须立即沐浴或转移到干净的床上。如果是在家中分娩，她可以慢慢来，不着急。对大多数助产士而言，"常规"的产后沐浴几乎已经成为一种仪式，许多母亲（和宝宝）可能会很享受这个过程，但也有一些产妇过于疲劳，不愿移动。我们建议为那些还在打寒战、发抖的产妇提供温暖的毯子，并给她们多一点时间。沐浴过后水分蒸发，会加重寒意，所以不应强迫产妇立即沐浴，产妇可以自主选择。

产后检查。检查产妇的脉搏、体温、血压、宫底和恶露。鼓励产妇最好在产后 6 小时内排尿（NICE，2014），并且评估第一次膀胱排空情况。关于理想的尿量并没有统一标准，平均为 150～600 ml，也可以按照所在医院的规定。尿量评估有时会有困难，因为产后第一次排尿最理想的时间是在沐浴中，所以这个问题同样取决于产妇的选择。

预防静脉血栓（VTE）。评估并记录产妇的产后 VTE 情况（记住这与产程中的高危因素有关），确保必要时开具医嘱使用肝素（RCOG，2015a）。

关于**新生儿初次体检**见第 5 章。

在忙碌的产房中，常常需要将产妇尽快转运到产后病房。有时这仅仅是一个习惯，哪怕产房中静悄悄的，助产士也会习惯性地匆匆忙忙做事。要抵制这种压力，但有时可能确实需要考虑那些急需产房和助产士照护的产妇安全。在这种情况下，可以考虑保持母亲与婴儿的皮肤接触，如果产妇愿意洗澡，可以建议她和婴儿一起，或者让婴儿与父亲进行皮肤接触，或者在转运至产后病房的过程中将婴儿裹在母亲或父亲的衣服里以保持接触。

心理健康 / 安全防护

超过 25% 的分娩后死亡与产妇的心理健康有关（MBRRACE，2015）。需要紧急心理评估的危险信号包括：

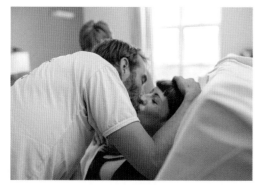

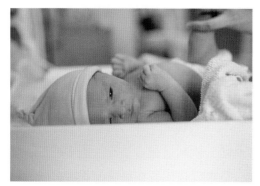

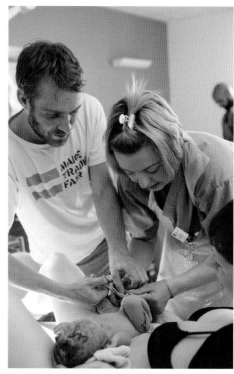

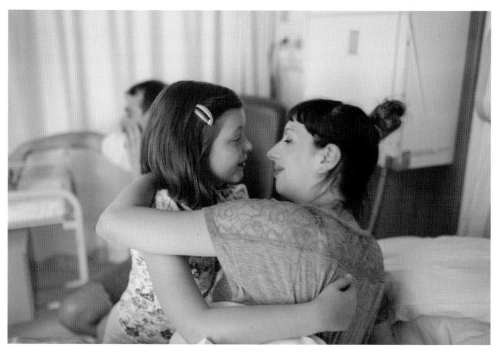

图片由 Lucy Pryor 提供。

- 最近发生重大心理改变或出现新的症状。
- 关于暴力自残的新想法／行动。
- 新出现的、持续性的不能胜任母亲角色或疏远宝宝的表现。

分娩过程是助产士和产妇亲密接触时间最长的互动，也是发现产妇心理问题的最佳契机。

这是一个精妙的平衡。产妇不应感到受助产士过度"窥视"，而且在压力、焦虑和疼痛状态下，人格会发生巨大变化，难以辨别。在分娩过程中，有的产妇会表现出边缘化的精神疾病，特别是在使用阿片类药物后。敏感而有经验的助产士可以辨别哪些产妇只是因为分娩筋疲力尽而呻吟"我现在就想死"，哪些产妇是真正想要自杀。哪怕是一个夫妻关系完全正常的家庭，产妇也会在口头上辱骂自己的伴侣（"再也不会让你碰我一下了！都是你的错"）。一个好的助产士会表现出耐心和理解，但也会注意观察。

有时产妇在第一次抱住自己的宝宝时也会因疲劳表现得淡漠和无动于衷。助产士需要警惕产妇疏远新生儿的表现，但感情是需要慢慢培养的。如果发现持续的疏远，则要引起重视并汇报给产后护理人员。那些有新生儿夭折经历的家长可能会表现出强烈的不信任感或沉浸在以往的悲伤情绪中，他们需要一些时间平复自己的情绪（见第 21 章）。

如果确实存在可疑的情况，助产士需要熟悉当地的精神健康中心以便尽早提供治疗，仅仅"给全科医师写封信是不够的"（MBRRACE，2015）。这一原则同样适用于一般的安全防护问题，助产士需要熟悉当地的相关求助方式并合理利用。我们要对我们照护的产妇以及她们分娩的孩子负责，全力以赴地帮助他们健康舒适地度过产后这段时间。

早期出院

一般在医院或分娩中心分娩的低危产妇在产后几小时后就可以回家。如果这些都是产妇自己的选择而非产科工作人员的建议那就再好不过了。助产士必须确保产妇已经做好出院的准备，获取了足够的信息和指导，包括咨询电话号码。宝宝需要接受至少 1 次喂哺。必须准备汽车安全座椅，同时为产妇安排好产后访视的时间。在产妇离开时衷心地祝贺她，就像你们第一次见面时热烈欢迎她一样。因为她刚刚完成一项了不起的壮举。

有用的链接和信息

An amazing video on life from conception to birth using scanning technology that won its inventors the Nobel Peace Prize. http://www.youtube.com/watch_popup?v=fKyljukBE70

Association for Improvements in the Maternity Service（AIMS）. www.Aims.Org.uk

Doulas UK. www.doula.org.uk

Maternity Care Working Part.y（2007）*Making Normal Birth a Reality. Consensus Statement from the Maternity Care Working Party.* NCT, RCM, RCOG, London. www.appg.maternity. org.uk

National Childbirth Trust（NCT）. www.nct-online.org

Nursing and Midwifery Council（NMC）. www.nmc-uk.org

Royal College of Midwives（RCM）. www.rcm.org.uk

RCM position paper on normal birth（2010）. www.rcm.org.uk/college/policy-practice/guidlines/rcm-position-statements/position-statements/

（仇静波 译 程蔚蔚 朱玮 校）

参考文献

Aasheim, V., Nilsen, A.B.V., Lukasse, M., et al. (2011) Perineal techniques during the second stage of labour for reducing perineal trauma. *Cochrane Database of Systematic Reviews, Issue* 12.

Agaram, R., McTaggart, R. A., Gunka, V. (2009) Inadequate pain relief with labour epidurals: a multivariate analysis of associated factors. *Journal of Obstetric Anaesthesia*18(1), 10−14.

AIMS (Autonomous Infrastructure, Management and Security). (2012) Ten top tips for what women want from their midwives. *Essentially MIDIRS* 3(1), 27−31. http://www.aims.org.uk/AIMSTopTenTips.pdf

Albers, L., Sedler, K., Bedrick, E., et al. (2005) Midwifery care measures in the second stage of labour and reduction of genital tract trauma at birth: a randomised trial.*Journal of Midwifery and Women's Health* 50, 563−572.

Andersen, L.B., Melvaer, L.B., Videbech, P., et al. (2012) Risk factors for developing post-traumatic stress disorder following childbirth: a systematic review. *Acta Obstetriciaet Gynecologica Scandinavica* 91, 1261−1272.

Andersson, O., Hellström-Westas, L., Andersson, D., et al. (2011) Effect of delayed versus early umbilical cord clamping on neonatal outcomes and iron status at 4 months: a randomised controlled trial. *British Medical Journal* 343, d7157.

Anim-Somuah, M., Smyth, R., Jones, L. (2011) Epidural versus non-epidural or no analgesia in labour. *Cochrane Database of Systematic Reviews, Issue* 12.

Baker, K. (2014) Postpartum haemorrhage and the management approaches in the third stage of labour. *MIDIRS* 24(2), 191-196.

Basevi, V., Lavender, T. (2014) Routine perineal shaving on admission in labour. *Cochrane Database of Systematic Reviews, Issue* 11.

Bedwell, C. (2006) Are third degree tears unavoidable? The role of the midwife. *British Journal of Midwifery* 14(9), 212.

Beech, B. (2004) *Does medication administered to a woman in labour affect the unborn child? Conference paper.* http://www.aims.org.uk/effectDrugsOnBabies.htm

Begley, C., Gyte, G., Devane, D., et al. (2015) Active versus expectant management for women in the third stage of labour. *Cochrane Database of Systematic Reviews, Issue* 8.

Bergstrom, L., Seidel, J., Skillman-Hull, L., et al. (1997) 'I gotta push. Please let me push!' *Social interactions during the change from first stage to second stage of labour. Birth* 24(3),173-180.

Birthrights. (2013) *Dignity in childbirth: the dignity survey 2013: women's and midwives' experiencesof dignity in UK maternity care.* Birthrights, London. http://www.birthrights.org. uk/wordpress/wp-content/uploads/2013/10/Birthrights-Dignity-Survey.pdf

Buckley, S. (2004a) Undisturbed birth — nature's hormonal blueprint for safety, ease and ecstasy.*MIDIRS Midwifery Digest* 14(2), 203-209.

Buckley, S. (2004b) What disturbs birth? *MIDIRS Midwifery Digest* 14(3), 353-357.

Burns, E.E., Blamey, C., Ersser, S.J., et al. (2000) An investigation into the use of aromatherapy in intrapartum midwifery practice. *Journal of Alternative and Complemetary Medicine* 6(2), 141-147.

Care Quality Commission (CQC). (2015) Survey of women's experiences of maternity care. www.cqc.org.uk/

Chen, E.M., Gau, M.L., Liu, C.Y., et al. (2017) Effects of father-neonate skin-to-skin contacton attachment: a randomized controlled trial. *Nursing Research and Practice* 2017, 8612024.

Cohain, J.S. (2010) Towards a physiological management of the third stage that prevents postpartum haemorrhage. *MIDIRS* 20(3), 348-351.

Cohain, J.S. (2010-2011) Waterbirth and GBS. *Midwifery Today with International Midwife Winter* (96), 9-10.

Co Lam, C., MacDonald, S.J. (2010) Comparison of pushing techniques used in the second stage of labour for their effect on maternal perception of fatigue in the early postpartum period among Chinese Women. *The Hong Kong Journal of Gynaecology, Obstetrics and Midwifery* 10(1), 13-21.

Cooke, A. (2010) When will we change practice and stop directing pushing in labour? *British Journal of Midwifery* 18(2), 77-81.

Cooper, K. (2016) Exploring the effects of second stage management from the maternal and midwifery perspectives: are there any benefits to directing women? *MIDIRS* 26(2), 209-215.

Cooper, T. (2016) 'Hands on' or 'hands off'. *The Practising Midwife* 19(2), 32–34.

Crafter, H. (2002) Intrapartum and primary postpartum haemorrhage. In: Boyle, M. (ed.), *Emergencies Around Childbirth: A Handbook for Midwives,* pp. 113–26. Radcliffe Medical Press, Oxford.

Dahlen, H.G., Kennedy, H.P., Anderson, C.M., et al. (2013) The EPIIC hypothesis: intrapartum effects on the neonatal epigenome and consequent health outcomes. *Medical Hypotheses* 80(5), 656–662.

Dahlen, H.G., Priddis, H., Thornton, C. (2015) Severe perineal trauma is rising but let us not overreact. *Midwifery* 31(1), 8.

Dawood, F., Dowswell, T., Quenby, S. (2013) Intravenous fluids for reducing the duration of labour in low risk nulliparous women. *Cochrane Database of Systematic Reviews, Issue* 6.

Department of Health (DoH) (2007) *Maternity matters: choice, access and continuity of care in asafe service.* DoH, London. www.dh.gov.uk/en/Publicationsandstatistics/Publications/PublicationsPolicyAndGuidance/DH_073312

Dhany, A., Mitchell, T., Foy, C. (2012) Aromatherapy and massage intrapartum service impact upon use of analgesia in women in labour: a retrospective case note analysis. *Journal of Alternative and Complementary Medicine* 18(10), 932–938.

Dixon, L., Tracy, S.K., Guilliland, K., et al. (2013) Outcomes of physiological and active third stage labour care amongst women in New Zealand. *Midwifery* 29(1), 67–74.

Downe, S., Schmid, V. (2010) Midwifery skills for normalising unusual labours. In: Walsh, D., Downe, S. (eds), *Essential Midwifery Practice: Intrapartum Care*, pp. 178–9. Wiley-Blackwell, Oxford.

Downe, S., Young, C., Hall-Moran, S., Trent Midwifery Research Group (2008). Multiple midwifery discourses: the case of the early pushing urge. In: Downe, S. (ed.), *Normal Birth, Evidence and Debate*, 2nd edn. Elsevier, Oxford.

Downe, S., Finlayson, K., Melvin, C., et al. (2015) Self-hypnosis for intrapartum pain management (SHIP) in pregnant nulliparous women: a randomised controlled trial of clinical effectiveness. *BJOG* 122, 1226–1234.

Dowswell, T., Bedwell, C., Lavender, T., et al. (2009) Transcutaneous electrical nerve stimulation (TENS) for pain management in labour. *Cochrane Database of Systematic Reviews, Issue* 2.

El-Din, A.S.S., Kamal, M.M., Amin, M.A. (2014) Comparison between two incision angles of mediolateral episiotomy in primiparous women: a randomized controlled trial. *Journal of Obstetrics and Gynaecology Research*, 40, 1877–1882.

Eogan, M., Daly, L., O'Connell, P.R., et al. (2006) Does the angle of episiotomy affect the incidence of anal sphincter injury? *BJOG: An International. Journal of. Obstetrics and Gynaecology* 113(2), 190–194.

Erlandsson, K., Dsilna, A., Fagerberg, I., et al. (2007) Skin-to-skin care with the father after caesarean birth and its effect on newborn crying and prefeedingbehaviour. *Birth* 34(2),

105−113.

Evron, S.I., Dimitrochenko, V., Khazin, V., et al. (2008) The effect of intermittent versus continuous bladder catheterisation on labor duration and postpartum urinary retention and infection: a randomized trial. *Journal of Clinical Anesthesia* 20(8), 567−572.

Fahy, K., Hastie, C., Bisits, A., et al. (2010) Holistic physiological care compared with active management of the third stage of labour for women at low risk of postpartum haemorrhage: a cohort study. *Women & Birth: Journal of the Australian College of Midwives* 23(4), 126−152.

Gee, H., Glynn, M. (1997) The physiology and clinical management of labour. In: Henderson, C., Jones, K. (eds.), *Essential Midwifery*, pp. 171−202. Mosby, London.

Green, J., Renfrew, M., Curtis, P. (2000) Continuity of carer: what matters to women? A review of the evidence. *Midwifery* 16(3), 187−196.

Gupta, J., Hofmeyr, G., Shehmar, M. (2012) Position in the second stage of labour for women without epidural anaesthesia. *Cochrane Database of Systematic Reviews, Issue* 5.

Health and Social Care Information Centre. (2016) Health and Social Care Information Centre, Leeds. http://digital.nhs.uk

Healthcare Commission. (2008) *Towards Better Births: a review of maternity services in England*. Commission of Healthcare Audit and Inspection, London, p. 35.

Healy, M., Gillen, P. (2016) Planning birth in and admission to a midwife led unit: development of a GAIN based guideline. *Evidence Based Midwifery* 14(3), 82−86.

Hobbs, L. (1998) Assessing cervical dilatation without VEs. *The Practising Midwife* 1(11), 34−35.

Hodnett, E.D., Stremler, R., Willan, A.R., et al. (2008) Effect on birth outcomes of a formalised approach to care in hospital labour assessment units: international, randomised controlled trial. *British Medical Journal* 28, 337.

Hodnett, E.D., Downe, S., Walsh, D. (2012) Alternative versus conventional institutional settings for birth. *Cochrane Database of Systematic Reviews, Issue* 4.

Hodnett, E.D., Gates, S., Hofmeyr, G.J., et al. (2013) Continuous support for women during childbirth. *Cochrane Database of Systematic Reviews, Issue* 7.

Hofmeyr, G.J., Abdel-Aleem, H., Abdel-Aleem, M.A. (2013) Uterine massage for preventing postpartum haemorrhage. *Cochrane Database of Systematic Reviews, Issue* 7.

Hutton, E.K., Hassan, E.S. (2007) Late vs early clamping of the umbilical cord in full-term neonates: systematic review and meta-analysis of controlled trials. *The Journal of the American Medical Association* 297, 1241−1252.

Jackson, K. (2000) The bottom line: care of the perineum must be improved. *British Journal of Midwifery* 8(10), 609−614.

Jacobsen, B., Nyberg, K., Eklund, G., et al. (1988) Obstetric pain medication and eventual adult amphetamine addiction in offspring. *Acta Obstetrica et Gynecologica* 67, 677−682.

Jacobsen, B., Nyberg, K., Gronbladh, L., et al. (1990) Opiate addiction in adult offspring through possible imprinting after obstetric treatment. *British Medical Journal* 301(6760), 1067−1070.

Jiang, H., Qian, X., Carroli, G., et al. (2017) Selective versus routine use of episiotomy for vaginal birth. *Cochrane Database of Systematic Reviews, Issue* 2.

Johnson, M. (1997) TENS in pain management. *British Journal of Midwifery* 5(7), 400−405.

Johnston, J. (2004) The nesting instinct. *Birth Matters Journal* 8, 21−22.

Katheria, A.C., Lakshminrusimha, S., Rabe, H. (2017) Placental transfusion: a review. *Journal of Perinatology* 37(2), 105−111.

Kemp, E., Kingswood, C.J., Kibuka, M., Thornton, J.G. (2013) Position in the second stage of labour for women with epidural anaesthesia. *Cochrane Database of Systematic Reviews, Issue* 1.

Klomp, T., van Poppel, M., Jones, L., et al. (2012) Inhaled analgesia for pain management in labour. *Cochrane Database of Systematic Reviews,* Issue 9.

Laine, K., Skjeldestad, F., Sandvik, L., et al. (2012) Incidence of obstetric anal sphincter injuries after training to protect the perineum: cohort study. *BMJ Open* 2(5), e001649.

Lamy Filho, F., de Sousa, S.H., Freitas, I.J., et al. (2015) Effect of maternal skin-to-skin contact on decolonization of methicillin-oxacillinresistant staphylococcus in neonatal intensive care units: a randomized controlled trial. *BMC Pregnancy Childbirth* 15, 63.

Lawrence, A., Lewis, L., Hofmeyr, G.J., et al. (2013) Maternal positions and mobility during first stage labour. *Cochrane Database of Systematic Reviews, Issue* 10.

Leap, N. (2000) Pain in labour. *MIDIRS Midwifery Digest* 10(1), 49−53.

Leap, N., Dodwell, M., Newburn, M. (2010) Working with pain in labour: an overview of evidence *New Digest* 49, 22−26.

Lemay, G. (2000) Pushing for first time moms. *Midwifery Today* 55, 9−12.

Lemos, A., Amorim, M.M.R., Dornelas de Andrade, A., et al. (2015) Pushing/bearing down methods for the second stage of labour. *Cochrane Database of Systematic Reviews, Issue* 10.

Levy, V. (1990) The midwife's management of the third stage of labour. In: Alexander, J., Levy, V., Roch, S. (eds), *Intrapartum Care 1−1 A Research Based Approach*, pp. 139−43. Macmillan, Basingstoke.

Liabsuetrakul, T., Choobun, T., Peeyananjarassri, K., et al. (2007) Prophylactic use of ergot alkaloids in the third stage of labour. *Cochrane Database of Systematic Reviews, Issue* 2.

Long, L. (2006) Redefining the second stage of labour could help to promote normal birth. *British Journal of Midwifery* 14, 104−106.

MacLellan, J., Lang, I. (2011) Supporting the perineum: a technique from practice. *MIDIRS* 21(3), 354−357.

Main, C. (2012) Changing practice: physiological cord clamping. *The Practising Midwife* 15(1), 30−33.

Mainstone, A. (2004) *TENS. British Journal of Midwifery* 12(9), 578−581.

Mander, R. (2002) The transitional stage — pain and control. *The Practising Midwife* 5(1), 10−12.

MBRRACE (Mothers and Babies: Reducing Risk through Audits and Confidential Enquiries across the UK). Knight, M., Tuffnell, D., Kenyon, S., Shakespeare, J., Gray, R., Kurinczuk,

J.J. on behalf of MBRRACE-UK. (2015) *Saving Lives, Improving Mothers' Care — Surveillance of Maternal Deaths in the UK 2011–13 and Lessons Learned to Inform Maternity Care from the UK and Ireland Confidential Enquiries into Maternal Deaths and Morbidity 2009–13.* NPEU, Oxford. https://www.npeu.ox.ac.uk/downloads/files/mbrrace-uk/reports/MBRRACE-UK%20Maternal%20Report%202015.pdf

MBRRACE. Knight, M., Nair, M., Tuffnell, D., et al. on behalf of MBRRACE-UK. (2016) *Saving Lives, Improving Mothers' Care — Surveillance of Maternal Deaths in the UK 2012–14 and Lessons Learned to Inform Maternity Care from the UK and Ireland Confidential Enquiries into Maternal Deaths and Morbidity 2009–14.* NPEU, Oxford. https://www.npeu.ox.ac.uk/downloads/files/mbrrace-uk/reports/MBRRACE-UK%20Maternal%20Report%202016%20-%20website.pdf

McCandlish, R., Bower, U., van Asten, H., et al. (1998) A randomised controlled trial of care of the perineum during the second stage of normal labour (HOOP trial). *BJOG* 105, 1262–1272.

McDonald, S.J., Middleton, P., Dowswell, T., et al. (2013) Effect of timing of umbilical cord clamping of term infants on maternal and neonatal outcomes. *Cochrane Database of Systematic Reviews, Issue* 7.

McNabb, M., Kimber, L., Haines, A., et al. (2006) Does regular massage from late pregnancy to birth decrease maternal pain perception during labour and birth? A feasibility study to investigate a programme of massage, controlled breathing and visualization from 36 weeks of pregnancy until birth. *Complementary Therapies in Clinical Practice* 12, 222–231.

Mercer, J., Erikson-Owens, D. (2010) Evidence for neonatal transition and the first hour of life. In: Walsh, D., Downe, S. (eds), *Intrapartum Care.* Wiley-Blackwell, Oxford.

Moore, E.R., Anderson, G.C., Bergman, N., et al. (2016) Early skin-to-skin contact for mothers and their healthy newborn infants. *Cochrane Database of Systematic Reviews, Issue* 11.

NHSD (NHS Digital). (2017) *Maternity Services Statistics.* NHSD, Redditch. http://content.digital.nhs.uk/maternityandchildren/maternitymonthly

NHS England. (2016) *National Maternity Review: Better Births: Improving Outcomes of MaternityServices in England.* NHS England, Redditch. https://www.england.nhs.uk/wp-content/uploads/2016/02/national-maternity-reviewreport.pdf

NICE (The National Institute for Health and Care Exellence). (2010, updated 2017) *Clinical Guideline 107: Hypertension in Pregnancy: Diagnosis and Management.* NICE, London. https://www.nice.org.uk/guidance/cg107/chapter/1-guidance

NICE. (2014, updated 2017) *CG190: Intrapartum Care for Healthy Women and Babies.* NICE, London.

NICE. (2015a) *Care in Third Stage of Labour.* NICE, London. https://pathways.nice.org.uk/pathways/intrapartum-care/care-in-third-stage-of-labour

NICE. (2015b) *Clinical Guideline 25: Preterm Labour and Birth.* NICE, London. https://www.nice.org.uk/guidance/ng25/resources/preterm-labour-and-birth-1837333576645

NICE. (2015c) *Medtech Innovation Briefing 28: Xpert GBS Test for the Intrapartum Detection* of Group B Streptococcus. NICE, London. www.nice.org.uk/advice/mib28

NICE. (2016) *Intrapartum Care Pathways.* NICE, London. https://pathways.nice.org.uk/ pathways/intrapartum-care

NMC (Nursing and Midwifery Council). (2013) *Complementary and Alternative Therapies.*

NMC, London. https://www.rcm.org.uk/sites/default/files/complementary_and_alternative_ therapies2.pdf

Nutt, C. (2016) How can the use of massage in labour improve the experience of birth for women? *MIDIRS Midwifery Digest* 26(1), 64−73.

Nyberg, K., Buka, S., Lipsitt, L. (2000) Perinatal medication as a potential risk factor for adult drug abuse in a North American cohort. *Epidemiology* 11(6), 715−716.

OASI (2017) *OASI Care Bundle Project.* RCOG, London. https://www.rcog.org.uk/en/ guidelines-research-services/audit-quality-improvement/third--and-fourth-degreetears-project/

Odent, M. (1999) *The Scientification of Love.* Free Association Books, London.

Odent, M. (2000) Insights into pushing: the second stage as a disruption of the fetus ejection reflex. *Midwifery Today International Midwife* 55, 12.

Oladapo, O.T., Okusanya, B.O., Abalos E. (2012) Intramuscular versus intravenous prophylactic oxytocin for the third stage of labour. *Cochrane Database of Systematic Reviews, Issue* 2.

ONS (Office for National Statistics). (2016) *Birth Characteristics in England and Wales 2015 (statistical bulletin).* ONS, London. http://www.ons.gov.uk/peoplepopulationandcommunity

Palethorpe, R.J., Farrar, et al. (2010) Alternative positions for the baby at birth before clamping the umbilical cord. *Cochrane Database of Systematic Reviews, Issue* 10.

Pereira, R.R., Kanhai, H., Rosendaal, F., et al. (2012) Parenteral pethidine for labour pain relief and substance use disorder: 20-year follow-up cohort study in offspring. *BMJ Open* 2, e000719.

Petrocnik, P., Marshall, J. (2014) Hands-poised technique: the future technique for perineal management of second stage of labour? A modified systematic literature review. *MIDIRS* 25(1), 74.

PHE (Public Health England). (2015) *Position Paper: Enriched Culture Medium Test for GBS Infection.* PHE, London. www.gov.uk/government/uploads/system/uploads/attachment_data/ file/432277/010615_GBS_position_statement_CT_RM.PDF

Prendiville, W., Elbourne, D. (2000) The third stage of labor. In: Enkin, M., Keirse, M.J.N.C., Neilson, J., Crowther, C., Duley, L., Hodnett, E., et al. (eds), *A Guide to Effective Care in Pregnancy and Childbirth*, 3rd edn. Oxford University Press, Oxford.

Rabe, H., Diaz-Rossello, J.L., Duley, L., et al. (2012) Early cord clamping versus delayed cord clamping or cord milking for preterm babies. *Cochrane Database of Systematic Reviews*, Issue 8.

Redshaw, M., Heikkila, K. (2010) *Delivered with Care: a National Survey of Women's Experience of Maternity Care 2010.* National Perinatal Epidemiology Unit, University of Oxford, Oxford.

Robertson, A. (2006) Nitrous oxide — no laughing matter. *MIDIRS Midwifery Digest* 16(1),

123-128.

Rogers, C., Harman, J., Selo-Ojeme, D. (2011) Perceptions of birth in a stand-alone centre compared to other options. *British Journal of Midwifery* 19(4), 237-244.

RCOG (Royal College of Obstetricians and Gynaecologists). (2011, updated 2014) *Clinical Guideline 26: Operative Vaginal Delivery.* RCOG, London. www.rcog.org.uk

RCOG. (2015a) *Green-top Guideline 37a: Thrombosis and Embolism during Pregnancy and the Puerperium: Reducing the Risk.* RCOG, London. https://www.rcog.org.uk/en/ guidelinesresearch-services/guidelines/gtg37a/

RCOG. (2015b) *Green-top guideline 29: The Management of Third and Fourth Degree Perineal Tears.* RCOG, London. https://www.rcog.org.uk/globalassets/documents/guidelines/gtg-29.pdf

RCOG. (2015c) *Scientific Impact Paper 14: Clamping of the Umbilical Cord and Placental Transfusion.* RCOG, London. www.rcog.org.uk

RCOG. (2016a) *Green-top Guideline 68: Epilepsy in Pregnancy.* RCOG, London. https://www. rcog.org.uk/globalassets/documents/guidelines/green-top-guidelines/gtg68_epilepsy.pdf

RCOG. (2016b) *Green-top guideline 52: Prevention and Management of Postpartum Haemorrhage.* RCOG, London. www.rcog.org.uk

RCOG. (2017) *Green-top Guideline 36: The Prevention of Early-onset Neonatal Group B Streptococcal Disease.* RCOG, London.

RCM (Royal College of Midwives). (2012a) *Positions for Labour and Birth: Evidence Based Guidelines for Midwifery-Led Care in Labour.* RCM, London. www.rcm.org.uk

RCM. (2012b) *Third Stage of Labour: Evidence Based Guidelines for Midwifery-Led Care in Labour.* RCM, London. www.rcm.org.uk

RCM. (2016) New figures reveal steady rise. *Midwives* 19, 8.

RCM. (2017a) *Facilitating women's choice of midwife: practical approaches to managing with flexibility.* RCM, London. www.rcm.org.uk

RCM. (2017b) *Ten Top Tips for a Normal Birth.* RCM, London. http://www.midwives.org.hk/ doc/resources/RCMTopTipsenglish.pdf

Sandall, J., Soltani, H., Gates, S., et al. (2016) Midwife-led continuity models versus other models of care for childbearing women. *Cochrane Database of Systematic Reviews*, Issue 4.

Schaffer, J., Bloom, S., Casey, B., et al. (2005) A randomized trial of the effects of coached vs uncoached pushing during the second stage of labour on postpartum pelvic floor structure and function. *American Journal of Obstetrics and Gynecology* 192, 1692-1696.

Scottish Government. (2017) *The Best Start: a Five-Year Forward Plan for Maternity and Neonatal Care in Scotland.* Scottish Government, Edinburgh. www.gov.scot

Sheen, K., Spiby, H., Slade, P. (2015) Exposure to traumatic perinatal experiences and posttraumaticstress symptoms in midwives: prevalence and association with burnout. *International Journal of Nursing Studies* 52(2), 578-587.

Shepherd, A., Cheyne, H., Kennedy, S., et al. (2010) The purple line as a measure of labour progress: a longitudinal study. *BMC Pregnancy Childbirth* 10, 54.

Shorten, A., Donsante, J., Shorten, B. (2002) Birth position, accoucheur, and perineal outcomes: informing women about choices for vaginal birth. *Birth* 29(1), 18−27.

Simmons, S.W., Taghizadeh, N., Dennis, A.T., et al. (2012) Combined spinal-epidural versus epidural analgesia in labour. *Cochrane Database of Systematic Reviews*, Issue 10.

Singata, M., Tranmer, J., Gyte, G. (2013) Restricting oral fluid and food during labour. *Cochrane Database of Systematic Reviews, Issue* 8.

Smith, C.A., Collins, C.T., Cyna, A.M., et al. (2006) Complementary and alternative therapies for pain management in labour *Cochrane Database of Systematic Reviews*, Issue 4.

Smith, C.A., Collins, C.T., Crowthern, C.A. (2011a) Aromatherapy for pain management in labour. *Cochrane Database of Systematic Reviews*, Issue 7.

Smith, C.A., Collins, C.T., Crowther, C.A., et al. (2011b) Acupuncture or acupressure for pain management in labour. *Cochrane Database of Systematic Reviews, Issue* 7.

Smith, C.A., Levett, K.M., Collins, C., et al. (2011c) Relaxation techniques for pain management in labour. *Cochrane Database of Systematic Reviews, Issue* 12.

Smith, C.A., Levett, K.M., Collins, C.T., et al. (2012) Massage, reflexology and other manual methods for pain management in labour. *Cochrane Database of Systematic Reviews, Issue* 2.

Smith, L. (2010) *Impact of Birthing Practices on Breastfeeding,* 2nd edn. Jones and Bartlett, Massachusetts. See also: http://www.bflrc.com/ljs/documents/ImpactofBirth PracticesonBreastfeeding_LamazeICEA2010.pdf

Soltani, H., Hutchon, D.R., Poulose, T.A. (2010) Timing of prophylactic uterotonics for the third stage of labour after vaginal birth. *Cochrane Database of Systematic Reviews, Issue* 8.

Soltani, H., Poulose, T.A., Hutchon, D.R. (2011) Placental cord drainage after vaginal delivery as part of the management of the third stage of labour. *Cochrane Database of Systematic Reviews, Issue* 8.

Spiby, H. and the ELSA Team. (2008) *Improving Care at the Primary/Secondary Interface: a Trial of Community-based Support in Early Labour. The ELSA Trial.* Mother and Infant Research Unit, Department of Health Sciences, University of York, York. www.york.ac.uk/

Tiran, D. (2000) *Clinical Aromatherapy for Pregnancy and Childbirth*, 2nd edn. Churchill Livingstone, Edinburgh.

Tiran, D. (2016) Aromatherapy in midwifery: a cause for concern. *MIDIRS* 26(2), 141−144.

Tizard, H. (2016) *Blood to Baby: Optimal Cord Clamping.* Blood-to-Baby. https://www. bloodtobaby.com/

Torvaldsen, S., Roberts, C.L., Bell, J.C., et al. (2004) Discontinuation of epidural in labour for reducing the adverse delivery outcomes associated with epidural analgesia. *Cochrane Database of Systematic Reviews*, Issue 4.

UK National Screening Committee (NSC). (2012) *Group B Streptococcus: The UK NSC Recommendation on GBS Screening in Pregnancy.* NSC, London. www.screening.nhs.uk/ groupbstreptococcus

Ullman, R., Smith, L.A., Burns, E., et al. (2010) Parenteral opioids for maternal pain relief in labour. *Cochrane Database of Systematic Reviews, Issue* 9.

Walsh, D. (2000a) Evidence-based care. Part 3: assessing women's progress in labour. *British Journal of Midwifery* 8(7), 449–457.

Walsh, D. (2000b) Evidence-based care. Part 6: limits on pushing and time in the second stage. *British Journal of Midwifery* 8(10), 604–608.

Walsh, D. (2010a) Evolution of intrapartum care. In: Downe, S., Walsh, D. (eds), *Intrapartum Care*. Wiley-Blackwell, Oxford.

Walsh, D. (2010b) Labour rhythms. In: Downe, S., Walsh, D. (eds), *Intrapartum Care*. Wiley-Blackwell, Oxford.

Walsh, D., Gutteridge, K. (2011) Using the birth environment to increase women's potential in labour. *MIDIRS* 21(2), 143–147.

Westhoff, G., Cotter, A., Tolosa, J.E. (2013) Prophylactic oxytocin for the third stage of labour. *Cochrane Database of Systematic Reviews, Issue* 10.

Wickham, S. (1999) Further thoughts on the third stage. *The Practising Midwife* 2(10), 14–15.

Wilson, B.L., Passante, T., Rauschenbach, D., Yang, R., Wong, B. (2015) Bladder management with epidural anesthesia during labor: a randomized controlled trial. *The American Journal of Maternal/Child Nursing* 40(4), 234–242.

World Health Organization (WHO). (2012) *Recommendations for the Prevention and Treatment of Postpartum Haemorrhage*. WHO, Geneva.

Wyllie, J., Ainsworth, S., Tinnion, R. (2015) *Resuscitation and Transition of Newborn Babies at Birth*. UK Resuscitation Council, London. www.resus.org.uk

附录 1-1　B 族链球菌

B 族链球菌（GBS）是新生儿早期感染的最常见原因。然而，对它的预防还存在一定争议。

现况

- 早发型 GBS（EOGBS）在英国的发生比例为 1 : 2 000；新生儿死亡率 10% ～ 30%，特别是早产儿，其他影响包括失明、失聪、脑瘫（NICE，2015）。
- 20% ～ 30% 的女性携带 GBS，而 5% ～ 40% 的 "阳性" 产妇在分娩前变为阴性，也有产妇由阴性转为阳性（UKNSC，2012）。
- 产时 / 产后使用抗生素可以降低 GBS 的发生率，但不能消除所有的风险（UKNSC，2012）。
- 开展普遍的筛查费用昂贵，而且 1/3 的女性将使用抗生素，意味着大批产妇 / 新生儿接受没有必要的治疗（新生儿死亡比例仅为 0.03 : 1 000）。
- 目前，英国国家筛查委员会（UKNSC，2012）和 RCOG（2017）不建议常规孕期筛查，虽然这一建议仍在审查中（PHE，2015）。
- 如果进行筛查，细菌学检查最好在妊娠 35 ～ 37/40 周或预产期前 3 ～ 5 周进行，例如双胎妊娠时在 32 ～ 34/40 周进行（RCOG，2017）。

GBS IAP 的应用指征（RCOG，2017）：

- 本次妊娠出现 GBS 菌尿，或阴道 / 直肠试子阳性（增菌培养基）。
- 产时发热（> 38℃）或绒毛膜羊膜炎（使用包括对 GBS 敏感的广谱抗生素）。
- 早产（但不包括未发动分娩且胎膜完整的择期剖宫产）。
- 既往分娩新生儿严重感染 GBS。

IAP 方案：临产后 3 g 青霉素静脉滴注，此后 1.5 g/4 小时直至分娩或（如果青霉素过敏）临产后使用头孢菌素，如临产时头孢呋辛 1.5 g，此后 750 mg/8 小时，或万古霉素（1 g/12 小时）（RCOG，2017）。

产时阴道清洁（CS）并不会降低新生 GBS 疾病风险（RCOG，2017）。

GBS 阳性无须进行**连续胎心监护**（NICE，2014）。

如果已经接受 IAP，**水中分娩**是安全的（RCOG，2017），而且水中分娩似乎可以降低 EOGBS 的风险（Cohain，2010-11）。

临产前胎膜破裂：对已知阴道试子 / 尿液 GBS 阳性的 PROM 产妇应及时诱导分娩（RCOG，2107）。

新生儿护理（RCOG，2017）

- 如果产妇在分娩前 4 小时接受 IAP 治疗且新生儿表现良好，无须特殊观察或评估。儿科医师无须在第一天进行检查。
- 如果产妇没有接受足够的 IAP，或既往新生儿有 GBS 感染史，需在新生儿分娩时、产后 1 小时和 2 小时，此后每 2 小时 1 次直至产后 12 小时，评估一般情况、喂养情况、心率、呼吸和体温。任何肤色变化都要报告。
- 出现 EOGBS 任何表现都需使用青霉素治疗。
- 在没有已知产前危险因素的情况下，不建议对无症状的足月新生儿进行抗生素治疗，因为 EOGBS 的风险比例仅为 0.2∶1 000。

第 2 章　阴道检查和人工破膜

薇姬·查普曼 Vicky Chapman

阴道检查	59
阴道检查的正确时机	60
知情同意与依从性	61
阴道检查过程	62
常见检查结果	64
侵入性检查和性侵害	66
人工破膜	68

阴道检查

广泛地使用阴道检查，却没有充足的关于有效性的支持依据，尤其是缺乏对产妇接受阴道检查时的感受，以及潜在的不良结果的评估。（Cochrane Review: Downe et al.，2013）

阴道检查（VE）用于评估宫颈扩张、先露下降、胎方位和确认胎膜是否已破。大部分助产士认可在产程监护中选择性阴道检查的价值，但是也有很多人对阴道检查的有效性、频度和必要性，及其规范过于固定和缺乏灵活性提出了质疑。Walsh（2000a）认为阴道检查已在临床上使用得如此常规和广泛，不应再被视为一种干预措施。部分生物学标志物作为监测手段，来指导产程的监护与早期干预，则被认为过于滞后。

大部分女性将阴道检查视为一种令人难受的检查手段。很多女性（包括性侵害的受害者）感觉阴道检查很痛苦和无法忍受。对阴道检查持抗拒态度的女性因为医务人员的坚持，迫于压力才不得不接受阴道检查。助产士们尽管可以根据自己的临床经验判断是否需要阴道检查，但仍会迫于压力在产程中每隔 4 小时检查 1 次。

长久以来助产士们依靠其他手段来判断产程进展，例如宫缩的频率和强度，产妇在宫缩时的反应。"紫线"代表了 76% 的产程（Shepherd et al.，2010）（见第 1 章）。然而，阴道检查技术要求低，在很多地点（例如家中）易于实施，所以仍然为一种产科核心技能。不应该因为阴道检查在产程监护中的过度应用而让该技术被广泛责备和否定，但是助产士们应该了解阴道检查的局限性，及孕产妇有拒绝该检查的权利。

现实与数据

- Cochrane 综述发现低质量循证依据支持产程中使用阴道检查（Downe et al.，2013）。
- 阴道检查会引起产妇的焦虑，干扰产妇对分娩的关注力（NICE，2014）。
- 一项系统综述发现超声检查在评估胎先露下降和宫颈扩张方面的效果与阴道检查相似，而在确定胎方位时优于阴道检查（Wiafe et al.，2016）。
- 胎膜早破者行阴道检查会增加母胎发生败血症的风险（NICE，2014），所以禁止对胎膜早破者进行阴道检查（RCOG，2010）。
- 产妇感觉阴道检查是一种侵入式检查，令人尴尬和不适（Shepherd et al.，2010）。阴道检查会引发产妇性隐私被侵犯的感觉，对于性侵受害者尤为严重（Nolan，2001）。有报道既往有妊娠丢失或妇科手术史者，在阴道检查时产生抑郁情绪（Menage，1993）。
- 虽然产妇认为相对于性别，检查者的态度和手法更重要，但也有一些产妇在被男性医师检查时感觉尴尬（Lai and Levy，2002）。
- 对部分医务人员和产妇，医用手套会引起皮肤过敏反应。很多医务人员有着易过敏体质（7%～10%）。严重过敏反应如全身性过敏 / 死亡虽然极罕见（0.125%），但是对这种风险应该有所了解（Sussman and Beezhold，1995）。
- 宫颈扩张并不总是与产程进展相一致，产妇的反应更能反映产程进展，尤其是在经产妇中。

阴道检查的正确时机

反复的阴道检查是侵入性干预，尚未被确认其价值。提倡阴道检查者有责任去实施合适的对照试验来验证自己的观点。（Enkin，2000）

一个 Cochrane 综述（Downe et al.，2013）仅发现了在 20 世纪 90 年代的 2 个小样本量、低质量的研究。一个比较了每隔 2 小时和 4 小时的阴道检查，另一个比较了直肠检查与阴道检查，无法获得有帮助的结论。NICE（2014）了解这些是低质量的依据，但并未对这些临床实践提出质疑，反而提倡在第一产程中常规进行每隔 4 小时阴道检查。NICE 产程监护与处理规范仅仅是以这些刻板的每隔 4 小时阴道检查所获得的信息为基础而制订的。

当前关于产程进展的知识是逐渐发展而来的（见第 9 章），因此需不断地去修正产程处理规范。助产士们知道连续的宫颈测量结果并不总是与产程预测线一致，甚至在完全正常的产程中也存在这种情况（Ferrazzi et al.，2015），然而因此去质疑和修改产程处理常规、医疗政策、NICE 指南和产程监护常规，是非常困难的。

知情同意与依从性

"……现在马上要做一下阴道检查。我现在想给你做个阴道检查，可以吗？"我觉得，天哪，最好现在马上就做。我感觉失去了控制力，她们要开始控制我了。但是当我听到助产士说"不，我们已经讨论过了，她不需要阴道检查"，我真的感觉如释重负。这让我开始真正信任我的助产士。因为她站在我这边，而不是她的同事那边，我觉得我可以更加相信我的助产士。（Edwards，2005）

许多助产士向产妇提供了充分的信息和选择权，在完全知情同意后才进行阴道检查。然而，仍然有一些产妇被医务人员告知阴道检查对于本人和胎儿的安全是必要的，拒绝该检查是不应该的，感觉是产妇在未知情同意下被迫接受的阴道检查。甚至充分知情的产妇在拒绝阴道检查后，也会发现她们的决定并未被尊重（Chippington Derrick，2010）。

未知情同意进行的阴道检查可能会引起投诉和起诉，以及医疗鉴定。为保证有效性，产妇的知情同意必须是自愿和自由的，是在没有受到外界压力或影响下做出的接受或拒绝的决定（DoH，2009）。默认同意不能视为产妇知情同意接受阴道检查的充分依据。

知情同意原则是医学伦理和国际人权法的重要部分。为保证知情同意的有效性，产妇必须是被充分告知和自愿的，而且产妇必须是具有做出决定能力的个体。（NHS，2012）

如果产妇拒绝阴道检查，应该对产妇保持理解和开放态度，并接受她的决定，同时以文字记录产妇拒绝阴道检查并采用替代方法评估产程进展（见第 1 章）。医师学会（GMC）认为医师必须尊重患者拒绝检查和治疗的决定，即使这个决定是错误的或不合理的。虽然医师应该向患者解释自己的担忧和考虑，但不能迫使患者接受自己的建议（GMC，2008）。

知情同意应包括：

- 阴道检查的指征、益处和风险。
- 解释阴道检查的具体过程和持续时长。
- 对于非英语（汉语）母语产妇，需考虑让产妇丈夫 / 伴侣来翻译，还是寻求专业翻译的帮助。应根据实际情况作出判断，产妇丈夫 / 伴侣是否能够进行准确的翻译，第三者进行翻译是否会侵犯产妇隐私。

阴道检查过程

操作者应对接受阴道检查产妇的尊严保持尊重和关注。因为某些操作者会忽视这种尊重和关注，所以应该反复地提醒和注意。每一个产妇都应该被尊重和礼貌的对待，在微小的暴露和检查时也应注意保护隐私。（Lai and Levy，2002）

助产士们常常使用缩略词或委婉的说法来称呼有关阴道检查的术语，以避免令产妇尴尬和不适（Stewart，2006）。甚至推车准备、打开无菌包、清洗产妇外阴等常规操作都强烈地暗示着产妇的体液在一定程度上是"肮脏的"（Stewart，2006）。有证据显示使用清水 / 洗必泰清洗外阴并不能减少感染的发生（Lumbiganon et al.，2014）。推车、无菌包和外阴冲洗并不是必要的。

阴道检查前准备

- 确认产妇膀胱排空。
- 腹部触诊。
- 请无关人员离场。不要低估产妇的尴尬感和脆弱心理，即使是在家中分娩。为保护产妇的隐私，要关门，拉上窗帘，在门口挂上"入室请敲门和等待"告示牌。
- 使用被单 / 便衣覆盖产妇下半身。
- 告知产妇，她可以在任何时候或感觉不适、疼痛时叫停，你都会马上停止阴道检查。

阴道检查步骤

- 洗手并穿戴无菌手套（NICE，2014）。为节省时间，一般在无菌手套包装袋中会备有润滑液，在手指上涂抹适量的润滑液。
- 坐在产妇身边，鼓励她放松大腿和臀部，轻柔地将手指伸入阴道内（可以先从 1 指开始，然后再慢慢地伸入 2 指）。不要在宫缩时开始阴道检查。
- 温柔地向产妇介绍你在进行的检查（如果她想知道的话），尤其是在移动你的手指到不适和敏感区域之前。要熟识产妇的肢体语言，温柔而直接地询问产妇她是否感觉良好。
- 如果在阴道检查过程中出现宫缩（通常由检查宫口所触发），保持手指静止并抚慰产妇使其保持平静。如产妇痛苦紧张，立即停止阴道检查。
- 你要避免表现出紧张、忧虑、失望、沮丧，或对于正在发生的事情漠不关心的表情和态度。

阴道检查后

- 总是保持微笑，鼓励产妇，表扬她配合得非常好，与产妇仔细地讨论阴道检查结果。
- 向产妇提供卫生垫，协助产妇采取舒适的体位，适宜的半卧位，产妇下床时给予帮扶。
- 摘除手套，洗手。
- 听胎心率并记录。
- 记录检查结果（框 2-1 和图 2-1）。

框 2-1　阴道检查获得信息

注意首先进行腹部触诊！

外阴和阴道
- 确认产妇是否健康，例如女性外阴有无病损、湿疣、异常阴道分泌物。

宫颈
- 宫颈方位（后位、中位、前位或侧位）。
- 质地（软 / 硬，厚 / 薄，弹性差 / 佳）。
- 胎头贴合程度（不佳、一般、很好）。
- 展平（未展平，部分 / 完全展平）。
- 扩张（宫口未开，1～9 cm，前唇，开全）。

续 框

胎先露

- 胎先露（头、臀、其他）。
- 胎方位（如何确认胎方位见表2-1）。
- 先露下降（高浮，−3，−2，−1，平坐骨棘，+1，+2）。
- 产瘤/变形（无/有、产瘤大小、颅缝重叠程度）。

胎膜

- 完整或缺失。如行人工破膜，注明指征。
- 有无羊水；大约的羊水量：+，++，+++；颜色（如呈胎粪样，需描述是否明显，例如暗绿色或黑色羊水，稠厚或黏稠，或含有团块状胎粪的粪染羊水）。

记录

- 检查结果和胎心率。

常见检查结果

产程进展缓慢

产程进展缓慢很难被接受，会打击产妇信心，产生自己能否分娩的怀疑。用乐观的语气说一些鼓励的话语是非常重要的，例如"宫颈很薄"或"宝宝下降很好"。第9章就产程进展缓慢有深入的探讨。

更改记录结果

Dahlen等（2013）讨论过助产士们在评估产程进展、判断自己实际操作和纸面记录之间可能存在矛盾时采取的一些隐蔽操作。Stewart（2010）描述了助产士们可能将阴道检查视为类似惩罚的监测手段，所以会修改或含糊地记录检查结果以保护产妇避免接受干预措施，例如将宫口开3～4 cm记录为2 cm，这样产妇在进入活跃期之前可以有更长的时间等待产程进展。这个例子说明了助产士们是如何在医学专业知识范围内利用她们的经验来进行工作的。

宫颈前唇

这是宫口开全之前未扩张宫颈前部的一小部分。经产妇很容易将前唇推全，但是对于部分初产妇可能需要更多的时间等待宫口继续扩张和开全。

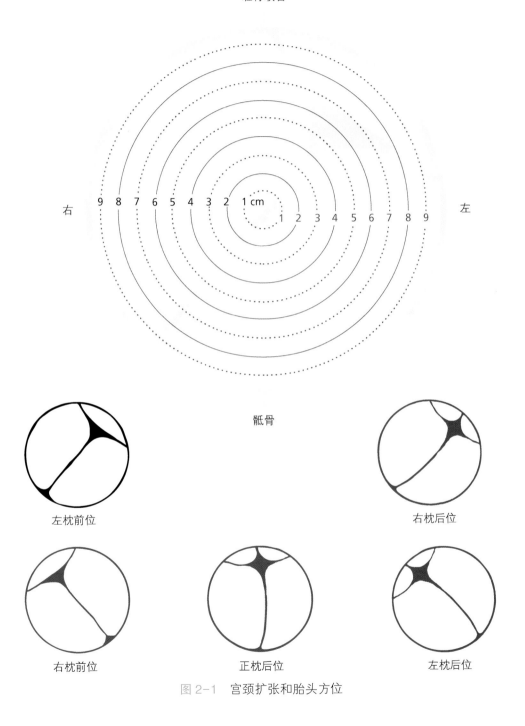

图 2-1 宫颈扩张和胎头方位

虽然近来 NICE（2014）指南具有更大的灵活性，允许更长时间的第二产程，在这个阶段助产士可能进行隐蔽操作。一些助产士在宫口开全时仍记录存在前唇，可以让第二产程持续更长时间，有更多自然分娩的概率。这是助产士们自己的经验和知识。Stewart（2010）认为助产士们不能质疑产科常规规定的第二产程时长，虽然这些产科常规不可能永远正确，但主流观点是不能被质疑的。

如果前唇持续存在而宫颈没有较强的韧性，一些助产士会在宫缩时将前唇推至胎先露上方。这可能引起产妇的疼痛，需要产妇的理解与配合。推全的前唇仍会滑落回原处，需在宫缩时多次推上前唇，直至产妇屏气、胎先露下降而宫颈不再退回为止。

宫颈水肿

宫颈水肿时变得肿胀、增厚、张力增强。长久以来认为产妇在宫口开全之前屏气会有很大的风险导致宫颈水肿。然而 Walsh（2000b）和 Downe、Schmid（2010）认为没有依据支持此观点。Downe 等（2008）发现有 20% 的产妇尽管过早屏气，但比没有过早屏气的产妇有更高的自然分娩率。Walmsley（2000）认为枕后位产妇过早屏气，可能有在宫口开全、先露下降之前促进胎头旋转至枕前位的生理性作用。

Downe 和 Schmid（2010）记录了助产士们如果未能成功的劝阻产妇控制住想屏气的感觉和调整体位来减弱这种感觉，例如侧卧、俯卧或胸膝位，就会改变策略，对产妇采取顺其自然的方法（让产妇根据自己身体的感觉去屏气）。

保持耐心，给予充分的鼓励与支持。在助产士干预或不干预的情况下，水肿的宫颈都会慢慢扩张。如果宫颈水肿一直没有缓解，这时需要进一步的干预，硬膜外麻醉会带来很好的放松效果。据说，助产士们在产程中发现宫颈水肿会认为其很难缓解而必须行剖宫产。

侵入性检查和性侵害

助产士和医师是力量的象征，在他们的母婴保健专业领域（临床或医院）内他们是专业、博识和权威的。他们可能会对产妇采取一些疼痛的、侵入性的操作。产妇们不具有丰富的专业知识，在陌生的环境中，半裸地躺着被动接受一些医疗常规和操作。（Simkin，2009）

许多女性由于羞耻感、负罪感、无助感或怕被别人议论而不愿透露儿时或成人后的被性侵害史（Simkin，2009）。性侵受害者的行为常被误解而因此被认为是难搞的麻烦患者。医务人员对此缺乏了解而导致产妇不配合治疗，引起进一步的伤害（Aldcroft，2001）。社会学家曾观察到护理者采取家长式的态度，女性会有无力感和孩童感，回到从前受害者的角色（Kitzinger，1992）。侵入性、不适的，甚至有时会疼痛的检查很容易让女性回忆起以往的被性侵经历。女性会出现回忆、退缩、弱势感、无力感、被伤害感和肮脏等感觉（Kitzinger，1992）。Montgomery 等（2015）发现常常是检查者的态度而不是检查过程本身触发性侵害回忆。剥夺女性自身权利和控制感的言语和行为会导致被性侵的情景重现。

有性侵害经历的女性很容易有分娩困难的经历，更有可能需要产科介入干预（Gutteridge，2001），也更易出现产后抑郁和精神 / 情绪障碍（Riley，1995）。

与以往性侵史相关的恐惧和行为

- 明显的恐惧或厌恶阴道检查、侵入性检查、针刺或牙科治疗。
- 有抑郁、自卑和精神 / 情绪障碍史（Montgomery，2013）。
- 在隐秘检查过程出现的行为，包括精神分裂或退化：
  - 在检查过程中出现自我封闭（精神分裂）。
  - 退化或幼稚行为，例如用儿童的声音和语气说话（Gutteridge，2001）。
  - 哭泣或忧虑。
  - 紧张或拒绝继续检查。

助产士如何去帮助？

虽然一些产妇会回忆以往的创伤经历，但是她们仍有安全感和自我控制力，能够信任妇产科医务人员，这些产妇可能接受过针对以往精神创伤的心理治疗，而有了更强的自信心（Montgomery，2013）。

给予产妇控制感。让她知道只要她愿意，你会随时停止检查。产妇可以不用说话，通过握紧你的手作为停止检查的信号（Aldcroft，2001）。

- **避免被其他人窥视**。其他人在场可能会令产妇回忆被侵害的情景。请其他人离场，尤其是男性助产士 / 医师（Kitzinger，1992）。
- **言语**。避免使用居高临下或贬低的词语。会让产妇回忆起以为被侵害的情景，而把助产士当成加害者，例如"好女孩""把腿打开点""躺着别动，不痛的""嘘嘘"（Gutteridge，2001）。

- **具体检查**。请产妇躺下，在检查时向产妇介绍正在做的操作及步骤。让产妇注意力专注于宫颈、分娩和宝宝，避免回忆被伤害时的情景（Aldcroft，2001）。

人工破膜

大多数产妇在第一产程时胎膜是完整的，宫口近开全时胎膜自破，预示着快进入第二产程。这是正常的生理过程，会进行得非常顺利。很多人认为完整胎膜存在是为了保持胎儿的无菌环境，帮助宫口扩张，给予胎头旋转的空间。

人工破膜可能有益，但也会存在风险。

英国皇家助产士学会（RCM，2012）和英国国家卫生与临床优化研究所（NICE，2014）建议不应将人工破膜作为正常产程监护中的一种常规手段。在做出人工破膜的决定时，需要与产妇直接沟通，向产妇充分解释。与产妇的交流不应在阴道检查的过程中进行，比如"我就是给你破个水"，不应以这种方式来获取产妇的知情同意。

人工破膜指征

- 产程进展缓慢（见第 9 章）。
- 引产，单独进行或与缩宫素联合使用（见第 19 章）。
- 进行胎儿头皮电极检查。
- 产妇的选择。

关于自然分娩中人工破膜的 Cochrane 综述发现（Smyth et al.，2013）：

- 人工破膜不能影响第一产程的时长、产妇满意度或镇痛麻醉（但是是低质量研究）。
- 在正常产程中接受了人工破膜的产妇，使用缩宫素的可能性较低。
- 对于产程缓慢的初产妇使用人工破膜对随后的产程进展是有益处的，虽然总体上来说并不能减少缩宫素的用量。
- 剖宫产和 Apgar 评分降低的风险增加，差异接近于统计学意义。

Smyth 等（2013）总结：对于在产程正常或延长时，为了缩短产程而行人工破膜，我们无法给出明确的建议。

即使在产程进展正常的情况下，偶尔也有产妇需要人工破膜加速产程，"上次他们不得不给我破水"。一些产妇相信自己的胎膜很坚韧，医患之间的交流可以消除这种错误的观点。

人工破膜的禁忌证和风险

- **产妇不接受**。
- **前置 / 低置胎盘**。
- **胎先露高浮**。人工破膜最严重的风险时脐带脱垂引起的宫内缺氧（见第17 章）。早产、多次产史经产妇和胎位异常者容易导致头盆衔接不良，是脐带脱垂的最强风险因素。超过 50% 的脐带脱垂发生于人工破膜后，围生儿死亡比例是 91 : 1 000（RCOG，2014）。胎先露高浮被忽略，容易发生人工破膜后脐带脱垂。
- **产妇患有性病、生殖道感染或携带 B 族链球菌（GBS）**。GBS 阳性产妇除非已接受预防性抗生素治疗 4 小时以上，否则进行人工破膜需谨慎。
- **待确诊 / 未治疗的 HIV 阳性产妇**如发生胎膜自破有母婴垂直传染的风险。已知 HIV 阳性产妇接受过抗病毒治疗后，即使胎膜已破，发生母婴垂直传染的风险也不会升高（Mark et al.，2012）。但是，HIV 阳性产妇仍应尽量避免人工破膜。此外，不是所有的产妇都了解自己是否 HIV 阳性。

小结

- 尚未证明阴道检查的益处，关于它的研究还不充分。
- 尽管只有低质量依据支持产程中进行阴道检查的频率，NICE（2014）仍推荐在活跃期每隔 4 小时进行阴道检查。
- 宫口扩张是无法预测的，不能反映产程进展。
- 产妇通常会感觉阴道检查是侵入性的，令人不适和不愉快。
- 产妇有权拒绝阴道检查，不能被施压 / 劝服接受检查。
- 人工破膜的益处还有争议，不应该作为产程中的常规手段。

（徐亮　译　刘小华　校）

参考文献

Aldcroft, D. (2001) A guide to providing care for survivors of child sex abuse. *British Journal of Midwifery* 9(2), 81−85.

Chippington Derrick, D. (2010) VEs−essential diagnostic tool? *AIMS Journal* 22(2). http://www.aims.org.uk/Journal/Vol22No1/VEsDiagnostic.htm

Dahlen, H., Downe, S., Duff, M., et al. (2013) Vaginal examination during normal labour: routine examination or routine intervention? *International Journal of Childbirth* 3(3): 142−152.

DoH (Department of Health) (2009) *Reference Guide to Consent for Examination or Treatment*, 2nd edn. DoH. https://www.gov.uk/government/uploads/system/uploads/attachment_data/file/138296/dh_103653__1_.pdf

Downe, S., Schmid, V. (2010) Midwifery skills for normalising unusual labours. In: Walsh, D., Downe, S. (eds), *Essential Midwifery Practice: Intrapartum Care*, pp. 178−9. Wiley-Blackwell, Oxford.

Downe, S., Young, C., Hall-Moran, S. (Trent Midwifery Research Group). (2008). Multiple Midwifery Discourses: the case of the early pushing urge. In: Downe, S. (ed.), *Normal Birth, Evidence and Debate*, 2nd edn. Elsevier, Oxford.

Downe, S., Gyte, G.M.L., Dahlen, H.G., et al. (2013) Routine vaginal examinations for assessing progress of labour to improve outcomes for women and babies at term. *Cochrane Database of Systematic Reviews*, Issue 7.

Edwards, N. (2005) *Birthing Autonomy: Women's Experiences of Planning Home Births*. Routledge, London.

Enkin, M. (2000) Infection in pregnancy. In: Enkin, M., Keirse, M.J.N.C., Neilson, J. (eds), *A Guide to Effective Care in Pregnancy and Childbirth*, 3rd edn. Oxford University Press, Oxford, pp. 154−168.

Ferrazzi, E., Milani, S., Cirillo, F., et al. (2015) Progression of cervical dilatation in normal human labor is unpredictable. *ActaObstetricia et GynecologicaScandinavica* 94, 1136−1144.

GMC (General Medical Council). (2008) *Consent: Patients and Doctors Making Decisions Together*. GMC, London. http://www.gmc-uk.org/GMC_Consent_0513_Revised.pdf_52115235.pdf

Gutteridge, K. (2001) Failing women: the impact of sexual abuse on childbirth. *British Journal of Midwifery* 9(5), 312−315.

Kitzinger, J.V. (1992) Counteracting, not re-enacting, the violation of women's bodies: the challenge for perinatal caregivers. *Birth* 19(4), 219−222.

Lai, C.Y., Levy, V. (2002) Hong Kong Chinese women's experiences of vaginal examinations in labour. *Midwifery* 18(4), 296−303.

Lumbiganon, P., Thinkhamrop, J., Thinkhamrop, B., et al. (2014) Vaginal chlorhexidine during labour for preventing maternal and neonatal infections (excluding group B streptococcal and HIV). *Cochrane Database of Systematic Reviews*, Issue 9.

Mark, S., Murphy, K.E., Read, S., et al. (2012) HIV mother-to-child transmission, mode of delivery, and duration of rupture of membranes: experience in the current era. *Infectious Diseases in Obstetrics and Gynecology* 2012, 267969.

Menage, J. (1993) Post-traumatic stress disorder in women who have undergone obstetric and/or gynaecological procedures. *Journal of Reproductive and Infant Psychology* 11, 221−8.

Montgomery, E. (2013) Feeling safe: a metasynthesis of the maternity care needs of women who were sexually abused in childhood. *Birth* 40(2), 88−95.

Montgomery, E., Pope, C., Rogers, J. (2015) The re-enactment of childhood sexual abuse in maternity care: a qualitative study. *BMC Pregnancy and Childbirth* 15, 194.

NHS.(2012) *Consent to Treatment*. NHS, London.http://www.nhs.uk/Conditions/Consent- to-treatment/Pages/Introduction.aspx

NICE (The National Institute for Health and Care Excellence). (2014) *Clinical Guideline: Intrapartum Care for Healthy Women and Babies*. NICE, London.

Nolan, M. (2001) VEs in labour (expert view).*The Practising Midwife* 4(6), 22.

RCM (Royal College of Midwives) (2012) *Midwifery Practice Guidelines: Evidence Based Guidelines for Midwifery-led Care in Labour: Rupturing Membranes*. RCM Press, London. www.rcm.org.uk

RCOG (2010) *Green-top Guideline 44: Preterm Prelabour Rupture of Membranes*. RCOG, London.RCOG (2014) *Green-top Guideline 50: Umbilical Cord Prolapse*. RCOG, London.

Riley, D. (1995) *Perinatal Mental Health*. Radcliffe Medical Press, Oxford.

Shepherd, A., Cheyne, H., Kennedy, S., et al. (2010) The purple line as a measure of labour progress: a longitudinal study. *BMC Pregnancy and Childbirth* 10, 54.

Simkin, P. (2009) Early trauma, its potential impact on the childbearing woman, and the role of the midwife. *Midwifery Today* Summer(90), 19−21.

Smyth, R.M.D., Alldred, S.K., Markham, C. (2013) Amniotomy for shortening spontaneous labour. *Cochrane Database of Systematic Reviews*, Issue 1.

Stewart, M. (2006) 'I'm just going to wash you down': sanitizing the VE. *MIDIRS Midwifery Digest* 16(1), 30−36.

Stewart, M. (2010) Feminism and intrapartum care. In: Walsh, D., Downe, S. (eds), *Essential Midwifery Practice: Intrapartum Care*, pp. 273−88. Wiley-Blackwell, Oxford.

Sussman, G.L., Beezhold, D.H. (1995) Allergy to latex rubber. *Annals of Internal Medicine* 122(1), 43−46.

Walmsley, K. (2000) Managing the OP labour. *MIDIRS Midwifery Digest* 10(1), 61−62.

Walsh, D. (2000a) Evidence-based care. Part 3: assessing women's progress in labour. *British Journal of Midwifery* 8(7), 449−457.

Walsh, D. (2000b) Evidence-based care. Part 6: limits on pushing and time in the second stage. *British Journal of Midwifery* 8(10), 604−608.

Wiafe, Y.A., Whitehead, B., Venables, H., et al. (2016) The effectiveness of intrapartum ultrasonography in assessing cervical dilatation, head station and position: a systematic review and meta-analysis. *Ultrasound* 24(4), 222−232.

第3章　产程中胎心监护

布赖妮·里德 Bryony Read

间断胎心听诊	73
电子胎心监护	75
胎儿头皮电极	79
胎心监护特征的分类	80
CTG 异常可能采用的干预措施	85

引言

无论是间断的还是连续的胎心监护（EFM），其目的都是评估胎儿的宫内状况，筛查出少数胎儿宫内缺氧导致的乳酸积累和脐血 pH 下降（酸中毒）。从 20 世纪 70 年代开始，在缺乏有利的临床依据下，连续电子胎心监护开始大范围使用，常导致一些医源性过度干预。最近，EFM 在一些高危人群中选择性使用，虽然它的有效性在这些人群中并没有得到证实。一些助产士毫无争议地接受了 EFM，但也有人质疑它的使用。产妇处在争论的漩涡中，但通常没有必要去焦虑和担心未出生宝宝的安危。

间断胎心听诊

间断听诊（IA）就是在固定的间隔时间内听诊胎心，可以使用一个原始的 Pinard 听筒或者手提式多普勒。IA 是一种安全和可接受的胎儿监护方式，推荐在低危妊娠产程中运用（NICE，2014）。使用 IA 的产妇比使用 EFM 的分娩体验更佳（Grant，2000）。这是助产士和产妇进行密切的肢体接触所要求的基本技能（Maude et al.，2016）。胎心听诊应该温柔轻巧，减少对产程的干预。

助产士通常根据产程的分期来进行胎心听诊，当产妇进入产程活跃期后可增加胎心听诊的频率。目前大多数胎心听诊的指南建立在专家共识而不是循证医学基础上（Sholapurkar，2010）。在缺乏强有力的证据情况下，国家健康和护理机构推荐宫缩之后听诊 1 分钟（NICE，2014，2017 更新）：

- 第一产程每 15 分钟听诊 1 次。
- 第二产程每 5 分钟听诊 1 次。

记录单次胎心，如果听到胎心加速或者减速，同样需要记录。在胎心听诊初期，记录母体心率，以区别胎心率。每小时记录 1 次，并记录可疑异常（NICE，2014，2017 更新）。

Pinard 听筒或者手提式多普勒

Pinard 听筒的好处在于它只能听到胎儿心率，而不是母体心率，在整个产程中都能使用。Smith（2013）感到 Pinard 听筒技术已经在助产士人群逐渐消失了，Blake（2008）认为手提式多普勒更加方便有效。产妇可能会对 Pinard 听筒听诊时所产生的压力感到不适。手提式多普勒（图 3-1）可以更轻巧地放在产妇腹部，并让其他人听到胎心。防水仪器还可以用于泳池 / 分娩池。不过一些助产士 / 产妇还是会选择简单的 Pinard 听筒，在潜意识中她们认为超声多普勒虽然安全，但其安全性并没有得到证实。

有效使用 Pinard 听筒需要清晰地知道胎方位，事实上它也可以用来证实胎方位。触诊后，将听筒放在胎儿躯体对应处（图 3-2），耳朵贴近听筒的平面端并固定，手松开听筒，仔细听诊低沉的砰砰声，这个声音和直接把耳朵贴近某人

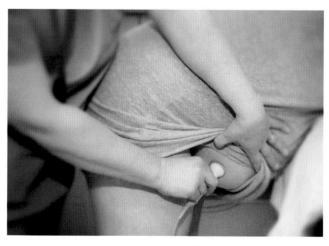

图 3-1　手握式多普勒装置

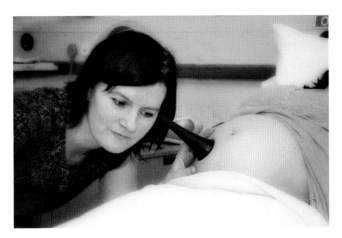

图 3-2　用 Pinard 听筒听诊

胸膛听到的心跳声是一样的。

评价胎心的变异很重要，正常胎心率的变异是 5～25 次 /min。然而，单凭听筒听诊来甄别还是非常困难的。这时候，能显示胎心率的手提式多普勒就有临床价值，它会显示胎心率变异。

如果胎心听诊中发现了异常如胎心减速、胎心过快，这时 NICE（2014，2017 更新）推荐增加胎心听诊频率，如连续 3 次宫缩后听诊胎心。如果问题仍然存在，推荐电子胎心监护。如果产妇在家，务必去医院进行电子胎心监护。

电子胎心监护

电子胎心监护的应用初衷是希望通过识别缺氧胎儿，降低围产儿死亡率和新生儿并发症。但现实中，它提高了产程中的干预率，却并没有对新生儿带来好处，这一点在低危产妇中尤其明显（NICE，2014，2017 更新）。

- 电子胎心监护可以减少新生儿抽搐，但不能减少脑瘫、新生儿死亡率及其他神经系统并发症（NICE，2014；Alfirevic et al.，2017）。
- 产程中干预增多，如胎儿头皮血采样、会阴侧切、阴道助产及剖宫产率升高（NICE，2014）。
- 电子胎心监护在低危产妇中预测脑瘫的假阳性率达到 99.8%（Nelson et al.，1996，2016）.这种假阳性率在其他医学领域是不可能接受的，特别是剖宫产这种大的干预手术（Pateman et al.，2008）。

- 电子胎心监护的过度使用是有代价的：设备、培训、记录的储存、没有必要的干预如剖宫产，以及"电子胎心监护误解度"所导致的法律纠纷（Heelan，2013）。

尽管缺乏临床依据支持电子胎心监护，甚至在高危产妇人群中也不支持，但是 NICE（2014）在缺乏其他更好的替代监护措施的人群中，仍推荐常规使用电子胎心监护，这表示在高危人群中不使用电子胎心监护的研究是不符合伦理的。这也阻碍了进一步的研究。

因为一系列复杂的原因，电子胎心监护成为医院分娩文化的一部分（Walsh，2001；Hill 2016）。结果，产科医师及助产士严重依赖电子胎心监护，并作为他们的专业技能之一，尽管现有的证据表明他们的信心被误导了。干预是一个紧张和不愉悦的过程，特别是对紧急分娩却没有新生儿缺氧依据的产妇是不公平的。Walsh（2001）认为这不能接受，电子胎心监护的医源性风险从没有和产妇讨论过。"这难道是医师对这些并发症不知情？"Wagner（2000）质问临床医师道："这是因为无知导致的错误吗？"他深刻地指出医师不要因为不必要的干预招致批评或者法律诉讼。

对于很多临床医师而言，在技术上和心理上重新学习其他技术是很困难的，只有重拾其他技术才能避免劝说产妇接受电子胎心监护。虽然助产士认为理论上胎心听诊更可取，但实际上却又依赖电子胎心监护。产妇对这一技术也非常熟悉，并把它当作正常分娩过程的一部分（Heelan，2013）。

电子胎心监护图谱的解读也不是特别精确，受人类主观错误的影响，很难标准化（Alfirevic et al.，2017）。电子胎心监护的阴性预测价值很好，当监护图谱正常时，发生缺氧 / 酸中毒的概率极低（NICE，2014）。然而，胎心监护的阳性预测价值低，通常会发生胎心异常的过度诊断。不同医师对同一个胎心监护图谱的解读不同，甚至同一个医师在不同的时间点解读也不同（Devane and Lalor，2005）。有趣的是，Altaf 等（2006）发现助产士对胎心监护图谱的解读不同于产科医师，助产士会有意无意地倾向于发现问题，将问题转移给医师处理。胎心监护图谱自动分析方法已经建立（例如，Redman and Moulden，2014），但 Cochrane 分析发现运用于临床的循证依据不足（Lutomski et al.，2015）。

NICE（2014，2017 更新）做出下列推荐：

- 胎心监护异常发现不应该作为产程处理的唯一依据。
- 剖宫产术前应该做胎儿头皮血 pH 检测。理论上胎儿头皮血 pH 测定能够

确定：① 是否需要剖宫产；② 宽慰作用，避免不必要的剖宫产术，虽然
目前的证据还比较弱（见第 23 章）。

- 考虑全局，和产妇讨论所有的选择 / 依据，确保以产妇为中心。

电子胎心监护指征

见表 3-1。

表 3-1　电子胎心监护指征（NICE，2014，2017 更新）

母体脉搏	> 120 次 /min，间隔 30 分钟，2 次以上
感染 / 发热	可疑绒毛膜羊膜炎或败血症，体温 38℃以上，1 次；或者 ≥ 37.5℃ 2 次，间隔时间 1 小时
不同寻常的腹痛	非宫缩性腹痛
阴道出血	产前出血、产时阴道少量鲜红色出血，超过见红
高血压	在宫缩间歇，间隔时间超过 30 分钟，2 次收缩压 ≥ 140 mmHg 或者舒张压 ≥ 90 mmHg
高血压和尿蛋白	尿蛋白 ++，一次血压升高
产程	第一 / 第二产程延缓，缩宫素运用
急产	宫缩过强（宫缩超过 60 秒），过频（10 分钟宫缩超过 5 次）
硬膜外镇痛	镇痛后的前 30 分钟，药量上调后
严重的胎粪污染	深绿色 / 黑色黏稠的羊水、胎粪污染的羊水、羊水中有胎粪块，没有其他高危因素、没有严重的胎粪污染，不推荐用电子胎心监护

NICE（2014）没有提及的其他高危因素包括多胎妊娠、足月小样儿、剖宫产后阴道分娩（VBAC）、胎动减少、腹部外伤、羊水过多 / 过少、一些内科合并症如糖尿病。既往有死胎或者新生儿死亡的产妇可能会觉得有电子胎心监护更加安心，尽管不改善结局。

避免不必要的电子胎心监护

- 低危产妇不做"入室监护"。一项 Cochrane 综述发现入室胎心监护能够增加 20% 剖宫产风险（Devane et al.，2017）。
- 轻度羊水污染的产妇不需要胎心监护（表 3-1），前列腺素引产或者加速产程不需要人工破膜（除非有其他危险因素）。
- 因为间断听诊发现问题而行胎心监护，如果图像正常，20 分钟后停止，恢复间断胎心听诊。

NICE（2015）同时也推荐在没有其他高危因素的情况下，产妇应了解连续

电子胎心监护与间断性听诊相比，改善早产的证据不足，让产妇做出知情选择。

电子胎心监护的实施

向产妇解释为什么使用电子胎心监护，并获得知情同意书。NICE（2014，2017 更新）推荐告知产妇电子胎心监护会限制产妇的活动，降低产妇的运动及直立位，导致产程延长，增加宫缩痛，增加胎心异常的发生率（Gupta et al.，2012）。无线的胎心监护仪可能会减轻这些不适。

如果产妇拒绝胎心监护，医师应该讨论和尊重产妇的意愿，并记录在案。

- 在病史中和胎监纸上记录电子胎心监护的指征。
- 胎监纸头上标注日期、产妇的姓名、出生日期、住院号和产妇脉搏（和胎心相鉴别）。
- 调整正确的日期和时间，胎监纸的移动速度应该是每分钟 1 cm。
- 触诊胎方位及胎先露。
- 用 Pinard 听筒给胎心监护定位，多普勒探头可能会将母体心率 2 倍化，混淆胎心。
- 将宫缩探头放置在宫底部，胎心监护仪放置在胎儿心脏区域，固定好安全带。
- 简单向父母解释胎心曲线范围及宫缩曲线，接触不良脱落不代表胎心停跳。
- 鼓励周期性活动，如果可能，减少因为活动限制引起的不适和并发症。
- 在电子胎心监护的过程中，持续 1 对 1 助产士导乐服务，要以产妇为中心，而不是以监护为中心。
- 考虑任何可以引起胎心变化的外在因素，如平躺检查、呕吐或者哌替啶的运用，记录在胎心监护的纸张上。改变体位如左侧卧位、坐直可能会缓解异常胎心。（图 3-3）。平躺可能会导致腹主动脉的压迫。增大的子宫压迫髂内静脉及腹主动脉，导致母体低血压和胎儿缺氧。
- 每小时记录胎心监护的重要发现和产程中主要事件。如果有其他发现，记录要更频繁一些（NICE，2014）。
- 考虑增加"一只眼"的办法，让另一个助产士协助监护（NHS England，2016）。
- 任何阅读胎心监护的人都应该在胎心监护上标记胎监结果、日期、时间和签名。

分娩后，签胎心监护图像，写下出生时间，妥善地放在病史记录中。如果妊

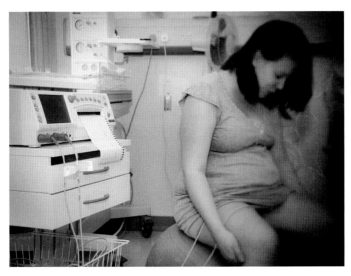

图 3-3　电子胎心监护

除非因为硬膜外麻醉导致腿部麻木，绝大多数都能坐在椅子上或
弹力球上。

娩结局不良，复印过的胎监图像上，胎监曲线会随着时间的推移而变得模糊。

胎儿头皮电极

胎儿头皮电极是一种精确有创的内置式胎心监护，曾广泛使用，但现在仅用
于外监护固定不佳者。产妇中有 20% 的临床肥胖者（HSCIC，2016），肥胖可能
导致外监护接触不佳，胎儿头皮电极的使用率便会上升。

胎儿头皮电极偶尔会导致瘢痕 / 新生儿感染。Kawakita 等（2016）发现其能
够轻度增加新生儿并发症，虽然危险系数极低。他们的研究发现支持胎儿头皮电
极在有指征的人群中运用。

下列情况禁用胎儿头皮血采样：

- 未获得产妇的知情同意书（大多数产妇不喜欢电极刺入胎儿皮肤）。
- 胎儿孕周＜ 34 周，或者有出血倾向如血友病。
- 非头先露的其他胎位。PROMPT（2012）认为胎儿血采样可以用于臀位，
  将电极放在胎儿臀部。然而，这是非常危险的，特别对男性婴儿而言。
- 产妇有感染、发热、HIV、肝炎，及其他性传播性疾病，或者有这些疾病
  的高危因素（如使用静脉毒品者）。

胎儿心电图 ST 段分析

这是一项最新的胎心监护方法，这种方法需要使用胎儿头皮血电极，称为 ST 段波形分析，或者称为 STAN。这项技术融合了胎心监护和胎儿心电图，ST 段的自动分析，因此提高了胎心监护的临床价值（Heintz et al.，2008）。

然而，STAN 需要进一步研究，目前看起来减少了胎儿头皮血采样和阴道助产（Neilson，2015），但围生儿结局和剖宫产率并没有改变（Saccone et al.，2016）。Blix 等（2016）认为目前没有足够的证据支持它的使用，NICE（2014）目前也不推荐使用。

胎心监护特征的分类（NICE，2014，2017 更新）

胎心监护分为正常（图 3-4）、可疑或者异常。我们通常根据胎心监护的特征对其进行分类（表 3-2 和表 3-3）。

胎心基线。胎心基线相对稳定，持续 5～10 分钟。当胎心基线位于 100～109 次 /min（要和母体心率相鉴别），没有合并其他不确定因素时，不需要进一步处理。如果胎心基线在 90～99 次 /min，要寻求一个高年资医师的意见，但这

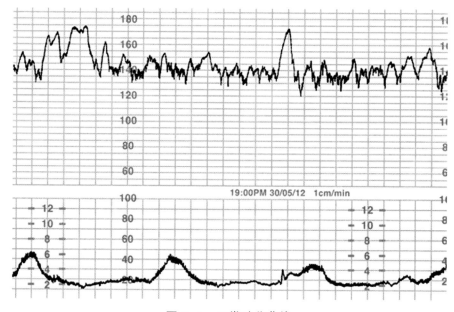

图 3-4　正常胎监曲线

种情况也有可能为正常的变异（NICE，2014）。参见表 3-2 和表 3-3 对胎心过速及胎心过缓的定义。

基线变异。是指基线在一定范围内的波动，不包括胎心加速和胎心减速。正常胎心变异为 5～25 次 /min。间断性的胎心变异减少是正常的（通常提示胎儿睡眠周期）。轻度的正弦波型图形没有重要的临床意义，真正的正弦波很罕见，往往提示胎儿贫血。见表 3-2 和表 3-3 处理胎心变异减少。

表 3-2　胎心监护的特征描述（NICE，2014，2017 更新）

描　述	特　点		
	基　线 （次 /min）	基线变异 （次 /min）	胎　心　减　速
安心的	110～160	5～25	没有或者早期减速 ● 非特殊类型的变异减速，时间小于 90 min*
不安心的	100～109† 或 161～ 180 次 /min	30～50 min 内 小于 5 次，或者 15～25 min 内 多于 25 次	● 非特殊类型的变异减速，时间大于 90 min* **或者** ● 特殊类型的变异减速，50% 以下的宫缩伴有，时间超过 30 min 或者更长 * **或者** ● 特殊类型的变异减速，50% 的宫缩伴有，时间超过 30 min 或者更长 **或者** ● 50% 以上宫缩伴有晚期减速，没有母儿高危的临床因素，没有阴道出血及严重的胎粪污染
异　常	＜ 100 或 者＞ 180	50 min 以上变异的幅度＜ 5，或者变异幅度＞ 25，超过 25 min，正弦波	● 特殊类型的变异减速，50% 以上的宫缩伴有 *，时间超过 30 min，或者 30 min 内但合并母儿临床危险因素；（见上述） **或者** ● 晚期减速超过 30 min（或者 30 min 内但合并母儿临床危险因素） **或者** ● 急性胎心变慢，或者单个胎心减速持续 3 min 或以上

* 特殊类型的变异减速包括：胎心减速时间超过 60 秒；胎心基线变异减少伴有胎心减速；在减速的一段胎监中胎心基线变异减少；不能恢复到正常基线；"W" 型双相型；双肩峰缺失。
† 虽然胎心基线在 100～109 是一个不确定的状态，但如果胎心基线变异正常，没有变异减速和晚期减速，不需要特别关注，正常产科处理就可以了。
选自 NICE（2014，2017 更新）。

表 3-3　针对胎心监护结果的临床处理（NICE，2014，2017 更新）

分类	定　义	处　理
正常	所有的胎监特征都正常	● 连续胎心监护，正常监护，除外因为间断胎心听诊异常或其他高危因素需要的 CTG ● 知情告知产妇及分娩陪伴者发生了什么
可疑异常	一项正常，一项异常	● 纠正可能存在的诱因如低血压、子宫高张力 ● 对母体进行全面监护 ● 启动一项或者多项保守性治疗措施 * ● 通知产科医师或者高年资助产士 ● 知情告知产妇及分娩陪伴者发生了什么
异常	一项异常，另一项处在不确定状态	● 寻求产科医师或者高年资助产士的意见 ● 除外突发事件，如脐带脱垂、可疑胎盘早剥，或者可疑子宫破裂 ● 纠正可能存在的诱因，如低血压、子宫高张力 ● 启动一项或者多项保守治疗措施 ● 知情告知产妇及分娩陪伴者发生了什么，重点考虑产妇的意向 ● 如果保守治疗后，CTG 持续异常 　—再次获得产科医师或者高年资助产士的咨询意见 　—刺激胎儿头皮，记录结果 ● 胎儿头皮刺激后，CTG 依然异常 　—考虑胎儿头皮血取样 　—考虑尽快分娩 　—考虑产妇的选择
需要紧急干预	急性胎心过缓或者延长胎心减速 3 min 或以上	● 紧急寻求产科医师的帮助 ● 如果有产科紧急情况（如脐带脱垂、可疑胎盘早剥、可疑子宫破裂），尽快分娩 ● 纠正可能存在的诱因如低血压、子宫高张力 ● 启动一项或者多项保守治疗措施 ● 为紧急分娩做准备 ● 知情告知产妇及分娩陪伴者发生了什么，重点考虑产妇的意向 ● 如果胎心过缓超过 9 min，紧急分娩 ● 如果胎心在 9 min 内恢复，再次评估紧急分娩的决定，和产妇讨论后共同决定

CTG：胎心监护。

* 当胎儿的宫内安危不确定时，了解所有可能的潜在因素，根据最可能的潜在因素采用下列一项或者多项保守治疗措施：鼓励产妇活动或者改变体位（避免仰卧位）；血容量不足的产妇采用液体复苏；催产素减量或者停用以降低宫缩频率；必要时采用宫缩抑制剂（推荐药物为皮下使用特布他林，0.25 mg）。

选自 National Institute for Health and Care Excellence（2014，2017 更新）。

胎心加速。胎心加速是指胎心较基线上升 15 次 /min，持续时间 ≥ 15 秒（根据 NICE 前指南，但在 2014 的指南中未定义）。胎心加速通常意味着胎儿健康状况良好，但仅仅是缺乏胎心加速，也不一定有显著的临床意义。

减速。是指胎心一过性低于胎心基线。NICE（2014）不再具体定义减速的类型和时间（表 3-2），但 NICE 对减速含糊的定义招来了越来越多的质疑（Sholapurkar，2014）。

胎心减速有早期减速、晚期减速或变异减速：

- 真正的早期减速比较少见和无害（NICE，2014），这些减速和宫缩同步，通常和胎头受压相关。如果早期胎心减速不合并其他危险因素，不需要进一步处理，意味着胎儿能够耐受这种一过性缺氧。
- 晚期减速通常发生在宫缩之后，通常但并不绝对存在异常（图 3-5）。
- 变异减速在形态上和发生的时间上变异较大。NICE（2014）将减速简单化，典型及非典型的定义不再使用。始于宫缩开始的变异减速可能是正常的，但需要密切关注特殊形态（表 3-3）。

通常胎儿能够很好代偿短时间内的缺氧和轻度酸中毒。当 CTG 显示正常的胎心基线和胎心变异时，一些胎心减速的临床意义不大，但延长的、极低的和晚期胎心减速可能会导致严重的胎儿窘迫。当这些胎心减速同时合并基线变异减少和 / 或胎心过速，应该早期采用临床干预（表 3-2）。

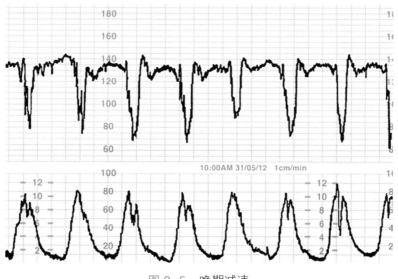

图 3-5　晚期减速

目前推荐使用一个量表协助 CTG 的解读（NHS England，2016），比如 PROMPT（Draycott，2013）（表 3-4）。CTG 也可以用 DR C BRAVADO 首字母记录见框 3-1。

表 3-4　产程中胎心监护解读指导

名称和 NHS 编号	胎心监护的临床指征		
	正 常 胎 监	不确定胎心监护	异 常 胎 监
基　线	100～160 次 /min	100～109 次 /min 或 161～180 次 /min	< 100 次 /min 或 > 180 次 /min
基线变异	5～25 次 /min	30～50 min 内 < 5 次，或者 15～25 min 内 > 25 次	90 分钟以上变异的幅度 < 5 次 /min 或变异幅度 > 25 次 /min，超过 25 min 或正弦波
减　速	无或者早减 非特殊类型 * 的变异减速，时间小于 90 min * 值得关注的特殊类型的变异减速包括：胎心减速时间超过 60 s；胎心基线变异减少伴有胎心减速；在减速的一段胎监中胎心基线变异减少；不能恢复到正常基线；"W" 型双相型；双肩峰缺失	非特殊类型的变异减速，时间大于 90 min 特殊类型的变异减速，50% 以下的宫缩伴有，时间超过 30 min 或者更长 特殊类型的变异减速，50% 的宫缩伴有，时间超过 30 min 或者更长 50% 以上宫缩伴有晚期减速，没有母儿高危的临床因素，没有阴道出血及严重的胎粪污染	特殊类型的变异减速，50% 以上宫缩伴有，时间超过 30 min，或者 30 min 内但合并母儿临床危险因素（见上述） 晚期减速超过 30 min（或者 30 min 内但合并母儿临床危险因素） 急性胎心变慢，或者单个胎心减速持续 3 min 或以上
CTG 评估	正常 胎心监护的 3 项基本都正常 / 放心	可疑异常 1 项异常，其他 2 项正常	异常 1 项异常或者 2 项不确定状态

胎心加速存在：Y/N
（胎心加速通常表示宫内胎儿状况正常安心）

危险因素（如阴道出血、严重的胎粪污染）

产次	孕周	宫口大小	母亲的基本体征：T、P、R、BP、一般状况	宫缩频率：10	羊水
时间和日期	签名：		采取的措施：		

框 3-1　DR C BRAVADO 胎监记录表

Determine **R**isk（评价危险因子）
Contractions（frequency and strength）[宫缩（强度和频率）]
Baseline **RA**te（基线胎心率）
Variability（变异）
Accelerations（加速）
Decelerations（减速）
Overall assessment（总体评价）

选自 American Academy of Family Physicians（2012）。

CTG 异常可能采用的干预措施

NICE（2014，2017 更新）建议首先采用**保守干预措施**：

- 通知协作的助产士和产科医师。
- 鼓励产妇活动或者左侧卧位。
- 口服或者静脉液体复苏。
- 如果产妇发热，给予对乙酰氨基酚。
- 停用缩宫素或者给予宫缩抑制剂。
- 不推荐面罩给氧，除非有母体缺氧或者全麻前。

任何 CTG 相关的决定需要考虑。

- 产妇的产次和产程进展。
- 产妇的一般状况、重要的生命体征、临床用药和产妇的感受。
- 胎动的计数。
- 胎粪污染或者阴道出血。
- 胎儿头皮血采样结果。
- 胎儿头皮刺激后胎儿的反应。

记住产妇可能很焦虑，一定要给予大量正确的安抚；记住任何医疗行为都需要获得产妇的签字同意，即使在急诊很困难的情况下。

如果问题持续存在（表 3-2），推荐胎儿头皮血采样，急诊分娩（见第 10 章和第 11 章）。

NHS 法律诉讼权威（NHSLA，2009）宣称 34% 的死胎是因为 CTG 解读错误引起的。在 2000—2010 NHSLA（2012）提交的 300 例 CTG 相关的病例中，相关经济赔偿约 4.66 亿英镑。主要问题存在于：

- 未能正确识别和处理异常 CTG。
- 未能正确转诊。
- 异常 CTG 时仍然使用缩宫素。
- 未能正常胎心监护（将母体的脉搏误认为胎儿心率，未能识别 CTG 上的双倍叠加。）
- 医学记录不完善。

继续教育和培训很重要。助产士和产科工作人员应该每 6 个月或者每年行 CTG 的更新培训（CNST，2012；NHS England，2016）。RCOG 和皇家助产士学院提供免费的培训包。任何有 NHS 电子邮件的账户都可以获得。培训可以帮助减少 CTG 的解读误差，但并不能消除，CTG 仍然是一个很主观和质量较差的诊断工具。

小结

- 绝大多数胎儿在分娩中没有任何问题。胎心监护的目的是发现极少数缺氧的胎儿。
- 产妇 / 伴侣可能会发现胎心监护是一个困扰。
- 任何形式的胎心监护都需要获得知情同意。
- 间断胎心听诊是低危产妇选择的方法之一。
- 不要常规做入室胎心监护。
- 高危产妇可采用连续电子胎心监护，尽管目前没有证据证明其有效：
  ○ 在连续电子胎心监护中，鼓励经常活动和改变体位。
  ○ 经常分析 CTG 内容，找出其他引起 FHR 改变的诱因。
  ○ 正常清晰地标记 CTG，安全储存。
- 助产士必须正确地解读 CTG 图形，定期更新 CTG 知识。

（刘小华 译 程蔚蔚 校）

参考文献

AAFP (American Academy of Family Physicians). (2012) *Advanced Life Support in Obstetrics (ALSO) Provider Manual*. AAFP, Leawood, KS.

Alfirevic, Z., Devane, D., Gyte, G.M.L., et al. (2017) Continuous cardiotocography as a form of electronic fetal monitoring for fetal assessment in labour. *Cochrane Database of Systemic Reviews, Issue* 2.

Altaf, S., Oppenheimer, C., Shaw, R., Waugh, J., et al. (2006) Practices and views on fetal heart monitoring: a structured observation and interview study. *BJOG* 113(4), 409−418.

Blake, D. (2008) Pinards: out of use and out of date? *British Journal of Midwifery* 16(6), 364−365.

Blix, E., Brurberg, K.G., Reirth, E., .ian, P. (2016) ST waveform analysis versus CTG alone for intrapartum fetal monitoring: a systematic review and meta-analysis of randomized trials. *Act aObstetriciaGynecologicaScandinavica* 95(1), 16−27.

CNST (Clinical Negligence Scheme for Trusts). (2012) *Maternity Clinical Risk Management Standards*. NHS Litigation Authority, London. www.nhsla.com

Devane, D., Lalor, J. (2005) Midwives' visual interpretation of intrapartum cardiotocographs: intra- and inter-observer agreement. *Journal of Advanced Nursing* 52(2), 133−141.

Devane, D., Lalor, J.G., Daly, S., et al. (2017) Cardiotocography versus intermittent auscultation of fetal heart on admission to labour ward for assessment of fetal wellbeing. *Cochrane Database of Systematic Reviews*, Issue 1.

Draycott, T. (2013) *PROMPT (Practical Obstetric Multi-Professional Training)*. The Health Foundation, London. http://patientsafety.health.org.uk/sites/default/files/resources/prompt.pdf

Grant, A. (2000) Care of the fetus during labour. In: Enkin, M., Keirse, M.J.N.C., Neilson, J., Crowther, C., Duley, L., Hodnett, E., et al. (eds), *A Guide to Effective Care in Pregnancy and Childbirth*, 3rd edn, pp. 267−80. Oxford University Press, Oxford.

Gupta, J., Hofmeyr, G., Shehmar, M. (2012) Position in the second stage of labour for women without epidural anaesthesia. *Cochrane Database of Systematic Reviews*, Issue 5.

Heelan, L. (2013) Fetal monitoring: creating a culture of safety with informed choice. *Journal of Perinatal Education* 22(3), 156−165.

Heintz, E., Brodtkorb, T.H., Nelson, N., et al. (2008) The long term cost-effectiveness of fetal monitoring during labour: a comparison of cardiotocography complemented with ST analysis versus cardiotocography alone. *BJOG* 115, 1676−1687.

Hill, K. (2016) An exploration of the views and experiences of midwives using intermittent auscultation of the fetal heart in labor. *International Journal of Childbirth* 6(2), 68−77.

HSCIC (Health and Social Care Information Centre). (2016) www.digital.nhs.uk

Kawakita, T., Reddy, U.M., Landy, H.J., et al. (2016) Neonatal complications associated with use of fetal scalp electrode: a retrospective study. *BJOG* 123, 1797−1803.

Lutomski, J.E., Meaney, S., Greene, R.A., et al. (2015) Expert systems for fetal assessment in labour. *Cochrane Database of Systematic Reviews*, Issue 4.

Maude, R.M., Skinner, J.P., Foureur, M.J. (2016) Putting intelligent structured intermittent auscultation (ISIA) into practice. *Women and Birth* 29(3), 285−292.

Neilson, J.P. (2015) Fetal electrocardiogram (ECG) for fetal monitoring during labour. *Cochrane Database of Systematic Reviews*, Issue 12.

Nelson, K.B., Dambrosia, J.M., Ting, T.Y., et al. (1996) Uncertain value of electronic fetal monitoring in predicting cerebral palsy. *New England Journal of Medicine* 334(10), 613−618.

Nelson, K., Sartwell, T., Rouse, D. (2016). Electronic fetal monitoring, cerebral palsy, and caesarean section: assumptions versus evidence. *British Medical Journal* 355, i6405.

NHS (National Health Service) England. (2016) *Saving Babies' Lives: A Care Bundle for Reducing Stillbirth*. NHS England, London. https://www.england.nhs.uk/ourwork/futurenhs/mat-transformation/saving-babies/

NHSLA (National Health Service Litigation Authority).(2009) *Study of Stillbirth Claims*. NHSLA, London. http://www.nhsla.com/Safety/Documents/NHS%20Litigation%20Authority%20Study%20of%20Stillbirth%20Claims.pdf

NHSLA. (2012) *Ten Years of Maternity Claims: Analysis of NHS Litigation Authority Data*. NHSLA, London. www.nhsla.com

NICE (The National Institute for Health and Care Excellence). (2014, updated 2017) *Clinical Guideline 190: Intrapartum Care for Healthy Women and Babies*. NICE, London.

NICE. (2015) *Clinical Guideline 25: Preterm Labour and Birth*. NICE, London.

Pateman, K., Khalil, A., O'Brien, P. (2008) Electronic fetal heart rate monitoring: help or hindrance? *British Journal of Midwifery* 16(7), 454−457.

PROMPT. (2012) *PROMPT Course Manual*, 2nd edn. RCOG, London.

Redman, C., Moulden, M. (2014) Avoiding CTG misinterpretation: a review of the latest Dawes Redman CTG analysis. *British Journal of Midwifery* 22(1), 2−5. http://www.arjohuntleigh.net/diagnostics/Admin/files/20140113101824.pdf

Saccone, G., Schuit, E., Amer-Wahlin, I., et al. (2016) Electrocardiogram ST analysis during labour: a systematic review and meta-analysis of randomized controlled trials. *Obstetrics and Gynecology* 127(1), 127−135.

Sholapurkar, S.L. (2010). Intermittent auscultation of fetal heart rate during labor — a widely accepted technique for low risk pregnancies: but are the current national guidelines robust and practical? *Journal of Obstetrics and Gynaecology* 30(6), 537−540.

Sholapurkar, S. (2014) NICE's draft guideline on intrapartum care. *British Medical Journal* 348, g4279. http://www.bmj.com/content/348/bmj.g4279/rr/760272

Smith, H. (2013) Maintaining the passion for pinards. *The Practising Midwife* 16(8), 26, 28−9.

Wagner, M. (2000) Choosing caesarean section.*The Lancet* 356, 1677−80.

Walsh, D. (2001) Midwives and birth technology: a debate that's overdue. *MIDIRS Midwifery Digest* 11(Suppl. 2), 53−56.

第4章 会阴损伤和缝合

薇姬·查普曼 *Vicky Chapman*

减少外阴损伤	90
评估会阴损伤	91
阴唇裂伤	92
Ⅰ度和Ⅱ度裂伤	93
Ⅲ度和Ⅳ度裂伤（分娩肛门括约肌损伤）	94
会阴切开术	96
女性生殖器割礼	98
缝合流程	99
附录4-1 OASI组合式护理方案	119

引言

许多会阴保护的研究都是关于过程和结局的，这反映了研究者的兴趣点。可悲的是产妇关心的问题和优先性都被忽略了。这反映了医院内产科医疗中的主流文化和观点。（Walsh，2000）

许多产妇在分娩时需要会阴损伤缝合。助产士在提供建议和支持上发挥着关键作用，必要时需寻求更专业的医务人员来进行缝合。目前英国研究者倾向于关注严重会阴损伤，如肛门括约肌损伤（OASI），因为这类损伤会影响长期排便功能。但是，OASI不常见，研究者也应该关注其他类型会阴损伤的发病率，包括产妇的感受。产妇的疼痛程度和并发症通常直接与会阴损伤的严重程度相关，甚至轻度会阴损伤的疼痛对产妇也是一种打击，可能会严重限制产妇在产后早期的日常活动（Aasheim et al.，2011；Way，2012；Edqvist et al.，2017）。初产妇常常描述超乎意料程度的疼痛，感觉它一定是不正常的（Edqvist et al.，2017）。

我无法上厕所，无法坐在车里，我基本上不能做任何事情。我只能站着，感觉非常疲劳。我几乎不能平躺，太疼了，以至于我无法考虑其他事情。（Matilda）

（Priddis et al.，2014）

及时处理、正确评估和适当的镇痛是非常重要的，产妇倾向于让自己的助产士进行会阴损伤修补（Jackson，2000）。采用正确的修补材料和缝合技术对发生产后疼痛的概率是有影响的（Kettle et al.，2010，2012）。

现实与数据

- 每年英国有 85% 的产妇（350 000 人次）发生会阴损伤，至少有 70% 进行了缝合（Webb et al.，2014；Thiagmoorthy et al.，2014）。
- 产妇们自述缝合的经历非常不适；接受局部麻醉而未接受区域麻醉者，在缝合过程中有更强的痛感（Saunders et al.，2002；Kindberg，2008）。
- 损伤感染和缝合处裂开等短期并发症影响了 6%～10% 的会阴损伤产妇（Johnson et al.，2012；Webb et al.，2014）。
- 长期并发症包括性交困难、大小便失禁、盆腔器官脱垂、膀胱阴道瘘、心理问题和产后抑郁症。
- 英国大约有 20% 的产妇分娩时接受了会阴切开术（Thiagmoorthy et al.，2014）。大量依据支持仅在有指征时才建议行选择性会阴切开术。
- 40% 的初产妇会发生阴唇损伤（Kindberg，2008）。
- 英国有 2.9% 的产妇发生 III / IV 度裂伤（OASI）（6.1% 为初产妇，1.7% 为经产妇）（RCOG，2015a）。
- 会阴完整的产妇可更早恢复性生活，在初次和后继的性交中疼痛程度更轻（McDonald and Brown，2013）。产后 6 个月她们就能获得较强的性感受，容易达到性高潮（Williams，2007）。接受会阴切开术和产钳助产术的产妇性功能障碍概率较高（McDonald and Brown，2013）。
- Cochrane 综述研究发现对 II 度裂伤缝合和非缝合进行对比，两者在并发症概率上无统计学差异（Metcalfe et al.，2006；Elharmeel et al.，2011）。
- 每年在英格兰和威尔士有大于 1.5% 的产妇发生生殖道损伤（Macfarlane and Dorkendoo，2015）。

减少外阴损伤

临床依据显示以下措施可减少外阴损伤（包括 OASI）：

- **在家中或助产生育中心分娩**：与医院产科分娩相比，这里更少进行产程干预，产妇保留了更多完整的会阴，减少了会阴损伤，有着更高比例的自然分娩（BECG，2011；Hodnett et al.，2012；NICE，2014）。
- **产程中持续的支持与帮助**（Hodnett et al.，2013）。
- **限制性使用会阴切开术**：与传统会阴切开术相比，限制性使用会阴切开术可以减少 30% OSA 裂伤，更多地保留完整外阴（依据强度 1 级）（Jiang et al.，2017）。
- **轻柔地压迫会阴**（Dahlen et al.，2009；Aasheim et al.，2011）。
- **不要直接屏气**，不要过快分娩（Cooke，2010；Cooper，2016）。
- **自由选择分娩体位**：没有依据支持要限制分娩体位（Dahlen et al.，2015）。侧卧位分娩会阴无损伤的比例最高，直立位 / 蹲式分娩的比例最低（Shorten et al.，2002；Bedwell，2006）。但是，直立位分娩减少了硬膜外麻醉和器械助产，后两者与 OASI 概率增加有关（Gupta，2012），与截石位分娩相似。
- **初产妇产前会阴按摩**（Beckmann and Stock，2013）。产时会阴按摩的效果还有争议，有一些临床依据显示有益，但很多产妇感觉产时会阴按摩会干扰分娩，且有痛感（见第 1 章）。英国国家健康和保健医学研究所（NICE，2014）反对进行产时会阴按摩。
- **限制性使用大剂量缩宫素**（常用于非直立位分娩）会减弱对宫缩的控制，导致过快分娩，增加会阴损伤风险（Rygh et al.，2014）。
- **避免器械助产**，包括良好的助产士支持可降低硬膜外麻醉的使用，避免在第二产程进展缓慢时随意进行干预（见第 9 章）。
- **要不要对会阴进行保护**，存在着很大的争议。Cochrane 综述认为两种方法都没有特别的益处（Aasheim et al.，2011）。然而最近一份斯堪的纳维亚的护理程序包显示分娩时会阴保护可减少 50%OASI 发生率。更多详细内容见附录 4-1。

评估会阴损伤

在良好的照明下系统检查生殖道（框 4-1）。

- 向产妇介绍你将要进行的操作，在开始时获得产妇的知情同意，告知产妇常会有不适感，提供氧化亚氮缓解疼痛。

- 温柔而仔细，使用湿纱布分开和检查阴唇。
- 轻柔地将 2 指插入阴道内，由内向外地向会阴处缓慢移动手指，移除血凝块，检查创面。
- 进行肛指检查，对肛门进行指诊和视诊，确认肛门有无损伤（NICE，2014）。加强培训，提高检查者的警觉性，可以提高发现 OASI 的准确性（RCOG，2015a）：
  - 会阴与肛门连接处：肛门括约肌前方缺乏皱褶提示可能存在损伤。
  - 在进行检查前提醒产妇，如果你怀疑有损伤可要求产妇收缩肛门括约肌。如果肛门外括约肌损伤，可见断端回缩。
  - 慢慢地抽出手指，感觉直肠黏膜和肛门表面是否平滑来判断有无损伤。

框 4-1　会阴损伤分类

前会阴损伤
- 阴唇损伤的程度从擦伤到深度裂伤，有时是双侧的，阴唇裂伤需要缝合。
- 少数情况会累及阴道前壁、尿道和阴蒂。

后会阴损伤（RCOG，2015a）
- **Ⅰ度**：损伤会阴皮肤和 / 或阴道黏膜。
- **Ⅱ度**：损伤皮肤、阴道组织和会阴肌层。
- **Ⅲ度**：损伤会阴下端，累及肛门括约肌：
  - **3a** 肛门外括约肌撕裂小于 50%。
  - **3b** 肛门外括约肌撕裂超过 50%。
  - **3c** 肛门外括约肌和内括约肌均有撕裂。
- **Ⅳ度**：损伤肛门外括约肌、内括约肌和直肠黏膜。

阴唇裂伤

阴唇损伤包括擦伤或裂伤，单侧或双侧，甚至多处。大部分阴唇损伤较轻微，愈合良好。目前阴唇损伤的评估、分级和修复尚未充分研究。Jenkins（2011）发现阴唇损伤包括：

- 55% 为擦伤。
- 36% 为裂伤。
- 6.3% 包括擦伤和裂伤两种类型。

67% 的裂伤和 26% 的擦伤需要缝合。医师相较于助产士更倾向于缝合阴唇损伤，助产士对轻微的阴唇损伤倾向于不予处理。

双侧裂伤或擦伤在排尿时痛感更强。通常助产士会叮嘱产妇每日将阴唇分开，以避免裂伤在愈合过程中发生粘连，尽管文献认为阴唇粘连是罕见现象（Jenkins，2011）。

尿道裂伤

在发达国家很少见，损伤累及尿道者，可能伴有严重的泌尿道 / 膀胱损伤，应立即请泌尿科医师协助治疗，尤其是产程延长和 / 或器械助产分娩者。尿道口损伤不应缝合，因有损伤尿道的风险。由于有加重内部尿道损伤的风险，禁止插入导尿管。尿道损伤常表现为三联征：疼痛、排尿困难和血尿。

Ⅰ度和Ⅱ度裂伤

Ⅰ度和Ⅱ度裂伤的诊断标准见框 4-1。

几十年前助产士们就被培训缝合各种类型的裂伤，不管损伤严重与否，"如果它裂伤了，我们就对合好，然后缝合起来"（Cathy Charles 私下交流时说）。但是现在情况有所改变了。

产妇都不愿意接受缝合，但常常因为相信它是有益的而愿意忍受缝合。不缝合避免了缝合引起的疼痛和不适感（Lundquist et al.，2000），而被产妇和医务人员所欢迎。对缝合技术缺乏信心者更容易采取不缝合。已有多个关于Ⅰ / Ⅱ度裂伤不缝合的小样本研究（Head，1993；Lundquist et al.，2000；Fleming et al.，2003）和多个大样本研究（Langley et al.，2006；Metcalfe et al.，2006；Leeman et al.，2007）。助产士们和产妇可能对自己的选择和观点都很执着，这常常导致随机对照研究很难招募到依从性良好的参与者和医务人员。

产妇发生Ⅱ度裂伤，在助产生育中心不进行修补的可能性（12%）超过医疗急救单位（5.9%）（Thiagmoorthy et al.，2014）。

NICE（2014）推荐在发生以下情况时进行缝合：

- 皮肤无法良好对合的Ⅰ度裂伤。
- 所有的Ⅱ度裂伤。

但是上述建议是建立在有限的研究上。一项关于Ⅰ度 / Ⅱ度裂伤进行缝合和不缝合对照的 Cochrane 综述初步得出结论：

目前无充分依据认为在产后早期或晚期愈合与恢复上哪一种方法更具有优势。在获得进一步的证据之前，临床医师可以在充分告知产妇目前对不缝合的远期效果尚不明确，如不缝合有可能愈合过程缓慢，但是整体感受更好的基础上，根据他自己的临床判断和产妇的意愿决定是否进行缝合。（Elharmeel et al.，2011）

关于不缝合研究的发现包括：

- 产后 6 周的结局相似（主观评估）。
- 不缝合产妇产后初期愈合率较低，伤口愈合较差，在 6 周时发生伤口裂缝、对合不良、裂开的风险更高（Fleming et al.，2003；Langley et al.，2006；Metcalfe et al.，2006；Leeman et al.，2007）。
- 据报道在产后疼痛上没有区别，但是缝合者使用麻醉镇痛的概率升高（Langley et al.，2006；Leeman et al.，2007）。
- 总体来说，在疼痛、愈合时间长短、尿失禁、性交困难、盆底强度、感染率和性交恢复等方面的差别很小，但是还需要进一步的研究。
- Langley 等（2006）认为虽然目前的证据倾向于进行缝合，但这是建立在有限证据和较差研究的基础上。

产妇应该被告知，出现范围较大的会阴损伤和Ⅱ度裂伤、Ⅲ/Ⅳ度裂伤、伤口持续出血、复杂伤口难于对合、会阴切开术伤口切缘不自然平直等情况时，强烈建议进行缝合。

Ⅲ度和Ⅳ度裂伤（分娩肛门括约肌损伤）

Priddis 等（2014）发现产妇非常反感分娩肛门括约肌损伤（OASIS）这个词语，宁愿使用 "SPTs"（严重会阴裂伤）。本文作者在本章节中保留性地使用 "OASI"（单数形式），因为 OASI 在文献中被广泛使用。

英国有 2.85% 的产妇发生 OASI（Thiagmoorthy et al.，2014）。本章节开始部分就对预防措施进行了讨论。这方面存在着争议，包括对医务人员，甚至有时是对产妇本人的不恰当的责难。英国 OASI 发生率在不断增长，这可能部分是由于对报告制度和检查手段的训练和熟识度的增强（RCOG，2015a）。总体来说，英国的发生率是 2.9%，但是据报道在英格兰单胎、足月、头位、顺产、初产者发生 OASI 的比率上升了 3 倍，从 2000 年时的 1.8% 增加到 2012 年时的 5.9%（RCOG，2015a）。

正确评估和处理保证了大部分裂伤产妇能够完全康复。然而，远期并发症包括性交痛、抑郁或急性尿失禁、肠胀气和/或排便失禁，偶尔还会发生盆底器官脱垂和膀胱阴道瘘（Priddis et al.，2014；RCOG，2015a）。一些产妇在产后最初数周内由于会阴疼痛和其他症状而无法承担母亲的工作。

> 我甚至无法在躺椅上坐下。我无法站着去照护婴儿，我也不能坐下换个尿布。
>
> —— Poppy（Priddis et al.，2014）

有报道很多产妇对会阴损伤会有深深的哀伤、羞耻和厌恶感，感觉自己的身体有残缺、破损，感觉很羞耻，像戴着尿布的婴儿。与家人和朋友谈论大小便失禁是很困难的，只能默默忍受这种痛苦。一些产妇自诉有空虚、孤立感，受到一些精神问题的长期困扰，尤其会发生在分娩和缝合过程中未受到医务人员良好的情感支持和鼓励的产妇身上（Priddis et al.，2014）。

产科肛门括约肌损伤的风险因素和处理

很多 OASI 损伤发生在正常大小胎儿的自然分娩过程中。以往的研究显示对产妇进行产前风险评分没有预测价值。

但是，OASI 的风险因素包括（Geller et al.，2014；Ryghet al.，2014；RCOG，2015a；Webb et al.，2017）：

- 出生体重 > 4 kg。
- 亚洲人种。
- 枕后位。
- 器械助产，尤其是产钳。
- 肩难产。
- 第二产程延长。
- 内侧或靠近内侧的会阴切开术。
- 会阴体长度 < 3 cm。
- 催产素剂量过大，这是 OASI 的独立风险因素，即使是在正常大小胎儿的自然分娩中。

下次妊娠时发生再次 OASI 的风险因素包括亚洲人种、产钳助产和出生体重 > 4 kg。

采取何种措施可以减少 OASI 的发生是目前很多国家关注的课题。在第二产程对会阴体轻柔的压迫和保护可显著减少 OASI 的发生（Aasheim et al.，2011），很多产妇感觉这种保护措施是舒适而容易被接受的（Dahlen et al.，2009，2015；Aasheim et al.，2011）。然而，尽管该措施简单易操作，但并未成为常规措施。Laine（2012）研究发现 77% 的 OASI 损伤发生在正常出生体重、正常产程分娩的初产妇身上。该研究得出结论，所有产妇都应该接受干预措施，这样 OASI 发生率可以减少一半。附录 4-1 对此有进一步的讨论。

一旦确诊 OASI，应请有经验的产科医师处理，后者进行评估和修复损伤，通常需要局部麻醉。如果未能准确的诊断出 OASI，可导致远期并发症率升高和严重的病痛，这是医疗诉讼的高发原因之一。

修复后护理包括（RCOG，2015a）：

- 广谱抗生素。
- 通便药物或膨胀剂（选用一种）。
- 物理疗法。

此外还应该这样做：

- 告知产妇 60%～80% 的产妇在分娩后 12 个月内是无症状的。
- 鼓励产妇在产后 6～12 周如出现任何问题都应及时复诊，与医务人员联系。

会阴切开术

很少有人会否认会阴切开术的临床价值，但关键的问题是什么情况下需要进行会阴切开术。一些医务人员非常热衷于会阴切开术。

- 英国有 20% 的产妇进行会阴切开术（Thiagmoorthy et al.，2014）。器械助产者会阴切开术率为 60%～95%（RCOG，2016）。
- 专业规范、医务人员的经验、训练和个人倾向，而不是循证依据和医疗需要，促使进行会阴切开术。
- 指征包括胎儿窘迫、器械助产（主要是产钳）和会阴过紧。
- 如何评估会阴切开术的临床依据是个问题：其依赖于包括标准、切开类型/时机和修补方法等多个方面的研究。
- 皇家妇产科学院（RCOG，2015a）认为对于既往有 OASI 史的产妇，预防性会阴切开术的临床价值不明确，所以仅应在有临床指征时进行会阴切开术。

- Cochrane 综述认为临床依据不支持对非器械助产的分娩常规进行会阴切开术（Jiang et al., 2017）。与选择性会阴切开术相比，它会增加 OASI、中 / 重度疼痛、远期性交疼痛和尿失禁的风险（至少 6 个月）。Jiang 等总结：选择性会阴切开术在正常分娩中会减少 OASI 的发生。因此，目前没有临床依据证明常规使用会阴切开术来预防 OASI 是必要的，我们不能确定其对新生儿和产妇是有利的。

- OASI Care Bundle Team（2017）推荐对所有产钳助产产妇和胎吸助产产妇行会阴切开术，但这种观点受到了批评（见第 10 章），因为其临床依据不明确，而且常混杂着其他因素，包括用手保护会阴。

如需行会阴切开术，大角度（至少 60°）对 OASI 有预防作用（RCOG, 2015a）（图 4-1），虽然还需进一步的研究来确认这种观点（Dahlen et al., 2015）。研究发现大部分临床医师没有按照 RCOG 推荐的进行纯粹的正中旁会阴切开术（Wong et al., 2014）。在英国，临床上采用带有角度的会阴切开剪刀，目的在于让切口形成 60° 角度。然而这种方法还有待研究。有研究显示这种方法能够降低 OASI 损失（无明显统计学差异），但是会引起产妇更剧烈的疼痛（El-din et al., 2014）。

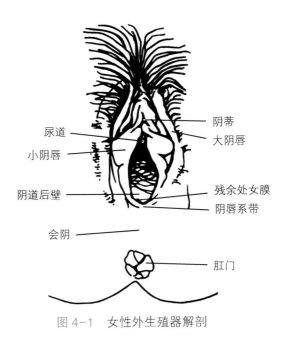

图 4-1　女性外生殖器解剖

问题仍然存在：OASICare Bundle 的推荐和 60° 会阴切开术是否会增加会阴切开术的概率？会阴切开术是 OASI 的独立保护因素还是风险因素？真实的并发症率是多少？产妇们是怎么想的？ Walsh（2000）评论：在制订循证医学临床指南时无视产妇的感受和想法，不仅对产妇是不公平的，也有违专业护理伦理。

为童年遭受性侵害的受害者提供关怀与护理

性侵受害者的症状可能会被误解而导致她们被贴上"麻烦产妇"的标签。对此缺乏认识会导致不恰当的处理而引起进一步的精神创伤（Aldcroft，2001）。对部分产妇限制于截石位会让她们感觉在经历一个痛苦的、被性胁迫和侵害的过程。这会让她们产生无力感和被侵犯感，造成深远的精神心理影响。更多详细内容见第 2 章。

女性生殖器割礼（Female genital mutilation，FGM）

FGM 包括由于文化传统或非医学原因引起的女性外生殖器部分或完全切除，或其他女性生殖器损伤（框 4-2）。WHO 估计全球有约 9 150 万女孩 / 女性接受过 FGM。幸运的是，FGM 行为在逐渐减少。

FGM 行为给女孩和女性带来了严重的生理和心理负担，对生殖健康造成长期不良后果，包括性交困难、慢性疼痛、感染、不孕不育、HIV，甚至死亡。心理上的影响包括严重心理创伤、痛苦经历时常闪现、焦虑、抑郁，一些人会发生创伤后应激障碍。（RCM，2012）

FGM 程度较轻者分娩相对无明显困难，尤其是阴道口可以充分打开，可以进行阴道检查，尿道口可见者。然而，在英国有 60% 的 FGM 女性为Ⅲ级，阴道口严重狭窄（Macfarlane and Dorkendoo，2015），阻碍了分娩，有严重 OASI 裂伤的风险，需行会阴切开术或去锁阴术（deinfibulation）。

去锁阴术是切开 FGM Ⅲ级造成的瘢痕组织，使阴道可以分娩。该手术可以在分娩前进行，即在第一产程或分娩时进行。它通常在产房或剖宫产术后，在局麻 / 区域麻醉下由经过特别培训的助产士或产科医师进行。在医院内，91% FGM Ⅲ级产妇在分娩前进行了去锁阴术，分娩结局与无 FGM 产妇相似（Varol et al.，2016）。然而，如果去锁阴术延迟到分娩时再进行，产后并发症风险上升，包括会阴切开术比例会显著增加，住院天数增加＞ 2 天（Albert et al.，2015）。

框 4-2　FGM 分级（WHO，2011）

> **Ⅰ 级**：阴蒂和 / 或包皮部分或完全切除（阴蒂切除术）。
> **Ⅱ 级**：阴蒂和小阴唇部分或完全切除，伴有或不伴有大阴唇切除（切除术）。
> **Ⅲ 级**：通过缝合或缩窄阴道开口去除全部或部分外生殖器，伴有或不伴有阴蒂切除（锁阴术）。
> **Ⅳ 级**：非医学目的的其他对女性生殖器的损伤操作，例如刺、切、刮、烧灼。
> RCOG（2015b）声明：
> - FGM 和锁阴术（reinfibulation）在英国是违法的。
> - 如果在小于 18 岁的女孩身上发现 FGM（在检查时发现，或患者或其家长声称曾被进行过 FGM），必须向警察报告，必须在 1 个月内得到确认。
> - 医务工作人员必须明白记录（在医学报告上进行记录，以便于数据收集）与报告（向警察和 / 或社会服务机构报告）的区别，以及与此对应的责任。

医务工作者应该有敏感性，不要有偏见。检查和去锁阴术应该在安全的、保护隐私的场所进行。RCOG（2015b）推荐专业翻译参与治疗，而不是家庭成员。这是一个高度生理和文化传统敏感性的问题，女性容易有弱势感、暴露感和被道德审判感。向女性及其配偶提供专业咨询有助于她们理解 FGM 产生的问题，也有助于她们对将要接受的治疗做出知情同意选择（Balogoun et al.，2013）。

即使女性患者提出要求，**锁阴术**也是被英国法律禁止的。RCOG（2015b）建议：

分娩后进行的任何修补术，不管是因为自然裂伤还是人为去锁阴术，都应该做到裂缘完全对合和彻底止血，但是不能引起阴道挛缩而导致性交困难甚至无法性交。

RCOG（2015b）建议产科医师和助产士接受 FGM 处理的培训，包括去锁阴术。所有的急诊医疗机构都应配有医学顾问和助产士负责对 FGM 女性的诊治与护理。

缝合流程

镇痛

产　　妇：哦……（高声尖叫）……对不起［深吸一口氧化亚氮］

助产士：你很好，你很好……你很疲劳，你已经筋疲力尽了，但是现在你还要再坚持一下，……继续努力，吸气，呼气，不要移动屁股，……好的。现在缝最后一针了，如果你再坚持一下就非常好了……完美，做得好极了……慢慢呼吸，你还好吗？

产　妇：不好，但是你如果还需要缝……那就继续吧……［深吸一口氧化亚氮］

助产士：但是如果你还在移动你的屁股，我就无法缝了……

产　妇：对不起但我做不到……［哭泣］……对不起［深吸一口氧化亚氮］

（Briscoe et al.，2015）

关于产妇会阴修补的研究显示其体验是令人不适的：很多产妇在缝合过程中经历了较剧烈的疼痛（Salmon，1999；Saunders et al.，2002），缝合时给予的镇痛措施也不足。Saunders 等（2002）报道 17% 的产妇产生了抑郁、恐惧和痛苦等感觉。很多研究认为接受会阴修补的产妇有 50% 局麻是不足的（Kindberg，2008）。排在糟糕的疼痛管理之后的问题是不合格的沟通交流，产妇的抑郁常常被认为是无足轻重的（Kindberg，2008）。临床医师表现出关怀和温和的态度对产妇是非常重要的，会让她感受到被照护和关心（Briscoe et al.，2015）。

Salmon（1999）提出了影响产妇会阴修补体验的 3 个重要因素：

（1）**医务人员的性别**：在会阴修补研究中产妇对医务人员性别的关注程度越来越高。缝合过程涉及产妇身体与隐私和性相关的部位，会让产妇有性侵犯和潜在威胁感。

（2）**缝合过程中良好的镇痛效果**：

  ○ 目前常规局麻剂量和注射途径可能是不足的（Kindberg，2008）。

  ○ 一个小型研究显示，在局麻注射麻醉剂之前 1 小时局部涂抹麻醉药膏，与仅局部注射麻醉剂相比，能带来更低的疼痛分数：83.8% 比 53.5%（Franchi et al.，2009）。这个联合使用局部涂抹和注射麻醉剂研究的有趣结果，引起了围绕利多卡因最大剂量和潜在毒性的话题。

  ○ 硬膜外麻醉应该持续整个缝合过程，与局部麻醉相比它能够提供更加有效的镇痛效果（Saunders et al.，2002；NICE，2014）。

（3）**医务人员的态度**：疼痛控制、产妇与缝合者之间的关系是非常复杂的。良好的沟通和对产妇的关怀是有效镇痛中的重要构成部分。

助产士和产科医师都是非常杰出和优秀的。只要得到了助产士的协助，它就像空气一样重要！［大笑］在实际缝合时你就会像我一样做得好。（Briscoe et al.，2015）

优化局部麻醉的效果

局部麻醉有效持续时间与它接触的神经类型有关。任何延长接触时间的因素都可以增强它的有效性。局部麻醉的黄金法则：耐心等待直到它发挥真正的作用！

局部麻醉剂在注射后容易被吸收入体循环而影响周围神经，因此会产生不良反应，见表 4-1。

表 4-1　利多卡因

项　目	局　部　麻　醉
剂量	5～20 ml，根据浓度和效果调整 **最大剂量** 200 mg 0.5%（5 mg/ml） 1%（10 mg/ml） 2%（20 mg/ml）
途径	注射，组织浸润
禁忌证	存在心血管问题，包括心动过缓、窦房传导紊乱和完全性传导阻滞
不良反应	头晕，感觉异常，嗜睡，低血压，心动过缓，罕见的过敏反应，呼吸抑制，抽搐，甚至可能导致心搏骤停（JFC，2017）
注意事项	癫痫，肝功能或心肺功能受损，心动过缓
局部注射麻醉减轻疼痛	○ 缝合前 1 小时局部涂抹麻醉剂是最理想的（例如 EMLA 药膏） ○ 可以利用口袋或手给利多卡因**加温**，这样可减轻注射的疼痛 　○ **位置**：注射前在伤口处喷一些麻醉剂，这样比在坚韧、富含神经的皮肤上直接针刺更能减轻疼痛 　○ **缓慢注射**：可以减轻疼痛 　○ **回抽**：在注射前回抽注射器来判断是否针刺进入血管，这是标准操作 　○ 每次在移动或重新刺入针头后都要回抽注射器

局部麻醉毒性

在注射时与产妇交谈，询问她有何感觉，是否存在**意识混乱、头晕和异常味觉**。局麻中毒最常见的原因是麻醉剂误注射入静脉内。血管内注射会导致麻醉剂快速吸收，母体发生功能衰竭。一旦发生中毒，立即呼叫帮助并进行 **ABCD** 抢救［保持气道通畅（airway）、人工呼吸（breathing）、心脏按压（circulation）、急救药物（drugs）］。

缝合材料

缝合材料应首选可快速吸收的 polyglactin 910（Vicryl™），次选聚羟基酸（polyglycolic acid）。与肠线相比，这些人工合成缝合材料具有降低会阴疼痛程度、麻醉剂剂量、裂开和重缝的优点（但会增加缝合线拆线的概率）（Kettle et al., 2010）。2002 年起英国已取消了肠线。

缝合技术

缝合是一种无菌技术。缝针和打结的基本顺序见图 4-2（右利手者）或图 4-3（左利手者）。

裂伤可能会涉及组织的多个层次（框 4-1），所以会影响缝合技术。

- **肌层**。目前临床依据支持对阴道组织和会阴肌层应使用疏松的、连续的、非锁边缝合。接下来缝合反应性水肿组织，缝线要抽紧、保持较大的张力，全程不打结连续缝合，这样可以减少短期疼痛和因为缝线过紧和不适而拆除缝线的概率（Kettle et al., 2012）。
- **皮肤**。皮下连续缝合比间断缝合疼痛程度轻（Kettle et al., 2012）。所有的助产士都应该学习和使用这种简单的缝合技术，它可以减少产后疼痛。
- **皮肤不缝合**。有一些研究评估仅缝合阴道和会阴肌层，不缝合皮肤的效果。NICE（2014）认为对于皮肤对合良好的 Ⅱ 度裂伤不缝合皮肤是可取的。与皮肤间断缝合相比，不缝合时产后 10 天内伤口裂开的风险轻度增加，但明显减少了疼痛等不良后果（Kettle et al., 2012）。

左手缝合

左利手手术者在使用为右利手者设计的手术器械时存在一些困难，也更容易被针刺伤。针刺伤发生在左利手者的风险是右利手者的 1.6 倍（Naghavi and Sanati，2009）。在训练时左利手者应该戴双层手套以保护不被伤害（尤其是学习使用右利手手术器械时）。

左利手者在阴道内的狭小空间操作右利手器械非常别扭，容易发生针刺伤。持针钳被设计为右手的拇指和示指易于张开和合拢齿扣，但是左利手者使用持针钳时张开和合拢齿扣的动作是相反的，不管张开还是合拢的都需要更大的力度，还需要一些反作用力才能打开齿扣。这导致打开持针钳非常别扭和不顺手，增加了针刺伤的风险。

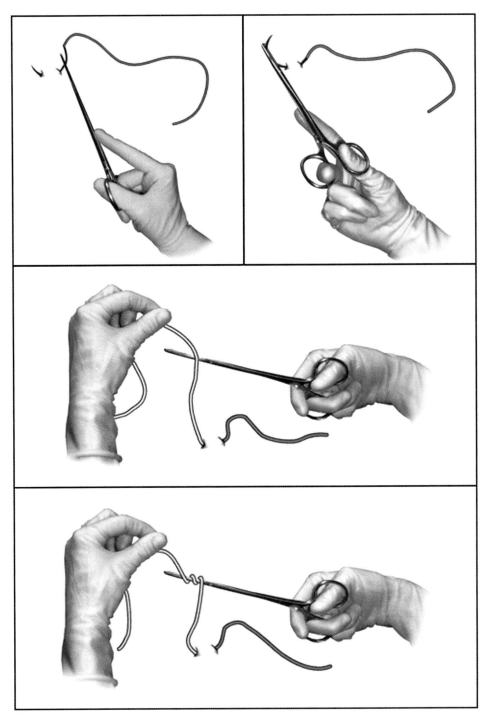

图 4-2 （a）右手缝合，也可用手打结
Vicky Chapman 绘图。

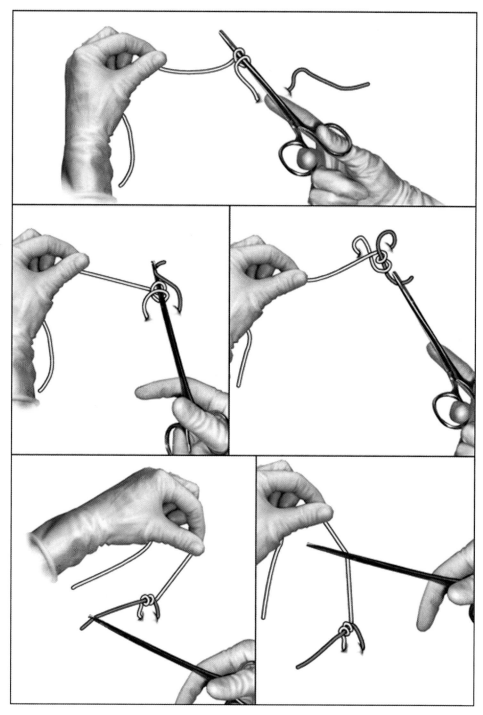

图 4-2 （b）右手缝合，也可用手打结
Vicky Chapman 绘图。

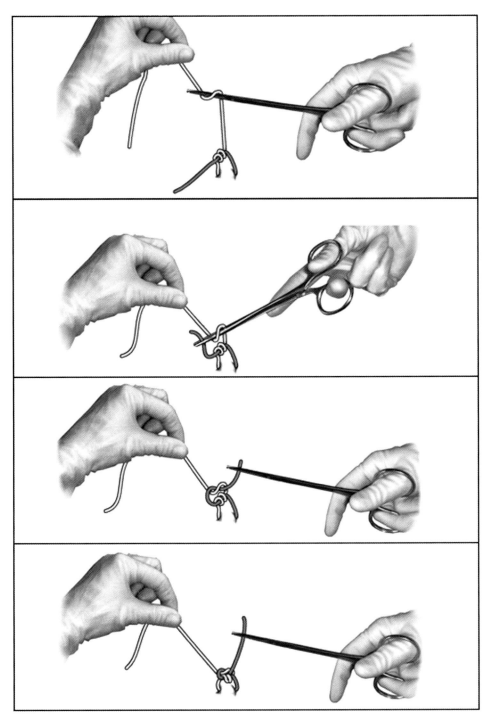

图 4-2 （c）右手缝合，也可用手打结
Vicky Chapman 绘图。

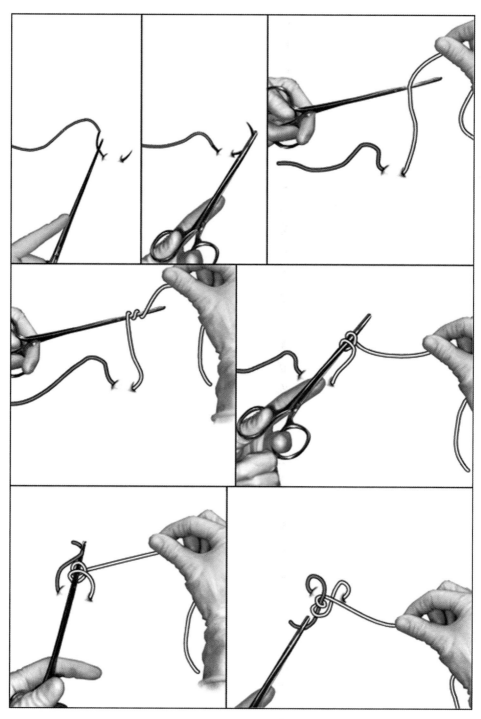

图 4-3 （a）左手缝合，也可用手打结
Vicky Chapman 绘图。

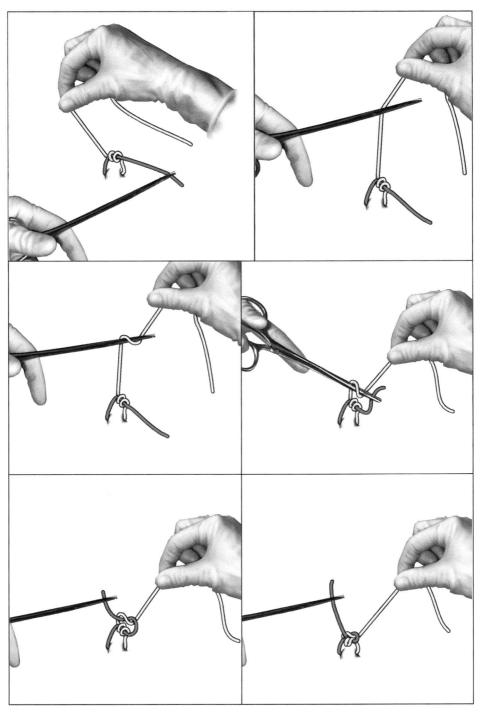

图 4-3 （b）左手缝合，也可用手打结
Vicky Chapman 绘图。

对于左利手者，在指南的指导下学习和练习左手缝合技术可以改善缝合技术和速度，减少伤害的发生。左利手者没有必要勉强着去使用右手技术，就如他们不必用非利手去练习写字等需要良好动作控制的技能（Chapman，2009）。左手缝合方法见图 4-3。

左利手者应呼吁在风险管理、健康和安全规范中增加有关左利手缝合器械的内容。

在家中缝合

助产士必须获得足够的资源。一个良好的牢固的照明灯是必须有的。确保产妇舒适地躺在坚固的床上，臀部位于床的边缘，助产士跪在地板上或坐在矮凳上。如果产妇的双腿可以放松地放在分开的椅子上或可以自由调整自己的双腿，她会感觉更舒适，但是这种舒适通常只能持续较短的时间。如果产妇和助产士都在地板上，助产士的背部是非常吃力的，她也很难去观察/评估会阴情况。严重和复杂的会阴裂伤需转运至医院进行处理。

会阴缝合流程

最后一次有产妇因为你使用 Vicryl Rapide 缝合或皮下缝合来代替其他缝合方法而感谢你，是什么时候的事了？（Walsh，2007）

关于会阴护理和修补的研究反映了医疗的重点。如 Walsh 强调的，大部分临床研究都关注于结局，因为这对于医务人员非常重要，却都忽略了产妇的感受。产妇关心的主要在于医务人员的关怀、得到有效的镇痛和是否能够不用缝合。

在与产妇充分沟通、解释、安慰和知情同意后，准备好缝合所需的器械和材料，包括固定光源和缝合后镇痛。

在开始修补前先关注以下几个问题：

- 是否已让产妇尽可能地舒适？
- 产妇是否已理解要进行的修补术和持续的时间有多久？
- 我来看看该怎么办？
- 我能做么？

会阴图解见图 4-1。

产妇取截石位不是必需的。对于特别紧张的产妇，大腿置于放松体位会让她有更好的控制感，在有疼痛或痛苦感时可以合拢双腿。助产士的耐心和关怀能够帮助产妇度过痛苦的过程。不管采取何种体位，助产士必须要确保自己能够充分地观察和评估裂伤。

产妇自诉在缝合过程中会有弱势、不适感和生理及心理被暴露感。很多人可以清晰地回忆起照护她们的医务人员的面部表情、行为动作和言辞（Priddis et al.，2014）。

确保产妇感觉舒适，与她们的身体保持正常的肌肤接触。很多产妇存在担忧，害怕疼痛会让自己控制不住跳起来。

即使是效果最好的镇痛剂也无法彻底消除所有的感觉。产妇经常感觉到压迫、牵拉、擦拭和填塞等不适感，有时甚至有痛苦的感觉，很多临床医师未能觉察到产妇的这些感觉。在进行每个操作前口头预告产妇，同时给予充分的氧化亚氮（至少 6 次呼吸）。

- 扩大无菌范围，将无菌巾铺于产妇臀部之下。
- 在触碰、擦拭或注射之前提醒产妇。当你给予她信心后，她会开始信任你，放松，不再去关注疼痛。
- 缝合前 15 分钟给予局部浸润麻醉可以获得更好的阻滞效果。最初只消毒会阴处够用于局麻的范围即可，否则会引起烧灼和刺痛感。
- 局部浸润麻醉（给予氧化亚氮）：首先将镇痛剂喷洒于伤口处，注射针头避免从皮肤敏感处进针，而从伤口处进针。
- 准备器械，清点纱布。最好与他人一起清点确认。
- 如果需要，更彻底地消毒手术区域。
- 填塞纱条。这可以保持局部无血、视野清晰。提醒产妇这会非常不适，她可能希望再用一次氧化亚氮。确认纱条用系带系于洞巾或无菌巾上（系带的末端不必无菌）。
- 恢复裂伤组织到原位，裂伤边缘相互对齐。确认没有伤及肛门。
- 定位阴道裂伤的顶端，确保第一针缝合在裂伤顶端之上。
- 使用连续缝合法将断裂的肌层缝合起来（图 4-4a～c）。
- 任何时候产妇诉说镇痛效果不够，都应马上引起重视（NICE，2014）。
- 避免在阴唇系带皮肤处缝合，这会形成坚韧的瘢痕，在阴唇系带处形成前庭桥。性交时该瘢痕牵拉会引起疼痛。Fenton's 会阴缝合术时常要求去矫正这种情况。
- 如果发现缝针位置不对，要将缝线上的缝针剪除，将缝线打结，然后从这

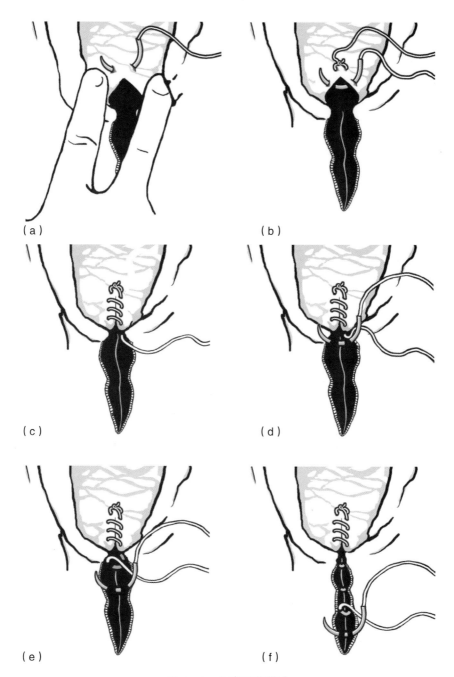

（a）　　　　　　　　　　　（b）

（c）　　　　　　　　　　　（d）

（e）　　　　　　　　　　　（f）

图 4-4　Ⅱ度裂伤缝合

第一针进针要超过阴道裂伤的顶端，确保缝扎住任何一个深部出血点（a，b）。然后从顶端开始沿着裂伤连续缝合。不要采用锁边缝合，缝线不要抽得太紧（c）。会阴处裂伤应先缝合皮下组织，进针需深，缝合疏松（d～g）。缝合完皮下组织，然后进行连续皮内缝合（注意避免缝合到阴唇系带）（h～k）。缝合到阴道处打结，完成缝合（i）。

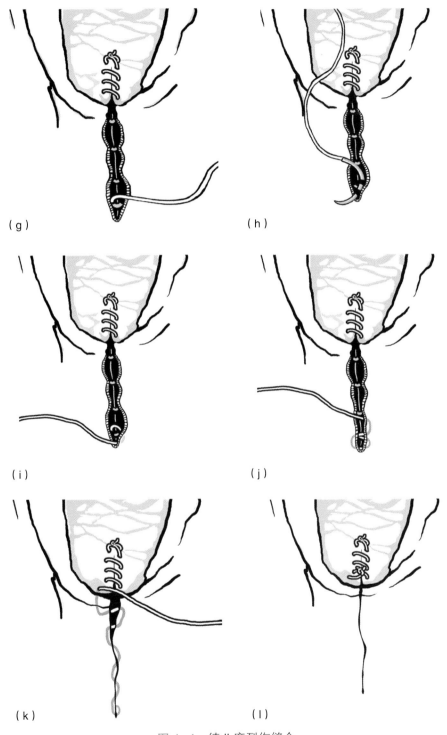

（g）

（h）

（i）

（j）

（k）

（l）

图 4-4 续 II 度裂伤缝合

一点开始重新进行连续缝合。

- **对于皮肤**：如果缝合肌层后边缘对合良好，可以不缝合皮肤（NICE，2014）。如果需要缝合，可采用皮下连续缝合（图4-4d～h），不需要间断缝合。

- 检查伤口缝合和对合情况。

- 肛查前告知产妇并获得知情同意。涂抹润滑液的手指轻柔地插入进行肛查，缓慢地抽出手指，检查有无缝线穿透直肠黏膜，检查黏膜有无小洞和裂孔。

- 告知产妇后取出填塞纱条。

- 如产妇要求（无禁忌证），缝合后直肠内给予双氯芬酸100 mg（NICE，2014）。这能够减少附加镇痛剂的剂量，在24小时内，甚至48小时内减轻会阴疼痛程度（Parsons and Crowther，2007）。

- 将卫生巾铺垫于会阴部，协助产妇恢复到最舒适的体位。

- 清点缝针、纱布、纱条和器械。与他人进行确认，并作记录。

用黑色墨水笔准确、易懂地记录术中所见，包括描述创伤的图表、镇痛剂的使用、缝合材料和方式（例如"阴道和会阴肌层行连续、疏松、非锁边缝合，皮下缝合"）。记录任何异常情况，例如难以控制的出血、结扎出血的血管、分枝状裂伤、擦伤、皮瓣形成、形状非常不规则的裂伤。

助产士可以使用线上孕妇PEARLS训练教程（Health Foundation，2013）。该训练教程对皇家助产士学会（RCM）免费，很多机构也购买了该训练教程用于室内培训。

缝合过程中或之后可以告知产妇注意事项：

- 建议产妇缝合后尝试小便，在镇痛剂仍有效时可以减轻疼痛。第一次排尿时间和尿量应作监测和记录（NICE，2014）。

- 向产妇告知常规口服镇痛药，为了舒适母乳喂养可以采取不同体位。建议定期清洗，浸泡在温水中尤其有益。每隔20分钟使用冰袋（de Souza Bosco Paiva et al.，2016）冷敷，在需要排尿时用温水喷洒会阴部。

- 避免长时间步行、站立或提物，有时甚至做家务或抱宝宝都会引起疼痛。

- 报道线结移位的发生率为7%，可以修剪线结末端或将线结包埋于会阴肌层中来降低线结移位的发生率（RCOG，2015a）。告知产妇这会引起刺激感，数月之后在卫生巾上或擦拭会阴时可能会发现脱落的线结。预先的提醒可以缓解产妇的焦虑。

- 很多产妇直到产后 3 天也未恢复大便通畅。向产妇解释她不是"不完美的"。建议产妇做好身体的清洁，对全身进行清洗和擦洗，在大便通畅后使用衬垫保护会阴部。
- 大约 20% 的产妇会经历排尿困难。Layton（2004）认为助产士对于这种不适和尴尬的问题，未向产妇进行充分的介绍和解释。缝合术对于助产士可能是一个与产妇沟通的机会，应向产妇介绍常规盆底训练的重要性，这种训练可以有效地防止排尿困难的发生（Boyle et al.，2012），尤其推荐在 OASI 损伤后进行（RCOG，2015a）。
- 与产妇讨论产后第一次性生活也是有必要的。建议产后夫妻在完全性交之前应充分的放松和唤起性欲，并可考虑使用润滑液辅助。
- 助产士应适当地询问和检查伤口恢复情况，确保治疗的有效性。产科医师要注意伤口裂开或感染的风险。

推荐阅读

Dahlen, H., Priddis, H., Thornton C.（2015）OASI is rising, but let us not overreact. *Midwifery* 31, 1–8.

Salmon, D.（1999）A feminist analysis of women's experiences of perineal trauma in theimmediate post-delivery period. *Midwifery* 15(4), 247–256. A humbling, insightful andessential read.

（徐亮　译　刘小华　校）

参考文献

Aasheim, V., Nilsen, A.B.V., Lukasse, M., et al. (2011) Perineal techniques during the second stage of labour for reducing perineal trauma. *Cochrane Database of SystematicReviews*, Issue 12.

Adusumilli, P., Kell, C., Chang, J., et al. (2004) Left-handed surgeons: are they left out? *Current Surgery* 61(6), 587–591.

Albert, J., Bailey, E., Duaso, M. (2015) Does the timing of deinfibulation for women with type 3 female genital mutilation affect labour outcomes? *British Journal of Midwifery* 23(6), 430–7.

Aldcroft, D. (2001) A guide to providing care for survivors of child sex abuse. *British Journal of Midwifery* 9(2), 81–85.

Balogun, O.O., Hirayama, F., et al. (2013) Interventions for improving outcomes for pregnant women who have experienced genital cutting. *CochraneDatabase of Systematic Reviews*, Issue 2.

BECG (Birthplace in England Collaborative Group). (2011) Perinatal and maternal outcomesby planned place of birth for healthy women with low risk pregnancies: the birthplace inEngland national prospective cohort study. *British Medical Journal* 343, d7400.

Beckmann, M.M., Stock, O.M. (2013) Antenatal perineal massage for reducing perinealtrauma. *Cochrane Database of Systematic Reviews*, Issue 4.

Bedwell, C. (2006) Are third degree tears unavoidable? The role of the midwife. *BritishJournal of Midwifery* 14(9), 212.

Boyle, R., Hay-Smith, E.J.C., Cody, J.D., et al. (2012) Pelvic floor muscle training for prevention and treatment of urinary and faecal incontinence in antenatal and postnatalwomen. *Cochrane Database of Systematic Reviews*, Issue 10.

Briscoe, L., Lavender, T., O'Brien, E., et al. (2015) A mixed methodsstudy to explore women and clinicians' responses to pain associated with suturing seconddegree perineal tears and episiotomies〔PRAISE〕. *Midwifery* 31(4), 464-472.

Bulchandani, S., Watts, E., Sucharitha, A., et al. (2015) Manual perinealsupport at the time of childbirth: a systematic review and meta-analysis. *BJOG* 122(9),1157-1165.

Chapman, V. (2009) Clinical skills: issues affecting the left-handed midwife. *British Journal of Midwifery* 17(9), 588-592.

Cooke, A. (2010) When will we change practice and stop directing pushing in labour? *British Journal of Midwifery* 18(2), 77-81.

Cooper, K. (2016) Exploring the effects of second stage management from the maternal andmidwifery perspectives: are there any benefits to directing women? *MIDIRS* 26(2), 209-215.

Dahlen, H.G., Homer, C.S., Cooke, M., et al. (2009) 'Soothing the ring of fire': Australian women's and midwives' experiences of usingperinealwarm packs in the second stage of labour. *Midwifery* 25(2), e39-48.

Dahlen, H., Priddis, H., Thornton, C. (2015) OASI is rising, but let us not overreact. *Midwifery* 31(1), 1-8.

De Souza Bosco Paiva, C., JunqueiraVasconcellos de Oliveira, S.M., Amorim Francisco, A.,da Silva, R.L., de Paula Batista Mendes, E., Steen, M. (2016) Length of perineal painrelief after ice pack application: a quasi-experimental study. *Women and Birth* 29(2),117-122.

Dudley, L., Kettle, C., Waterfield, J., et al. (2017) Perineal resuturing versusExpectantmanagement following vaginal delivery complicated by a dehisced wound (PREVIEW): a nested qualitative study. *BMJ Open* 7(2), 013008.

Edqvist, M., Hildingsson, I., Mollberg, M., et al. (2017) Midwives' management during the second stage of labor in relation to second-degree tears — anexperimental study. *Birth (Berkeley, Calif)* 44(1), 86-94.

El-Din, A.S.S., Kamal, M.M., Amin, M.A. (2014) Comparison between two incision angles ofmediolateral episiotomy in primiparous women: a randomized controlled trial. *Journal ofObstetrics and Gynaecology Research*, 40, 1877−1882.

Elharmeel, S.M.A., Chaudhary, Y., et al.(2011) Surgical repair of spontaneous perineal tears that occur during childbirth versusno intervention. *Cochrane Database of Systematic Reviews*, Issue 8.

Fleming, V.E.M., Hagen, S., Niven, C. (2003) Does perineal suturing make a difference?SUNS trial. *BJOG* 110(7), 684−689.

Franchi, M., Cromi, A., Scarperi, S., et al. (2009) Comparisonbetween lidocaine-prilocaine cream (EMLA) and mepivacaine infiltration for pain reliefduring perineal repair after childbirth: a randomized trial. *American Journal of Obstetricsand Gynecology* 201(2), 186. e1−5.

Geller, E.J., Robinson, B.L., Matthews, C.A., et al. (2014) Perineal body length as a risk factor for ultrasound-diagnosed anal sphincter tearat first delivery. *International Urogynecology Journal* 25(5), 631−636.

Gupta, J.K., Hofmeyr, G.J., Shehmar, M. (2012) Position in the second stage of labour forwomenwithout epidural anaesthesia. *Cochrane Database of Systematic Reviews*, Issue 5.

Gurol-Urganci, I., Cromwell, D., Edozien, L., et al. (2013) Third- and fourth-degree perineal tears among primiparous women inEngland between 2000 and 2012: time trends and risk factors. *BJOG* 120, 1516−1525.

Head, M. (1993) Dropping stitches. dounsutured tears to the perineum heal better thansutured ones? *Nursing Times* 89(33), 64−65.

Health Foundation.(2013) *New Online Tool to Improve Perineal Repair*. The Health Foundation, London. http://www.health.org.uk/news/new-online-tool-improve-perineal-repair

Hodnett, E.D., Downe, S., Walsh, D. (2012) Alternative versus conventional institutionalsettings for birth. *Cochrane Database of Systematic Reviews*, Issue 8.

Hodnett, E.D., Gates, S., Hofmeyr, G., et al. (2013) Continuous support for womenDuringchildbirth. *Cochrane Database of Systematic Reviews*, Issue 7.

Jackson, K. (2000) The bottom line: care of the perineum must be improved. *British Journalof Midwifery* 8(10), 609−614.

Jenkins, E. (2011) Suturing of labial trauma: an audit of current practice. *British Journal of Midwifery* 19(11), 699−705.

JFC (Joint Formulary Committee). (2017) *British National Formulary*, 73rd edn. BMJ andPharmaceutical Press, London.

Jiang, H., Qian, X., Carroli, G., Garner, P. (2017) Selective versus routine use of episiotomy for vaginal birth. *Cochrane Database of Systematic Reviews*, Issue 2.

Johnson, A., Thakar, R., Sultan, A.H. (2012) Obstetric perineal wound infection: is thereunderreporting? *British Journal of Nursing* 21, S28, S30, S32−35.

Kettle, C., Dowswell, T., Ismail, K.M.K. (2010) Absorbable suture materials for primary repairof episiotomy and second degree tears. *Cochrane Database of Systematic Reviews*, Issue 6.

Kettle, C., Dowswell, T., Ismail, K.M.K. (2012) Continuous and interrupted sutures for repairof episiotomy or second degree tears. *Cochrane Database of Systematic, Reviews*, Issue 11.

Kindberg, S.F. (2008) Perineal lacerations after childbirth. Studies within midwifery practiceon suturing and pain relief. PhD thesis. Faculty of Health Sciences, University of Aarhus,Denmark.

Laine, K., Skjeldestad, F.E., Sandvik, L., et al. (2012) Incidence of obstetric anal sphincterinjuries after training to protect the perineum: cohort study. *BMJ Open* 2, e001649.

Laine, K., Rotvold, W., Staff, A.C. (2013) Are obstetric anal sphincter ruptures preventable?Large and consistent rupture rate variations between the Nordic countries and betweendelivery units in Norway. *ActaObstetricia et GynecologicaScandinavica* 92, 94−100.

Langley, V., Thoburn, A., Shaw, S., Barton, A. (2006) Second degree tears: to suture or not? A randomized controlled trial. *British Journal of Midwifery* 14(9), 550−554.

Layton, S. (2004) The effect of perineal trauma on women's health. *British Journal of Midwifery* 12(4), 231−236.

Leeman, L.M., Rogers, R.G., Greulich, B., et al. (2007) Do unsutured second-degreeperineal lacerations affect postpartum functional outcomes? *Journal of the American Boardof Family Medicine* 20(5), 451−457.

Lundquist, M., Olisson, A., Nissen, E., et al. (2000) Is it necessary to suture all lacerationsafter a vaginal delivery? *Birth* 27(2), 79−85.

Macfarlane, A., Dorkendoo, E. (2015) *Prevalence of Female Genital Mutilation in England andWales: National and Local Estimates*. City University, London. https://www.city.ac.uk

McDonald, E.A., Brown, S.J. (2013) Does method of birth make a difference to when womenresume sex after childbirth? *BJOG* 120(7), 823−830.

Metcalfe, A., Bick, D., Tohill, S., et al. (2006) A prospective cohort studyof repair and non-repair of second degree perineal trauma: results and issues for futureresearch. *Evidence Based Midwifery* 4(2), 60−64.

Naghavi, S.H., Sanati, K.A. (2009) Needle stick injuries: does left-handedness matter? *American Journal of Infection Control* 37(4), 341.

NICE (The National Institute for Health and Care Excellence). (2014, updated 2017) *ClinicalGuideline 190: Intrapartum Care: Care of Healthy Women and Their Babies During Childbirth*. NICE, London.

OASI Care Bundle Project Team.(2017) *OASI Care Bundle Project*. RCOG, London. https://www.rcog.org.uk/en/guidelines-research-services/audit-quality-improvement/ third-and-fourth-degree-tears-project/

Parsons, J., Crowther, C.A. (2007) Rectal analgesia for pain from perineal trauma followingchildbirth. *Cochrane Database for Systematic Review*, Issue 1.

Poulsen, M.Ø., Madsen, M.L., Skriver-Møller, A. - C., et al. (2015). Does the Finnishintervention prevent obstetric anal sphincter injuries? A systematic review of theliterature. *BMJ Open* 5, e008346.

Priddis, H., Schmied, V., Dahlen, H. (2014) Women's experiences following OASI. *BMCWomen's Health* 14(1), 32.

Rackley, R., Vasavada, S.P., Battino, B. (2009) Bladder trauma. *Medscape*. http://emedicine. medscape.com/article/441124-overview

Räisänen, S., Vehvilainen-Julkunen, K., Cartwright, R., et al. (2012)Vacuum-assisted deliveries and the risk of obstetric anal sphincter injuries—a retrospectiveregister-based study in Finland. *BJOG* 119, 1370–1378.

Rasmussen, O.B., Yding, A., Anhøj, J., et al. (2016) Reducing the incidenceof obstetric sphincter injuries using a hands-on technique: an interventional qualityimprovement project. *BMJ Quality Improvement Reports* 5(1).

RCM (Royal College of Midwives). (2012) *Female Genital Mutilation: Report of a Survey onMidwives' Views and Knowledge*. The Royal College of Midwives, London. https://Female Genital Mutilation: Report of a survey on midwives' views and knowledge/sites/default/files/ FGM%20Survey%20FINAL_0.pdf

RCOG (Royal College of Obstetricians and Gynaecologists). (2015a) *Clinical Green-topGuideline 29: The Management of Third and Fourth-Degree Perineal Tears*. RCOG, London.www. rcog.org.uk/guidelines

RCOG. (2015b) *Clinical Green-top Guideline 53: Female Genital Mutilation and its Management*. RCOG, London. www.rcog.org.uk/guidelines

RCOG. (2016) *Patterns of Maternity Care in English NHS Trusts 2013–2014*. London School ofHygiene & Tropical Medicine &The Royal College of Obstetricians &Gynaecologists, London. www.rcog.org

Rygh, A.B., Skjeldestad, F.E., Köner, H., et al. (2014) Assessing the associationof oxytocin augmentation with obstetric anal sphincter injury in nulliparous women: apopulation-based, case-control study. *BMJ Open* 4, e004592.

Salmon, D. (1999) A feminist analysis of women's experiences of perineal trauma in theimmediate post-delivery period. *Midwifery* 15(4), 247–256.

Saunders, J., Campbell, R., Peters, T.J. (2002) Effectiveness of pain relief during suturing. *BJOG* 109, 1066–1068.

Shorten, A., Donsante, J., Shorten, B. (2002) Birth position, accoucheur, and perinealoutcomes: informing women about choices for vaginal birth. *Birth* 29(1), 18–27.

Steen, M. (2011) Care and consequences of perineal trauma. *British Journal of Midwifery* 18(11), 710–715.

Thiagamoorthy, G., Johnson, A., Thakar, R., et al. (2014) National audit to assess thetrue incidence of perianal trauma and its subsequent management in the United Kingdom. *E-Posters EP9 BJOG* 120, 419–483.

Varol, N., Dawson, A., Turkmani, S., et al. (2016) Obstetric outcomes for women with female genital mutilation at an Australian hospital, 2006–2012: a descriptive study. *BMC Pregnancy and Childbirth* 16(328),1123–1125.

Walsh, D. (2000) Perineal care should be a feminist issue: part eight. *British Journal ofMidwifery* 8, 731−737.

Walsh, D. (2007) *Evidence-based Care for Normal Labour and Birth: a Guide for Midwives.* Routledge, London, pp. 108−109.

Way, S. (2012) A qualitative study exploring women's personal experiences of their perineumafter childbirth: expectations, reality and returning to normality. *Midwifery* 28(5), e712−719.

Webb, S., Sherburn, M., Ismail, K.M.K. (2014) Managing perineal trauma after childbirth. *BMJ* 349, g6829.

Webb, S., Hemming, K., Khalfaoui, M., et al. (2017).An obstetric sphincter injury risk identification system (OSIRIS): is this a clinically usefultool? *International Urogynecology Journal* 28(3), 367−374.

Williams, A., Herron-Marx, S., Carolyn, H. (2007) The prevalence of enduring postnatalperineal morbidity and its relationship to perineal trauma. *Midwifery* 23(4), 392−403.

Wong, K.W., Ravindran, T.J.M., Andrews, V. (2014) Mediolateral episiotomy: are trainedmidwives and doctors approaching it from a different angle? *European Journal of Obstetricsand Gynecology and Reproductive Biology* 74, 46−50.

World Health Organization (WHO). (2011) *An Update on WHO's Work on Female GenitalMutilation (FGM) Progress Report.* WHO, Geneva. http://www.who.int/reproductivehealth/ publications/ fgm

附录 4-1　OASI 组合式护理方案

2012 年一项斯堪的那维亚的回顾性队列研究（非随机对照试验）比较了"会阴保护计划"实施前后的 OASI 发生率变化（Laine et al., 2012），发现 OASI 发生率从 4% 下降到 1.9%。该计划流程（框 4-3）包含了一个"护理包"，包括对头位分娩产程缓慢低度干预、会阴保护（manual perineal protection，MPP）、选择性 60° 角会阴切开术。这个计划受到了热情支持，并很快传播到了其他的国家。在英国，RCOG 和 RCM 发展了一个预防 OASI 的护理策略，已经在英国 16 个区域开展实施，这是一个循证医学的干预措施策略，可以降低 OASI 发生率。这不是随机和对照研究，它被应用于所有的阴道分娩产妇。

框 4-3　OASI Care Bundle

4 个基本要素

（1）与产妇讨论，并在产妇分娩计划中记录她了解 OASI Care Bundle。

（2）存在以下情况时，在着冠时，行右 / 左侧旁正中 60° 会阴切开术：

○ 胎儿窘迫。

○ 第二产程停滞。

○ 怀疑将要发生严重会阴裂伤，例如会阴血流明显减少或第二产程时发生"扣眼裂"。

○ 所有的器械助产（除了经过仔细评估的胎吸助产经产妇）。

（3）会阴保护：

○ 对于自然分娩者，除非产妇拒绝，或她选择的分娩体位无法会阴保护。

○ 对于助产者，应该采用会阴保护。

（4）产后检查会阴和肛查，即使会阴看起来是完整的，并将检查结果记录在案。

会阴保护

● 在着冠时，将一只手置于胎头上以延缓胎头娩出。

● 另一只手支撑会阴，使用拇指和示指从会阴的两侧向中间挤压，减轻会阴中心的张力。其他手指弯曲起来压迫会阴中心。

● 鼓励缓慢的、控制的呼吸，避免胎头过快的娩出。

● 帮助胎儿沿着 Carus 曲线娩出，直至胎肩娩出。

助产士最应该重点关注的两个要素是**会阴保护**和**会阴切开术**。

很多研究者忧虑该护理集合是建立在有疑问的相关依据上的，可能过于关注错误干预措施（Dalen et al., 2015；Poulsen et al., 2015）。最严重的担忧在于该计划不是以随机对照试验为基础的客观评估。现在不可能去具体分析该护理集合中的每一个因素在正常分娩中的效果，以及其他意想不到的增加产妇并发症率的担忧。Poulsen 等（2015）认为，虽然在 7 个观察性研究中这种斯堪的那维亚干预有助于减少 OASI 发生，但它们都是低水平临床依据。

关于这种干预措施在围生期对产妇的潜在不良反应，以及产妇对这种干预的感受方面的知识还极其有限，芬兰式干预措施的生理机制也没有很好的阐明。在推荐到医疗机构推广应用之前，还需要高水平的临床研究和依据来评判这种干预方式的效果。（Poulsen et al.，2015）

会阴保护

虽然一些助产士支持 MPP，能够熟练的进行会阴保护，并选择性运用会阴保护，但是以往会阴保护并没有作为基于循证医学可降低 OASI 的干预措施而正式推广应用到产妇身上。英国已信任并实施 OASI Care Bundle，在与产妇讨论分娩计划时以口头和书面形式向产妇告知该措施，告知产妇虽然她们仍然可以进行选择，包括水中分娩，但如果可能，建议所有的非水中分娩均进行会阴保护，可以预防 OSAI 发生。这毫无疑问会导致一些产妇对水中分娩和无会阴保护分娩产生怀疑。（Cooper，2016）

进一步的担忧是这些混合的信息传递给医务人员，例如提供了选择但是接着又破坏了选择的机会。在自然分娩过程中，产妇本应该有机会去选择她认为最舒适的分娩体位。如果产妇选择的体位限制了对会阴的观察，也就妨碍了临床医师进行会阴保护，临床医师会告诉产妇他无法观察和保护会阴，因此可能增加发生 OASI 的风险（OASI 组合式护理方案对医务人员的建议）。

这听起来带有强制性。在非常紧张的时刻，这会打击到产妇，伤害了助产士与产妇之间的关系和信任。如果医务人员不是水中分娩的积极支持者，情况会更为复杂："当然你可以选择水中分娩，但是我们就无法对你进行会阴保护了……"

一些 OASI Care Bundle 的建议听起来可能很有道理，例如让胎头缓慢的娩出，鼓励产妇进行缓慢的、可控制的呼吸，支撑新生儿体重直至胎肩娩出。然而，当胎头下降的压力在内部而不是外部时，会阴固定和保护这种技术对保持会阴的完整性到底有多少作用，仍然存在着很大的争论。会阴保护会给产妇带来痛苦，如果它有效那么痛苦也是值得的，但是它真的有效吗？

关于会阴保护与不保护对比的 Meta 分析研究数据没有显示会阴保护有明显

的益处（Bulchandani et al.，2015）。一项 Cochrane 综述发现会阴保护可以减少会阴切开术的风险，但对 OASI 无明显差异（Aasheim et al.，2011）。

目前的依据还不足以改变临床实践常规。现在急切需要一个充分强度的、设计良好的随机试验来评估复杂的干预措施是否可以作为会阴保护制度的一部分，确保控制性分娩。（Bulchandani et al.，2015）

Poulsen 等（2015）认为在评价 OASI Care Bundle 的效果时，进一步的研究应该检验会阴切开、第二产程时长、分娩体位等因素对于 OASI 是协同风险因子还是拮抗风险因子。

令人不安的是如此多的注意都过分关注在分娩时的会阴，却没有考虑为什么在产科医疗机构正常分娩发生 OASI 的概率要高于在其他地方分娩（见之前的章节）。在关于该议题的产科研讨中，从来没有考虑过干预措施本身会引起 OASI 增多。

会阴切开术

当为了预防少数产妇发生 OASI 的风险，而对所有产妇均常规会阴切开术时，临床医师应该确定每一个处理能够带来更多的好处，而不是危害。

虽然 OASI Care Bundle 提倡对自然分娩产妇进行选择性（而不是常规）会阴切开术，但是对其干预措施的调查研究发现会阴切开术的比例显著上升。OASI Care Bundle 还提倡对所有器械助产的初产妇和产钳助产的经产妇进行常规会阴切开。很多学者质疑胎吸助产行会阴切开是不适宜和过度的（见第 10 章）。

尽管会阴切开术引起的会阴损伤严重程度远远小于 OASI，但是仍应该密切监控能增加会阴切开术机会的干预措施。应努力、有效地去减轻不管是 OASI 还是其他生殖道损伤引起的产妇会阴损伤疼痛和不适感。（Poulsen et al.，2015）

Räisänen 等（2012）估计每避免一例 OASI 需进行 909 例会阴侧切术。Laine（2013）认为随着会阴切开术的增加 OASI 发生率降低了，但是仅有有限的依据支持这两者间的关系（Poulsen et al.，2015）。

令人鼓舞的是另一项关于成功实施会阴保护的研究，在 8.4% 低会阴切开率的条件下，减少了 50% OASI 的发生。会阴保护可以减少初产妇 OASI 的发生率，而且不增加会阴切开率（Rasmussen et al.，2016）。

小结

OASI Care Bundle 可能会被证明是预防 OASI 的有效手段，也可能被证明仅仅是"皇帝的新衣"。它的一些内容被一部分助产士反感，这些助产士相信循证医学、产妇有选择的权利、无损伤优先等观念。有很多方法可以减少 OASI 风险，这些方法更安全，更容易被产妇接受，包括轻柔的会阴按压、持续的产妇分娩支持和在家中 / 分娩中心分娩（见第 1 章）。

Dahlen 等（2015）提醒我们 Hawthorn 或连锁效应的影响，当一个新的干预措施看起来具有改善作用时，实际上可能是另外一个因素在发挥作用。有可能是实施 OASI Care Bundle 时，临床医师对于预防 OASI 变得更敏感、谨慎和深思熟虑了，但是如果形成规范常规来要求临床医师去实施，就会让医师们产生束缚感。

采取深思熟虑的、恰当的、协同性的多学科措施是很重要的，这些措施要建立在高水平临床依据的基础上，更重要的是产妇能够接受。过度治疗，或在没有充分了解问题的基础上创建的治疗，在现在高度透明和循证医学的医疗环境下，是不能被接受的。在临床处理常规上做出重大改变时，考虑到可能发生的不可预测结局和产妇的接受性是最重要的。（Dahlen et al.，2015）

第 5 章　新生儿出生后即时处理

卡洛琳·拉特 *Caroline Rutter*

新生儿出生后即时评估	124
新生儿测量	127
预防性使用维生素 K	128
全身检查	129
新生儿感染	133
新生儿低血糖	136
医患沟通	138

引言

新生儿从母亲幽暗、温暖安全的宫内环境来到严酷的现实世界，这一奇妙的历程被描述为人类生命中经历的最具戏剧性的生理事件（Mercer and Erikson-Owens，2010）。助产士在这种生理适应方面的作用是至关重要的，但同样重要的是确保尊重母婴关系的"神圣状态"（Davies and Richards，2008）。

助产士必须使父母和他们身边的人了解影响新生儿早期大脑发育和依恋的重要因素，其中最重要的是亲密、充满爱的亲子关系（Gerhardt，2015）。应该鼓励孕妇和其家人在围生期（产前、产时至产后）的最早阶段就建立起这样的亲子关系。

为母亲提供一个安静的环境也能确保新生儿平稳度过出生阶段（Widström et al.，2011），帮助母婴放松，减少恐惧和焦虑，增进育儿行为的形成和早期依恋关系的建立（RCM，2012a；UNICEF，2013a）。因此，在新生儿出生早期，应尽可能地采用无创的观察方法以维持这种双赢的母婴接触。关于延迟断脐和皮肤接触的好处已在第 1 章探讨过。新生儿出生后即进行第一次快速的体格检查。在随后的 72 小时内执业助产士、儿科医师或新生儿医师会对新生儿进行更详细的检查（Public Health England，2015，2016）。RCM（2016）的实践指

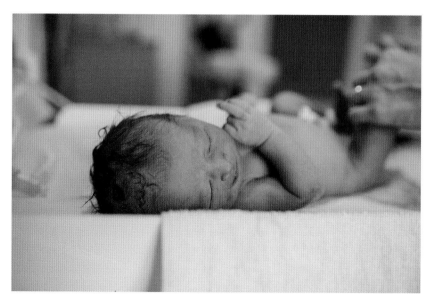

图 5-1　尽量减少新生儿的压力
Lucy Pryor 拍摄。

南强调"产房的常规工作"不应对母婴的互动造成干扰，注重提供亲切、尊重、温柔的服务并且避免过度的噪声干扰。还应在早期避免对新生儿进行常规沐浴（McInerney and Gupta，2015）。新生儿的许多检查可以在母亲怀抱或喂哺婴儿时进行。婴儿日常状态和行为的观察与医院的系统检查具有同样重要的意义。

家长的参与很重要；给予他们解释，鼓励他们提问，帮助他们去认识自己的宝宝。任何的新生儿评估都是实施家长教育和健康促进的好机会（RCM，2012b）。当你怀疑宝宝发生某个异常情况，简单清晰地解释并告知上级儿科医师：宝宝可能需要从家庭或分娩中心转出。如何处理这种情况，如何向父母提供有关先天性畸形的信息都会对家庭产生持久的影响（Williamson，2004；Van Dinter and Graves，2012）。

新生儿出生后即时评估

多数新生儿出生时反应良好。产妇可以在出生后即刻给予新生儿持续的母婴皮肤接触（见第1章）。但有时新生儿也可能会出现需要紧急处理的问题。Apgar评分就是一种评估新生儿出生后情况的方法（表5-1）。而这一公认的方法如今也有争议，一些人建议废除它，或者用更客观精准的测量方法替代（O'Donnell et al.，

2007；Rüdiger and Aguar，2012）。Apgar 评分可能对判断是否需要新生儿窒息复苏有帮助，但无法预测发生缺氧的原因或预后。如果新生儿的情况需要持续关注，就需要使用心电监护仪监测脉搏和血氧饱和度（见第 18 章中出生后的正常值）。脐带血检测可以更清楚地了解任何缺氧情况的程度和持续时间。所有出生的新生儿都必须记录脐带结扎的时间，因为这关系到脐带血检测的价值（见第 18 章）。

表 5-1　Apgar 评分

观察项目	分　值		
	0	1	2
皮肤颜色	青紫或苍白	身体红，四肢青紫	全身红
呼吸	无	不规则	哭声响
心率（次 /min）	无	< 100	> 100
肌张力	松弛	四肢略屈曲	自主活动佳
刺激反应	无反应	皱眉或喷嚏	哭

Apgar 评分通常在出生 1～5 分钟进行评估。也有记录出生 10 分钟 Apgar 评分的。
出生 1 分钟 Apgar 评分通常很低；如果窒息复苏得快，5 分钟的评分常常会比较好。
出生 5 分钟 Apgar 评分低提示新生儿确实有问题并需要积极的复苏。5 分钟评分标准：8～10 分，正常；5～7 分，轻度窒息；≤ 4 分，重度窒息。
目前一些机构在床旁复苏时使用专门设计的装置来保持脐带完整，以维持胎盘血供（Hutchon，2014）（见第 18 章）。

皮肤颜色

皮肤较白的新生儿出生时肤色会呈现粉红色，通常在出生后数小时四肢呈青紫色（周围发绀）。肤色较深的新生儿肤色往往比父母的浅，并且四肢颜色更浅。

可能的问题

- **口和躯干周围皮肤青紫（中央发绀）**。可能提示呼吸或心脏问题。肤色较深的婴儿在出生时可能会呈现灰白色发绀。青紫发绀对症处理：给氧，评估呼吸力和心率（HR），脉搏血氧监测，呼叫儿科医师，必要时实施复苏（见第 18 章）。
- **全身肤色苍白**。考虑感染（Kenner and Wright-Lott，2007）、先心病、贫血、缺氧、休克或低灌注（Johnson，2013）的因素，必要时需进行复苏。

- **面部充血**。瘀点（细小的毛细血管破裂）是出现在头面部的蓝色、淡紫色皮疹，是因分娩时头部和胸部受压所致，往往发生于急产、脐带绕颈或肩难产之后。这样的婴儿嘴唇和黏膜是粉红色的。面部充血通常没有问题，不应与严重凝血障碍或先天性感染（如弓形虫病、脑膜炎或疱疹）导致的较广泛的皮疹相混淆（Henley，2010）。
- **多血貌婴儿**。肤色呈红色可能提示血液中红细胞过多（红细胞增多症），多继发于大量胎盘输血后，如双胎输血综合征。
- **病理性黄疸**。在出生时，或生后 24 小时内发生的异常严重的黄疸。原因有溶血性疾病、RH 性溶血或先天性感染等。

呼吸和哭声

并非所有的新生儿都会在出生后第一时间开始呼吸或哭泣，尤其是在安静、轻松的分娩环境中。有报道说水中分娩的新生儿可能较慢出现自主呼吸，但是如果脐带未被结扎且搏动大于 100 次 / 分，新生儿应该能获得良好的氧供。也有新生儿一出生就大哭，但当与母亲皮肤接触时，就会睁眼表现出放松安静的状态，最终在母亲耐心的抚慰中开始吸吮乳汁。

可能的问题

- 持续性呼吸急促（呼吸速度＞ 60 次 /min）、鼻音、鼻翼扇动或胸部吸气时凹陷都是呼吸困难的征象。原因包括感染、早产、胎粪吸入或心脏问题。请咨询儿科医师。
- 口腔内过多的泡沫状分泌物可能提示食管闭锁。
- 明显的高音或尖叫的哭声可能提示疼痛、大脑刺激征、代谢异常或药物戒断反应（Lumsden，2011）。

心率

使用听诊器（理想情况下）或通过将 2 根手指直接放在心脏上方的胸部来触摸新生儿的心跳。通过脐带基底部测量心率的方法并不可靠。正常新生儿心率是 110～160 次 /min。

可能的问题

- **心动过缓**（HR ＜ 100 次 /min）提示存在缺氧。适当的呼吸可以使心率迅速恢复。如果心率持续低于 60 次 /min，就需要实施心脏按压（见第 18 章）。

- **心动过速**（ HR > 160 次 /min ）是对缺氧的应激反应。同样只要呼吸充分，它就能很快缓解。但心动过速还可提示感染、呼吸或心脏问题。如果症状持续，请咨询儿科医师。

肌张力

新生儿应具备良好的肌张力、正常的反射和反应，如睁眼，对外部刺激和触摸做出反应。肌张力或反应差的新生儿可能有过明显的缺氧或先天异常，如唐氏综合征。

新生儿测量

体重

新生儿称重可在皮肤接触和喂奶后进行。称重时，家长可能想要观看和拍照。最理想的情况是使用精确度高的电子秤，秤上放置热毛巾，使用前刻度要归 0（图 5-2）。

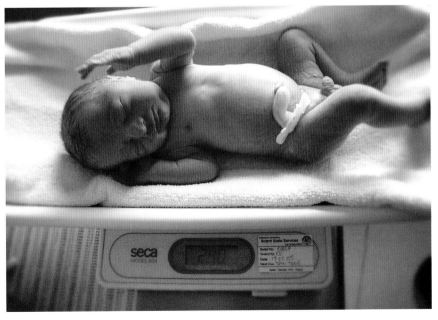

图 5-2　秤上放置柔软的大毛巾

低出生体重儿是指出生体重小于 2 500 g 的新生儿；极低出生体重儿是指出生体重低于 1 500 g 的新生儿。出生体重低于同胎龄平均体重的第 10 百分位的新生儿称为小于胎龄儿（SGA）（RCOG，2013）。使用种族特异性的体重量表可避免因不恰当的标准而造成的小于胎龄儿诊断（Urquia et al.，2016）。巨大儿是指出生体重为 4 000～4 500 g 或高于同胎龄平均体重的第 90 百分位的新生儿。

早产儿指孕龄不足 37 周出生的新生儿。一些新生儿可能既是早产儿又是小于胎龄儿，由于胎盘功能不全，这样的新生儿面临更高的风险。

身长

新生儿的身长难以精确测量，因此 NICE（NICE，2014）不再建议在出生时测量婴儿的身长。

头围

测量绕新生儿枕骨、额骨一周的长度［图 8-1（a）］，一般为 32～37 cm（McDonald，2008）。Barbier 等（2013）推荐使用性别特异性参考曲线测量，而一些人则建议测量可在新生儿头部形状恢复后进行（McDonald，2008）。

预防性使用维生素 K

凝血酶原具有使血液凝结的作用，维生素 K 是凝血酶原形成的重要组成部分。维生素 K 缺乏性出血（VKDB），曾被称为新生儿出血性疾病（HDN），是一种罕见、潜在的致命性疾病，其发生与低维生素 K 水平相关。

- **早发型维生素 K 缺乏性出血**（在 24 小时内）：通常是由于抗惊厥药物或抗凝血药物对子宫内膜的影响（Clarke and Mitchell，2003）。
- **典型维生素 K 缺乏性出血**（出生后 24 小时至生后 7 天）：与延迟喂养或喂养不足有关，经历早产、难产或产钳的婴儿具有更高的风险。临床表现有瘀青、胃肠道出血、脐部和穿刺部位出血。虽然偶发失血性休克和颅内出血，但是后果最严重（Lippi and Francini，2011）。
- **迟发型维生素 K 缺乏性出血**（出生后 2～12 周）：潜在危险更大；可能由肝脏疾病或吸收不良引起。与纯母乳喂养有关（Lippi and Francini，2011）。

出生时给予维生素 K 能显著降低维生素 K 缺乏性出血的发生率（Sankar，

2016），Lippi 和 Francini（2011）指出 "普遍接受"，即所有婴儿在出生时就应给予预防。而 Wickham（2000）对 "最佳" 维生素 K 水平的定义提出了质疑，认为 "低" 水平在生理上是正常也是合理的。Cranford（2011）认为从生理角度而非医学角度来看，分娩能够促进婴儿先天的凝血系统发育。在出生后的最初几天、几周内，婴儿从喂养中获取维生素 K。单纯依靠母乳喂养的婴儿更容易出现迟发型维生素 K 缺乏性出血，而人工喂养的婴儿会从配方奶中获取额外添加的维生素 K。

纯母乳喂养的婴儿如果出生时没有接受维生素 K 的补充，维生素 K 缺乏性出血的发病比例是 1：15 000～1：20 000（Lippi & Francini，2011）。

维生素 K 的使用方式是采取肌注还是口服一直存在争议（Hey，2003）。肌肉注射虽然更有效，但由于是有创操作，父母并不愿意选择，而口服制剂则价格贵、吸收率低，并且需要父母很好的依从性。曾有争议认为肌注维生素 K 与儿童白血病发生有关（Golding et al.，1992），虽然进一步的研究已经表明两者之间没有联系（Fear et al.，2003），但一些家长仍持观望态度。一些临床医师认为维生素 K 的补充对于难产的新生儿（如产钳）更有必要，建议可以实施选择性给药（McNinch，2010）。

综上所述，NICE（2014）建议新生儿预防使用维生素 K，首选肌内注射，如果无法实施，可使用口服。在英国，超过 97% 的新生儿出生后预防使用维生素 K。医务人员应为父母提供有循证依据的教育信息帮助他们做出最佳选择。

全身检查

每个助产士都有检查新生儿的习惯顺序（例如 "从头到脚、从前到后"）。整个过程尽量减少裸露，让宝宝保持温暖。许多新生儿的检查可以在母亲怀里、婴儿床或在母亲身边的床上进行，以最大限度地避免母婴分离。

头颅

新生儿的头颅出生时可能并不规则。做好父母的宣教，告知他们新生儿通常会有颅骨重叠（臀状头）和胎头水肿（头皮水肿）的情况，不必过分担心，头颅形状在出生后会很快恢复正常。

面部

异常的面部特征，如明显的窄平额头或不对称面容，这可能提示多种异常情况，包括瘫痪、爱德华综合征、唐氏综合征或特纳综合征。巴斯顿和杜沃德（Baston & Durward，2010）建议在对新生儿任何异常面容发表评价之前应先看看其父母双方的外表，因为新生儿可能只是遗传了家族特征而非真正的异常。

眼睛

重点检查眼睛的位置、形状和对称性。出生后 24 小时内眼部的分泌物或炎症可能提示衣原体或淋球菌感染（表 5-2）。其他感染通常发生在出生后的几天，例如葡萄球菌。检查眼部是否有白内障。半透明的虹膜提示白化病可能。结膜下出血（巩膜 / 结膜上的红色区域）比较常见，一般是由于产道压力所致，通常会在生后几天恢复。

耳朵

耳部的赘生物或浅表凹陷，一般没有临床意义，但这些外观表现有时是家族性的，偶尔也提示有肾脏问题的可能，所以需综合考虑。耳朵位置偏低可能提示某类疾病，例如帕托综合征、唐氏综合征。

口腔

检查口腔是否有异常，例如是否有需要拔掉的牙齿。舌头短、方形或心形提示舌系带过紧可能，即舌结（舌系带短缩）。一些新生儿需要做系带松解术来松解舌系带，尤其在影响正常母乳喂养时，会实施该项医疗干预。

直接观察口腔内部是否存在腭裂。使用手电和压舌板来观察整个上腭，包括整个软腭（RCPCH，2015）。皇家儿科和儿童健康学院（RCPCH，2015）估计腭裂的漏诊率达 30%。未被发现的裂口会导致喂养困难及后续的语言障碍。如果喂奶时发生奶从鼻子内溢出（非呕吐状态下）的情况，则高度怀疑存在腭裂（McEwan and Hannah，2015）。

唇裂可以是单侧或者双侧，基本都是不明显或小面积的缺损，通常需要手术治疗。唇裂或腭裂可能与其他先天性异常有关，如皮埃尔罗宾综合征。

颈部

后颈部呈现短、带状或皱褶的皮肤提示染色体异常可能，如特纳综合征。

胸腹部

胸部有两个乳头。乳房增大在男孩和女孩中都比较常见，有些乳房甚至会分泌少量的乳汁。发现胸骨凹陷，尤其是伴有其他呼吸窘迫症状，如鼻部突出、咕哝或呼吸急促，应及时向儿科医师汇报。检查是否存在锁骨骨折：手指沿着锁骨移动来感觉是否有不规则的情况。

腹部检查触感柔软。发现疝时要及时汇报。脐底部的突出物可能提示脐疝可能（疝出的肠）。检查脐带夹是否夹闭妥当。脐带内应有一条静脉和两条动脉，1% 的单胞胎和 5% 的双胞胎存在单一动脉，其中 20% 的婴儿有异常，例如心血管、胃肠、肾脏或多种异常综合征（Beall and Ross，2012）。英国指南推荐父母进行脐带护理时要保持干燥（NICE，2006）。Cochrane 综述（Imdad et al.，2013）建议，局部使用氯己定消毒脐部可降低发展中国家的新生儿死亡率和发病率，世界卫生组织（WHO，2013）建议在新生儿死亡比例大于 30∶1 000 的国家采用该方法。

外生殖器

重点检查生殖器大小、位置和任何皮肤色素沉着。肤色较黑的父母其新生儿的阴囊或阴唇颜色也会偏黑。

男婴： 阴茎大小不一。尿道下裂是指尿道开口位于阴茎的下表面，检查尿道口的位置可判断是否存在尿道下裂（发生率 1/3 000）（Hypospadias UK，2011）。患有尿道下裂的婴儿不应实施包皮环切手术，因为该皮肤可用于今后的修补术。注意任何流出尿液的通道，如漏尿提示尿道堵塞可能，需要手术治疗避免肾损伤。

轻轻检查阴囊及睾丸，如果睾丸未降，一般会在生后 6 周内下降。做好检查记录，睾丸可能会发生异位而被错误地诊断为睾丸未降。

阴囊水肿是非常常见的，在新生儿中并非是严重症状，可在出生后数月内自然消退。

女婴： 早产和低于胎龄儿的阴唇、阴蒂一般外观较大，但是如果外生殖器过大则提示性别未明可能，有时甚至能在阴唇下触及睾丸。

阴道分泌物可能会有带血的情况，可持续数天。告知父母这属于正常情况，是由于母亲激素分泌减少而导致的。

性器官混淆：外阴性别不明的发生比例是 1∶1 500～1∶2 000，医学上称为性发育障碍（DSD）或阴阳人。避免猜测宝宝的性别，因为不正确的猜测可能会造成很大的困扰。诊断性检查，包括超声波、遗传和内分泌检测结果也并非为最终定论。相关检查还包括是否为先大性肾上腺增生症，这是一种可危及生命需终身治疗的疾病。可将面临此类问题的父母引荐至两性互助小组，帮助他们第一时间获得重要的同伴支持，同时也能为父母提供持续的支持。曾有一位家长这样描述，当每班的助产士询问她生的是男孩还是女孩时，她都感到非常痛苦。

"我希望尽可能多的人知道这种情况……我希望我的孩子能在有生之年看到每个人都了解双性，这将不再是什么问题。"（The Guardian，2016）

肛门

检查有无肛门和肛门的位置。如果肛门位置在前部，可能与直肠畸形有关（Baston and Durward，2010）。记录有无胎粪排出。

背部和脊柱

用手指沿着脊柱向下，检查是否有隐性的肿胀或凹陷。检查颈部到尾骨之间是否存在脊柱裂。检查发生在病变水平以下的任何神经损伤。

- 脊柱裂闭锁：常常肉眼可见，类似酒窝。通常无症状或症状轻微。
- 脑膜膨出：囊性物覆盖脊髓。经常会导致某种程度的残疾。
- 脊髓脊膜突出：脊髓神经暴露。这是最严重的情况。

四肢

四肢外观应对称。检查手指和脚趾是否有蹼或重叠，是否有畸形、融合、缺失或多余的手指。这些症状可能是遗传性疾病所致或提示多种综合征的存在。子宫内羊膜带综合征可能导致手指融合、畸形或缺指，也与畸形足、唇腭裂和血管瘤有关。仅一条横贯手掌的纹路提示唐氏综合征可能。

足内翻指脚部自踝部向内翻转。如果能通过手法复位至正常位置的称为松软型马蹄足，容易矫正。反之为僵硬型马蹄足，需要物理治疗，使用夹板固定以及手术。大多数新生儿治疗后恢复良好，长大后能正常行走和奔跑（STEPS，2016）。

皮肤

皮肤上可能会有一些比较明显的印记（框 5-1）。父母通常会对比较大或明显可见的胎记感到焦虑，例如面部，往往想得到关于胎记变化或治疗的相关信息。记录和评估其他皮肤征象，如色素沉着斑、皮疹、瘀伤和产伤。

框 5-1　胎记和皮肤变色

色素沉着斑（原名蒙古蓝斑）
- 骶骨、背部有浅蓝色色素沉着，偶尔见于肩膀和四肢。
- 完全良性，一年内会逐渐消失。
- 更常见于皮肤黝黑的婴儿，偶尔也见于皮肤苍白的婴儿。
- 检查记录很重要，并非人为所为（因为父母日后可能会被指控伤害婴儿）。

胎记（单纯痣）
- 粉红、紫色压痕，通常出现在脸部和颈部。
- 1/3 的婴儿患有此类疾病，它们是良性的，一年内就会消退。

葡萄酒色斑 / 毛细血管型血管瘤
- 出生时出现深的、密集的蓝紫色永久性标记，会伴随婴儿的生长而生长。
- 可通过整容治疗，可行的是激光治疗。

色素痣
- 永久性胎记，常为粗大的胎记，可能有毛发在胎记处生长。
- 如果面积不太大，可以切除和植皮治疗。

草莓痣
- 粉红色、紫色凸起的充血毛细血管。出生时并不明显，早期进展快。
- 大多数会在 8 年内痊愈，通常情况下不需要手术，但也可行激光治疗或手术。

新生儿感染

避免胎儿和新生儿发生感染的几个因素：

- 胎盘和胎膜能保护胎儿免受大多数细菌的侵袭，但不能抵御病毒。
- 通过接种疫苗或接触获得的被动免疫。免疫球蛋白 G（IgG）可通过胎盘起到保护作用。
- 胎脂具有保护和适应机制，因此不推荐早期洗澡（Visscher and Narendran，2014）。
- 母乳喂养中含有被动免疫的抗体。

尽管有这些因素，但新生儿由于出生时免疫系统尚不成熟，因此比其他任何时候都有更大的感染风险（Stables and Rankin，2011）。

导致感染的主要途径恰恰就是上述提到保护因素的反转：

- 经胎盘感染途径：病毒（风疹、巨细胞病毒、水痘、艾滋病毒）、寄生虫（弓形虫病）、细菌（李斯特菌：极少数经胎盘的细菌之一）和疟疾。
- 产时逆行感染途径：尤其在胎膜早破时间过久时，如 B 组链球菌（GBS）、大肠杆菌、假单胞菌、李斯特菌、淋菌、乙型肝炎、白色念珠菌、沙眼衣原体。
- 产后感染途径：如母乳喂养、环境，包括医院获得性感染，助产士在预防中起到关键作用，如预防金黄色葡萄球菌感染。主要感染部位是眼睛、指甲、脐部、黏膜和皮肤，这些部位很脆弱，在分娩时容易受到仪器或胎儿头皮电极的损伤。

产前 / 产时感染的危险因素

- 低出生体重：是脓毒症最主要的危险因素（Salem et al.，2006）。
- 早产（通常由母亲感染引起）：早产儿是非常脆弱的群体。
- 胎膜破裂时间过长、胎膜早破。
- 已知的母体感染，例如 GBS。
- 母亲发热、分娩时心动过速、胎儿心动过速或过缓、病理性心脏病（CTG）。
- 远离酒精和不卫生。
- 关注胎粪（见第 1 章）。
- 母亲的药物滥用。

一般体征及症状

感染类型见表 5-2。

感染的范围可从浅表到危及生命，很多感染都有类似的症状，这些症状可能很轻微。如果症状可疑，要保持警惕并及时转诊。

- **呼吸 / 循环：**呼吸急促 / 呼吸暂停、胸骨凹陷、哼声、心动过速、苍白、发热 / 体温过低。
- **行为 / 声调：**易激惹、高音调哭泣、神经过敏、声调低弱或高亢、嗜睡、无反应。
- **其他：**皮疹、黄疸、腹部肿大、眼睛脓性分泌物、囟门肿胀。

表 5-2　新生儿感染类型

新生儿感染	出生时的体征和症状	诊断和治疗
巨细胞病毒（CMV）：疱疹病毒。为发达国家最常见的先天性感染及先天性耳聋的主要原因	瘀点/黄疸，40%～58% 导致不良后果，如神经发育受阻，听力损失	尿液、唾液或血液培养很少治疗，偶尔使用抗病毒药物
B 组链球菌（GBS）：英国早期新生儿严重感染的最常见原因 发病比例 0.36∶1 000 新生儿 75% GBS 发病早；新生儿死亡率为 11%，发病率为 7%。见第 1 章附录 1-1	90% 早发性 GBS 在出生后 12 小时内出现症状，通常表现为败血症/肺炎： ● 呼吸窘迫综合征（RDS），皮肤苍白 ● 发热/低温 ● 心动过速/心动过缓 ○ 易怒，嗜睡（昏昏欲睡，虚弱，营养不良） ○ 低血糖症	如果怀疑产前感染，产时使用抗生素可显著降低风险从症状诊断 血培养可确诊，必要时可行腰椎穿刺（脑膜炎诊断） 确诊前可预防性使用抗生素病情进展变化快 可行通气支持
风疹-先天性风疹综合征（CRS）：由于疫苗接种的实施，该病毒在发达国家很罕见	暂时性的先天问题：淋巴结病，低出生体重，肝脾肿大，肝炎，黄疸，血小板减少性紫癜，瘀点和"蓝莓松饼"病变永久性问题：耳聋，白内障、学习困难、糖尿病	培养物：大便或脑脊液必须隔离治疗取决于症状
水痘：水痘带状疱疹病毒——许多女性通过儿童期感染而免疫	在**妊娠早期**，胎儿感染通常是短暂的/无症状的，但 2%～3% 的婴儿会出现水痘综合征：皮肤病变、骨骼异常、白内障、脑炎和/或神经损伤	如果在妊娠晚期，即母亲感染是产前 5 天到产后 2 天，新生儿死亡率为 30%：这些婴儿应接受水痘带状疱疹免疫球蛋白（VZIG）治疗
弓形虫病：因食用受污染的食物或接触动物粪便而感染的寄生虫，尤指猫	通常最初无症状，有时有皮疹、黄疸、血小板减少、肝脏肿大、肺炎、脑积水、小头畸形、小眼症	血液检查用抗生素（可能长达 1 年）进行眼部检查和脑部扫描
梅毒：发达国家罕见的细菌感染	通常最初无症状，偶有手掌/足底皮肤损伤、发热、眼部感染、黄疸、鼻炎、骨炎、贫血、血小板减少	血液检查，胎盘组织病理学，腰椎穿刺产前血液筛查和治疗可减少胎盘传播

新生儿感染	出生时的体征和症状	诊断和治疗
淋病：细菌感染，50% 受感染女性无症状	（怀孕期间通常无症状，但有早产风险） 先天性 / 早发性新生儿眼炎：脓性分泌物和眼睑肿胀，导致角膜模糊和失明	眼拭子培养 抗生素
单纯疱疹病毒（HSV）：85% 新生儿 HSV 感染发生在分娩过程中，如果母亲有活动性病变，建议剖宫产（Davies and Anderson, 2008）	通常不明确：早产、低出生体重、发热、脑炎、眼部感染、皮肤水泡 / 病变，但通常在生后 5～21 天出现症状	腰椎穿刺（最初常为阴性） 阿昔洛韦（抗病毒）治疗
李斯特菌：5% 的人群携带的细菌感染	婴儿 / 胎盘肉芽肿性皮疹、呼吸窘迫综合征和肺炎	血液和脑脊液培养，胎盘检查 抗生素治疗
沙眼衣原体：细菌感染，妊娠期通常无症状	50% 暴露婴儿感染结膜炎，未进行治疗会导致失明。 偶发性肺炎	血液检查，眼 / 鼻拭子培养 抗生素治疗
乙型肝炎病毒（HBV）：引起肝脏疾病	通常在出生时无症状（尽管可能小于胎龄），但逐渐出现喂养不良、嗜睡、反复感染、肝脏肿大	产前母体血液检查：在大多数情况下，在婴儿出生后（和分娩中）给婴儿注射乙肝免疫球蛋白可防止病毒携带
人类免疫缺陷病毒（HIV）：导致获得性免疫缺陷病（AIDS），攻击免疫系统，削弱抵抗感染的能力	通常在出生时无症状（但 3 个月后反复出现口腔鹅口疮、多种细菌感染、体重增加缓慢、淋巴结肿大、神经系统问题）	产前孕产妇血液检测：对母亲和婴儿进行抗反转录病毒治疗可显著降低垂直传播率

新生儿观察指标应根据感染的类型和程度以及当地政策而有所不同，但都应包括温度、心率、呼吸频率的监测和皮肤颜色、胸骨凹陷、鼻腔扩张的观察以及必要的血糖监测。氧饱和度监测可能也有帮助。

在任何治疗过程中都应该鼓励母亲母乳喂养和维持泌乳，以获得最大的益处（NICE，2012）。

新生儿低血糖

健康的足月新生儿有良好的能量储备，能够维持到出生后的 24～48 小时，这段时间他们通常很少进食。但也有些新生儿储备较少（框 5-2）。新生儿长期的低血糖，特别当出现症状性低血糖时，可造成神经功能的损害。母乳喂养和配方奶喂养的新生儿都有此风险，应密切监测，并提供有效的喂养支持。如果新生儿出现不适或低血糖症状，请立即将其转诊给儿科医师。低血糖的症状有：意识改变、呼吸暂停、发绀、体温过低、抽搐或神经过敏（一个或多个肢体过度、重复、快速移动，而不仅仅是对刺激的反应）。

框 5-2　低血糖高风险新生儿（UNICEF，2013b）

以下新生儿应进行血糖评估：

- 早产儿（妊娠＜ 37 周）。
- 小于胎龄儿（SGA）（根据当地标准）或即使不是小于胎龄儿，但有宫内生长受限（IUGR）体征。
- 低出生体重儿（小于 2.5 kg）。
- 母糖尿病：胎儿会产生过多的胰岛素造成出生后低血糖。
- 出生时感染 / 其他疾病或体温过低。
- 严重的产时窒息。
- 孕妇使用 β-受体阻滞剂，如拉贝他洛尔。

低血糖定义。目前对低血糖症没有公认的循证定义。NICE（2015）的定义为血糖＜2.0 mmol/L，适当结合地方指南。使用机器而不是试剂条检测，血糖要精确到低于 2.6 mmol/L。

首次血糖评估应在无症状的新生儿首次喂养后进行，在其生后 2 小时内的血糖检测结果不能真实的反应情况，而仅仅表明母亲的血糖。在新生儿自身的调节机制起作用之前，激素水平可能会急剧下降。

低血糖防治行动（UNICEF，2013b；NICE，2015）：

- 母乳喂养新生儿：提供皮肤与皮肤的接触、保暖、亲喂或瓶喂母乳；如果母乳仍不能将血糖提高到可接受的水平，则提供每千克体重 8～10 ml 的配方奶。
- 配方奶喂养新生儿：提供皮肤与皮肤的接触、保暖，提供配方奶喂养。
- 一般在喂奶 1 小时食物吸收后重复检测血糖。
- 如果喂养后血糖水平仍然很低，请咨询儿科医师。

- 对于有临床症状的新生儿，建议进行红细胞增多症、高胆红素血症、低钙血症和低镁血症的血液检查。
- 对于高风险的新生儿，应该快速识别其喂养信号。即使不一定能避免低血糖的发生，UNICEF（2013b）也推荐每 3 小时喂养 1 次，NICE（2015）建议母亲有糖尿病的新生儿每 2～3 小时喂养 1 次（见第 20 章）。

医患沟通

在医疗资源丰富的国家，孕妇享有产前检查和高危筛查服务，如果出生新生儿存在身体上的缺陷将会对父母造成严重的冲击。父母对这类孩子情感上往往是矛盾的：爱和保护交织着厌恶和内疚。很多父母会问"为什么是我们？"，他们无法理解为什么自己的孩子会这样，而其他孩子似乎都是完美和健康的。这种反应可能更类似于哀伤，因为他们在接受并依恋自己的孩子之前，已经在为失去一个预期中的完美宝宝而哀悼。

异常新生儿的出生也会让助产士感到震惊。你可能会觉得自己没用，甚至说不出话来。父母可能会从你那里得到暗示：如果你的表述听起来积极但并非不切实际，这会对他们有帮助；如果问题很明显，你需要立即找一位资深儿科医师当场给予沟通。同时，如果你不知道一个问题的答案，不要猜测，也不要参与指责：你可能不了解所有的情况。

温柔地抚摸新生儿。保持简单诚实，注意自己的肢体语言，避免使用行话或委婉语，以小块的信息告知父母并做好重复的准备，太多的信息往往很难吸收。父母通常会感到震惊，只记得他们被告知的一些事情。然而他们会记得是谁告诉他们的，以及是否得到了积极的处理（RCN，2013）。不要让父母失去所有的希望：说些积极的话，比如"多漂亮的黑发……"，如果新生儿有名字，就叫名字。给父母空间来表达愤怒或悲伤。即使沉默也无妨，父母需要时间去慢慢接受。提供书面信息、支持小组和联系方式给家长很重要，但仍需要给予家长接受的时间和做好解释工作（Williamson，2004；Webb and Lomax，2011；RCN，2013）。

Williamson（2004）探讨了父母在有问题的孩子出生时感受到的无助感。当家长面对那些产前或出生时被诊断为先天畸形的孩子时，他们会经历情感冲突，有很多开创性的工作是研究这种失落和悲伤的情感经历的（Solnit and Stark，1961；Khubler-Ross，1973；Drotar et al.，1975；Johnston，2003）。并没有一种完美的方式来传达令人沮丧的消息。然而，Davies 和 Anderson（2008）指出，尽管已有大量的关于如何进行沟通的文献报道，但专业人员关于异常或残疾的医患沟通依然不佳。

语言在情感情境中的作用是很重要的，一个人对什么是正常的或不正常的，或什么是"坏消息"的感知，取决于个人、哲学、社会文化信仰和经验（Davies and Anderson，2008）。Bainbridge（2009）指出在告知筛查结果时使用"阴性"和"正常"等术语会强化父母对完美孩子的认知，应该慎重使用。为那些新生儿异常的家庭提供敏感的照护是一项艰巨而富有挑战性的工作，同时也是非常值得的。

所有的卫生专业人员都应该接受关于突发情景沟通应对的培训。助产士因通常未常规地参与其中而无法熟练应对此情景，培训中与同事进行角色扮演会有所帮助。鼓励助产士在工作中遇到困难和情绪化的问题时寻求同事和领导的支持。

有用的链接

Contact a Family. UK charity providing information and support to parents of disa-bled children. www.cafamily.org.uk

Newlife Foundation for Disabled Children. www.newlifecharity.co.uk

Informing Families (of their child's disability). www.informingfamilies

（秦安　译　朱玮　校译）

参考文献

Bainbridge, L. (2009) Not quite perfect! Diagnosis of a minor congenital abnormality during examination of the newborn. *Infant* 5(1), 28−31.

Barbier, A., Boivin, A., Yoon, W., et al. (2013) New reference curves for head circumference at birth by gestational age. *Pediatrics* 131(4), 1158−1167.

Baston, H., Durward, H. (2010) *Examination of the Newborn: A Practical Guide*, 2nd edn. Routledge, London.

Beall, M.H., Ross, M.G. (2012) Umbilical cord complications: single umbilical artery. *Medscape.* http://emedicine.medscape.com/article/262470-overview

Clarke, P., Mitchell, S. (2003) Vitamin K prophylaxis in preterm infants: current practices. *Journal of Thrombosis and Haemostasis* 1(2), 384−386.

Cranford, M. (2011) Vitamin K: did nature get it right? *Midwifery Today* (98), 28, 66.

Davies, L., Anderson, J. (2008) Congenital abnormality: screening, diagnosis and communication. In: Davies, L., McDonald, S. (eds), *Examination of the Newborn and Neonatal Health: a*

Multidimensional Approach, pp. 197–220. Elsevier, London.

Davies, L., Richards, R. (2008) Maternal and newborn transition: adjustment to extrauterine life. In: Davies, L., McDonald, S. (eds), *Examination of the Newborn and Neonatal Health: a Multidimensional Approach*, pp. 107–126. Elsevier, London.

Drotar, D., Baskiewiez, A., Irvin, N. (1975) The adaptation of parents to the birth of an infant with a congenital malformation: a hypothetical model. *Paediatrics* 56(5), 710.

Fear, N.T., Roman, E., Ansell, P., et al. (2003) Vitamin K and childhood cancer: a report from the UK Childhood Cancer Study. *British Journal of Cancer* 8(7), 1228–1231.

Gerhardt, S. (2015) *Why Love Matters: How Affection Shapes a Baby's Brain*, 2nd edn. Routledge, Hove.

Golding, J., Greenwood, R., Birmingham, K., et al. (1992) Childhood cancer, intramuscular vitamin K and pethidine given in labour. *British Medical Journal* 305, 341–346.

Henley, J. (2010) Birth injury. In: Lumsden, H., Holmes, D. (eds), *Care of the Newborn by Ten Teachers*, pp. 146–58. Hodder Arnold, London.

Hey, E. (2003) Vitamin K-can we improve on nature? *MIDIRS* 13(1), 7–12.

Hutchon, D. (2014) Evolution of neonatal resuscitation with intact placental circulation. *Infant* 10(2), 58–61.

Hypospadias UK. (2011) *About Hypospadias*.Hypospadias UK Trust. http://www.hypospadiasuk.co.uk/what-is-hypospadias/

Imdad, A., Bautista, R.M., Senen, K.A., et al. (2013) Umbilical cord antiseptics for preventing sepsis and death among newborns. *Cochrane Database of Systematic Reviews*, Issue 5.

Johnson, P. (2013) Normal saline bolus infusion for hypoperfusion in the newborn. *Neonatal Network* 32(1), 41–45.

Johnston, P. (2003) *The Newborn Child*, 9th edn. Churchill Livingstone, Edinburgh.

Kenner, C., Wright-Lott, J. (2007) *Comprehensive Neonatal Care: An Interdisciplinary Approach*, 4th edn. Saunders, London.

Khubler-Ross, E. (1973) *On Death and Dying*. Tavistock, New York.

Kleeman, J. (2016) We don't know if your child is a boy or girl; growing up intersex. *The Guardian* July 6th 2016. https://www.theguardian.com/world/2016/jul/02/male-andfemale-what-is-it-like-to-be-intersex

Lippi, G., Franchini, M. (2011) Vitamin K in neonates: facts and myths. *Blood Transfusion* (9), 4–9.

Lumsden, H. (2011) Examination of the newborn. In: Lumsden, H., Holmes, D. (eds), *Care of the Newborn by Ten Teachers*, pp. 34–50. Hodder Arnold, London.

McDonald, S. (2008) The practical examination of the newborn. In: Davies, L., McDonald, S., (eds), *Examination of the Newborn and Neonatal Health: a Multidimensional Approach*, pp. 7–38. Elsevier, London.

McEwan, T., Hannah, L. (2015) A clinical mnemonic to promote best practice in a neonatalpalate examination. *MIDIRS Midwifery Digest* 25(3), 373–375.

McInerney, C.M., Gupta, A. (2015) Delaying the first bath decreases the incidence of neonatal hypoglycemia: proceedings of the 2015 AWHONN convention. *Journal of Obstetric*

Gynecologic & Neonatal Nursing 44(Suppl. 1), S73−74.

McNinch, A. (2010) Vitamin K deficiency bleeding: early history and recent trends in the United Kingdom. *Early Human Development* 86(1), 63−65.

Mercer, J., Erickson-Owens, D. (2010) Evidence for neonatal transition and the first hour of life. In: Walsh, D., Downe, S. (eds), *Essential Midwifery Practice: Intrapartum Care*. Wile-Blackwell, Chichester.

NICE (The National Institute for Health and Care Excellence). (2006, updated 2015) *Routine Postnatal Care of Women and Their Babies*. NICE, London.

NICE. (2012) *Clinical Guideline 149: Neonatal Infection (Early Onset): Antibiotics for Prevention and Treatment*. NICE, London. https://www.nice.org.uk/guidance/cg149

NICE. (2014, updated 2017) *Clinical Guideline 190: Intrapartum Care for Healthy Women and Babies*. NICE, London. https://www.nice.org.uk/guidance/cg190

NICE. (2015) *Guideline NG3: Diabetes in Pregnancy: Management from Preconception to the Postnatal Period*. NICE, London. https://www.nice.org.uk/guidance/ng3

O' Donnell, C.P., Kamlin, C.O., Davis, P.G. (2007) Interobserver variability of the 5-minute Apgar score. *Journal of Pediatrics* 149(4), 486−489.

Public Health England. (2015) *Newborn and Infant Physical Examination: Care Pathway*. Public Health England, London. www.gov.uk/government/publications/newborn-and-infantphysical- examination-care-pathway

Public Health England. (2016) *Newborn and Infant Physical Examination Programme Handbook 2016/17*. Public Health England, London. https://www.gov.uk/topic/populationscreening programmes/newborn-infant-physical-examination

RCM (Royal College of Midwives). (2012a) *Maternal Emotional Wellbeing and Infant Development.A Good Practice Guide for Midwives*. RCM, London. https://www.rcm.org. uk/sites/default/files/Emotional%20Wellbeing_Guide_WEB.pdf

RCM. (2012b) *Evidence Based Guidelines for Midwifery-led Care in Labour. Immediate Care of the Newborn*. RCM, London. https://www.rcm.org.uk/sites/default/files/Immediate% 20Care%20%20of%20the%20Newborn.pdf

RCN (Royal College of Nursing). (2013) *Breaking Bad News: Supporting Parents When They are Told of Their Child's Diagnosis. RCN Guidance for Nurses, Midwives and Health Visitors* RCN, London. https://www.rcn.org.uk/professional-development/publications/pub-004471

RCOG (Royal College of Obstetricians and Gynaecologists). (2013) *Green-top Guideline 31: Small-for-Gestational-Age Fetus, Investigation and Management*. RCOG, London. https://www.rcog.org.uk/en/guidelines-research-services/guidelines/gtg31/

RCPCH (Royal College of Paediatrics and Child Health). (2015) *Palate Examination: Identification of Cleft Palate in the Newborn: Best Practice Guide*. RCPCH, London. http://www.rcpch. ac.uk/improving-child-health/clinical-guidelines-and-standards/published-rcpch/inspection-neonatal-palate

Rüdiger, M., Aguar, M. (2012) Newborn assessment in the delivery room. *Neo Reviews* 13(6), 336−342.

Salem, S.Y., Sheiner, E., Zmora, E., Vardi, H., et al. (2006) Risk factors for early neonatal sepsis. *Archives of Gynecology and Obstetrics* 274(4), 198–202.

Sankar, M., Chandrasekaran, A., Kumar, P. et al. (2016) Vitamin K prophylaxis for prevention of vitamin K deficiency bleeding: a systematic review. *Journal of Perinatology* 36(Suppl. 1), 29–35.

Solnit, A., Stark, M. (1961) Mourning and the birth of a defective child.*Psychoanalytic Study of the Child* 16, 523–537.

Stables, D., Rankin, J. (eds). (2011) *Physiology in Childbearing with Anatomy and Related Biosciences*, 3rd edn.Balliere Tindall, Edinburgh.

STEPS. (2016) www.steps-charity.org.uk/. National charity working for all those whose lives are affected by childhood lower limb conditions.

UNICEF (United Nations Children's (Emergency) Fund). (2013a) *The Evidence and Rationale for the UNICEF UK Baby Friendly Initiative Standards*. UNICEF, London. https://www.unicef.org.uk/babyfriendly/baby-friendly-resources/advocacy/the-evidence-andrationale-for-the-unicef-uk-baby-friendly-initiative-standards/

UNICEF. (2013b) *Guidance on the Development of Policies and Guidelines for the Prevention and Management of Hypoglycaemia of the Newborn*. UNICEF, London. https://www.unicef.org. uk/babyfriendly/baby-friendly-resources/

Urquia, M.L., Søbye, I.K., Wanigaratne, S. (2016) Birthweight charts and immigrant populations: a critical review. *Best Practice & Research: Clinical Obstetrics &Gynaecology* 32, 69–76.

Van Dinter, M.C., Graves, L. (2012) Managing adverse birth outcomes: helping parents and families cope. *American Family Physician* 85(9), 900–904.

Visscher, M., Narendran, V. (2014). Vernix caseosa: formation and functions. *Newborn & Infant Nursing Reviews* 14(4), 142–146.

Webb, D., Lomax, A. (2011) Chromosomal and genetic problems: giving feedback to parents. In: Lomax, A. (ed.), *Examination of the Newborn. An Evidence-based Guide*, pp. 179–200. Wiley-Blackwell, Chichester.

Wickham, S. (2000) Vitamin K: a flaw in the blueprint. *Midwifery Today* 56, 39–41.

Widström, A.M., Lilja, G., Aaltomaa-Michalias, P., Dahllöf, A., Lintula, M., Nissen, E. (2011) Newborn behaviour to locate the breast when skin-to-skin: a possible method for enabling early self-regulation. *ActaPaediatrica* 100(1), 79–85.

Williamson, A. (2004) Breaking bad news: a parent's perspective. *Midwives* (4), 170–171. WHO (World Health Organization). (2013) *Recommendations on Postnatal Care of the Mother and Newborn*. WHO, Geneva. http://www.who.int/maternal_child_adolescent/documents/postnatal-care-recommendations/en/

WHO. (2015) *Pregnancy, Childbirth, Postpartum and Newborn Care: A Guide for Essential Practice*, 3rd edn.WHO, Geneva. http://www.who.int/maternal_child_adolescent/documents/imca-essential-practice-guide/en/

第 6 章 家中分娩

凯茜·查尔斯 *Cathy Charles*

家中分娩的好处	145
选择家中分娩前需要考虑的问题	146
自由分娩	147
家中分娩的参与者	148
家中分娩的准备	149
分娩中的护理	151
转运到医院	155

引言

家是个特殊的地方。

对于产妇、伴侣及家庭来说，家中分娩是令人难忘的。

分娩是自然安全还是充满风险是影响产妇选择分娩方式、地点的核心问题（Preis and Benyamini，2016）。

最近几年家才成为自然分娩的理想场所。从 20 世纪 40 年代起，主流文化在没有任何证据的情况下就倡导在医院分娩，Peel 报道（DoH，1970）更是指出所有产妇最安全的分娩场所就是医院。这种观点受到许多人的质疑，其中最有力的证据来自 NICE（2014）的建议：所有低风险产妇可以选择产科医疗机构、助产士主导的机构或家中分娩。该推荐意见依据英国关于分娩场所的研究（BECG，2011），研究表明低风险产妇选择家中分娩的整体结局较为理想。

NICE（2014）建议低风险经产妇选择家中分娩或助产士主导的分娩，因为这两种方法干预少，而婴儿结局同医院分娩的无差异。对于低风险的初产妇也会给相同的建议，除非产妇担心家中分娩会增加婴儿不良结局的发生风险。

该主题在很多产妇、助产士和产科医师中引起强烈的反响，Walsh（2010）就宣布不再参与 NICE 关于出生地点的研究。

Cochrane 系统综述中对于家中分娩的意见是模棱两可的，其理由是缺少 RCT 研究。然而，家中分娩是不适合随机化的，受试者在分娩时才确定是否家中分娩这种操作是有问题的，而且高质量观察性研究正在逐年增多，定期更新系统评价、参考观察性研究的结果非常重要（Olsen and Clausen，2012）。

为所有产妇包括家中分娩的产妇提供支持和照护是助产士的责任（NMC，2012）。Coxon 等（2013）发现大多数考虑在家分娩的产妇"强调了她们在必要时寻求医疗照护的意愿和义务"。

在选择分娩场所时，应当为产妇提供有关医院分娩、生育中心分娩或家中分娩的全部信息（NICE，2014），并告知她们可以到孕晚期再决定分娩地点并且可以随时改变主意。理想状态下，助产服务应当足够灵活，无论是否有家中分娩的需求，大多数低风险产妇都应当获得家中分娩的评估的机会，然后由她决定是否家中分娩或随时去生育中心或医院。遗憾的是，目前来看，这些对于大多数产妇来说仍然只是梦想。

发生率及现状

- 低风险产妇在家中分娩要比其他场所分娩的顺产率高，器械/剖宫产（CS）分娩和会阴切开术等分娩干预使用少（BECG，2011；NICE，2014）。

- 在英国，经产妇家中分娩发生新生儿或产妇不良结局的概率同医院分娩相似（BECG，2011）。

- 初产妇"围生期不良结局事件"（胎死腹中、早期新生儿死亡、新生儿脑病、胎粪吸入、臂丛神经损伤、肱骨/锁骨骨折）发生率，家中分娩是 9.3‰，而产科机构是 5.3‰，差异有统计学意义。但由于不良事件总数很少，所以将此类事件集中作为一个类别比较，很难按照严重程度具体细分开来比较（BECG，2011）。

- 研究一致表明，家中分娩的总体满意度较高（NICE，2014）。一项调查研究显示，90% 的受访者认为自己对分娩可控，96% 的认为家中分娩的经历是积极的。

- 10% 的产妇表示希望在家分娩（NHS，2016）。

- 绝大多数（＞2/3）的产妇是"低风险"的，但英国家中分娩率仅为 2%～3%，且地域差异很大（ONS，2016）。

- RCM（RCM，2011）调查发现，58% 的保险提供"随叫随到"的家中分娩服务，仅 2% 的从不提供家中分娩服务。

- 英格兰有 74% 的产妇知晓可以选择在家中分娩（CQC，2010）。
- 35～39 岁的产妇选择家中分娩的可能性最高，20 岁以下的产妇选择家中分娩的可能性最低（ONS，2016）。
- 初产妇家中分娩实施过程中中转入院的概率为 45%，经产妇为 13%（BECG，2011）。
- 费用或人员配置的局限性是实施家中分娩的障碍，但实际上家中分娩要比医院分娩更便宜（Schroeder et al.，2012；NICE，2014）。
- 一些助产团队对推行家中分娩服务充满热情，例如，布莱顿的家中分娩率逐渐升高已超过 9%（Stringer and Wilyman，2016）。

家中分娩的好处

产妇选择家中分娩是因为家中分娩相比医院分娩可能会让产妇在精神上和躯体上更为放松。

感觉幸福：产妇获得积极分娩体验的可能性高，患上产后抑郁症的可能性低。

积极过渡到母亲："我觉得自己像超人""感觉棒极了"（Keedle，2015）。产妇描述：家中分娩增加了她们作为母亲的自尊心和自信心。如果分娩中出现恐惧、缺乏控制、产时分离或产科并发症等，产妇很可能患创伤后应激障碍（PTSD），这些状况家中分娩少有发生（Harris and Ayers，2012）。助产士与产妇之间的关系不容小觑。消极的出生体验可能会对母婴关系的建立产生负面影响，并影响育儿方式和孩子后期的发育（Ayers et al.，2015）。

隐私意识：在熟悉的环境中，有伴侣和孩子的陪伴会让产妇更放松。家是产妇自己的领地，助产士是客人。

干预措施较少：家中分娩多是积极和自然的，因为家中分娩的产妇不太可能受干扰，并且加快分娩、硬膜外麻醉、外阴切开术、器械/剖宫产分娩等干预的使用较少（NICE，2014）。家中更容易实施水中分娩（BECG，2011）。荷兰一项大样本研究发现家中分娩发生严重产科急性并发症、产后出血和人工剥离胎盘的概率较低（De Jonge et al.，2013）。

降低感染风险：产妇和新生儿不与其他产妇接触，婴儿患上院内感染的风险较低。

持续的护理：有机会接触熟悉的助产士，但受各地产科服务的组织方式影响，并不能保证连续性。在工作时间外，助产士个人或组织为熟悉的家人、朋友或之前的客户提供照护，这可以参考 RCM（2017）指导文件。

治愈：经产妇为避免再次痛苦的体验可能会选择家中分娩，例如她们回忆说"我被当作一块肉"，"很多年我都无法忘记那种创伤"，"在那个房间里，你能嗅到恐惧"，"被再次伤害"（Keedle，2015）。Thompson 和 Downe（2010）发现，通过体验快乐的分娩，她们的心理有所改变，治愈了过去的分娩给她们带来的伤害。

母乳喂养：家中分娩的产妇成功实施母乳喂养至少 6 个月的可能性更大（Quigley et al.，2016），相关的原因尚不清楚，可能是因为选择母乳喂养的人也会选择家中分娩。

父亲的经历：一项研究发现，在决定是否家中分娩前，父亲对家中分娩经常持保留意见，而分娩后他们却说，积极参与分娩使他们有机会与伴侣、宝宝一起建立亲子关系。自然分娩的信念得到重申，这种经历使他们对生活有了新的认识（Sweeney and O'Connell，2015）。

家中分娩费用低：家中分娩所需要的助产时间、费用是一部分人以牺牲他人资源为代价得到的特别照护。这种指责通常在产科服务受到财务限制时出现。而以下对不同分娩地点的平均费用的研究表明并非如此。

分娩的平均费用

家中分娩	1 066 英镑
专科助产机构分娩	1 435 英镑
助产机构与医院	1 461 英镑
医院内产科分娩	1 631 英镑

成本考虑使产妇更倾向于选择 NHS 中有成本优势的一个。（Schroeder et al.，2012）

家中分娩时随叫随到、人员配备和交通的成本远远优于昂贵的医院干预成本，例如硬膜外麻醉、剖宫产和医院产后护理，更不用说那些由于母乳喂养失败导致的相关成本，如再入院、黄疸治疗、创伤后应激障碍、心理创伤和感染。

选择家中分娩前需要考虑的问题

镇痛运用限制：氧化亚氮是除阿片类药物（当地惯例可以使用）外常用的

药物镇痛剂。家中分娩镇痛满意度要比生育中心低。生育权组织（Brithrights[1]，2013）发现仅有 60%～65% 的产妇对镇痛的效果和可及性感到满意，然而家中分娩的总体满意度达 96%，所以推测大多数产妇愿意为了家中分娩而忽略镇痛不理想的问题。

可能的延迟： 同医院分娩相比，家中分娩突发紧急情况时专家介入需要花费较长的时间，结局可能也会较差。英国有 46% 的初产妇和 12% 的经产妇在家中分娩过程中被转运到医院（BECG，2011）。

虽然大多数情况下，产程进展缓慢发生的转诊并不是紧急情况，某种程度的延迟也是不可避免的，但也不应该掉以轻心，特别是在距离急救单位有一定距离的情况下。

不适合家中分娩的产妇： 即使是对家中分娩有丰富经验的助产士也会偶尔遇到不适合家中分娩的产妇。由于家中分娩是直接了当面对面的，这种情况下助产士也会感到紧张，可能需要同事的支持（框 6-1）。由于先前在医院的不良经历，有些高风险的产妇可能会选择家中分娩。一项关于剖宫产后阴道分娩（VBAC）产妇家中分娩的研究发现，那些前次分娩对医院服务印象不好的经产妇希望选择友好的家中分娩（Keedle，2015）。

框 6-1　如果产妇违背助产士建议坚持在家中分娩怎么办

- 即使与产妇意见不统一，也要表明你理解并尊重她的信仰和价值观，并理解她的恐惧。
- 保持平静沟通和有效协作。
- 解释风险，不使用欺凌或胁迫的语言。产妇应当对自己的决定的潜在风险知情，包括对专业人员产生的法律影响。
- 最终产妇仍然可能与助产士的建议背道而驰。
- 要制订个体化的行动计划，以预测并尽量减少可能出现的问题。
- 注意保持产妇与助产士的良好关系，并尽可能保持相互信任和尊重。
- 助产士应继续提供护理，并有义务提供紧急情况下的照护。

资料来源于 RCM（2008）。

自由分娩

自由分娩指在没有专业人员在场情况下的分娩，在英国仅有少数产妇会选择自由分娩，有时这样的决定会受到助产士和产科医师的反对，从而影响到产妇

---

[1] 英国唯一致力于通过促进尊重人权来改善女性怀孕和分娩经历的组织。——译者注

的选择（Edwards and Kirkham，2013）。根据定义，分娩时助产士不会在场。但在紧急情况或有轻微的心脏异常的情况下，助产士可能会被紧急呼叫。自由分娩是合法的但是非常有争议。分娩时可能会有非专业人员在场，但是除非有相关资质，否则她们不能实施医疗照护（Feeley and Thomas，2016）。根据法律，父母必须在发生异常情况时为新生儿寻求医疗照护，在新生儿出生后 36 小时内通知当地儿童健康机构并生成 NHS 号码。

家中分娩的参与者

家中分娩应由自信、能干并且相信家中分娩的助产士参与。只有 61% 的助产士在学生时代参加过家中分娩；48% 的助产士说家中分娩不是她们的基础培训课程的一部分（RCM，2011）。缺乏家庭生育理念的助产士在产妇家中实施"医院分娩"是非常冒险的（Edwards，2000）。缺乏经验的助产士需要资深同事的支持，直到建立家中分娩的理念和信心。家中分娩学习日和工作坊是非常令人振奋的，它会为助产士提供分享知识和经验的机会。

当然仅有好的理念是不够的，所有助产士，特别是那些在社区执业的助产士，需要掌握和更新助产的技能和应急能力：简单的臀位分娩、肩难产处理手法、插管、产后出血（PPH）管理、成人和婴儿的基本复苏。

自身安全核查

- 了解产妇的家庭地址以及如何进入，并将这些信息告知你的同事。
- 出发前掌握全面的信息以防迷路，例如方向和地标、详细地址、邮政编码以及客户固定电话或手机号码。车载或手机的移动卫星导航、在线地图和谷歌地图等技术都是很好的，但不要只依靠这些技术，移动信号和电池都可能会出现问题，最好携带地形测量局绘制的详细地图。
- 建议产妇在家中安置醒目的东西，比如在夜晚打开花园中的彩灯。
- 无论白天还是晚上，建立一个可靠的寻呼系统，可以将你的行踪告知你的同事。许多助产士团队将员工的汽车细节做了详细记录，例如汽车的品牌、颜色等。
- 通知产房协调员或全科医师等其他需要或希望参与的人员。
- 如果你觉得某个地方不安全，请和同事一同前往。
- 确保你的移动电源、手电筒充满电，汽车加满油。

家中分娩的准备

家庭访视

在孕 36 周时做一次家访，助产士和孕妇可以讨论分娩计划并商议一些不确定的问题。此阶段可能会有些设备留在孕妇家中。这通常是一个愉快的时刻，孕妇会很兴奋并充满希望。她需要知道什么情况下要给谁打电话，并为可能出现的情况提前做些准备。积极考虑一些实际的问题：如果需要转诊，谁来照护孩子？是否需要尽早打开热水器以确保分娩池有足够多的热水？

环境规划 / 风险评估

越来越多的助产士会采用所谓的"风险评估"完成前期评估，以确定关键问题，例如与医院的距离、移动信号覆盖范围、电路风险和路途中的危险、需要行走的距离、危险的狗等。如果计划水中分娩，需要考虑温水的获取和排水。规划和风险评估可以帮助助产士和家庭识别和减少问题，但是评估表的措辞可能会让产妇觉得家中分娩是一种危险的行为。一位好的助产士会适当地使用这份表格，积极地鼓励新生命的到来，她们会将表格作为简单的工具，而不是准备工作的主导。

用物准备

相关物品清单，请参见表 6-1 和框 6-2。需要准备的物品很多，但如果物品一直都打包成固定的包装，那么大家都会很熟悉，很容易就能快速找到需要的东西。要保持用物数量充足，并按使用顺序和日期排序。

产妇准备

产妇可以做以下这些准备帮助实施家中分娩。

- **防护罩**。地毯或软家具，例如床和长椅，可以用浴帘、垃圾袋、旧床单或者毛巾包裹。用物都可以焚烧或被带到医院焚烧处理。这种不用的废床单应当多准备一些。
- **茶点和居家用品**。准备大量的饮料和小吃。准备枕头、羽绒被、绒布、冷热敷毛巾、音乐、按摩油、分娩球和蜡烛。
- 如果需要可准备**分娩池**。有关家庭水中分娩的更多详情，请参阅第 7 章。
- **温暖的分娩环境**。冬季确保房内有取暖或加热设备。用取暖器来加热包裹婴儿的任何东西，包括婴儿毛毯、衣服和尿布。

- **哌替啶/乙酰吗啡**。很少用于家中分娩，但如果孕妇希望用，她可以通过全科医师开具处方并随时备用。这是孕妇的个人物品，所以助产士在分娩结束后不能带走，建议助产士离开之前当面销毁。
- **家中其他孩子的照护**。有些产妇希望家里的其他孩子见证婴儿诞生；但也有人不喜欢，因为孩子可能没耐心或害怕。如果产程很长或者需要转运的话，也应制订对于这些孩子的应急计划。

表 6-1　助产物品

分娩包	产前/产后包	急救包
胎心听诊器/多普勒	手机、手电筒	流程图卡片（PPH、肩难产、窒息复苏、脐带脱垂）
无菌和非无菌手套	温度计	
接生包和器械	血压计	静脉穿刺包 ×3
润滑凝胶	尿液测试条	灰色/大口径套管针 ×4
缝合包和器械	甘油栓剂	绿色/中号套管针（如果没有灰色）
缝合材料和卫生棉条	窥阴器	
导尿管和尿袋	成人/婴儿腕带（转运使用）	三通管
羊膜钩	卷尺	静脉固定敷料和胶带
吸水垫/卫生巾	婴儿"红皮书"	加药标签
注射器和针头	婴儿秤	静脉输液：生理盐水
血液收集瓶和化验单：全血计数、血型、Kleihauer 和 Coombs 试验	锐器盒	乳酸林格溶液
	医疗废物袋，塑料围裙	基本的复苏设备
微生物学拭子和表格	胎盘袋/垃圾桶	（见第 18 章，框 18-2）

PPH，产后出血。

框 6-2　助产士携带的药物

- 宫缩剂（缩宫素/麦角新碱）
- 宫缩注射液（缩宫素）10 IU（产后出血时为 30 IU）
- 麦角新碱
  - 缩宫素可在常温下保存约 1 年。建议每 6 个月更换 1 次（Chua et al., 1993）。
- 1% 利多卡因 20 ml
- 新生儿注射或口服维生素 K
- 双氯芬酸栓剂（缝合后使用）
- 氧化亚氮

分娩中的护理

被邀请参加家中分娩对于助产士来说是一种荣幸。产妇和家庭是照护的重点。即使产妇改变主意或需要入院，助产士也应该支持她的选择。

先兆临产

- **早期电话**：当产妇联系你说她可能要生了，要了解情况并决定是否家访。初产妇经常因为临产前的各种小问题就打电话咨询助产士，虽然不太可能是分娩发动，但她们需要支持和积极的保证。一旦到达产妇家中，立即进行全面检查（见第 1 章）。在考虑是否需要阴道检查前，注意观察宫缩的进展情况。产程开始后要重新修订分娩计划。
- **建议**：告知产妇在发生胎膜破裂或破膜后羊水颜色发生改变时及时电话通知助产士，因为会有大出血、子宫强烈收缩或其他风险。记录下病情变化和相应的处理。
- **沟通**：如果产妇没有及时回电话，要安排时间打电话给她。

如果时间已经很晚并且你已经定好回程的时间，要告诉产妇你该走了。在正式的分娩前，你可能需要来回跑几次。过早留在产妇家中对任何人都没有帮助。

临产

我清楚记得那个过渡的阶段，当宫缩停止的时候，临产了，真的临产了。我记得：鸟儿在唱歌，阳光在游泳池里闪耀……那里很安静，我想"哦，这太可爱了"。（McCutcheon and Brown，2012）

- **融入背景**：当产妇与家人、朋友待在一起，在熟悉的环境中运用自己喜欢的体位分娩，往往会比较顺利。助产士应该站在一边，不要去控制什么，让产妇自己进行。这是她的一天，是她要分娩自己的孩子，而不是助产士。
- **设备**：尽量不要把所有的设备都放在分娩的区域里，放在方便拿到的地方就行，可以就在房间外面。不要把急救设备放在眼前，产妇可能会因此觉得生命受到威胁，就好像有问题要发生一样。在角落里备好新生儿复苏设备是明智的。如果新生儿需要辅助通气，母亲可能会被要求移向该区域，或将复苏球囊带到产妇身边，这样新生儿就可以继续维持脐带循环。

- **产时护理**（见第 1 章）：与产妇及伴侣一起讨论产程中可能出现的异常问题并做好记录。鼓励液体摄入和频繁排尿。尽管在转运到医院前，人工破膜是处理产程进展缓慢的最后一种手段，但由于该操作可能引起的并发症，还是要尽可能地避免（见第 9 章）。

分娩

- **第二个助产士 / 指定的第二个专业人员**：紧急情况下，打电话给你的后备同事。将外间的门打开以方便后面同事到来，她可以待在分娩室外面以免打扰到产妇。

- **分娩**：如果产妇感到有控制感并且获得良好的支持，家中分娩对她及伴侣来说都是一次记忆深刻的经历。让产妇顺利生下自己的孩子，鼓励她尽可能地表达情绪，把孩子抱到她的乳房上辨认性别。给她时间做这件事，不要着急催促，只要静静地观察直到她准备好说话。

- **第三产程**：正常第三产程和积极处理见第 1 章。很多选择家中分娩的产妇也选择自然分娩胎盘。胎盘属于产妇，她可以保留它。如果不想保留，则需要使用胎盘箱或袋子将其运输至医院焚化。

- **第三产程之后**：产妇可能想用各种方式庆祝分娩。她可能想和伴侣保持安静，或者她想与家人和朋友一起享用香槟或与其他孩子分享这一时刻。她也可能会很饿，想要喝水或吃东西。无论产妇有什么要求，尊重她的意愿。

- **在离开之前**：在第三产程后，当产妇感到放松、情绪稳定，助产士就可以离开了。在此期间助产士可以为新生儿称重、测量和检查身体，为其补充维生素 K，完成记录并喝杯辛苦茶。

- **离开时**：确保产妇的子宫收缩良好，恶露量在正常范围内。确保她可以排尿或稍后再打电话给她确定情况。向产妇和家人提供解答问题的联系电话并安排下一次助产士家访。NHS 助产士需要完成医院文书和电子信息录入。清点分娩设备和用物。通知相关同事产妇和婴儿已安全分娩。

家中分娩问题

计划外或未确诊的臀位：对助产士来说，家中分娩时发现臀位可能是一件令人意外的事情。臀位可以很快分娩，特别是经产妇，快速下降通常并不复杂。如果来不及转运，你唯一能做的就是寻求帮助并继续帮助分娩。可以考虑采用直立

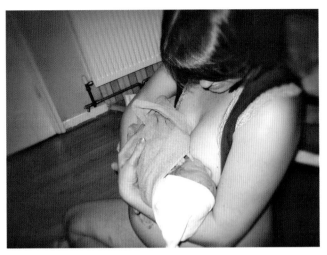

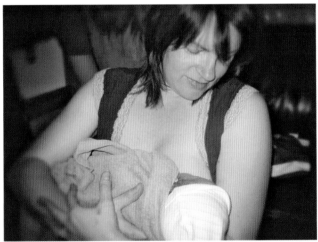

图片由 Sue 提供。非常感谢 Sue
允许使用 Amber 出生时的漂
亮照片。

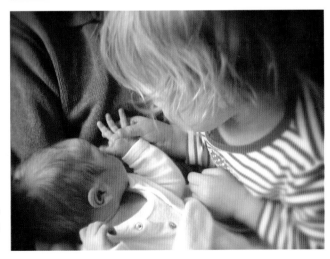

体位（见第 14 章）。臀位婴儿出生时很容易出现暂时性的窒息，需要基本的复苏（见第 18 章）。

家中发生 BBA： 助产士到达发生 BBA 的家庭前必须预测可能出现的问题。大多数 BBA 只是简单的顺产，但偶尔也会有早产、胎盘早剥、隐瞒怀孕或故意延迟呼叫专业人士的情况。在统计家中分娩案例的数据时要考虑 BBA 这种计划外的结果。

父母可能会感到震惊、兴奋或惊讶，但不确定该怎么做。通常你只需要祝贺和抚慰。做好婴儿保暖措施：给他戴上帽子，盖上温暖的毯子做皮肤对皮肤的接触（SSC）。你可能需要转运胎盘。急救人员往往是先期到达的，他们可以提供支持和转运设备，有时包括麦角新碱（通常是非冷冻的）。急救人员的培训应该包括 SSC 的好处和维持脐带循环。然而热心的现场护理人员可能会自豪地告诉你"我们已经断好脐了！"，有时甚至都没有给予缩宫素。你会看见全身包裹好的新生儿躺在产妇或其他人的手臂上，只有脸是露出来的。在面对这种状况时你应当清楚要做些什么：重新开始 SSC，等待生理性第三产程或给予缩宫素积极处理产程。

检查是否有入院指征；通常情况下是没有的，让妈妈和宝宝更加愉快地待在家里是多么令人开心的事情。如果有指征，那么助产士的第二次访视或电话联系就非常重要（取决于什么时间段），用来确保一切情况良好并提供实用的母乳喂养帮助。

早产儿通常出生时很好，但会迅速恶化（见第 13 章）。虽然 SSC 或袋鼠护理在生理上优于暖箱（WHO，2003），但是一些急救车禁止转运"无保护"的婴儿。

可能需要转运到医院的**产妇 / 新生儿指征**（框 6-3）。

框 6-3　转运到医院的产妇 / 新生儿指征（NICE，2014）

产妇观察指标
- 每 30 分钟监测脉搏，出现 2 次 > 120 次 /min。
- 血压（BP）每 30 分钟监测 1 次，单次收缩压 ≥ 160 mmHg 或舒张压 ≥ 110 mmHg，或连续 2 次收缩压 ≥ 140 mmHg 或舒张压 ≥ 90 mmHg。
- 蛋白尿 ++，同时合并收缩压 ≥ 140 mmHg 或舒张压 ≥ 90 mmHg。
- 体温 ≥ 38℃，或间隔 1 小时连续 2 次测量 ≥ 37.5℃。
- 非显性阴道出血。
- 存在明显的胎粪污染（黏厚的深绿色或黑色羊水，或含有胎粪团的羊水）。
- 主诉疼痛，与子宫收缩引起的疼痛不同。

续　框

- 确诊的第一或第二产程的延迟。
- 产妇要求进行局部麻醉。
- 产科急症，包括产前出血、脐带脱垂、产后出血、子痫或需要进行进一步的新生儿复苏。
- 胎盘滞留。
- 需要缝合的 Ⅲ / Ⅳ 度撕裂或其他复杂的会阴裂伤。

胎儿观察指标

- 任何异常表现，包括脐带先露。
- 横位 / 斜位。
- 初产妇胎先露高或胎头高浮。
- 疑似胎儿生长受限或巨大儿。
- 疑似羊水过少或羊水过多。
- 胎心率（正常 110～160 次 /min）异常或间歇听到减速。
以上情况请转运到产科医疗机构，转运风险较高时除外。

改编自 NICE（2014，2017 年更新）。

转运到医院

如果分娩期间或产后有异常情况发生往往需要转运（框 6-3）。大约 46%的初产妇和 12% 的经产妇在家中分娩过程中会被转运到医院分娩或产后监护（BECG，2011）。

请记住，转运不是必需的。如果你与产妇和她的伴侣有良好的关系，他们知道如果不是必要你不会建议转运，所以一般不会拒绝。清楚地解释你的看法并确保他们了解情况。告诉他们在转运期间及之后可能出现的情况。签署知情同意书，拒绝者写明拒绝的理由。

根据你的经验做出具体的判断。如果产妇宫口近开全或已经开全，尤其是经产妇，那么在分娩前去医院是难以实现和不安全的。

非紧急转运

非紧急转运的常见原因是分娩进展缓慢或要求硬膜外麻醉，产妇可能很平静但厌倦了等待或是非常痛苦。如果需要非紧急使用救护车，某些机构会要求你拨打特有的号码并对紧急程度进行评分，例如在 1～2 小时内转运。

紧急转运

- **拨打 120（欧洲 112）**。如果你很忙，让家属打电话呼叫救护车。

- **地址或方位**。如果地形复杂，将手机交给产妇的伴侣，他可能会解释得更好。尤其是晚上，寻找具体的住址往往会很棘手。考虑派一个人出去叫停救护车或打开外面的灯。

- **给另一个助产士打电话**。特别是预计会有救护车延误的情况下。如果你正忙于控制出血或做新生儿复苏，这可能会很困难，让产妇的伴侣拨打电话或为你将移动电话举在耳边。

- **通知产房协调员**。他们将评估情况、备好房间并通知相关人员，如高级产科医师、儿科医师、手术室、新生儿重症监护室（NICU）。确保团队合作并保持沟通。

- **医疗文书保存**。尽可能及时记录所有内容，记得随身携带笔记。

- **设备**。带好所有相关设备，例如急救包、复苏设备。任何非必要的东西可以之后再准备。

- **准备静脉（IV）通路和补液并采集血液（交叉配血，凝集试验和保存）**。使用静脉补液是明智的，例如，可以增加产妇循环容量影响胎心率并节省医院处置时间，尤其对于 PPH 患者来说是非常必要的。时间紧迫的情况下，急救人员会更习惯插管。

- **随车护送**。不要自己开车，要和救护车一起去医院，稍后乘坐出租车回到产妇家里，医院会支付交通费。虽然助产士完全能够判断哪些产妇确实需要护送，但是 NHS 信托机构不擅长做专业判断，例如哪些人需要护送，它通常认为护送产妇转运是对产妇的必要支持，这样也可以很好地交接病情。有时助产士可能会选择或要求留在医院病房继续照护。

- **保护隐私 / 确保舒适**。原本计划在一个熟悉的环境中进行一次亲密的私人体验，现在却变成了一场更加公开的表演。经常会有陌生人如男性急救人员来家中工作，或产妇被推着从好奇的邻居面前走过。尽可能地保护产妇，用低沉的声音和温柔的方式营造一种尊重的氛围，给她盖好身体做好保暖，让她自己选择舒适的体位上救护车。

产妇和她的伴侣可能会对转到医院的决定感到非常沮丧，即便这完全是他们的决定。Fox 等（2014）发现，对于女性来说，从家里转运到医院是一段脆弱和恐惧的时期，让她们放心的是由一位熟悉的助产士照护自己。新的护理人员也必须对女性寻求安慰的需求保持敏感。分娩时和产后，尤其是产后转运需要解释清楚原因。最好是由参加家中分娩的助产士根据记录仔细汇报，这可能会有所帮助。产妇需要谈一谈她们的经历，并承认她们对没有完成家中分娩的失望感（Fox et al.，2014）。一些产妇认为家中分娩的部分在整个复杂的分娩过程中是一段美好的回忆："至少我们有机会去尝试，这种尝试我们没有损失什么，虽然我们最终住院了，但医院是我们原本就要来的地方。"（Karen，quoted by Hill，2011）

有用的链接

Association for Improvements in Maternity Services (AIMS). www.aims.org.uk
Finding a doula. www.doula.org.uk
Home birth. www.homebirth.org.uk and www.birthchoice.com
Independent Midwives Association (IMA). www.independentmidwives.org.uk
National Childbirth Trust (NCT). www.nct.org.uk
Royal College of Midwives (RCM). www.rcm.org.uk

（刘珊珊　译　朱玮　校）

参考文献

Ayers, S., McKenzie-McHarg, K., Slade, P. (2015) Post-traumatic stress disorder after birth. *Journal of Infant and Reproductive & Infant Psychology* 33(3), 215–218.

BECG (Birthplace in England Collaborative Group). (2011) Perinatal and maternal outcomes by planned place of birth for healthy women with low risk pregnancies: the Birthplace in England national prospective cohort study. *BMJ* 343, d7400. www.npeu.ox.ac.uk/ birthplace

Birthrights. (2013) *Dignity in Childbirth. the Dignity Survey 2013: Women's and Midwives' Experiences of Dignity in UK Maternity Care*. Birthrights, London. http://www.birthrights. org.uk/wordpress/wp-content/uploads/2013/10/Birthrights-Dignity-Survey.pdf

Chua, S., Arulkumaran, S., Adaikan, G., Ratnam, S. (1993) The effect of oxytocics stored at high temperatures on postpartum uterine activity. *BJOG* 100, 874–875.

Coxon, K., Sandall, J., Fulop, N.J. (2013) To what extent are women free to choose where to give birth? How discourses of risk blame and responsibility influence birth place decisions. *Health, Risks and Society* 16(1), 1–17.

CQC (Care Quality Commission). (2010) *Maternity Services*. CQC, London. ww.cqc.org.uk

De Jonge, A., Mesman, J.A., Mannien, J., et al. (2013) Severe adverse maternal outcomes among low risk women with planned home versus hospital births in the Netherlands: nationwide cohort study. *BMJ* 13, 346.

DoH (Department of Health). (1970) *Peel Report*. HMSO, London.

Edwards, N. (2000) Women planning homebirths: their own views on their relationships with midwives. In: Kirkham, M. (ed.), *The Midwife-Woman Relationship*, pp. 55–91. Macmillan, London.

Edwards, N., Kirkham, M. (2013) Birthing without a midwife: a literature review. *MIDIRS* 23(1), 7–16.

Feeley, C., Thomson, G. (2016) Why do some women choose to freebirth in the UK? An interpretative phenomenological study. *Biomedical Central* 16(59). https://bmcpregnancychildbirth. biomedcentral.com/articles/10.1186/s12884–016–0847–0846

Fox, D., Sheehan, A., Homer, C. (2014) Experiences of women planning a home birth who require intrapartum transfer to hospital: a metasynthesis of the qualitative literature. *International Journal of Childbirth* 1(2), 103–119.

Harris, R., Ayers, S. (2012) What makes labour and birth traumatic? A survey of intrapartum 'hotspots' *Psychology and Health* 27(10), 1166–1177.

Hill, A. (2011) Home birth: 'What the hell was I thinking?' *The Guardian* 16 April, p. 34.

Keedle, H., Schmied, V., Burns, E., Dahlen, H.G. (2015) Women's reasons for, and experiences of, choosing a homebirth following a caesarean section. *BMC Pregnancy Childbirth* 15, 206.

McCutcheon, R., Brown, D. (2012) A qualitative exploration of women's experiences and reflections upon giving birth at home. *Evidence Based Midwifery*. https://www.rcm.org. uk/learning-and-career/learning-and-research/ebm-articles/a-qualitative-exploration-ofwomen%E2%80%99s

NHS England. (2016) *National Maternity Review: Better Births — Improving outcomes of maternity services in England — A Five Year Forward View for Maternity Care*. NHS England, Redditch. https://www.england.nhs.uk/wp-content/uploads/2016/02/national-maternity-reviewreport. pdf

NICE (The National Institute for Health and Care Excellence). (2014, updated 2017) *Clinical Guideline 190: Intrapartum Care For Healthy Women and Babies*. NICE, London.

NMC (Nursing and Midwifery Council). (2012) *Midwives Rules and Standards*. NMC, London. www.nmc-uk.org

Olsen, O., Clausen, J.A. (2012) Planned hospital birth versus planned home birth. *Cochrane Database of Systematic Reviews*, Issue 9.

ONS (Office of National Statistics). (2016) http://www.ons.gov.uk

Preis, H., Benyamini, Y. (2016) The birth beliefs scale: a new measure to assess basic beliefs about birth. *Journal of Psychosomatic Obstetrics and Gynaecology* (38), 73–80.

Quigley, C., Taut, C., Zigman, T., et al. (2016) Association between home birth and breast feeding outcomes: a cross-sectional study in 28 125 mother-infant pairs from Ireland and the UK. *BMJ Open* 6(8), e010551.

RCM (Royal College of Midwives). (2008) *Position Paper 25: Home Birth*. https://www.rcm. org.uk/news-views-and-analysis/analysis/position-paper-25-home-birth

RCM. (2011) *The Royal College of Midwives Survey of Midwives' Current Thinking about Home Birth*. RCM, London.

RCM. (2017) *Facilitating Women's Choice of Midwife: Practical Approaches to Managing with Flexibility*. https://www.rcm.org.uk/sites/default/files/Facilitating%20Women%E2%80%99s% 20Choice%20of%20Midwife%20A5%2016pp_3%20SP.pdf

Schroeder, E., Petrou, S., Patel, N., et al. on behalf of the Birthplace in England Collaborative Group. (2012) Cost effectiveness of alternative planned places of birth in woman at low risk of complications: evidence from the Birthplace in England national prospective cohort study. *BMJ* 344, e2292.

Stringer, K., Wilyman, M. (2016) How to set up a home birth service. *Midwives* 19(Winter), 35. Sweeney, S., O'Connell, R. (2015) Puts the magic back into life: fathers' experience of planned home birth. *Women Birth* 28(2), 148−153.

Thompson, G.M., Downe, S. (2010) Changing the future to change the past: women's experiences of a positive birth following a traumatic birth experience. *Journal of Infant and Reproductive & Infant Psychology* 28(1), 102−112.

Walsh, D. (2010) Birth environment. In: Walsh, D., Downe, S. (eds), *Intrapartum Care*. Wile -Blackwell, Chichester.

WHO (World Health Organization). (2003) *Kangaroo Mother Care: A Practical Guide*. WHO, Geneva. http://www.who.int/maternal_child_adolescent/documents/9241590351/en/

第 7 章　水中分娩

凯茜·查尔斯 Cathy Charles

温水浸浴的好处	162
温水浸浴的风险	164
水中分娩的标准	165
相对禁忌证	166
准备	168
产程护理	169
潜在的问题	173

引言

对于产妇和婴儿来说，水中分娩是一种非常放松的体验。20 世纪 70 年代有产妇意外地在水中生下了孩子，人们发觉所担心的溺水问题并未出现，水中分娩开始流行起来（Odent，1983）。基于实践的观察研究已经证明了水中待产和水中分娩是安全的，而且产妇的满意度较高（Cluett and Burns，2009）。

NICE（NICE，2014）、RCM 和 RCOG（RCM/RCOG，2006；RCM，2012）建议所有健康女性都应有机会获得水中分娩的机会，助产士必须拥有相应的技能和知识来指导产妇。水中分娩的助产方法应被视为核心的助产能力，而不是神秘的替代疗法。

尽管有压倒性的证据，但是一些错误的观念仍然存在，例如水中分娩增加新生儿的风险等。一些助产士用牵强的借口不实行水中分娩，有些医院水中分娩用的水池放在那里从没有用过。有些人认为，只有喜欢水中分娩的助产士才能参与水中分娩，因为她们才是积极的、更有支持力的。但是这就可能会出现产妇到了分娩室却被告知："对不起，今晚没有助产士能做水中分娩"的尴尬情况。同时，对水中分娩一无所知的助产士也可能遇到特殊的情况，例如紧急情况下需要协助水中分娩。因此，所有助产士都应该有能力促进水中分娩。

现状

- 在英国，越来越多的女性选择水中分娩：30%～80% 的产妇尝试水中分娩，最终 50%～70% 成功实施水中分娩（CQC，2013，2015；Henderson 等，2014）。解释研究可能比较困难，因为有时"水中分娩"只是分娩时的快速洗澡。

- 高达 98% 的水中分娩产妇会再次使用水中分娩或推荐给其他人（Baxter，2006）。

- 水中分娩的条件正在改善，但仍存在地域差异：爱尔兰共和国仅有 5 个中心提供水中待产，一个中心提供水中分娩（Dwyer，2014）。

- 培训或基于问题的研讨会对所有的助产士都有益：有经验的助产士可获得更多的信心，并将积极影响更多的年轻同事，推动产房水中分娩的实践（Russell et al.，2014）。

温水浸浴的好处

NICE（2014）指出有证据支持临产后温水中待产，但没有证据阐明水中分娩的好处或风险。获得水中分娩的研究性证据很难，如研究人员无法准确测量分娩池的深度、混淆水中待产和水中分娩。专业人士的实践也各不相同：有些人相信可以"无干预"的水中分娩，但也有些人不相信。Burns 等（2012）证明独立助产士主导的生育中心（MLBC）在孕产妇和新生儿结局上显著优于非独立的助产士主导的生育中心或急诊。

备受推崇的随机对照试验（RCT）并不适用于这一研究主题（Jowitt，2001；Edwards，2013），因为当产妇做好分娩准备时，她更愿意自己选择如何分娩。然而，Davies（2012）严厉谴责水中分娩的研究，表明只要一个严格的 RCT 就够了，"在第二产程开始时严格按照随机结果分组"这种操作会让助产士感到畏惧，按照棕色信封中的结果强行分组或拒绝产妇实施水中分娩（即使产妇同意）这可能会增加她的焦虑情绪并影响分娩进展。

温水待产的好处包括：

- **放松**。温水为产妇提供了一个平和、安全的环境，帮助产妇放松：
  - 可以调节**分娩时的激素水平**，包括内啡肽和缩宫素，减少儿茶酚胺分泌，从而减轻疼痛（Odent，1983），进而：

- **减少镇痛需求**（Eberhard et al.，2005；Cluett and Burns，2009；da Silva et al.，2009；Mollamahmutoglu et al.，2012）。同时可以节约成本，因为水比较便宜。一些经历过水中分娩的产妇回想说不太痛，所以水中分娩"能改变产妇对分娩痛的认识"（Eberhard，2005）。

- **浮力效应**。产妇可以自由移动，尝试下蹲等姿势，并保持这种姿势较长时间。

- 缓解**背痛**。

- **增加了自然分娩的可能性**，特别是初产妇（Burns et al.，2012）。

- 水中分娩的产妇**产后出血（PPH）**的发生率与非水中分娩相比相似或略低，产后血红蛋白的水平较高（Zanetti-Dallenbach et al.，2007；Dahlen et al.，2013）。这是个有趣的现象，因为水中分娩时第三产程多是生理性的。其他学者认为由于温水会降低子宫肌的收缩力，所以可能会增加 PPH 风险。但由于子宫处在与体温相似的温热环境中，所以很难遵循这个逻辑。

- **减少会阴裂伤**。与其他分娩方式相比水中分娩的产妇Ⅰ度和Ⅱ度会阴撕裂发生率持平或略高，但是严重的会阴撕裂（Ⅲ度和Ⅳ度）发生率持平或较低，很少发生会阴切开（Claett and Burns，2009；Dahlen et al.，2013；Henderson et al.，2014）。可能是因为很难执行会阴切开术或者是因为温水帮助会阴伸展。最近的文献综述的意见是："水中分娩的好处"大于轻微会阴创伤的风险（Willis，2016）。

  而且英国某些医院 OASI（降低产科肛门括约肌损伤）护理集束化照护项目（OASI，2017）（见第 4 章）涉及的实际操作方法不影响水中分娩操作。OASI 小组非常清晰地指出"会阴保护"只适用于选择了特定的可操作体位的产妇。水中分娩不可能做会阴保护，只能是不干预的方式。水中分娩不干预的方式对严重会阴撕裂的保护作用表明不干预是安全的。OASI 研究小组声明："这个项目不会局限产妇的分娩体位、限制产妇的活动，将提供给产妇最佳的实用信息，把选择权交给产妇。"任何推广 OASI 项目并劝阻产妇远离水中分娩的人最终都是在伤害产妇。任何降低产科肛门括约肌损伤（OASI）风险的干预措施都是受到欢迎的，但是我们得确定措施确实是有效的，我们不会拒绝水中分娩。

- **促进产程进展**。一篇 Cochrane 综述显示水中分娩第一产程较短（Claett and Burns，2009），其他类似的研究显示水中分娩第二产程较短或无差异

（Zanetti-Dallenbach et al.，2007；Mollahmutoglu et al.，2012）。

- **产程进展缓慢**可能会得到改善（Cluett et al.，2004）。
- Apgar 评分（5 min）无差异，并能改善脐带 pH（Zanetti-Dallenbachrt et al.，2007；Claett and Burns，2009；EBB，2017）。
- **新生儿重症监护病房（NICU）入住率较低**（Burns et al.，2012；Henderson et al.，2014）。
- **温柔分娩**。婴儿第一次平静地睁开眼睛，身体还没有开始呼吸就已经泡在水里了，这是多么神奇的一幕。对于新生儿来说，这种从宫内到宫外平稳地过渡比分娩后就遇到干燥、寒冷的空气要温和得多。

温水浸浴的风险

- **产程进展缓慢**。过早浸入分娩池或在池中停留较长时间有时会减慢分娩速度，这可能是因为浸在水中减少重力的影响。但也没说的那么严重，只要离开分娩池或是活动就很容易解决这个问题。在产程早期，对于一个非常痛苦、感到失控的产妇来说，在分娩池中浸一段时间是一种理想的放松和恢复控制力的方法。浸入分娩池之前很多产妇不想进行阴道检查，所以关于何时入水以及在水中待多久的限制性规定是没有用的。只需要对子宫收缩的频率和强度保持警惕，并作出适当的反应。许多产妇只是按需要进出分娩池。

  有趣的是浸没在水中也可以帮助一些产程进展缓慢的产妇，可能是因为缓冲子宫收缩的压力反应导致了放松效应（Cluett et al.，2004）。

- **新生儿感染**。Cochrane 综述显示：同其他方式相比水中分娩（Cluett and Burns，2009）在新生儿感染率或新生儿重症监护室入院率方面没有统计学差异，这与其他研究结果一致（Henderson et al.，2014）。军团菌存在于水温为 30℃～35℃的柔性密封管道中，其中温泉、再循环池的风险最高，所以禁止在这种类型的水池中分娩（Woolnough，2014）。

- **脐带断裂**。水中分娩时较常见（Crow and Preston，2002；Burns et al.，2012），但很容易处理。

- 水中分娩会使**紧急情况下的处置延迟**，这是产科工作人员真正担忧的问题，尽管没有证据证明这一点（Garland，2011）。重要的是提前做好准备，事先考虑好如何把身体不适的产妇从分娩池里搬出来。

- **过早喘息**。尽管许多人认为新生儿溺水是一种潜在的危险，但没有实质性的研究支持这个问题。除非发生严重缺氧，新生儿不会出现喘息或吸入水。因此同寻常分娩一样，监测胎心率很重要。水温低会使产妇不舒服，也可能会刺激新生儿过早的喘息；舒适的水温对婴儿来说是安全的。
- **发热**。胎儿体温比母体正常体温高 0.5℃（37℃）。但是一旦母亲发热，她们的体温之间会有更大的相对差异，也就是说，婴儿会变得更热并且需要更长的时间来降温（Charles，1998）。如果母亲在分娩池发热，胎儿也会发热并可能导致严重窒息（Rosevar et al.，1993），因此必须每小时监测产妇的体温（NICE，2014）。
- **助产士背部疼痛**。这既是一个合理的担忧（Garland，2011），有时也是助产士不愿意水中分娩的原因。事实上，除了简单的阴道检查助产士很少需要靠在分娩池边上。找一个矮凳子坐在池边，那样胎心听诊就不用弯腰了。水中分娩的好处之一在于它能阻止临床医师干预分娩过程。像这样很多情况下，试着坐下来避免经常俯身观察会阴，分娩本来就该是"不干预"的。

水中分娩的标准

每个分娩机构都有水中分娩标准，但应注意照护应当个性化以满足产妇的需求。告知产妇所有的相关信息，由她做出决定（图 7-1）。

标准可能包括以下内容：

- 产妇意愿。
- 正常、足月妊娠 37 周。
- 单胎，头位。
- 分娩进展顺利（NICE，2014）。
- 产程观察中产妇和胎儿无异常情况（NICE，2014）。
- 阿片类药物使用超过 2 小时，产妇并没有困意（NICE，2014）。
- 如果产妇没有进行连续的胎儿电子监护（EFM），大多数情况下都会进行间歇性监测。虽然有时临床医师并不同意这种做法，但也没有理由反对水中分娩。现在防水设备广泛地使用，反对水中分娩的原因更少了，但可能有其他原因让产妇需要在干燥的环境中进行 EFM，例如阴道出血需要观察。因此，在支持产妇的选择同时要考虑全局。

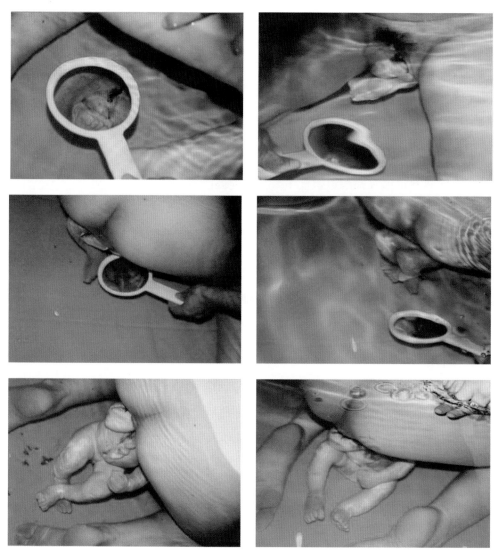

图 7-1　水中分娩

图片由 homebirth.net.au 提供，经许可转载。

相对禁忌证

- **有感染的产妇**。这是一个有争议的问题，因为许多医疗机构不愿意或不"允许"感染产妇水中分娩，如艾滋病毒、乙型肝炎、耐甲氧西林金黄色葡萄球菌（MRSA）和 B 组链球菌感染（GBS）。值得注意的是许多产妇感染了我们未知的疾病，所以要采取普遍的预防措施。而当水中分娩时，体液很难被控制，但溅出的危险很少，因为：① 血液被大量的水稀释；② 分娩时通常不干预，液体突然涌出将分散在水中，而不是溅到助产士的脸上；③ 婴儿身上的羊水等母体上的液体会部分被清洗掉。事实上，水中分娩时早期发生 GBS 的风险明显减少（Cohain，2010—2011），也可能就是因为这个原因所以需要更多的研究。接受 GBS 抗生素治疗的产妇在开始水中分娩前先静脉注射抗生素治疗，拔除静脉管道后再进行水中分娩。

- **发热**。任何有发热症状的产妇都应该离开分娩池。即使发热并没有任何潜在病因，仍有胎儿高热的风险（Charles，1998；RCM，2012）。

- **胎膜早破（PROM）**。理论上增加感染风险，但由于 NICE（2014）不排除 PROM 的产妇实施水中分娩，因此可能有人会质疑其中的逻辑。

- **高体重指数（BMI）**。BMI 较大的产妇可能受益于浮力效应，水中分娩允许她们采取各种体位，例如跪着，但是紧急情况下，BMI 高的产妇可能臀位分娩。很难把产妇从分娩池中"拖出来"。这也可能是一个夸大的风险，因为需要从分娩池里费力拉或抬出产妇来的情况也很少见，但是要提前制订一个后备计划。如果有起重机可用，助产士要确保熟悉使用方法。

- **需要 EFM**。技术上可以使用防水胎儿电子监护（CTG）导线实现水中连续监测，EFM 遥测技术在一些医院得到广泛的应用。有些助产士可能会担心使用这样的方法会导致不必要的 EFM。然而这是一些"高风险"产妇获得水中分娩机会的一种选择。或者询问产妇自己是否愿意做 CTG 监护。她完全有权拒绝。

- **大出血/大量胎粪**。这可能是胎儿窘迫的原因或结果，会导致婴儿过早地喘息，这种情况是不适合水中分娩的。建议密切观察并 EFM。质地稀或陈旧的胎粪不必太担心，不需要 EFM（NICE，2014），因此没有理由禁止水中分娩。

- **缩宫素催产**。尽管有过接受缩宫素注射的产妇成功水中分娩的报道［H.Ponette（http://www.helsinki.fi/~lauhakan/whale/waterbaby/p0.html）；zanetti-dallenbach et al.，2007］，但在英国很少这样做。

- **前次剖宫产**。如果一个产妇剖宫产后选择阴道分娩，没有理由拒绝她水中分娩，试产时可间歇性听诊或使用防水 EFM。因为水中分娩不能使用硬膜外麻醉，所以她们能更清楚感受到子宫破裂的疼痛感。尽管这方面成功的案例很多，仍需要进一步研究（McKenna and Symon，2013）。

- **臀位水中分娩**。这是一个未经研究的领域。臀位的产妇分娩过程中部分使用水中分娩有成功的案例，但在 NHS 医疗系统中，通常是由于未诊断造成的快速臀位分娩。有些人担心水的浮力会抵消分娩重力效应（见第 14章），但由于产道和骨盆的形状，臀位的胎儿水中分娩可能要比单纯使用重力分娩有更好的内旋转。

准备

分娩池有多种形状和尺寸，可以是固定或便携式的。分娩池要足够深，可以浸没产妇的腹部使其可以舒服的漂浮。Garland（2010）质疑为什么那些抱怨医疗机构没有提供足够设施的助产士不能使用便携式池代替。想象力和灵活性可以克服大多数障碍。

水温

没有明确的证据研究最佳的分娩池水温，各地的指南也是不同的。NICE（2014）建议水温 ≤ 37.5℃。Anderson（2004）表示哺乳动物体温恒定的能力使得水温不管是太热还是太冷产妇都会感到不舒服，这与 Harper（2002）的观点一致，他说"助产士没有理由将水保持在设定的温度而不是产妇的生理舒适温度"，但是要确保她没有发热（Charles，1998）。RCOG 和 RCM 支持这种办法（RCOG/RCM，2006）。表层温度要比深层温度低，所以在测水温前先搅拌一下，可能需要定时添加热水以保证水温恒定适宜。

清洁

使用后应按照分娩池产品说明或根据当地微生物监测机构推荐的感染控制协定将池内的残渣冲洗干净（NICE，2014）。医院分娩池水龙头每天冲洗 5 分钟，这可以将感染风险降至最低。可以在水池蓄水之前先打开水龙头冲一会儿，尤其是不经常使用的情况下。移动池通常有一个一次性衬垫。

设备

- 水温计。
- 防水胎心多普勒装置。
- 升降机或其他在紧急情况下将产妇从分娩池中救出的辅助设备。

- 手套和护目镜（并非所有助产士都使用这些）。
- 小角度镜子，用于观察产程进展，如 Virginia Howes（独立助产士）设计的豪斯（Howes）镜子（见章节后面的链接）。
- 池内有矮凳或台阶。助产士也可以坐。
- 大量毛巾，最好是热毛巾。
- 便携式氧化亚氮和延长管（长度到达池内）。
- 收集排泄物的筛子和容器。

家中实施水中分娩

一些医疗机构和公司提供分娩池租赁（参见章节后面的链接）。另外，也可以自己搭建浴缸，用物包括：

- 分娩池衬垫（可从生产水中分娩设备的公司购买）。
- 水池抽水泵和软管（必须是新的）。也可以使用盆子或罐子，但是非常耗时，产后工作人员和家属有很多更重要的事情要做。
- 塑料薄膜垫（可从园艺中心或建筑商处购买）用来保护地毯。
- 不推荐使用单独的水加热系统（如内联式热水器或潜水式热水器），因为有感染的风险（GOV.UK，2014）。正常生活用水是最佳来源。

建议正式使用前试运行一次，但要注意的是重复使用的设备有军团菌感染的风险，所以分娩时尽可能使用新的设备。分娩池蓄满温水需要一些时间，家用热水箱的热水很快就会排干。如何持续提供充足的温水，例如当分娩开始发动时，将恒温器设置为连续加热或将浸入式加热器放入热水缸。使用过的污水，可以通过水槽出口直达下水道。

当心用水和用电危险。拖拉电线是很危险的。手边准备一个充好电的手电筒。

很少有人会对地板进行结构测量，但要考虑分娩池的放置位置。水充满后分娩池的重量可达 850 kg，因此最好放在一楼。分娩池制造公司通常会帮助安放。

产程护理

另见第 1 章。

我现在很喜欢在单间里水中分娩……在私密的小房间里……一个有爱的环

境……只有助产士和夫妻两人……一个全新的世界，一个完全不同的世界。这才是分娩应该有的样子……（助产士引自 Hall，2012）

第一产程

- 每小时**检查一次产妇体温**（RCM，2012；NICE，2014）。
- **鼓励进水**，以避免脱水，因为水中浸浴可能会导致利尿，身体暴露部位也会出汗。提供支持的家属和你自己也要多喝水，因为潮湿的分娩池房间会让每个人感到消耗过大。
- **测量并记录水温**。测量频率各地指南不同；通常每 30～60 分钟 1 次。如前所述，没有理由死板地规定分娩池温度低于 37.5℃，可根据产妇的舒适度进行调整。
- **阴道检查（VE）**通常在分娩池中相对容易进行。

第二产程（图 7-2）

- **尽可能调暗灯光（在安全范围内）并保持安静**。
- 同寻常分娩一样**监测产妇和胎儿的健康状况**。
- 后备**助产士**也待在分娩场所（这是一些地区的规定）。但要和所有的分娩一样保持安静、确保产妇不被打扰。
- **再次检查水温**。不得超过 37.5℃。
- **观察会阴**。在必要时，获得产妇同意的情况下或是她自己想看时，把镜子（如 Howes 镜子）浸入水中观察产程进展。镜子应易于清洗或一次性使用。不要一直盯着会阴看，要考虑这么做能达到什么目的。
- **采用"不干预"的分娩方式**。据说水下触摸胎儿的头部可能刺激婴儿呼吸，尽管没有证据证明这个说法，而且通常也不需要这样做。
- **娩出胎头**。产妇通常会告诉你（不必是连贯的句子）或者她会本能地把手放下来触摸。有时胎头娩出时会流出少量血或液体，或者能看到水下黑色头发。
- **不要检查脐带**。
- **不要让婴儿的头暴露在空气中**。看到胎头娩出后，如果产妇已经起身使孩子的头暴露在空气中，告诉她不要将孩子的头再次没入水中以避免水下呼吸的风险（RCM/RCOG，2006）。产妇只要站起来就足够了，她不一定需要走出分娩池。

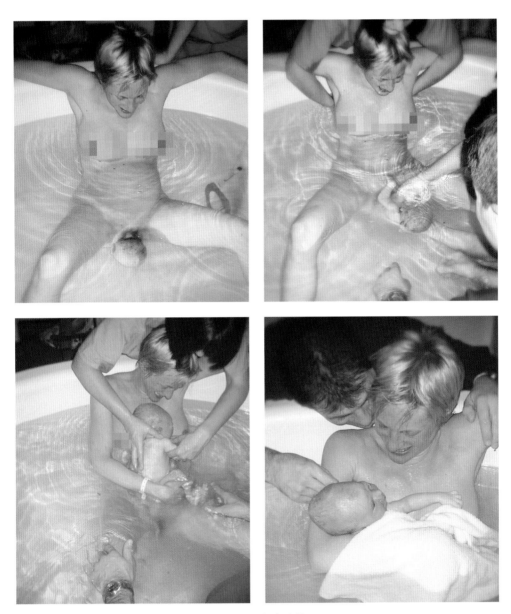

图 7-2　水中分娩

图片由 Anna 和 Jone 提供，经许可使用。

- **等待下一次子宫收缩**。通常接下来的宫缩胎儿就会娩出。偶尔也可能需要帮产妇放松一下肩膀，但只在必要时操作。如果可以的话，鼓励产妇自己把孩子带到水面上。
- 如果产妇是四肢着地的在水下生出婴儿，让婴儿穿过而不是绕着她的腿，然后轻轻地把婴儿托起到她面前。

- **水中分娩的宝宝不一定会立即哭**或呼吸。他们也不需要。他们处于宫内和宫外的过渡状态，通过脐带接收大量含氧血液、被温水包围、缺少引起呼吸的冷刺激。冷静地检查婴儿的肤色，如果不确定可以将手指放在胸部感受心率。婴儿可能会睁开眼睛、环顾四周、安静得甚至可能没有呼吸。这可能令人不安，但很少有问题：记住，如果脐带在跳动，婴儿就在获得氧气。如果你担心，把婴儿的身体短暂地暴露在冷空气中刺激婴儿呼吸。

- **确保脐带的连接和跳动**。这可能会持续一段时间。检查脐带是否完好是明智的，因为如果没有注意而导致脐带绷断可能会危及婴儿生命（参见"潜在的问题"）。

第三产程

第三产程时通常不需要离开分娩池，除非产妇自己想要这么做。如果她选择待在水里，可以把婴儿身体浸泡在水里，只需要露出脸以保持体温即可。

有些女性在出生后几分钟内就准备好从水里爬出来，而此时的水可能是浑浊的，尤其是在受到母亲的粪便污染的情况下。通常情况下，在胎盘娩出前水只是浑浊的，但是"分娩池有时看起来像是鲨鱼袭击了厕所一样"（http://www.homebirth.org.uk/water.htm）。

- **生理性第三产程**。观察、等待，什么都不做（见第 1 章）。
- **积极处理**。人们对第三产程产妇是否应该留在池中进行积极处理的意见不一致。有认为在池中等待生理性第三产程比积极处理更合适，干预是不必要的（Garland，2010）。如果产妇真的想积极处理，让她把腿从水里抬出来，酒精消毒后给予缩宫素，或在手臂上注射。因为存在感染的危险不要在水中注射。执行延迟断脐（NICE，2014）。在基本防护下有控制的牵拉脐带是很有可能的，但是确保你很乐意这样做并且要当心。如果有疑问，建议产妇离开分娩池。
- **估计失血**。虽然许多助产士都很擅长评估水色，但这并不容易：当胎盘分离时通常有中度可见的出血。胎盘一般会沉到浴缸底部。如果有疑问，请产妇离开分娩池。

潜在的问题

在任何紧急情况下，无论是在家还是医院，都应立即寻求帮助。

离开分娩池的最常见原因

有 30%～40% 水中分娩的产妇会离开分娩池分娩（Burns et al.，2012；Henderson et al.，2014；CQC，2015）。有时是她们自己的决定，有时是助产士的建议。正如前面所讨论的，一些助产士很容易因虚假的判断建议产妇离开分娩池，其他的则是产妇过于积极、灵活。原因可能是：

- **第一产程进展缓慢**（解决这一问题的建议见第 9 章）。走出分娩池可能有助于发挥"重力效应"，但一旦子宫收缩更强烈还是会考虑重新进入分娩池。
- **第二产程进展缓慢**。经常可以纠正，离开分娩池或是站在池子里面，也或许将一只脚放在凳子上加宽出口平面。当胎儿开始下降时，她可以再次回到分娩池里分娩。增加收缩强度可能需要一些时间。一定要确保产妇不要着凉。
- **个人选择**。有些产妇不喜欢在水里。有些人本能地决定在分娩前离开池子。
- **需要镇痛**。虽然使用分娩池的产妇不太可能需要额外的镇痛（Cluett and Burns，2009），但也有人确实有所需求，例如，使用阿片类药物或硬膜外麻醉药物，因此需要离开分娩池。
- **胎儿状况的变化**。胎儿状况，例如新鲜的值得注意的胎粪或胎心率的异常变化。
- **产妇情况的变化**。如出血、发热或高血压。

脐带缠绕

大多数脐带绕颈或绕身的胎儿不需要干预很容易娩出。分娩时因为看不到，很难说脐带是不是阻碍胎儿娩出、最终导致分娩失败的原因。如果发生这种情况，请轻轻触摸确认是否有脐带。只在极少数的情况下脐带不会从头部滑落，这时不要在水下夹闭和切断脐带。请按以下步骤进行：

- 快速将产妇从水中转运出来（必须这么做时，产妇通常移动比较快）。站起来可能就足够了，但必须做好准备托住婴儿。

- 一旦离开水，如果胎儿真的因为脐带缠绕而无法分娩，将两把血管钳夹闭脐带并在它们之间切开；如果脐带很紧，可能会很难操作。切断脐带意味着切断了孩子的氧气供应，所以应该马上分娩，否则婴儿可能会受到影响。
- 在水外分娩胎儿。
- 一旦婴儿的脸从水中出来，千万不要再将其浸下去。

脐带断裂

这种严重的事件如果很快发现通常是平安无事的。然而有时由于水比较混浊或位置原因，很难看到断裂的脐带。一些没有注意到这些问题的案例导致了严重的新生儿不良后果（Crow and Preston，2002）。

据称脐带断裂不是由没入水中导致的，而是由于婴儿被带出到水面以上的速度过快导致的（Nyombi，2014）。一定要小心地把婴儿抱进产妇的怀里避免牵拉脐带。如果脐带断裂，迅速抓住婴儿的脐带末端防止血液流失。使用血管钳夹牢。评估婴儿，必要时通知儿科医师。建议对新生儿血红蛋白进行评估。

肩难产

如果肩膀不能娩出，让产妇站起来，将一只脚放在池侧或台阶上面以加宽骨盆出口平面。如果这样不起作用，那么产妇必须立即离开分娩池。这会促使胎儿在骨盆内旋转以实现自然分娩。肩难产管理见第 17 章。

产后出血

胎盘剥离时会有少量出血。但是，如果你看到大量的新鲜血液在水中扩散，水很快就变成了褐红色。让产妇离开分娩池或快速排干水。PPH 管理见第 16 章。

失去意识

特殊情况下，产妇可能会昏倒，通常只是一个简单的晕厥。由于水的浮力支撑作用，抱起一个在水池里晕倒的产妇是很容易的，可以把她的头和肩膀舒服地举过水面。产妇往往会迅速康复而没有任何不良影响。发生严重的晕厥时，你需要几个人帮助把产妇抬出来。如果有条件使用升降机。家中分娩时寻求产妇伴侣的帮助。与同事一起练习可能出现的紧急情况的处理。更多信息见第 17 章。

小结

- 保持安静、放松的氛围。
- 鼓励摄入大量液体。
- 保持水温舒适：< 37.5℃。
- 定时监测产妇体温，每 30～60 分钟 1 次。
- 如果产程进展缓慢，建议产妇离开分娩池一段时间。
- 如果可能的话，分娩时不做任何干预。
- 水中分娩的宝宝通常呼吸缓慢，尤其是脐带仍在跳动时。
- 可以在分娩池中进行生理管理或积极处理。

有用的链接

Active Birth Pools. www.activebirthpools.com.

Cornelia Enning (German midwife who champions breech water birth). www.hebinfo. de/ (website in German but possible to use online translation; good pictures).

Howes birth mirror. www.kentmidwiferypractice.co.uk/howes-birth-mirror/.

Shaped, narrowish birth mirror made from high polished metal. Easily cleanable and useful to see around corners!

推荐阅读

Brainin, K., Tobias, A.（2015）Water birth safety and suggestions for new guidelines. *MIDIRS* 25（2）, 165−169.

Evidence Based Birth. https://evidencebasedbirth.com/waterbirth.Excellent summary of waterbirth evidence.

Garland, D.（2010）*Revisiting Waterbirth: An Attitude to Care*, 2nd edn. Palgrave Macmillan, London.

（刘珊珊　译　朱玮　校）

参考文献

Anderson, T. (2004) Time to throw the waterbirth thermometer away? *MIDIRS Midwifery Digest*

14(3), 370–374.

Baxter, L. (2006) What a difference a pool makes: making choice a reality. *British Journal of Midwifery* 14(6), 368–373.

Burns, E., Boulton, M., Cluett, E., et al. (2012) Characteristics, interventions and outcomes of women who used a birthing pool: a prospective observational study. *Birth* 39(3), 192–202.

Charles, C. (1998) Fetal hyperthermia risk from warm water immersion. *British Journal of Midwifery* 6(3), 152–156.

Cluett, E., Burns, E. (2009) Immersion in water in labour and birth. *Cochrane Database of Systematic Reviews*, Issue 2.

Cluett, E., Pickering, R., Getliffe, K., et al. (2004) Randomised controlled trial of labouring in water compared with standard augmentation for management of dystocia in the first stage of labour. *BMJ* 328(7), 314–318.

Cohain, J.S. (2010–11) Waterbirth and GBS. *Midwifery Today with International Midwife* (96), 9–10.

Crow, S., Preston, J. (2002) Cord snapping at a waterbirth delivery. *British Journal of Midwifery* 10(8), 494–497.

CQC (Care Quality Commission). (2013) *National Findings from the 2013 Survey of Women's Experiences of Maternity Care*. CQC, London. www.cqc.org.uk/sites/default/files/documents/ maternity_report_for_publication.pdf

CQC. (2015) *Survey of Women's Experiences of Maternity Care*. CQC, London. http://www. cqc.org.uk/sites/default/files/20151215b_mat15_statistical_release.pdf

Dahlen, H.G., Dowling, H., Tracy, M., Schmied, V., Tracy, S. (2013) Maternal and perinatal outcomes amongst low risk women giving birth in water compared to six birth positions on land. A descriptive cross sectional study in a birth centre over 12 years. *Midwifery* 29(7), 759–764.

da Silva, F.M., de Oliveira, S.M., Nobre, M.R. (2009) A randomised controlled trial evaluating the effect of immersion bath on labour pain. *Midwifery* 25(3), 286–294.

Davies, M.W. (2012) Water births and the research required to assess the benefits versus the harms. *Journal of Paediatrics and Child Health* 48(9), 726–729.

Dwyer, S. (2014) Water birth comes to the Coombe. *AlfaBirth*. http://alphabirth.ie/ waterbirth-comes-coombe

EBB (Evidence Based Birth). (2017) *Evidence on the Safety of Water Birth*. EBB, Lexington, KY. https://evidencebasedbirth.com/waterbirth/

Eberhard, J., Stein, S., Geissbuehler, V. (2005). Experience of pain and analgesia with water and land births. *Journal of Psychosomatic Obstetrics and Gynecology* 26(2), 127–133.

Edwards, N. (2013) Review of Davies (2012) article. *MIDIRS* 23(1), 69–71.

Garland, D. (2010) *Revisiting Waterbirth: An Attitude to Care*. Palgrave Macmillan, Basingstoke.

Garland, D.(2011) Exploring carers' views and attitudes towards the use of water during labour and birth. *MIDIRS Midwifery Digest* 21(2), 193–196.

GOV.UK. (2014) *Alert after Legionnaires' Disease Case in Baby*. Public Health England, London. https://www.gov.uk/government/news/alert-after-legionnaires-disease-case-in-baby

Hall, J. (2012) *The Essence of the Art of a Midwife: Holistic, Multidimensional Meanings and Experiences Explored Through Creative Inquiry*. University of the West of England. https://eprints.uwe.ac.uk/16560

Harper, B. (2002) Taking the plunge: re-evaluating water temperature guidelines. *MIDIRS* 12(4), 506–508.

Henderson, J., Burns, E., Regalia, A., et al. (2014) Labouring women who used a birthing pool in obstetric units in Italy: prospective observational study. *BMC Pregnancy and Childbirth* 14, 17.

Jowitt, M. (2001) Problems with RCTs and midwifery. *Midwifery Matters* 91, 9–10.

McKenna, J., Symon, A. (2013) Water VBAC: exploring a new frontier for women's autonomy. *Midwifery* 30(1), 20–25.

Mollamahmutoglu, L., Moraloglu, O., Ozyer, S. (2012). The effects of immersion in water on labor, birth and newborn and comparison with epidural analgesia and conventional vaginal delivery. *Journal of the Turkish-German Gynecological Association* 13(1), 45–49.

NICE (The National Institute for Health and Care Excellence). (2014, updated 2017) Intrapartum care for healthy women and babies CG192. NICE, London.

Nyombi, S. (2014) Why is there an increased incidence of cord rupture at water birth? *MIDIRS Midwifery Digest* 24(4), 476–478.

OASI. (2017) *OASI Care Bundle Project*. Royal College of Obstetricians and Gynaecologists, London. https://www.rcog.org.uk/en/guidelines-research-services/audit-qualityimprovement/third--and-fourth-degree-tears-project/

Odent, M. (1983) Birth under water. *The Lancet* 2, 1476–1477.

RCM (Royal College of Midwives). (2012) *Evidence Based Guidelines for Midwifery-Led Care in Labour: Immersion in Water for Labour and Birth*. RCM, London. www.rcm.org.uk

RCOG (Royal College of Obstetricians and Gynaecologists)/RCM. (2006) *Immersion in Water During Labour and Birth*. Joint Statement 1. RCOG, London.

Rosevear, S., Fox, R., Marlow, N., et al. (1993) Birthing pools and the fetus. *The Lancet* 342, 1048–1049.

Russell, K., Walsh, D., Scott, I., et al. (2014) Effecting change in midwives' waterbirth practice behaviours on labour ward: an action research study. *Midwifery* 30(3), e96–e101.

Willis, A. (2016) Does water immersion during labour and birth increase the risk of severe perineal trauma? A critical review. *MIDIRS* 26(4), 489–491.

Woolnough, K. (2014) *Legionella Expert Calls for Greater Vigilance*. Eurofins. http://www.worksmanagement.co.uk/people/news/legionella-expert-calls-for-greater-vigilance/ 13078/

Zanetti-Dallenbach, R., Lapaire, O., Maertens, A., Holzgreve, W., Hosli, I. (2007) Water birth: more than a trendy alternative. *Obstetrical and Gynaecological Survey* 62(4), 222–223.

第 8 章　胎位异常和先露异常

薇姬·查普曼 *Vicky Chapman*

定义	179
枕后位	182
面先露	189
额先露	191
臀先露	192
横位（肩先露）	192

引言

　　胎儿即将分娩时最常见的胎方位是头先露，通常是枕前位。然而有时会出现头先露的位置不佳或并非头先露的情况。胎位异常或先露异常多引起产程减慢，有时导致梗阻性难产影响自然分娩。其并发症包括产程延长、产妇疲惫、胎心率异常、器械助产或剖宫产、会阴裂伤加重，以及母婴相关并发症的增加（Gardberg et al.，2011；Caughey et al.，2014；Guittier et al.，2016）。优质的助产照护能够在产程进展不佳时尽早识别并且帮助产妇渡过那些艰难的时刻。本章探讨不同的胎位异常及先露异常情况、相关的助产护理及可能的结局。

定义

胎位异常

　　正常情况下胎头俯屈良好，先露为枕部（例如枕先露），此时胎头以最小径线——枕下前囟径（图 8-1a）能够通过产道。而胎位异常是指胎头的位置异常，导致胎头衔接的径线大于骨盆出口径。异常的胎位包括：

- 不均倾位——（枕横位入盆的）胎头侧屈以其顶骨先入盆（图 8-1b）。
- 胎头俯屈不良——常由于枕后位（图 8-2）导致。

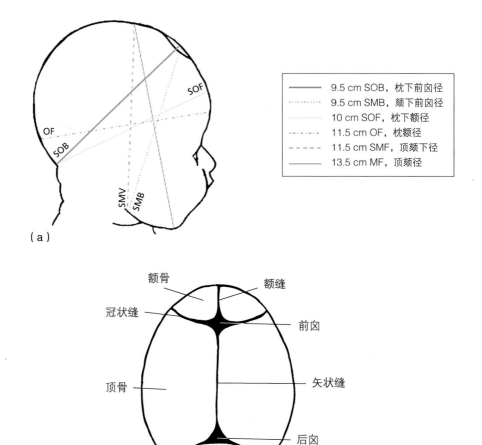

图 8-1 （a）胎头径线；（b）胎头颅骨冠状面

胎先露异常（图 8-3～图 8-6）

胎先露异常是指先露部是胎头以外的其他胎儿部分，例如面先露、额先露、臀先露（见第 14 章）或肩先露。

发生率

- 持续性胎位异常 / 胎先露异常（Gardberg et al.，2011）：
  - 持续性枕后位 5.2%。
  - 臀先露 3.1%。
  - 面先露 0.1%，额先露 0.14%，肩先露 / 横位 0.12%。

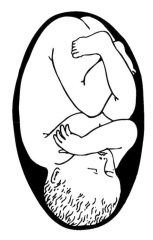

图 8-2 枕后位

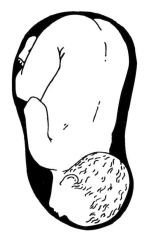

图 8-3 面先露

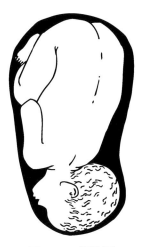

图 8-4 额先露

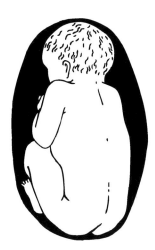

图 8-5 臀先露

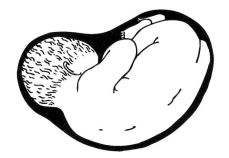

图 8-6 横位 / 肩先露

现状

- 在分娩过程中胎头位置改变较为常见（Lieberman et al.，2005）。
- B 超诊断枕后位及其他胎位异常时，较阴道检查（vaginal examination，VE）更为准确（Wiafe et al.，2016）。
- 胎位异常或胎先露异常时，产程一般进展较慢且阵痛更为强烈，因此产妇需要更多支持和积极的鼓励。
- 硬膜外麻醉镇痛率较高与胎位异常有关，证据表明硬膜外麻醉镇痛会影响胎头的成功转位（Lieberman et al.，2005；Caughey et al.，2014）。
- 肩先露是分娩中最严重的并发症，会导致产科急症。
- 负责家庭分娩的助产士及助产中心的助产士需要对胎先露、胎方位及并发症的评估具有一定警觉性，这些情况可能需要进行产科转诊。第二产程进展过慢可能会导致转诊更加困难或危险。

枕后位

最常见的胎位异常是枕后位，此时胎背贴在母体后方，胎头屈曲，枕部位于骨盆后方。枕后位时产程较长且产妇痛感更强。尽管大多数的枕后位胎儿能够旋转到枕前位，但仍有少部分持续性枕后位的情况发生。这种情况母婴结局多较差，母亲更易出现心理创伤（Simkin，2010）。

发生率及现状

枕后位发生率是 10%～34%（Akmal et al.，2005；Guittier et al.，2016）。大多数枕后位可以自行旋转为枕前位，但有 5%～7% 是持续性枕后位（Akmal et al.，2005；Gardberg et al.，2011）。

- 枕后位常见于初产妇，但既往有枕后位分娩史的经产妇也会出现，说明产妇的骨盆形状有一定的影响。
- 枕后位约占急诊剖宫产指征的 18%，并且增加器械助产的概率（Phipps et al.，2014a）。
- 持续性枕后位对初产妇有很大的影响（Gardberg et al.，2011），包括：
  - 缓慢又疼痛难忍的 "难产"。
  - 增加器械助产和剖宫产率。

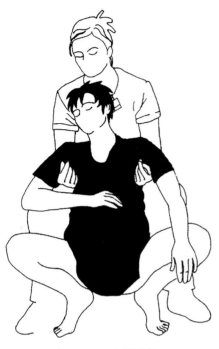

图 8-7　支撑蹲位

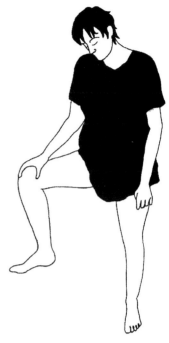

图 8-8　非对称性体位

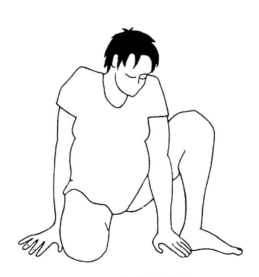

图 8-9　非对称性体位

这种体位对胎位不正的诊断具有一定的意义，例如枕后位或不均倾位。应当鼓励产妇采用不同的体位，从而选择一种更有效的体位。

- 增加会阴裂伤及括约肌损伤的发生。
- 枕后位增加胎儿的不良结局（Cheng et al.，2006）：
  ○ 胎心率不稳定和胎粪污染。
  ○ 增加新生儿产伤。
  ○ 5 分钟 Apgar 评分 < 7，血气分析提示酸中毒，转 NICU 率增加，住院时间延长。
- Fraser 等（2002）发现，硬膜外镇痛的产妇在第二产程诊断为高直位或枕后位时，难产的发生率增加。

有一项研究在产妇宫口完全扩张以前使用超声来确定胎位，结果表明大多数的持续性枕后位一开始都是由于枕后位转位失败，而不是枕前位或横位造成（Akmal et al.，2005）。

诊断

腹部触诊时胎儿胎背贴在产妇的脊柱上方，在产妇的脐周下方形成"杯碟状"凹陷，也就是胎儿的肢体部分。在子宫侧方能够听到遥远的胎心（Sutton，2000）。如果产妇在腹部触诊时半卧位会造成严重的背部疼痛。

如果（正常情况下）胎头俯屈，在**阴道检查**时可能探及阴道上方的前囟；若胎头俯屈良好，甚至可以探及阴道后方的后囟。但也可能会出现先锋头（即产瘤），影响胎头颅骨标志的判断。

超声（Ultrasound，US）检查对诊断胎位不正的准确性比阴道检查更高，尤其是在第二产程中阴道检查的准确性更差（Wiafe et al.，2016）。然而使用超声来诊断枕后位并不能改善结局，反而会在原有产妇及新生儿并发症发生率的基础上增加器械助产和剖宫产率（Eggebø et al.，2014；Popowski et al.，2015）。

枕后位分娩特点

- **早产或胎膜早破**，由于胎先露衔接不良导致。
- **极度背部疼痛**，在宫缩期尤甚，且伴随强烈便意（Sutton，2000；RCM，2012）。
- **宫缩可能不规则**，经常是两次宫缩后间隔很长一段时间。
- **第一产程减慢**，多由于宫缩不协调及胎先露直径过大（Sutton，2000；Simkin and Ancheta，2017）。
- **在宫口完全扩张以前产妇容易不由自主用力**，并且产妇多感觉十分痛苦。

Walmsley（2002）发现在枕后位中，产妇多提前用力，可能是一种在产妇宫口开全以前迫使胎先露俯屈、旋转从而变换为最佳胎位而导致的生理需求。是否应当禁止枕后位的产妇提前用力，防止宫颈水肿，仍存在一定的争议，目前尚无足够的证据支持。

- **胎先露的直径过大可导致第二产程减慢**，但同时也会促进阴道扩张。

第二产程中的人工转胎位术

人工转胎位术逐渐变成一项被忽视的技术（AAFP，2012）。它不需要任何器械，仅依靠手或手指将胎头从枕后位旋转至枕横位再到枕前位。不同的前瞻性及回顾性研究均表明，在第二产程中将枕后位转至枕前位能够缩短产程，提高阴道分娩率（Shaffer et al.，2011；Le Ray et al.，2013；Graham et al.，2014；Broberg，2016）。

Shaffer 等（2011）认为，人工转胎位术能减少 1/4 急诊剖宫产率，但会增加宫颈裂伤风险。Le Ray 等（2007）发现，在宫颈完全扩张时进行人工转胎位术更易成功，能够减少宫颈裂伤的发生，并且成功转位后可减少剖宫产率（转位失败后剖宫产率为 58%，而转位成功后剖宫产率为 3.8%）。在人工转胎位术后成功阴道分娩的案例中，所有的转位失败胎儿仍为枕后位，而所有的转位成功胎位均为枕前位。

然而一项 Cochrane 系统评价认为，目前针对第二产程早期实施人工转胎位术的利弊进行研究的报道，均不具备较高的质量和可靠性（Phipps et al.，2014b）。

助产士能否实施人工转胎位术是一个灰色地带。一项针对澳大利亚助产士的研究发现，有 18% 的助产士既往开展过人工转胎位术（Phipps et al.，2014b）。一些助产士为了避免其他同事的批评，可能会在进行阴道检查时悄悄进行人工转胎位术，这是因为大家普遍认为只有产科医师能够实施这一技术。

人工转胎位术

人工转胎位术常在宫口完全扩张、产妇排空膀胱且胎膜破裂以后进行（目的是为了避免宫颈裂伤及增加成功率）。

人工转胎位术中有两个关键步骤：俯屈和旋转（Phipps et al.，2014b）。

在两个步骤中，都是（用左手）将胎头按顺时针方向旋转到右枕后位，或（用右手）将胎头按逆时针方向旋转到左枕后位。旋转通常要经过若干次宫缩才能完成，并且需要产妇自主用力，从而加强自发的俯屈和旋转过程（AAFP，2012）。

俯屈

- 将手指置于枕部后方，在宫缩时手指稳定持续地用力（Phipps et al.，2014b）。这时手指像一个楔形面帮助胎头俯屈，从而将其转成枕前位（AAFP，2012）。

旋转

- 手指张开抓握胎头（避免直接在囟门上加压），必要时同时使用拇指，整个手像翻书一样内旋，将胎头轻轻地转到枕前位。

枕后位助产

枕后位没有一种很快捷的解决方法。Walmsley（2002）认为，最有效的助产干预可能是帮助产妇做好准备，应对产程长短不确定的情形，并且提供优质的助产支持。

尽管人工转胎位术具有积极的效果，但 87% 的枕后位能够自动转为枕前位（Gardberg and Tuppurainen，1994）。从枕后位转为枕前位需要一定的时间，因此产程时间更长，进展更慢。产妇的一般状态、应对能力和个人意愿都是重要的影响因素。对这类产妇需要提供有力的支持、表扬和鼓励，帮助其应对，保持积极的心态。

- 根据产妇的意愿**进食**、**进水**，避免脱水和酮症酸中毒。
- **定期排空膀胱**。
- **避免人工破膜**（Artificial rupture of the membranes，ARM）。一些学者认为，若产程进展缓慢，人工破膜会引起胎头突然下降，妨碍胎头向有利的胎位旋转，甚至使胎头停留在横位上（Chadwick，2002）。
- **使用促宫缩剂滴注**可能会有一定的好处，尤其是在第二产程，并且当产程进展过慢时可考虑尽早使用。尽管加强宫缩有一定的好处，但必须征得产妇同意后才能使用（见第 9 章）。
- **硬膜外麻醉镇痛**可以很大程度地缓解产妇疼痛，帮助其继续分娩。但其也会影响胎头向枕前位旋转，并且延长枕后位的产程，增加器械助产的风险（Fraser et al.，2002；Caughey et al.，2014）。英国皇家助产学会认为（RCM，2012），早期使用硬膜外麻醉镇痛是没有帮助的。

其他可用的措施

- 可以使用热水瓶或微波**加热**的热敷袋对产妇的腰部进行局部的热敷（Simkin and Ancheta，2017）。
- **温水浸浴较为舒适**，且通过浮力协助胎位改变。Cluett 和 Burns 进行的一项 Cochrane 系统评价发现，水浴能够缩短产程，减少药物镇痛和硬膜外麻醉镇痛的需要——这些对枕后位分娩的产妇都有帮助。
- 按照产妇的指示，用力地**按摩下背部或直接在骶骨上按压**，能够缓解不适。
- Simkin 和 Ancheta（2017）建议对不使用**硬膜外镇痛麻醉**的产妇进行盆骨按压，可能改善骨盆形状，帮助胎头旋转和下降（图 8-10），但目前尚无高质量的证据支持这种做法。

活动体位和直立位

长久以来，助产士提倡枕后位的产妇采取手膝位和非卧位的分娩体位。Sutton（2000）认为：“作为一个经验法则，当产妇的膝盖低于髋部时，骨盆中会留出充足的空间供胎头下降。”助产士应帮助产妇根据自己的感觉和喜好找到舒适的体位。

- **活动体位**促进宫缩，防止难产，增加阴道分娩的概率（Lawrence et al.，2013）。
- 一些助产士提倡**摇摆骨盆**、踩矮凳上下活动或原地踏步。
- **手膝位、膝胸位或屈膝跪位**（图 8-9、图 8-11 和图 8-12）能很大程度上缓解背部疼痛，许多助产士建议采用这些体位。一项针对枕后位宫口完全扩张时的研究表明，第二产程采用手膝位或屈膝跪位不能帮助胎位旋转，不影响分娩结局，但能够增加产妇的舒适感（Guittier et al.，2016）。目前尚无针对枕后位第一产程采用手膝位或屈膝跪位的研究。
- **与胎背方向相反的侧卧位**可缓解产妇的疲惫感，也可使硬膜外麻醉镇痛的产妇更加舒适。许多助产士认为这种体位能够借助重力作用，通过胎背的旋转进而帮助胎头旋转（Sutton，2000）。然而一项针对枕后位第二产程的大样本研究表明，尽管产妇的疼痛感减轻，但没有足够的证据支持上述这一观点（Le Ray et al.，2016）。

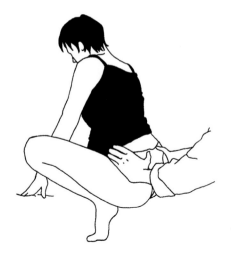

图 8-10　骨盆压迫

Simkin 和 Ancheta（2017）对这一操作进行了如下描述：产妇采取蹲位，陪伴者跪于产妇身后；陪伴者将手掌置于产妇髂后上棘，在每次宫缩时用力向中间推挤。待3～4阵宫缩后可能出现胎头旋转或下降，并且背部疼痛的感觉会明显缓解，但若产妇进行硬膜外麻醉镇痛或在推挤过程中感受到关节疼痛，不要进行此尝试。

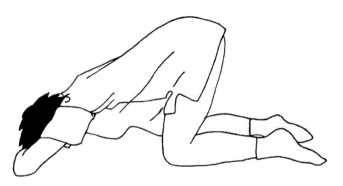

图 8-11　膝胸位

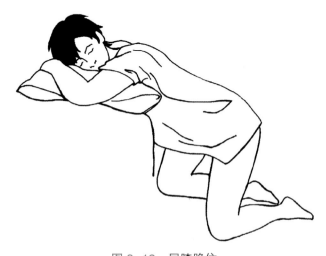

图 8-12　屈膝跪位

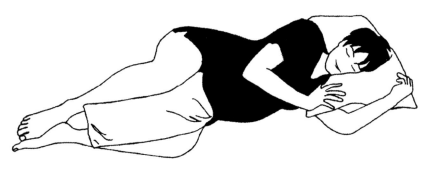

图 8-13　侧卧位

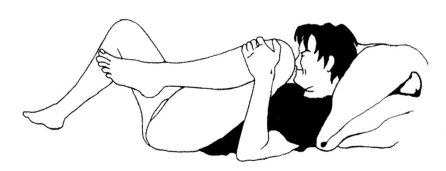

图 8-14　仰卧位单腿上抬

- **避免半卧位或坐卧位**。相反的，一些枕后位的产妇会选择采用完全平卧的体位，一侧腿外展或抬高（图 8-14）。在产妇有此意愿并且胎心正常的前提下（其可能增加仰卧位综合征的发生），这种体位能够伸展脊柱，可能对产妇而言更为理想。

面先露

见图 8-3 和图 8-15。

当发生面先露时，胎头过度仰伸，导致枕部靠近胎背，颏部成为指示点。面先露可继发于第二产程枕后位或额先露。大部分面先露是颏前位，通常不会造成太大问题，其引起的剖宫产率为 16.7%（Zayed et al., 2008）。而颏后位较为少见，且难以经阴道分娩（Gaskin, 2002；Zayed et al., 2008；AAFP, 2012）。这是由于胎儿颈部短于产妇骶部，因此不能够伸展至骶部空虚的地方。同时由于胎头过度仰伸，不能够适应产道的曲线。大多数研究报道了面先露和

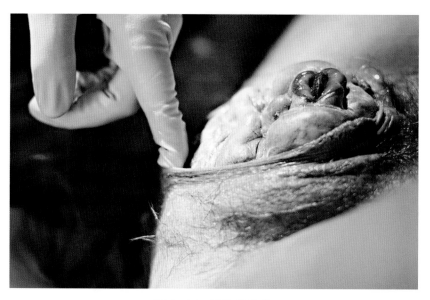

图 8-15　面先露分娩

图片由导乐和分娩摄影师 Kali Shanti Park 提供（www.mamamatters.com）。

额先露的不良结局，例如胎心异常、胎粪污染、Apgar 评分较低（Bashiri et al.，2008）。

发生率及现状

- 阴道分娩中发生率为 0.8%（Arsene et al.，2016）。
- 超过 50% 在第二产程中被诊断出来（Bhal et al.，1998）。
- 危险因素与"子宫对胎产势的固定作用减弱"有关，例如双胎、经产、低出生体重儿、早产、羊水过多（Arsene et al.，2016）或脐带过短（Gaskin，2002）。
- 黑人女性更易发生，可能由于其骨盆形状的特点导致（Shaffer et al.，2006）。

面先露的特点

- 胎头高浮（Gaskin，2002）。
- 检查时可感受到面部特征，口唇和两侧臼齿突起，摸上去形成一个明显的三角形。助产士需要明确触及的部分是颏部及口唇，排除额先露。注意在阴道检查时不要伤及胎儿眼睛（Chadwick，2002）。
- 面先露的第一产程宫口扩张可能较慢，但第二产程进展较为正常（Gaskin，2002）。

助产照护

颏后位很少见，且较难以通过阴道分娩，但 30% 颏后位能够在第二产程旋转为颏前位（Zayed et al.，2008；AAFP，2012）。自发的颏前位阴道分娩多伴随产妇舒适度的增加而变得相对容易（AAFP，2012）（图 8-15）。这类情况的分娩过程较罕见，因此可能会有较多医护人员围观。助产士需要保护产妇的隐私，将无关人员请出分娩室。针对新生儿可能出现的面部擦伤和水肿，要及时安抚产妇及其配偶，并告知出生后数小时或数天内会有所改善。

- 面先露禁止使用转胎位术或胎儿头皮电极及胎头吸引装置（AAFP，2012）。
- 一般不适用缩宫素加强宫缩（AAFP，2012）。
- 胎儿娩出时应注意，可能会出现脐带过紧、脐带绕颈或脐带过短的现象。

额先露

额先露不是一种固定的先露状态，多在胎儿娩出前转为面先露或顶先露（AAFP，2012）。额先露时胎头部分仰伸，以胎头径线最大的顶颏径衔接（图 8-1a），因此持续性的额先露很难通过阴道分娩，但也不是全无可能（Gaskin，2002）。少数成功的阴道分娩案例都是借助了器械，将胎头俯屈成为顶先露，在分娩前以枕后位居多（Hakmi，2009）。美国家庭医师学会（AAFP，2012）保守地建议，额先露不能按照正常的产程进展进行分娩，这种情况要求胎儿较小或骨盆空间较大。

额先露时脐带可能会绕颈（Gaskin，2002），胎心异常、胎粪污染、Apgar 评分较低均可能出现（Bhal et al.，1998；Bashiri et al.，2008）。

发生率及现状

- 阴道分娩中约有 0.2% 为额先露（AAFP，2012）。
- 超过 50% 的额先露在第二产程被诊断出（Bhal et al.，1998）。
- 多见于初产妇。

额先露的特点

- 产程进展较慢，产妇背部疼痛感觉剧烈（Gaskin，2002）。

- 由于先露部水肿及缺乏对额先露特征的认识，助产士较难准确描述阴道检查的结果（AAFP，2012）：
  - 前囟和额缝可在骨盆一侧触及，眼眶可在骨盆另一侧触及，也可感受到眼睛和鼻根的轮廓（Chadwick，2002）。
  - 先露部分通常高浮，且先露的径线很长（Gaskin，2002）。

助产照护

Gaskin（2002）建议，在第二产程采用骨盆压迫（图 8-10）并采取直立位或蹲位，能够增加顺产的概率。但如果胎头未转至顶先露，发生了梗阻性难产，则需要进行剖宫产（AAFP，2012）。

臀先露

见图 8-5。臀先露在本书第 14 章进行了详细介绍。

横位（肩先露）

肩先露是胎儿长轴横卧在母亲长轴之上，指示点是肩部（肩峰或背）（图 8-6），无法经阴道分娩。这是目前为止最为危险的胎先露异常。

发生率及现状

- 约有 1.7% 胎儿在 36～40 周时呈横位（Nassar et al.，2006），而仅 0.3% 在分娩时仍为横位，需要进行剖宫产（AAFP，2012）。
- 大多数肩先露发生在经产妇中。
- 高危因素包括多次孕史、羊水过多、胎盘前置、死胎滞留、早产、腹肌薄弱、子宫畸形。
- 由于先露部衔接不良，横位发生早产或胎膜早破及脐带脱垂的可能性增加（RCOG，2014）。

横位／肩先露特点

- 子宫形状较宽，宫底低于正常值，触诊时一侧为胎头、另一侧为胎臀，但骨盆较为空虚（AAFP，2012）。有时胎位难以摸清，在进入产程以后呈现横位。

- 阴道检查（禁用于胎盘前置）能够发现先露部高浮，有时可触及明显的肋骨结构或肩部、上肢、手。

助产照护

由于肩先露属于产科急症，因此当助产士怀疑产妇临产后出现肩先露时，应立即召集团队协作（在家可拨打急救电话，或由助产分娩中心转诊至医院）。必要时可能需要助产士进行胎头外倒转术（external cephalic version，ECV）或宫内胎足转置术（internal podalic version，IPV）（AAFP，2012）。

尝试进行**胎头外倒转术**，即便在进入产程以后，也有一定的成功概率。AAFP（2002）认为，在双胎分娩宫口开全时，第二胎的横位较容易转位，这是由于在第一胎娩出后子宫张力减小。胎足外转置术（当胎儿是臀先露而非头先露时）鲜有报道，这似乎是一种过时并且非常危险的操作。

人们多认为**宫内胎足转置术**对胎儿有害，因此更倾向于选择剖宫产。然而在紧急情况也可实施：进行阴道检查，必要时上推胎儿上肢，抓住胎足，轻拉至臀位。一旦进入产程，宫内胎足转置术就很难实施，因为子宫的形状与胎儿紧密贴合（AAFP，2012）。关于宫内胎足转置术的详细记录请参阅克里安（Kerrianne）的注解：

一周后产妇对我说："你见过我这种情况吗？"我回答说："没有，但我在一篇文章里面写到过双胎第二胎分娩的类似过程。"她说："亲爱的，你做得很好，我给你提供了实战经验！"（Kerrianne，2000）

肩先露时急诊剖宫产的指征：
- 脐带脱垂。
- 胎膜破裂。
- 胎头外倒转术或宫内胎足转置术失败。
- 产程过长（严重并发症可出现子宫破裂）。

小结

- 胎位异常（枕后位或枕横位）：
  - 常导致产程过长进展缓慢、腰背疼痛、人为干预增加、母婴并发症增加。

- 尝试使用直立位，正性鼓励及情感支持。
- 大部分能够成功阴道分娩，但枕后位的初产妇可能需要更多的干预。
- 胎先露异常（非顶先露）：
  - 常导致产程进展缓慢、腰背疼痛、胎儿窘迫及梗阻性难产。
  - **颏前位**是一种少见但能够顺利经阴道分娩的情况。
  - **额先露**或**颏后位**可在第二产程中自行转位，但若未转至合适胎位则难以经阴道分娩。
  - **肩先露**是一种急症，若不经高风险的干预措施无法通过阴道分娩，建议进行急诊剖宫产。

（刘莹 译 朱玮 校）

参考文献

AAFP (American Academy of Family Physicians). (2012) *Advanced Life Support in Obstetrics.* Course Syllabus Manual. AAFP, Leawood, KS.

Akmal., S.I., Tsoi, E., Osei, E., et al. (2005) Investigation of occiput posterior delivery by intrapartum sonography. Ultrasound in Obstetrics and Gynecology 24(4), 425–428.

Arsene, E., Langlois, C., et al. (2016) Prenatal factors related to face presentation: a case-control study. Archives of Gynecology and Obstetrics 294(2), 279–284.

Bashiri, A., Burstein, E., Bar-David, J., et al. (2008) Face and brow presentation: independent risk factors. Journal of Maternal and Fetal Neonatal Medicine 21(6), 357–60.

Bhal, P.S., Davies, N.J., Chung, T. (1998) A population study of face and brow presentation. Journal of Obstetrics and Gynaecology 18(3), 231–235.

Broberg, J., Rees, S., et al. (2016) A randomized controlled trial of prophylactic early manual rotation of the occiput posterior fetal head at the beginning of the second stage of labor vs. expectant management in nulliparas. American Journal of Obstetrics and Gynecology 214 (1) Supplement, S63.

Caughey, A.B., Cahill, A.G., Guise, J.M., et al. (2014) Safe prevention of the primary cesarean delivery. American Journal of Obstetrics and Gynecology 3, 179–193.

Chadwick, J. (2002) Malpositions and presentations. In: Boyle, M. (ed.), *Emergencies Around Childbirth*, pp. 76–9. Radcliffe Medical Press, Abingdon.

Cheng, Y.W., Shaffer, B.L., Caughey, A.B. (2006) The association between persistent occiput posterior position and neonatal outcomes. Journal of Obstetrics and Gynecology 107(4), 837–844.

Cluett, E.R., Burns, E. (2009) Immersion in water in labour and birth. Cochrane Database of Systematic Reviews, Issue 2.

Eggebø, T.M.I., Hassan, W.A., Salvesen, K.Å., et al. (2015) Prediction of delivery mode with ultrasound assessed fetal position in nulliparous women with prolonged first stage of labor. Ultrasound in Obstetrics and Gynecology 46(5), 606−610.

Fraser, W.D., Cayer, M., Soeder, B.M., et al. (2002) Risk factors for difficult delivery in nulliparas with epidural analgesia in second stage of labor. American Journal of Obstetrics and Gynecology 99(3), 409−418.

Gardberg, M., Tuppurainen, M. (1994) Persistent occiput posterior presentation — a clinical problem. Acta Obstetricia et Gynecologica Scandinavica 73, 45−47.

Gardberg, M., Leonova, Y., Laakkonen, E. (2011) Malpresentations — impact on mode of delivery. Acta Obstetricia et Gynecologica Scandinavica 90(5), 540−542.

Gaskin, I.M. (2002) *Spiritual Midwifery*, 4th edn, pp. 397−99. The Book Publishing Co., Summertown, TN.

Graham, K., Phipps, H., Hyett, J.A., et al. (2014) Persistent occiput-posterior: outcomes following digital rotation — a pilot randomized controlled trial. Australian and New Zealand Journal of Obstetrics and Gynaecology 54(3), 268−274.

Guittier, M.J., Othenin-Girard, V., De Gasquet, B., et al. (2016) Maternal positioning to correct occiput posterior fetal position during the first stage of labour: a randomised controlled trial. BJOG 123(13), 2199−2207.

Hakmi, A. (2009) Brow presentation does not mean caesarean section. Letter to the editor. Journal of Obstetrics and Gynaecology 28(2), 255−256.

Kerrianne (anonymous midwife). (2000) *Hand Presentation/Prolapsed Shoulder*. UK Midwifery Archives. Association of Radical Midwives, Hexham. http://www.midwifery.org. uk/?page_id=673

Lawrence, A., Lewis, L., Hofmeyr, G., et al. (2013) Maternal positions and mobility during first stage labour. Cochrane Database of Systematic Reviews, Issue 10.

Le Ray, C., Serres, P., Schmitz, T., et al. (2007) Manual rotation in occiput posterior or transverse positions: risk factors and consequences on the cesarean delivery rate. Obstetrics and Gynecology 110(4), 873−879.

Le Ray, C., Deneux-Tharaux, C., Khireddine, I., et al. (2013) Manual rotation to decrease operative delivery in posterior or transverse positions. Obstetrics and Gynecology 122(3), 634−640.

Le Ray, C., Lepleux, F., De La Calle, A., et al. (2016) Lateral asymmetric decubitus position for the rotation of OP positions: multicenter randomized controlled trial EVADELA. American Journal of Obstetrics and Gynecology 215, 511.

Lieberman, E., Davidson, K., Lee-Parritz, A., et al. (2005) Changes in fetal position during labor and their association with epidural analgesia. Obstetrics and Gynecology 105(5), 974−998.

Nassar, N., Roberts, C.L., Cameron, C.A., et al. (2006) Diagnostic accuracy of clinical examination for detection of non-cephalic presentation in late pregnancy. BMJ 333, 578.

Phipps, H., de Vries, B., Jagadish, U., et al. (2014a) Management of occiput posterior position in the second stage of labor: a survey of midwifery practice in Australia. Birth 41(1), 64−69.

Phipps, H., de Vries, B., Hyett, J., et al. (2014b) Prophylactic manual rotation for fetal malposition to reduce operative delivery. Cochrane Database of Systematic Reviews, Issue 12.

Popowski, T., Porcher, R., Fort, J., et al. (2015) Influence of ultrasound determination of fetal head position on mode of delivery: a pragmatic randomized trial. Ultrasound in Obstetrics and Gynecology 46(5), 520−525.

RCOG (Royal College of Obstetricians and Gynaecologists). (2014) *Green-top Guideline 50: Umbilical Cord Prolapse*. London, RCOG.

RCM (Royal College of Midwives). (2012) *Midwifery Practice Guideline: Persistent Lateral and Posterior Fetal Position at the Onset of Labour*. RCM, London.

Shaffer, B.L., Cheng, Y.W., Vargas, J.E., et al. (2006) Face presentation: predictors and delivery route. American Journal of Obstetrics and Gynecology 194(5), 10−12.

Shaffer, B.L., Cheng, Y.W., Vargas, J.E., et al. (2011) Manual rotation to reduce caesarean delivery in persistent occiput posterior or transverse position. Journal of Maternal- Fetal and Neonatal Medicine 24(9), 65−72.

Simkin, P. (2010) The fetal occiput posterior position: state of the science and a new perspective. Birth 37(1), 61−71.

Simkin, P., Ancheta, R. (2017) *The Labor Progress Handbook: Early Interventions to Prevent and Treat Dystocia*, 4th edn. Wiley-Blackwell, Chichester.

Sutton, J. (2000) Occipito posterior positioning and some ideas about how to change it. The Practising Midwife 3(6), 20−22.

Walmsley, K. (2000) Managing the OP labour. MIDIRS Midwifery Digest 10(1), 61−62.

Wiafe, Y.A., Whitehead, B., Venables, H., et al. (2016) The effectiveness of intrapartum ultrasonography in assessing cervical dilatation, head station and position: a systematic review and meta-analysis. Ultrasound 24(4), 222−232.

Zayed, F., Amarin, Z., Obeidat, B., et al. (2008) Face and brow presentation in northern Jordan, over a decade of experience. Archives of Gynecology and Obstetrics 278(5), 427.

第9章 产程延长

薇姬·查普曼 *Vicky Chapman*

产程延长	198
产程延长的原因	200
潜伏期延长	202
第一产程活跃期延长	204
第二产程延长	206
梗阻性难产	211

引言

分娩时宫缩强度和产程进展时好时坏，也就是说分娩没有一个标准的时长。（RCM，2016）

在产妇经历漫长产程时给予支持，是助产士角色中最难同时也是最有意义的一项内容。分娩是一个复杂的过程，其中的心理和生理变化密不可分。一些产妇天生就比其他人产程更长。

根据评估宫口扩张的数值去定义"产程减慢"有一定的困难，宫口扩张是不可预测的，并且不一定呈现出线性的进展特点。宫口扩张的速度"综合了生理和心理变化的结果"，不能将它局限为一个数学模型应用在每个产妇身上（Ferrazzi et al.，2015）。甚至连宫口扩张至 4 cm 进入活跃期这一标准定义（NICE，2014）都具有一定的争议。有学者建议将这一标准改为 5 cm 甚至 6 cm，这本身就会减少产程停滞的诊断（Zhang et al.，2010；Neal et al.，2012；Caughey et al.，2014）。

对产程进展过慢的诊断会导致产妇将正常生理性的产程误认为异常的需要产科医疗干预的过程。有时这也合乎情理，一些产妇愿意接受适当的医疗干预。但如果将正常的产程进展缓慢界定为异常情况，就可能会引起争议，导致助产士及产妇无法在正常分娩的范畴内继续试产。本章内容就产程延长进行讨论，并提供一些临床指导。

发生率及现状

- 产程进展缓慢（难产）的诊断具有一定的主观性，不同的执业人员与不同机构报道的数据均有所差异（Walsh，2010）。难产的诊断对初产妇的影响较大，在一些英国医院中有高达 57% 的产妇进行了缩宫素引产（Mead，2007）。
- 产程过长可导致第二产程延长、产妇发热、肩难产、低 Apgar 评分、胎儿酸中毒和转 NICU 率增加。
- 一些消极的产时护理会影响产程时长：缺乏分娩支持、限制活动、半卧位、无保护隐私或过度刺激的环境、镇静药物的使用和硬膜外麻醉镇痛的应用（均会在后续进行讨论）。良好的助产支持能够避免上述不良影响。
- 分娩时常规会阴侧切不是必要的操作，然而对产程进展缓慢的初产妇来说，尽管会阴侧切不减少缩宫素引产的使用率，但其可能产生积极的影响，并且缩短产程（Smyth et al.，2013）。
- 使用缩宫素加强宫缩能够缩短约 2 小时的产程，但对器械助产及剖宫产率没有影响（Bugg et al.，2013）。即便是在新生儿出生体重正常的案例中，缩宫素引产也是阴道严重裂伤的独立危险因素（Rygh et al.，2014；Webb et al.，2017）。

产程延长

过去 50 年的分娩照护中有一个明确的特点，就是对病理性产程延长过度担忧，以至于全球范围内都接受了这一产时管理的关注点。（Walsh，2007）

NICE（NICE，2014）认为**活跃期**的时长在不同产妇中存在差异，但其建议：

- 初产妇平均为 8 小时，一般不超过 18 小时。
- 经产妇平均为 5 小时，一般不超过 12 小时。

NICE（2014）将第一产程停滞定义为：对所有产妇而言，4 小时内宫口扩张 < 2 cm，同时也包括经产妇产程进展减慢。

有证据表明，正常的产程进展也难以预测（Ferrazzi et al.，2015），并且宫口扩张不一定按照 Friedman 产程图（1954）呈线性模型或按照 Zhang 产程图呈标准产程曲线（Zhang et al.，2002）。Zhang 等研究（2010）认为，在宫口扩张至

6 cm 以前，采用 2 小时产程进展情况作为诊断产程停滞的标准过于短；但在宫口扩张 6 cm 以后，采用 4 小时产程进展情况这一标准又过于长。

NICE（2014）对"产程停滞可能"和"产程停滞"的诊断很可能是基于现有最佳的产程时长的证据得出的，但其诊断标准是否能够适用于分娩中的个体案例则需要进一步印证。（Ferrazzi et al.，2015）

临产的定义

一项大型研究发现，经产妇宫口扩张至 5 cm 以后才进入活跃期，而初产妇可能更晚进入活跃期（Zhang et al.，2010）。目前的专家共识认为，需要对传统的产程进行重新划分，将活跃期从宫口扩张至 4 cm 开始改为 5～6 cm 开始（Zhang et al.，2010；Neal et al.，2012；Caughey et al.，2014）。

产妇越早因临产（例如宫口 < 4 cm）收治入院，进行医疗干预的概率越大（Kauffman et al.，2016；Mikolajczyk et al.，2016）。Kauffman 等发现，过早收入院的初产妇有 58.5% 使用了缩宫素，而较晚收入院的初产妇仅有 36.6% 使用缩宫素；前者剖宫产率增加到 21.8%，而后者剖宫产率为 14.5%。此外 NICU 收治率在过早收入院的产妇中也较高。

评估产程进展与产程图

助产士使用多种方法来评价产程进展（见第 1 章）。阴道检查（VE）是应用最为广泛的一种方法，但其过于主观且具有侵入性，目前支持这一常规检查方法的证据均为质量等级较低的研究（Downe et al.，2013）（也可参见第 2 章）。

产程图（宫颈扩张图）起源于 Friedman 针对宫口扩张平均时长的研究，其根据宫口扩张程度及警戒线 / 处理线来评价产妇综合情况，提供了一种直观可视的评估方法。尽管一项 Cochrane 系统评价不建议将绘制产程图作为常规，但也提出将其彻底废除有一定的困难和阻力（Lavender et al.，2013）。NICE（2014）建议在产程图中使用 4 小时作为处理线，但这一建议在现有的证据看来也不适用于大部分的产妇。Downe 等（2013）探讨了目前产程进展评估中已知和未知的特点对临床实践产生的作用，以及助产士在实践中的真实做法和在医疗文书上记录之间的差异，例如：在病历上记录 5～6 cm 而非 5 cm，从而避免产妇被诊断为产程停滞；将宫口开全记录为"宫颈前唇水肿"（Anterior lip），来延长第二产程的时限。

产程延长的原因

医院环境常常给产妇带来诸多限制——检查器械、侵入性操作、陌生人的打扰、缺乏隐私保护……这些因素给产妇带来的恐惧会产生巨大的影响，使产妇分泌应激激素，将产妇暴露于一种"逃跑或战斗"的心理状态当中。在思维层面，产妇可能认为医院是一个更为安全的环境，但其身体产生的反应却远非如此。（Lothian，2004）

真正发生梗阻性难产时，产妇、助产士及产科医师都会选择放弃试产。但正像我们讨论过的，这种情况其实很少见。大多数导致产程减慢的因素都可以通过良好的产程管理和恰当的干预加以消除。现代的助产实践营造了一种对产妇身心状况过度担忧的压力，这可能会导致"医源性难产"，而稍作调试则可以避免这种"医源性难产"的发生。表 9-1 列举了一些有益的实践措施。

产程进展过慢对一些具有不良影响因素的产妇来说，也属于正常的范畴。

- **胎位异常或胎先露异常**。见第 8 章。
- **头盆不称**（cephalopelvic disproportion，CPD）。既往生育过体重相仿的婴儿，且无难产史，就足以说明产妇骨盆条件尚可。CPD 很难预测，但若产程中胎头不下降或出现先锋头（即产瘤），宫口扩张 7 cm 以后难有进展或第二产程停滞，则足以诊断 CPD（Zhang et al.，2010）。危险因素包括糖尿病、巨大儿、胎位或胎先露异常。

表 9-1　促进产程进展

支持	○ 持续给予产妇产时支持，包括情感支持、缓解舒适度的措施、必要的信息支持和语言支持。若由经验丰富或至少接受过相关培训的女性提供产时支持，会取得最佳的效果。这些支持能够缩短产程、减少硬膜外麻醉镇痛的应用、提高自然分娩率、改善母婴结局、提高产妇满意度（Hodnett et al.，2013） ○ 非专业人员、家属及朋友也可以提供温馨舒适的关怀（Simkin and Ancheta，2017）
活动和体位改变	○ 在第一产程鼓励产妇活动和直立体位，能够缩短平均 1 小时 20 分钟的产程时间，减轻疼痛感，减少硬膜外麻醉镇痛及会阴侧切的应用，降低器械助产率及剖宫产率（RCM，2010；Gupta et al.，2012；Lawrence et al.，2013） ○ 直立位能够使骨盆打开，呈一条直线，帮助胎儿和骨盆更加贴合（Simkin and Ancheta，2017）

续　表

活动和体位 改变	○ 蹲位或膝位能够显著扩大骨盆出口平面（Borrell and Fenstrom，1957； 　Russell，1982） ○ 即使在产妇感到疲惫时仍可以采取支撑下的直立位，这种体位一般比 　半卧位更为舒适
安抚	○ 按摩、抚摸、握手和密切接触能够增加内源性缩宫素的产生、刺激加 　强宫缩（Simkin and Ancheta，2017） ○ 允许配偶陪伴产妇、鼓励照护者给予安慰和按摩并为此提供隐私 　空间 ○ 肢体接触较为私密，有些产妇可能不喜欢，助产士在使用这一技巧时 　要谨慎
液体摄入	○ WHO（2014）声明，应鼓励低危产妇在产程中进水，预防难产发生 ○ 不应该常规进行静脉补液，因为它会妨碍产妇活动并增加液体负荷过 　多的风险（WHO，2014） ○ 如果产妇恶心呕吐无法进水或因某些特殊情况禁水，可给予静脉补液 　（生理盐水或乳酸林格溶液），一项 Cochrane 系统评价认为这一干预能 　够缩短产程。当补液速度在 250 ml/h 时，剖宫产率明显低于 125 ml/h 　的补液速度（Dawood et al.，2013）
催眠	○ 三项美国的研究（n=62）表明，在产时进行了催眠的产妇使用缩宫素 　的概率降低（WHO，2014）
温水浸浴	○ 刺激缩宫素和内啡肽的分泌（Ockenden，2001） ○ 在难产的初产妇中使用温水浸浴与药物引产加强宫缩的效果相同，且 　减少硬膜外麻醉镇痛的使用（Cluett and Burns，2009）（见第 7 章）
间歇导尿 （如有必要）	○ 膀胱充盈理论上会妨碍产程进展 ○ 如需导尿，尽可能进行一次性间歇导尿。多项随机对照试验表明，第 　二产程留置导尿与产程停滞有关且增加了 3 倍的剖宫产率（Wilson 　et al.，2015）

- **硬膜外麻醉**可能导致产程减慢（Hasegawa et al.，2013）、转胎位失败及器械助产概率增加（Lieberman et al.，2005；Antonakou and Papoutsis，2016）。发生率在不同机构和国家中有所差异，这更多地反映出医院的照护模式而非产妇的主观选择。硬膜外麻醉应给予那些真正有需求的产妇。

- **较为少见的身体因素**：
  - **骨盆异常**。严重的活动障碍或负重能力差，例如脊柱裂或既往包括脊柱损伤在内的身体创伤。

- ○ **宫颈异常**，偶尔见于宫颈手术后。在进入产程较长一段时间后，宫颈内口仍较紧且质硬。这种情况多发生在潜伏期，但不影响生产。
- **医疗机构常规欠规范**，包括限制活动、仰卧位屏气用力、限制食物及液体摄入、过度使用止痛药物、限制分娩陪伴（如导乐或提供支持的女性陪伴者）。
- **情感压力**增加儿茶酚胺类的分泌、拮抗缩宫素效应、抑制宫缩（Simkin and Ancheta，2017）。害怕、疲惫和极度疼痛都可能会引起产妇情感压力，主要方面如下：
  - ○ **环境因素**。光线过强、缺乏隐私、环境温度过低、环境嘈杂（尤其是附近分娩室中有其他产妇在屏气用力或大声喊叫时）。如何为产妇提供良好的分娩环境见本书第 1 章。
  - ○ **未与照护者建立良好的医患关系**（缺乏体贴关怀、支持和信任）可能会导致严重的危害和巨大的压力，尤其在产妇感觉十分无助并且主观意愿被忽视时。
  - ○ **既往心理障碍和焦虑**，如恐惧分娩、既往产伤史、受虐待、创伤、抑郁或其他心理疾病（Simkin and Ancheta，2017）。

对产程进展减慢的产妇直接采取剖宫产结束分娩，会导致母亲发生并发症且不会改善新生儿出生结局（Walsh，2000；Laughon et al.，2014；Gimovsky and Berghella，2016）（更多关于剖宫产合并症的内容参见本书第 11 章）。

潜伏期延长

分娩的"潜伏期"或"早期"这一概念是由专业人员提出的，也是为专业人员提出的。（Carlsson，2016）

更多内容参见本书第 1 章。潜伏期有时可以持续数天（Burvill，2002）。在未出现并发症以前不需要任何医疗干预。

众所周知，产妇越早收治入院，接受医疗干预的可能性越高。在机构分级评估制度下，分娩早期评估中心的设立和家庭评估的开展，显著降低了医疗干预率，包括产房住院时长、引产率、镇痛药物和硬膜外麻醉的使用率，同时还提高了自然分娩率，提升了产妇的分娩体验（Lauzon and Hodnett，2001；Hodnett et al.，2008；Spiby et al.，2014）。

助产照护

潜伏期延长会导致产妇十分疲惫失去信心，产生能否顺产的疑虑。在产程早起，产妇需要感受到她们身处在一个安全的分娩场所。她们对自己分娩经历的主观认知——自然生理过程或医疗处理过程，极大程度地影响她们对分娩场所的选择：家中还是医院（Carlsson，2016）。若产妇认为在医院分娩更为安全，她们会表示临产后早期在家中等待的时间难以消磨，并且持续地焦虑担忧入院前的这段时间（Nolan，2011）。

产妇对潜伏期的预期不同于助产士，她们更重视漫长产程中的陪伴，并且不满于焦虑情绪被忽视。即使产妇未被医务人员告知产程延长的诊断，她们也认为自己没有得到足够的关注（Carlsson，2016）。而助产士则认为处在十分矛盾的境地中——为产妇提供个体支持的愿望和作为产房"守门人"尽可能减少医疗干预的倾向（Spiby et al., 2014）。

- 给产妇充分的试产时间。NICE（2014）建议，在入室评估时给予产妇一对一的照护，并且要持续最少 1 小时。陪伴产妇安静地度过数次宫缩，期间保持微笑，与产妇交谈，对其疼痛感表示十分理解，并告知潜伏期漫长是正常的。
- 理解产妇陪伴者的焦虑，并提供支持和指导。
- 在临产前 24 小时内正常饮食、休息和睡眠的产妇，其潜伏期通常更短，但也要考虑其他因素，如胎位异常、胎儿估重和产妇年龄（Dencker et al., 2010）。
- 提供可行的镇痛方法：
  - 一般药物镇痛
  - 温水浸浴
  - 按摩、热水瓶
  - 分散注意力、呼吸练习、保持忙碌（例如散步、做饭、看电影）
- 不要过于谨慎，不敢让产妇回家待产。但应当告知产妇及其陪伴者何时需要打电话求助，以及打电话给何人（NICE，2014）。

仍有一小部分的产妇潜伏期十分漫长并且无法忍受阵痛。她们容易感觉疲惫、恶心、脱水和绝望。这时可能需要强效镇痛药，如盐酸哌替啶可能有效，且帮助产妇放松和小憩。在潜伏期（宫口扩张 1~4 cm），为产妇进行硬膜外麻醉镇痛似乎不增加产程延长的风险；另外与活跃期（宫口扩张＞4 cm）进行硬膜外麻醉镇痛的初产妇相比，不增加剖宫产率（Wang et al., 2009）。

第一产程活跃期延长

目前对于难产的认知仍停留在对第一产程活跃期及其进展特点的过时的定义上，及对其处理的模棱两可的证据中。（Karacam et al., 2014）

活跃期的宫缩频率增加、强度增加、疼痛感增强，这一特点可以用来评估"产妇的宫缩是否较前1个小时相同，还是更加频繁更加疼痛"。尽管一些进展较慢的产妇可能会感到疲惫、失去信心且需要帮助，但仍有一些产妇能够很好地应对，"自我投入"，不知不觉便度过了第一产程。这时需要一种"边等边看"的心态。

NICE（2014）建议，在考虑产程延长的可能时，需要综合评估各方面的进展，包括：

- 胎头**下降程度**和**旋转**情况。
- 宫缩**强度**、**持续时间**及**间隔**的变化情况。
- **宫口扩张情况**：如果初产妇4小时内宫口扩张＜2 cm或经产妇产程进展减慢，考虑产程延长可能。不管产妇此时是否进行人工破膜，NICE都建议2小时后再次行阴道检查，如果宫口进展仍≤1 cm，就诊断为产程延长。

但要注意下面几点：

- 不管NICE的定义如何，在初产妇活跃期刚开始时，宫口扩张速度通常是＜0.5 cm/小时的（宫口扩张3～4 cm时每扩张1 cm约1.2小时，随后宫口扩张7～8 cm时每扩张1 cm约0.4小时）；而对所有产妇来说，在活跃期后期，宫口扩张速度更快（Neal et al., 2010；Zhang et al., 2010）。
- 产次不同的经产妇多具有相似的产程进展过快的产程图，而初产妇更多呈现出不同变化特点的产程延长的产程图（Zhang et al., 2010）。
- 宫口扩张至7 cm以后出现的产程减慢尤其需要注意观察（Zhang et al., 2010）。

助产照护

为了增加内啡肽的分泌，促进产程进展，需要牢记所有优质分娩照护的基本原则，包括一对一的助产支持（表9-1）。助产士能够积极地改善分娩环境：确保灯光调暗、关闭分娩室房门、拉窗帘、播放产妇喜欢的音乐（NICE，2014）、保护隐私、减少打扰、鼓励陪伴者进行按摩和支持。关注基本的生理需求也很有帮助——产妇是否感觉饥饿或者口渴？产妇上次排尿是什么时间？产妇是否尝试自由活动或直立体位？

沟通时要增加敏感性，及时告知产妇进展情况，必要时进行解释，对焦虑的问题尽可能提供解决方法。沟通时还要尊重事实。在一些案例中，例如胎位异常，产妇需要接受产程减慢的事实，并且尝试一些帮助产程进展的措施（见第 8 章）。不要给产妇"空的"承诺，诸如"不要对此焦虑，你不会有事的"此类的话语，这不会缓解产妇的焦虑，甚至对先前讨论并已经解决的问题也无意中产生了暗示。

提供帮助的措施：

- 尽可能首先尝试**简单的生理性实践措施**（表 9-1）。如果无效，参考 NICE（2014）的建议。
- 考虑**人工破膜**（见第 2 章）。不管是否进行人工破膜，2 小时后都要再次进行阴道检查评估进展情况。

框 9-1　缩宫素的使用

- 缩宫素在产房中作为处理产程延长的常规手段，应用十分成熟。
- 缩宫素能够缩短产程约 2 小时，但不影响急诊剖宫产率或器械助产率（Bugg et al.，2013；NICE，2014）。
- 尽管总的急诊剖宫产率保持不变，但导致急诊剖宫产的原因有所变化：应用缩宫素减少了因产程减慢导致的剖宫产，但增加了因胎儿窘迫导致的剖宫产。在一项限制缩宫素用于产程进展极其缓慢的产妇的研究中，催产素使用率从 34.9% 降低至 23.1%，结果发现急诊剖宫产率下降（从 6.9% 降至 5.3%），且由胎儿窘迫导致的剖宫产减少。然而，产程 > 12 小时的发生率增加（从 4.4% 增加至 8.5），并且产后出血发生率增加（从 2.6% 增加至 3.7%）（Rossen et al.，2016）。
- 缩宫素引产是产科肛门括约肌损伤的独立危险因素，包括在胎儿估重正常的情况中也是如此（Rygh et al.，2014；Webb et al.，2017），"我们认为缩宫素引产可能减弱子宫对宫缩的调控及会阴组织的支撑性，因为引产导致产程进展过快，增加会阴裂伤的风险"（Rygh et al.，2014）。
- 应密切观察产妇是否出现子宫过度刺激、胎心率有无异常，建议进行持续胎心监护（NICE，2014）。
- 缩宫素引产对剖宫产后经阴道分娩（VBAC）的产妇具有一定风险（见第 12 章）。
- 经历过缩宫素引产的产妇多认为使用缩宫素的经历很糟糕，疼痛也更加强烈，并且希望在下一次的分娩中尽可能不要使用缩宫素（Keirse et al.，2000）。
- 缩宫素使用的方法、不良反应和禁忌证见第 19 章表 19-2。

如果宫口扩张≤ 1 cm，NICE 建议：

- 将产妇转诊至具有急重症照护能力的机构进行产科检查。产科医师可以选择**继续观察**，或隔 4 小时再次阴道检查后建议使用缩宫素（见框 9-1）。
- 产妇在进行**缩宫素引产**前应了解：
  ○ 缩宫素引产会缩短产程，但对分娩方式及其他结局不会产生影响。（这时产妇可能会问缩宫素引产是否真的有效。）
  ○ 缩宫素引产增加疼痛感，可能会引起宫缩过强过频，建议期间持续进行电子胎心监护。
  ○ 产妇应该考虑进行硬膜外镇痛麻醉，或提供更多的止痛药物。
- 如果出现以下情况，建议行**剖宫产**：
  ○ 缩宫素引产的禁忌证。
  ○ 产程进展无任何变化。
  ○ 胎心率出现异常。

静脉滴注缩宫素的方法见第 19 章表 19-2。

第二产程延长

"第二产程延长"的发生率在初产妇中约为 10%（若产妇进行硬膜外麻醉镇痛为 14%），在经产妇中约为 3%（若产妇进行硬膜外麻醉镇痛为 3.5%）（Cheng and Caughey，2015）。然而，目前对于第二产程时长的定义大多基于专家共识，研究表明若"放宽"第二产程时间则阴道分娩率会显著增加（Laughon et al.，2014；Gimovsky and Berghella，2016）。其他影响第二产程的因素有种族、硬膜外麻醉镇痛的使用、产妇的分娩体位。在产妇选择直立位、不做屏气用力指导且不受第二产程时长限制时，自然分娩率大大增加（Walsh，2000；Gupta et al.，2012）。

对单纯产程减慢不伴并发症的产妇而言，使用器械助产或急诊剖宫产（这对产妇是一种疼痛且创伤的经历）可能会增加并发症的发生率。器械助产的母婴并发症已广为熟知（见第 10 章）。第二产程行剖宫产更加困难，需要将胎儿从骨盆更低的衔接位置取出，这也并不是一种终止第二产程减慢的安全方式，因为产程减慢也可以通过阴道分娩（Walsh，2000；Laughon et al.，2014；Pergialiotis et al.，2014）。第二产程行急诊剖宫产的发生率呈上升趋势，但其确实与母亲并发症（出血量、输血率及重症监护室收治率）、围产儿并发症或死亡率（5 分钟 Apgar 评分 < 7 分、NICU 收治率和新生儿死亡率）增加有关（Pergialiotis et al.，2014）。

Gimovsky 和 Berghella（2016）发现，当初产妇第二产程延长超过 1 小时（基于 NICE 的定义）时，由于产程延长导致的急诊剖宫率占到了一半以上，其并发症及死亡率未增加。然而该研究仅为小样本。在一项包含经产妇的大样本研究中发现，剖宫产可略微增加产妇感染的风险、Ⅲ度及Ⅳ度会阴裂伤、尿潴留的风险（Laughon et al.，2014；Stephansson et al.，2016），同时略微增加新生儿败血症及胎儿酸中毒的风险。并发症风险最高的是既往剖宫产的经产妇，其次是初产妇。

这些研究结果与以往相关研究一致：不管以何种方式结束妊娠，第二产程延长都增加分娩风险。第二产程试产的时间越长，阴道分娩成功的可能性越大，但可能会以小部分的母婴并发症为代价。

评估产程

NICE（2014）将第二产程延长定义为：

- 初产妇第二产程**活跃**超过 2 小时，建议在 3 小时后行器械助产。
- 经产妇第二产程**活跃**超过 1 小时，建议在 2 小时后行器械助产。
- 不管初产还是经产，都应在 4 小时内结束分娩。

NICE 建议：

- 对第二产程活跃的初产妇在 1 小时行阴道检查（经产妇为 30 分钟），来评估旋转和下降程度。但这对初次妊娠者可能收效甚微，因其很难在 1 小时后分娩。
- 若胎膜完整，可进行人工破膜，考虑使用强效镇痛药物。
- 如第二产程活跃超过 2 小时（经产妇为 1 小时）仍未分娩，需要转诊至产科。若无胎心异常，产科医师需要每 15～30 分钟评估 1 次。
- 若初产妇超过 3 小时未分娩，经产妇超过 2 小时未分娩，应尽快结束第二产程。

更多内容参见第 1 章（第二产程）。

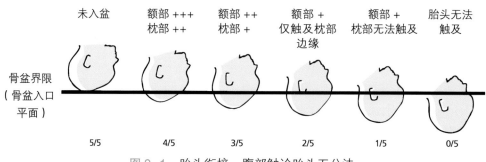

图9-1　胎头衔接：腹部触诊胎头五分法

产程减慢的检查项目

- 宫颈是否充分扩张？
- 产妇膀胱是否充盈？
- 产妇自主用力意愿是否强烈？产妇是否第二产程进展较慢？若是，嘱产妇暂停用力，等待产程进展。NICE（2014）建议，不管产妇是否进行了硬膜外麻醉镇痛，只要产妇没有屏气用力的意愿，都需要等待一个小时。
- 对接受硬膜外麻醉镇痛的产妇指导用力，见第1章。
- 产妇是否为仰卧位，或长时间保持同一种体位？若是，帮助她改变体位，尝试直立位。
- 宫缩是否协调？若第二产程平均的宫缩间隔时间过长，需要考虑缩宫素催产的必要性。若宫缩强度不够或不协调，见表9-1。若初产妇宫缩持续较弱，不要等待1小时再行阴道检查，而应及时与产科医师讨论，因为他们可能会建议使用缩宫素加强宫缩（NICE，2014）。

需要记住：

○ 密切观察母婴情况。
○ 胎头水肿和先锋头会掩盖实际的胎头下降，因此要注意结合腹部触诊判断下降程度。
○ 若宫缩正常的情况下产程没有任何进展，极有可能为梗阻性难产。
○ 在进入第二产程后注意观察胎方位和下降程度，这些因素会提示何时进行阴道检查和产科转诊（NICE，2014）。

第二产程减慢的助产照护

保持环境安静，光线柔和，适于放松。避免不必要的噪声和光线刺激，减少注意力分散，减少干扰，这些都可以减少自主神经刺激。保护产妇的隐私，避免使用聚光灯，不要每次宫缩都把目光关注在产妇的会阴部。

减少焦虑。新生儿的到来可能会使产妇感到焦虑，轻则担心婴儿状态，重则恐惧疼痛和会阴裂伤（Simkin & Ancheta，2017）。助产士可能无法缓解产妇的恐惧感，但应该对此表示认同，并且表扬和安慰产妇，尤其在其屏气用力时。使用光线昏暗、环境安静的水中分娩室常具有一定帮助。

减少限制。在产妇感觉紧张、害怕或压抑时，不要将注意力集中在其会阴部，而需要关注其整体状况，提供安静、私密、放松的照护。若情况允许，建议产妇自行如厕，允许其坐在马桶上短时间用力，递给产妇呼叫铃并且等候在旁边。

避免产妇疲劳。对感觉疲惫没有信心的产妇，适当的刺激能够使其获益，例如提供点心、毛巾、音乐、改变体位、开窗通风，或借助调亮光线、唤醒和支持，帮助陪产者缓解困乏。

避免助产士疲劳。我们都有过陪伴产程进展较慢的初产妇渡过一整夜的经历，助产士会感到精疲力竭十分困倦。这时没有什么很好的消除疲劳方法，但可靠的同事能替换你去寻找一些食物补给，或让你休息片刻找回状态。

为幼年遭受过性侵的女性提供支持。帮助这类产妇关注目前的状态，劝慰其体验到的感觉是由于胎儿即将分娩而导致。指导女性如何反抗性虐待而避免再次陷入这一痛苦经历的信息，参见第 2 章。

第二产程减慢的有效体位

与第一产程相类似，自由活动和直立体位能够刺激宫缩，促进胎头下降，从而缩短第二产程，减少会阴侧切率，促进自然分娩（Gupta et al.，2012）。自由活动和改变体位是一种简单但十分有效的干预措施。在第二产程采用直立位时，产妇经常会不由自主晃动骨盆，在宫缩时表现为左右摇摆或绕环运动。

- **支持性蹲位、屈膝跪位、非对称性体位（如上马位）**对胎位不正和高直后位有一定的效果。
- **鼓励产妇更换"爬坡式"的体位**，多次上下产床，也可踩矮凳或楼梯上下，这样能够帮助旋转胎位，放松腰椎。
- **截石位**。对器械助产的阴道分娩产妇，截石位是一种较常见的分娩体位，其帮助双腿外旋（一种夸张的平卧式蹲位）。该体位应用时要多注意其潜在的不良风险，如深静脉血栓（DVT）、主动脉瓣堵塞和会阴裂伤。

第二产程硬膜外麻醉镇痛

NICE（2014）建议，硬膜外麻醉镇痛的产妇要推迟 1 小时开始用力，除非产妇有用力的感觉或胎头拨露。建议 4 小时后未结束分娩者进行器械助产。

一项美国的大型研究发现，不论是初产妇还是经产妇，硬膜外麻醉镇痛延长第二产程时长最多可达 2 小时（Cheng et al., 2014）。尽管硬膜外麻醉镇痛增加器械助产率，但其原因主要归结于以下几点：

- **推迟用力**约 2 小时，或直到在阴道口看见胎头才开始用力（Fraser et al., 2000; Roberts et al., 2004）。
- **避免留置导尿**。硬膜外麻醉镇痛可导致尿潴留，进而影响产程进展，此时应仅考虑进行间歇导尿（表 9-1）。
- **产妇体位**。一项 Cochrane 系统评价发现，硬膜外麻醉镇痛的产妇在第二产程中如何选择一种最佳的分娩体位，尚没有足够的证据支持（Kemp et al., 2013），但其他未使用硬膜外麻醉镇痛的研究表明，非仰卧位具有一定好处（见第 1 章）。
- **用力指导**。对深部神经阻滞的产妇，需要指导其何时以及如何用力。伴随缩宫逐步用力，这样产妇不至于用力过早或用力不当。鼓励产妇用力时尽可能用尽全力。当产妇有效用力时给予积极的反馈。有些产妇希望能通过镜子看到自己用力的过程（但不是所有的产妇都希望如此）。
- **不要让硬膜外麻醉镇痛过早失去药效**，这不会增加自然分娩率，反倒增加产妇的焦虑情绪（NICE，2014）。

第二产程延长的产科转诊

产科医师很可能会重新进行阴道检查评估情况，并给出如下建议：

- 若胎儿即将娩出则**"边等边看"**。
- 如出现胎位异常，行**人工转胎位术**，见第 8 章。
- **考虑应用缩宫素**（同时行电子胎心监护）。NICE（2014）给出关于第二产程缩宫素使用的建议仅包括："如初产妇第二产程开始后宫缩较差，考虑应用缩宫素，同时给予局麻药物。"然而，若产科医师在第二产程开始活跃 2 小时（初产妇）或 1 小时（经产妇）后才首次评估产妇，他们更倾向于不使用缩宫素。十分明确的一点是，因经产妇的并发症发生率最高，

NICE 不支持经产妇第二产程使用缩宫素，原因主要是：① 若其既往为阴道分娩，医务人员此时会预期其能够尽快结束分娩，若产程进展缓慢可能提示产妇出现了严重问题；② 若其既往为剖宫产，则使用缩宫素会增加子宫破裂的风险。

- 在分娩室使用**器械助产**（见第 10 章）或胎头吸引。
- 若用力时无任何胎头下降迹象，行**急诊剖宫产**。

梗阻性难产

梗阻性难产在发达国家较为少见。在宫缩良好的情况下胎头仍未下降，表明其最终结局不是产程减慢，而是产程停滞。梗阻性难产可由头盆不称导致，也可由胎产势、胎方位或胎先露异常导致。

区别产程延长和梗阻性难产的问题主要存在于一些国家，要点如下：

- 产程延长，不伴胎先露下降，且先锋头较前严重。
- 产妇精疲力竭、十分虚弱焦虑。
- 产妇发热、心动过速。
- 胎心率异常。
- 形成病理性缩复环——"Bandl 环"（晚期征象）。

并发症包括膀胱损伤（常表现出血尿）、膀胱或直肠瘘（多见于初产妇）、子宫破裂（多见于经产妇）、胎儿死亡、产妇休克和败血症、产后出血（PPH）和产妇死亡。早期转诊可挽救生命。这时唯一的选择是急诊剖宫产，而发生产后出血和其他并发症的风险也很高。

小结

产程进展减慢

- 多影响初产妇，证据表明目前对"正常"产程的定义已过时。
- 既往对产程时长的严格定义不是基于证据产生的。
- 目前尚无证据支持缩短产程对产妇具有诸多益处。

减慢产程的因素

- 医疗机构实践：
  - 限制活动、半卧位分娩。
  - 分娩环境使产妇处于高压状态（产生"战斗或逃跑"心态）——噪声、光线刺激、缺乏隐私。
  - 缺乏持续性照护、频繁的人员轮换、缺乏真正的"照护"。
- 硬膜外麻醉镇痛。
- 胎方位、胎先露异常（见第 8 章）。
- 巨大儿、头盆不称、盆底损伤、活动障碍。

促进产程进展的干预措施

- 持续的助产士或女性陪伴者照护。
- 自由活动、直立体位、体位改变。
- 抚慰性接触。
- 减弱灯光、减少噪声、表达尊重。
- 温水浸浴。
- 水分摄入。
- 使用人工破膜（靠近宫颈边缘处）、缩宫素。

推荐阅读

Simkin, P., Ancheta, R.（2017）*The Labour Progress Handbook*, 4th edn. Wiley Blackwell, Oxford.

Ferrazzi, E., Milani, S., Cirillo, F., *et al.*（2015）Progression of cervical dilation in normal human labor is unpredictable. *Acta Obstetricia et Gynecologica Scandinavica* 94（10）, 1136-1144.

Zhang, J., Troendle, J., Mikolajczyk, R.（2010）The natural history of the first stage of labour. *Obstetrics and Gynaecology* 115（4）, 705-710.

（刘莹 译 朱玮 校）

参考文献

Antonakou, A., Papoutsis, D. (2016) The effect of epidural analgesia on the delivery outcome of induced labour: a retrospective case series. *Obstetrics and Gynecology International* 2016, 5740534.

Borrell, U., Fenstrom, I. (1957) The movements of the sacroiliac joints and their importance to changes in the pelvic dimensions during parturition. *Acta Obstetricia et Gynecologica Scandinavica* 36, 42−57.

Bugg, G.J., Siddiqui, F., Thornton, J.G. (2013) Oxytocin versus no treatment or delayed treatment for slow progress in the first stage of spontaneous labour. *Cochrane Database of Systematic Reviews*, Issue 6.

Burvill, S. (2002) Midwifery diagnosis of labour onset. *British Journal of Midwifery* 10(10), 600−605.

Carlsson, I. (2016) Being in a safe and thus secure place, the core of early labour: a secondary analysis in a Swedish context. *International Journal of Qualitative Studies on Health and Wellbeing* 11, PMC4864843.

Caughey, A.B., Cahill, A.G., Guise, J.M., et al. (2014) Safe prevention of the primary cesarean delivery. *American Journal of Obstetrics and Gynecology* 3, 179−193.

Cheng, Y.W., Caughey, A.B. (2015) Second stage of labor. *Clinical Obstetrics and Gynecology* 58(2), 227−240.

Cheng, Y.W., Shaffer, B.L., Nicholson, J. M., et al. (2014) Second stage of labor and epidural use: a larger effect than previously suggested. *Obstetrics and Gynecology* 123(3), 527−535.

Cluett, E.R., Burns, E. (2009) Immersion in water in labour and birth. *Cochrane Database of Systematic Reviews*, Issue 2.

Dawood, F., Dowswell, T., Quenby, S. (2013) Intravenous fluids for reducing the duration of labour in low risk nulliparous women. *Cochrane Database of Systematic Reviews*, Issue 6.

Dencker, A., Berg, M., Bergqvist, L., Lilja, H. (2010) Identification of latent phase factors associated with active labor duration in low-risk nulliparous women with spontaneous contractions. *Acta Obstetricia et Gynecologica Scandinavica* 89(8), 1034−1039.

Downe, S., Gyte, G.M.L., Dahlen, H.G., Singata, M. (2013) Routine vaginal examinations for assessing progress of labour to improve outcomes for women and babies at term. *Cochrane Database of Systematic Reviews*, Issue 7.

Evron, S.I., Dimitrochenko, V., Khazin, V., et al. (2008) The effect of intermittent versus continuous bladder catheterization on labor duration and postpartum urinary retention and infection: a randomized trial. *Journal of Clinical Anesthesia* 20(8), 567−572.

Ferrazzi, E., Milani, S., Cirillo, F., et al., (2015) Progression of cervical dilation in normal human labor is unpredictable. *Acta Obstetricia et Gynecologica Scandinavica* 94(10), 1136−1144.

Fraser, W.D., Marcoux, S., et al. (2000) Multicenter, randomized, controlled trial of delayed pushing for nulliparous women in the second stage of labor with continuous epidural analgesia. The PEOPLE (Pushing Early or Pushing Late with Epidural) study group. *American Journal of Obstetrics and Gynecology* 182(5), 1165–1172.

Friedman, E. (1954) The graphic analysis of labor. *American Journal of Obstetrics and Gynecology* 68(6), 1568–1575.

Gimovsky, A.C., Berghella, V. (2016) Randomized controlled trial of prolonged second stage: extending the time limit vs usual guideline. *American Journal of Obstetrics and Gynecology* 214(3), 361.e1–6.

Gupta, J.K., Hofmeyr, G.J., Shehmar, M. (2012) Position in the second stage of labour for women without epidural anaesthesia. *Cochrane Database of Systematic Reviews*, Issue 5.

Harper, L.M., Caughey, A.B., Roehl, K.A., et al. (2014) Defining an abnormal first stage of labor based on maternal and neonatal outcomes. *American Journal of Obstetrics and Gynecology* 210(6), 536–537.

Hasegawa, J., Farina, A., Turchi, G., et al. (2013) Effects of epidural analgesia on labor length, instrumental delivery, and neonatal short-term outcome. *Journal of Anesthesia* 27, 43.

Hodnett, E.D., Stremler, R., Willan, A.R., et al. (2008) Effect on birth outcomes of a formalised approach to care in hospital labour assessment units: international, randomised controlled trial. *BMJ* 337, a1021.

Hodnett, E.D., Gates, S., Hofmeyr, G., (2013) Continuous support for women during childbirth. *Cochrane Database of Systematic Reviews, Issue* 7.

Kara.am, Z., Walsh, D., Bugg, G. (2014) Evolving understanding and treatment of labour dystocia. *European Journal of Obstetrics and Gynecology and Reproductive Biology* 182, 123–127.

Kauffman, E., Souter, V.L., Katon, J.G., et al. (2016) Cervical dilation on admission in term spontaneous labor and maternal and newborn outcomes. *Obstetrics and Gynecology* 127(3), 481–488.

Keirse, M.J.N.C., Enkin, M.W., Lumley, J. (2000) Social and professional support in childbirth. In: Enkin, M., Keirse, M.J.N.C., Neilson, J., Crowther, C., Duley L., Hodnett, E., et al (eds), *A Guide to Effective Care in Pregnancy and Childbirth*, 3rd edn, pp. 247–254. Oxford University Press, Oxford.

Kemp, E., Kingswood, C.J., Kibuka, M., et al. (2013) Position in the second stage of labour for women with epidural anaesthesia. *Cochrane Database of Systematic Reviews*, Issue 1.

Laughon, S.K., Berghella, V., Reddy, U.M., et al. (2014) Neonatal and maternal outcomes with prolonged second stage of labor. *Obstetrics and Gynecology* 124(1), 57–67.

Lauzon, L., Hodnett, E.D. (2001) Labour assessment programs to delay admission to labour wards. *Cochrane Database of Systematic Reviews*, Issue 3.

Lavender, T., Hart, A., Smyth, R.M.D. (2013) Effect of partogram use on outcomes for women in spontaneous labour at term. *Cochrane Database of Systematic Reviews*, Issue 7.

Lawrence, A., Lewis, L., Hofmeyr, G., Styles, C. (2013) Maternal positions and mobility during first stage labour. *Cochrane Database of Systematic Reviews*, Issue 10.

Lieberman, E., Davidson, K., Lee-Parritz, A., et al. (2005) Changes in fetal position during labour and their association with epidural analgesia. *Obstetrics and Gynecology* 105(5 Pt 1), 974−982.

Lothian, J. (2004) Do not disturb: the importance of privacy in labor. *Journal of Perinatal Education. Lamaze Publication* 13(3), 4−6.

Mead, M. (2007) Midwives' perspectives in 11 UK maternity units. In: Downe, S. (ed.), *Normal Childbirth: Evidence and Debate*. Churchill Livingstone, London.

Mikolajczyk, R., Zhang, J., Grewal, J., et al. (2016) Early versus late admission to labor affects labor progression and risk of cesarean section in nulliparous women. *Frontiers in Medicine* 3, 26.

Neal, J.L., Lowe, N.K., Patrick, T.E., et al. (2010) What is the slow-normal cervical dilation rate among nulliparous women with spontaneous labor onset? *Journal of Obstetrics Gynaecology and Neonatal Nursing* 39(4), 361−369.

NICE (The National Institute for Health and Care Excellence). (2014, updated 2017) Intrapartum care for healthy mothers and babies: CG 192. NICE, London.

Nolan, M. (2011) What is women's experience of being at home in early labour? *NCT New Digest* 53, 18−19. https://www.nct.org.uk/sites/default/files/related_documents/3nolanwhat-is-womens-early-experience-home-early-labour-18-9-.pdf

Ockenden, J. (2001) The hormonal dance of labour. *The Practising Midwife* 4(6), 16−17.

Pergialiotis, V., Vlachos, D.G., Rodolakis, A., et al. (2014) First versus second stage CS: maternal and neonatal morbidity — a systematic review and metaanalysis. *European Journal of Obstetrics, Gynecology and Reproductive Biology* 175, 15−24.

RCM (Royal College of Midwives) (2010) *The RCM Survey of Positions Used in Labour and Birth*. RCM, London.

RCM. (2016) *Campaign for Normal Birth*. RCM, London. www.rcmnormalbirth.org.uk

Roberts, C.L., Torvaldsen, S., Cameron, C.A., et al. (2004) Delayed versus early pushing in women with epidural analgesia: a systematic review and met-analysis. *BJOG* 111(12), 1333−1340.

Rossen, J., .stborg, T.B., Lindtj.rn, E., et al. (2016) Judicious use of oxytocin augmentation for the management of prolonged labor. *Acta Obstetricia et Gynecologica Scandinavica* 95(3), 355−361.

Russell, J.G.B. (1982) The rationale of primitive delivery positions. *BJOG* 89, 712−715.

Rygh, A.B., Skjeldestad, F.E., K.rner, H., et al. (2014) Assessing the association of oxytocin augmentation with obstetric anal sphincter injury in nulliparous women: a population-based, case-control study. *BMJ Open* 4, e004592.

Simkin, P., Ancheta, R. (2017) *The Labour Progress Handbook*, 4th edn. Wiley-Blackwell, Oxford.

Smyth, R.M.D., Dowswell, T., Markham, C. (2013) Amniotomy for shortening spontaneous labour. *Cochrane Database of Systematic Reviews*, Issue 6.

Spiby, H., Walsh, D., Green, J., et al. (2014) Midwives' beliefs and concerns about telephone conversations with women in early labour. *Midwifery* 30(9), 1036–1042.

Stephansson, O., Sandstorm, A., Petersson, G., et al. (2016) Prolonged second stage of labour, maternal infectious disease, urinary retention and other complications in the early postpartum period. *BJOG* 123, 608–616.

Walsh, D. (2000) Evidence-based care. Part 6: limits on pushing and time in the second stage. *British Journal of Midwifery* 8(10), 604–608.

Walsh, D. (2007) *Evidence Based Care for Normal Labour — a Guide for Midwives*, pp. 29–43. Routledge, London.

Walsh, D. (2010) Labour rhythms vs labour progress: one final update. *British Journal of Midwifery* 18, 482.

Wang, F., Shen, X., Guo, X., et al. (2009) Epidural analgesia in the latent phase of labor and the risk of cesarean delivery: a five-year randomized controlled trial. *Anesthesiology* 111(4), 871–880.

Webb, S.S., Hemming, K., Khalfaoui, M., et al. (2017). An obstetric sphincter injury risk identification system (OSIRIS): is this a clinically useful tool? *International Urogynecology Journal* 28(3), 367–374.

WHO (World Health Organization). (2014) *WHO Recommendations for Augmentation of Labour*, p. 3. World Health Organization, Geneva.

Wilson, B.L., Passante, T., Rauschenbach, D., et al. (2015) Bladder management with epidural anesthesia during labor: a randomized controlled trial. *MCN The American Journal of Maternal Child Nursing* 40(4), 234–242.

Zhang, J., Troendle, J., Yancey, M. (2002) Reassessing the labour curve. *American Journal of Obstetrics and Gynecology* 187, 824–828.

Zhang, J., Troendle, J., Mikolajczyk, R. (2010) The natural history of the first stage of labour. *Obstetrics and Gynaecology* 115(4), 705–710.

第 10 章　器械助产：胎吸和产钳

凯茜·查尔斯 *Cathy Charles*

避免器械助产	218
器械助产指征	219
助产器械类型	220
助产器械的选择	221
器械助产产妇的护理	222
器械助产中的协助	225
助产士器械助产	227
产后护理	235
附录 10-1　辅助分娩助产士分娩记录	239
附录 10-2　ABP 助产士否决助产的决定	240

引言

在良好的产程支持下大部分产妇都可以自然分娩。但是有一些产妇由于多种原因，并不能顺产。对于这部分产妇，最终的选择只能是器械助产或剖宫产。在适宜情况下进行的器械助产，可以防止剖宫产带来的母体风险，以及再妊娠时可能的风险。但是器械助产也会增加发生并发症的风险，这就降低了产妇的满意度。很多器械助产的产妇自觉很失败，这种挫败感带来了身体和心理上的创伤。但大多数的产妇会庆幸避免了剖宫产，而很快将注意力转移到宝宝带来的喜悦与快乐中。医务人员的临床能力非常关键，情感支持也具有同等的重要性。

由于对 OASI，尤其是器械助产后 OASI 高发生率的关注，英国发起了 OASI Care Bundle Project（2017）（见第 4 章，附录 4-1）。它包括会阴和胎头按压，更倾向于会阴切开术，目前仅在选择的部分医院中开展。该项目将在 2020 年完成，大家怀着极大的兴趣或忧虑等着研究结果，一些人担心研究结论会导致更多的分娩干预，并被强制推广和实施。

现实与数据

- 2015～2016 年，英格兰有 13.5% 的分娩为器械助产（7% 产钳，5.5% 胎吸）。

- 在工业化国家，器械助产分娩率为 5%～20%。在美国，由于剖宫产率的增加，器械助产分娩率下降到 < 5%（Werner et al., 2011）。

- 器械助产伴有高并发症率，但是潜在的干扰因素（例如产程延长和出生体重）导致研究结果存在疑问。第二产程剖宫产，尤其是胎头先露很低，也有很高的风险发生并发症，包括对以后再妊娠时的不良影响（O'Mahony et al., 2010；Davis et al., 2015）。

- Ⅲ度 / Ⅳ度会阴裂伤在增加：胎吸为 1‰～4‰，产钳为 8‰～12‰（RCOG, 2010）。在英格兰初产妇器械助产率为 3%～11%，该比率随地区不同而变化（NHSE, 2016）。外阴裂伤率也在增加（RCOG, 2011）。

- 可能会发生创伤后应激障碍（PTSD）。一项研究显示 25% 的产妇由于器械助产经历而不想再怀下一个宝宝了（Bahl et al., 2004）。

- 一项英国大型调查显示，20% 器械助产的产妇"感觉不安全"（相比较，该比率在顺产者为 8%，剖宫产者为 15%），73% 的产妇认为器械助产让她们对自身的感觉产生了负面影响（Birthrights, 2013）。

- 一项中国研究（Li et al., 2011）认为器械助产的宝宝与自然分娩 / 剖宫产者相比较，更容易出现心理问题，这可能与高皮质醇水平有关。这还有待于更多的研究。但是如果确实如此，减轻器械助产时的紧张和焦虑就特别重要了。

- 实施者正确选择和正确操作助产器械的能力在器械助产能否成功上发挥着关键性的作用。

避免器械助产

在不同的机构，产钳 / 胎吸助产的发生率有很大的差别。低风险产妇在家中或助产中心分娩比在产科医院有更低的器械助产率（BECG, 2011）。在所有的机构，良好的分娩过程都有可能降低器械助产的概率，包括以下内容：

- 持续的分娩支持，尤其是非医务人员的关怀与护理（Hodnett et al., 2013）。

- 助产士主导的持续护理和助产分娩中心，能够减少器械助产和剖宫产率（BECG，2011；Sandall et al.，2016）。
- 鼓励产妇活动 / 直坐体位，在分娩过程中鼓励进食进水（Gupta et al.，2012；Lawrence et al.，2013；NICE，2014）。
- 避免硬膜外麻醉（Hodnett et al.，2013），即使这是在器械助产时最有效果的镇痛方式。
- 低风险产妇避免持续胎心监护（NICE，2014）。
- 如果产程在持续进展，避免随意限定第二产程时间。第二产程延长与母胎并发症之间的关联性存在着互相矛盾的临床依据。NICE（2014）建议对第二产程限定时长，但是器械助产有导致母体损伤的风险（RCOG，2010；Dupuis et al.，2004）。关于第二产程延长的更多内容见第 9 章。
- 对胎方位异常者采取人工转胎头是有帮助的（RCOG，2011）。这是一个有争议的操作技术，依赖于对解剖和胎儿位置的理解，是否能够成功与实施者的技能水平有关。
- 对宫缩较差的初产妇可以在第二产程开始时静脉给予缩宫素（NICE，2014）。
- 硬膜外麻醉的产妇延后 1～2 小时再开始屏气，可以减少使用中骨盆产钳或胎头旋转产钳的概率（RCOG，2011），对于初产妇第二产程可以延长到 4 小时（NICE，2014）。非仰卧体位可以增加硬膜外麻醉的自然分娩率（RCOG，2011），虽然 Cochrane 综述还未确认这种观点（Kemp et al.，2013）。另一个 Cochrane 综述发现直坐体位有利于非硬膜外麻醉产妇的分娩（Lawrence et al.，2013）。
- 没有依据显示在屏气阶段停用硬膜外麻醉可以加速分娩，反而会加重疼痛的感觉（NICE，2014；Torvaldsen et al.，2004）。

器械助产指征

- 第二产程停滞，产妇非常疲劳。NICE（2014）建议初产妇第二产程 3 小时内分娩，经产妇 2 小时内分娩（虽然对第二产程限定时长仍存在着争议）。
- 胎儿心率异常和 / 或胎儿血 pH < 7.20。
- 因为母胎因素选择性缩短第二产程，例如产妇患有癫痫。然而不存在绝对的器械助产指征，而且产科医师的观点常常各不相同。

- 偶尔也仅仅是产妇提出了要求：要认识到在极罕见的情况下，当支持疗法不起作用时，产妇在第二产程中寻求帮助，也可以作为器械助产辅助分娩的指征。

在世界上的某些国家和区域，不接受剖宫产作为一种可能的分娩方式。此时，器械助产即使不是最适宜的方式，也可能是保护母亲和宝宝健康安全的唯一的分娩方式。在一些文化习俗中，不接受剖宫产主要是为了母亲将来有机会生育更多的孩子。

助产器械类型

根据仅行牵拉作用或需行胎头旋转作用，产钳有多种类型。主要有以下两种基本类型：

- 直钳（例如 Kielland's）可用于旋转胎头。
- 弯钳（例如 Neville Barnes 或 Wrigley's），它与骨盆的曲度相符合，所以不能旋转，被认为是出口产钳。

"软"产钳在胎儿侧垫有柔韧的聚氨酯垫，即带有自吸作用的背衬或软塑料涂层。

胎吸吸杯可以是金属、塑料或硅胶所制，具有后杯和前杯。传统的胎吸吸杯与抽气泵相连，但是最近出现了一种一次性完全掌上型（例如 Kiwi，见图 10-1）胎吸仪，不需要单独的真空抽气装置，可以被单人操作。这可以让医务人员把更多的精力关注于产妇，而不是胎吸装置上。胎吸仪很小的体积也避免了引起产妇紧张和焦虑。

产钳和胎吸都可以旋转胎头：产钳（≥ 20 kg）可以比胎吸（≤ 10 kg）施加更大的牵拉力（WHO RHL，2016）。对于胎头旋转困难的产妇，尤其是头先露仍在坐骨棘以上者，不要行器械助产，应行剖

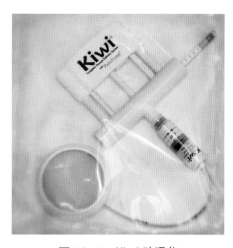

图 10-1　Kiwi 胎吸仪

宫产终止妊娠。顺利完成一个旋转胎头的器械助产分娩是一件很令人骄傲的事情，但是这存在着较大的风险，仅有少数产科医师具有自信和技能能够完成这种操作。

助产器械的选择

不同助产器械对新生儿远期结局影响没有显著的差异，尽管有时会存在着激烈的讨论和带有偏见的争论。NICE（2014）认为决定使用哪种器械助产取决于产妇的状况和实施者的临床经验。实施者的技能是器械助产成功与否的关键因素。

- 胎吸是相对简单易学的技术。
- 胎吸允许胎头自发旋转。产钳需要使用者人工旋转钳匙。
- 胎吸可以用来帮助胎头俯曲（Hofmeyr，2004）。产钳可以用来帮助臀位分娩时胎头娩出困难者（臀位后出头产钳术）。
- 当使用者牵拉的力度超过设定压力时，胎吸吸杯被设计为可自动脱离。产钳使用者可以施加更大的牵拉力，这有利有弊。
- 产钳比胎吸更容易取得阴道分娩成功，但它要占用更大的产道空间，增加了疼痛、Ⅲ度/Ⅳ度裂伤（伴有或不伴有会阴切开术）、阴道损伤、全身麻醉、胃肠道胀气、尿失禁、新生儿面部损伤等风险（O'Mahony et al.，2010；RCOG，2011）。有一些病例使用了两种方式（例如尝试了胎吸，接着又使用了产钳），这增加了对两种方法分析的复杂性。
- 胎吸更容易发生新生儿视网膜出血和头颅血肿（O'Mahony et al.，2010）。
- 如果胎儿产瘤明显或头发较多，胎吸会比较困难，因为难于维持住胎吸压力。
- 胎儿多次采取血标本后不建议胎吸，有出血风险。
- 胎吸需要产妇配合努力。产钳不需要，所以如果产妇进行了效果较强的硬膜外麻醉或因为医学原因不能屏气时，适合产钳助产。
- 软吸杯比金属杯更容易失败，但引起头皮损伤的风险较小（O'Mahony et al.，2010）。
- 掌上型胎吸杯（例如 Kiwi）成功率比硅胶杯更好，但略低于金属杯（O'Mahony et al.，2010）。

- 早产儿颅骨较软，不建议使用胎吸（RCOG，2011）。产钳也不像以往观点认为的对早产儿颅骨具有保护作用。

很多研究没有说明具体使用的是哪种产钳/胎吸，造成了助产方法比较上的困难。在不同的助产方法之间是存在着明显差别的，例如胎吸软杯与金属杯、旋转胎头产钳与出口产钳。

令人惊讶的是，单胎足月分娩中骨盆产钳助产者（通俗讲为"高位产钳"）与低骨盆产钳助产者（我们称之为"中位产钳"，与之相对的是先露位置非常低的"出口产钳"）的母婴并发症率是相似的（Ducarme et al.，2015）。显而易见，胎头可见的出口产钳是成功率最高的。

器械助产产妇的护理

平静的、关怀的护理方式是非常关键的。解释和介绍要求清晰和翔实，对于产妇夫妇，助产经历可能会成为其痛苦的记忆，所以对于他们要提供充分的支持和帮助。

沟通

在分娩中的这个阶段与产妇沟通与讨论通常是不易的。一些产妇可能会有很强烈的被控制感。其他一些产妇可能由于疲劳和极度疼痛而拒绝沟通。如果当时胎儿存在危急状况，医务人员可能会在压力下采取紧急助产措施，而无暇与产妇沟通讨论。皇家妇产科学会（RCOG，2011）认为在产房分娩过程中可以采取口头告知、知情同意并记录的方式，仅在环境允许的情况下进行书面知情同意，而且讨论应简洁缩略。

一般很容易完成"知情选择"，很多忍受着分娩痛苦的产妇愿意做任何事情，只要能让她们尽快脱离分娩的痛苦。令人失望的是，在英国有 23% 的产妇说她们没有被知情告知，24% 的产妇认为她们没有知情同意接受器械助产（Birthrights，2013）。

产妇的配偶可能会感觉极度焦虑和疲劳，他们感受到产妇的痛苦后会表现出愤怒和具有攻击性。这时候，往往不是产妇，而是配偶提出问题和要求。相反的，他们可能拒绝沟通与交流，只是说"快点让她生了吧，她已经受够了"。

RCOG（2011）建议在胎吸/产钳试产前应获得书面知情同意。产妇应该了解如器械试产失败需行剖宫产的可能性。越来越多的产科医师倾向于在手术室进行器械试产，如器械试产失败，可以减少剖宫产的准备时间，但需要在器械试产前花时间去手术室，而且手术室对于产妇来说是一个冰冷，甚至有些让人恐惧的环境。

手术室中进行器械试产的指征包括（RCOG，2011）：

- 产妇 BMI > 30。
- 胎儿体重估计 > 4 000 g。
- 枕后位。
- Mid-cavity（胎头先露高于坐骨棘）或在腹部仍然能扪及 1/5 的胎头。

减轻恐惧

器械助产可能会惊吓到产妇，有时也会让医务人员感到紧张。

当荧光灯打开时，产房中挤满了人，产妇听到截石位撑脚架的金属哐当声、器械包装纸被撕开声、准备器械的护士的低语声。当产床被升高、放倒，产妇背靠着产床，双腿被不舒服地悬吊着时，她可能会觉得不知所措。除了这些声音和感受，她还能觉察到助产医务人员的焦虑程度。（这里发生了一些非常戏剧性的事情，所以不管我现在感觉到有多痛，情况可能还会变得更糟糕。）（Charles，2002）

理想状态下，应该有一位医务人员专门关注产妇及丈夫的情感需求。如果助产士无法关注，可以让护理助手来完成这个工作。

不要急着把所有的灯都打开，突然而刺眼的灯光会增加产妇的恐惧，让产妇有裸露和脆弱感。如需要，可以打开灯光只照亮会阴局部，足够分娩和操作即可。

镇痛

NICE（2014）推荐器械助产应给予足够有效的镇痛麻醉。在专业的指导下，产妇可以做出选择。有些产妇希望尽快分娩，不愿等待更好的镇痛效果起效。有时临床上的紧急情况减少了选择的机会。然而 18% 器械助产的产妇对镇痛效果不满意（Birthrights，2013）。

理论上来说，胎吸助产的疼痛不会明显强于自然分娩，因为吸杯与产钳不同，在胎头旁边不会占用空间。疼痛主要来自最初吸杯插入时（除非当时已进行硬膜外 / 腰麻）和接下来检查吸杯位置时，后续的感觉与正常自然分娩相似。

然而，恐惧会增加疼痛的感受。确保在产妇经历分娩的时刻旁边有相关医务人员提供支持和帮助。

- 产钳助产时建议给予硬膜外 / 腰麻镇痛。确保在分娩之前补充镇痛麻醉到充足效果。如果不采取上述麻醉，RCOG（2011）推荐给予局部神经阻滞麻醉（阴部神经阻滞）。
- 笑气或其他镇痛方法可能有效。
- 利多卡因会阴浸润麻醉可能有效。
- 告知产妇进行胎吸助产时她同时屏气是很重要的，两者联合作用更有助于分娩。目前没有依据显示产妇屏气或器械助产时关闭硬膜外麻醉是否有帮助，这样可能反而增加了产妇的痛苦。

静脉使用缩宫素

NICE（2014）没有建议在器械助产时使用缩宫素，仅仅推荐初产妇在第二产程宫缩较弱时考虑使用缩宫素。RCOG（2011）认为对于经产妇在第二产程使用缩宫素要非常谨慎和小心。应根据自己机构的医疗条件制订自己的规范流程。在其他产程使用缩宫素通常从最低剂量开始，逐渐加量，但用于器械助产者开始时可以使用较高剂量的缩宫素。这样防止在逐渐增加剂量过程中浪费太多的时间。由于分娩很快就会来临，所以缩宫素的不良反应也仅是短时间的。

体位

- 通过向产妇讲解，让产妇大腿对称性抬起放于支架上，呈臀部内收体位。
- 即使一些产妇可能感觉截石位舒适，但截石位并不是必须采取的体位。特别是孕妇的产力轴不是垂直纵向的时候，需要调整孕妇的臀部。
- 如果有 2 位助手帮助支撑产妇的脚踝，更有助于器械助产顺利完成（Charles，2002）。
- 对于胎吸，还建议可以采取其他体位，如左侧卧位或蹲便位。很多产科医师更喜欢在放置吸杯时采取半卧位。一旦放置好吸杯，没有理由不让产妇采取侧卧位或蹲便位。蹲便位可以增加骨盆出口的直径。不得不说，很多产科医师更喜欢选用自己已经习惯的方式，而抵制更改为新方式的建议。
- 注意不要压迫主动脉和下腔静脉。器械助产时常常会忽视这个问题。如果产妇是平卧位，在产妇腰部垫入一个枕头或楔形物形成略微侧卧的体位。

膀胱护理

很多产妇在第二产程时会尿量很少和 / 或排尿困难。以往曾将插入导尿管作为器械助产前的常规操作，但是 Vacca（1997）认为仅在产妇无法排尿或膀胱明显膨胀时才需要插入导尿管。由于目前缺乏实质性的研究，医务人员都是根据自己的临床经验或所在医疗机构的规范流程来判断是否要使用导尿管。如有留置的导尿管，在助产分娩之前要将其拔除（RCOG，2011）。

会阴切开术

会阴切开术不需要作为器械助产的常规操作（Vacca，1997；AAFP，2012）。虽然由于产钳助产时钳匙占据了胎头旁的空间而增强了会阴切开术的指征，但器械助产时选择性与常规性会阴切开术相比较，在重度会阴裂伤发生率上并无差异（Murphy et al.，2008）。然而 OASI Care Bundle Project 推荐对所有的器械助产初产妇和产钳助产经产妇进行会阴切开术（见第 4 章，框 4-1），所以在参与该项目医院工作的医务人员会由于压力而遵从 OASI 指南。目前 RCOG（2011）认为还缺乏强有力的证据支持在器械助产常规进行会阴切开术，建议操作者根据个人经验判断限制性进行会阴切开术。然而 OASI 项目在产科协会内的影响和推广范围越来越大，RCOG 的推荐建议可能会发生大的改变。

会阴切开的位置应在正中偏外侧 45°～60°（NICE，2014）。当会阴被下降的胎头牵拉变薄时切开外阴。根据自己的临床经验，和对会阴弹性的评估，来决定切开会阴的时机。过早切开会阴会增加产妇并发症、大出血、血肿形成、裂伤延伸到肛门括约肌或直肠和产后疼痛的风险。如果器械助产失败，产妇要经受不必要的损伤。

器械助产的知情同意并不意味着不需要对会阴切开术做进一步的告知和知情同意。

器械助产中的协助

医务人员之间的相互协助

器械助产对任何医务人员都是有压力的。医务人员常常会受到现场氛围的影响而紧张，应尽量避免因心情紧张而匆忙行事。通常是有足够的时间进行准备工作的，即使是因为胎儿窘迫而需要进行干预处理，也请记住剖宫产要比器械助产需要更多的时间。

医务人员在助产时虽然承受着压力，但仍要保持镇静和平静。粗暴和急躁地对待产妇是不允许的。在打开消毒包、准备器械和知情同意沟通过程中保持积极良好的态度，会给予产妇信心，从而积极地配合医务人员，有助于安全分娩。

有趣的是，当询问产妇是谁帮助她生出宝宝的，11% 产钳助产和 40% 胎吸助产的产妇认为是产科医师和助产士一起帮助她分娩的，这是一个很好的例子，说明器械助产是一个团队性的工作（Redshaw et al., 2007）。

器械准备

在某种程度上来说，这取决于各个医疗机构自己的实际经验：

- 对阴道区域清洗和铺洞巾（不是真正必需的）。
- 打开无菌消毒器械包，根据器械助产实施者的要求完成协助工作。
- 对于非 Kiwi 胎吸，助手可能需要连接吸引管到机器和压力控制器上。漏气常常是因为吸引管连接不牢固，或释放压力踏板在前次助产时被踩下后没有复原。

器械助产流程

一旦打开器械包后，临床医师通常便可进行产钳助产而不需要进一步的直接帮助。

对于使用吸引机器的胎吸助产，胎吸操作者需给予助手指示。正常情况下起始压力为 0.2 kg/cm^2，然后一步到位增加压力至 0.8 kg/cm^2。没有依据显示缓慢增加压力有任何好处（Suwannachat et al., 2012）。

胎头应该随着每 1 次屏气而下降。如果发现每次宫缩时在适度的牵引下胎头下降没有进展，或者 3 次牵引后也没有即刻要娩出的迹象，应该中止器械助产（在一个经验丰富的产科医师正确使用助产器械的情况下）（RCOG, 2011；AAFP, 2012）。经验丰富的产科医师和助产士通常仅仅在一次屏气后就能判断出胎头是否能够娩出，是否应该马上放弃继续尝试。这时应适时地转为产钳助产，例如产瘤过大或产妇不能有效的屏气。这是做出正确决定的关键时刻，如果产钳助产仍不能奏效，需马上进行剖宫产。

器械助产者肩难产和产后出血的风险增加，需预先做好准备。

责任

当器械助产医师负责他自己的助产操作时，助产士有责任继续护理产妇，也有责任对助产操作提供帮助。如果助产士感觉需要进一步的镇痛麻醉，或助产医师有困难时，出于对产妇的负责，她们必须大声地说出来。但这通常不容易做到。

助产后护理

- 助产士应该记录分娩过程中的各种情况，例如助产开始时的情况和胎心听诊。
- 如果产妇分娩非常顺利，分娩后操作应该与没有外界帮助下分娩的产妇相同，应鼓励按常规进行延时夹闭脐带，母亲与宝宝肌肤早接触，早期母乳哺乳。应向产妇夫妻告知新生儿头颅因为产道挤压会发生一定程度的变形，这种现象会在数小时后消失。
- 产后出血尤其容易发生于产程过长以后。虽然应该尊重产妇的选择，但仍建议第三产程应积极处理。同时密切监测产妇的失血量。
- RCOG（2011）推荐器械助产后进行配对脐带血样本检测。
- 中骨盆分娩、产程延长和卧床活动少是血栓栓塞的高危因素（RCOG，2011），应给予相应的预防血栓治疗。
- 所有的分娩后，都应常规进行肛门直肠检查确认有无损伤（NICE，2014）。
- 分娩 / 缝合后直肠内给予 100 mg 双氯芬酸钠可作为抗炎治疗，常与对乙酰氨基酚合用。无足够的依据显示预防性使用抗生素能够减少器械助产后感染的发生率（Liabsuetrakul et al.，2014）。

助产士器械助产

现在在英国，一些助产士经过常规培训和考核，在特定的条件下可以进行器械助产，甚至有些是在独立医疗机构中进行器械助产（Charles，2002；Awala et al.，2006）。已有一些大学开展了理论支持课程，例如布拉德福德大学和伯恩茅斯大学（Alexander et al.，2002；Davison et al.，2014）。

目前实施器械助产的助产士经常被称为辅助分娩助产士（assisted birth practitioner，ABP），接受了比产科医师更严格的训练和考核。由于产科医师放置胎吸吸杯位置不准确的比例很高，所以需要对产科医师进行再培训。现在有产科训练套餐提供，例如产科急诊和损伤管理（MOET，2007）和美国家庭医师学会

（AAFP，2012），并且有一些课程专门针对低收入国家。世界卫生组织生殖健康图书馆（WHO RHL，2016）提供了胎吸教学课程视频。视频对于学习临床技能非常有帮助，但是可惜的是很多时候无法提供给受训者情感的体验，很多医务人员在实际分娩时并没有对产妇表现出在模型培训时表现出的同情和关怀。

很多助产士可能对 ABP 助产士的想法感觉不适，认为这是为了节省资金而采取的办法，仍坚持助产士只参与正常分娩的观念（Anonymous，2006；Davies and Iredale，2006）。其他人则认为产妇可以从助产士这里得到更好的护理（Charles，1999；Alexander et al.，2002）。这种争论持续存在，但是在英国 ABP 助产士进行低风险器械助产已经成功实施了 25 年，并获得了良好的母婴结局（Awala et al.，2006；Black et al.，2013；Davison et al.，2014）。

助产士的参与为器械助产带来了什么特殊意义？

- 助产士更愿意鼓励正常分娩，这意味着她们不会在被要求时就积极地去实施器械助产，而是去尝试其他措施来实现自然分娩。
- 她们可能更加了解放松的分娩环境的重要性，例如平静的氛围、柔和的灯光、安静的环境。
- 她们更容易理解产妇的恐惧感和失控感，更了解如何减轻产妇的焦虑与紧张。
- 她们更愿意控制胎头缓慢娩出和选择性会阴切开术（而不是常规会阴切开术），因此降低了会阴损伤的风险。研究发现 ABP 助产者Ⅲ度/Ⅳ度裂伤减少，主要因为 ABP 助产士更倾向于选用胎吸而不是产钳（Black et al.，2013）。
- 她们比其他医务人员更容易接受侧卧位或蹲姿胎吸的观念。

当然，如果观念错误的助产士成为 ABP，上述情况就无法实现。助产士不是迷你版产科医师，她们被招募后接受助产士的培训，职业态度与临床技能同样重要。天生的干预者或无事生非者都不是我们需要的助产士。

助产士器械助产的准则

该准则根据不同的医疗机构而有所变化。

- 宫口开全。
- 枕前（OA）位（但不是必须正枕前位），俯屈良好。
- 无头盆不均倾。
- 腹部无法明显触及胎头（例如胎头完全衔接）。

- 胎头位于坐骨棘平面以下。
- 轻度的产瘤 / 胎头变形。
- 良好的宫缩。
- 获得产妇口头知情同意。

如果胎窘发生于助产士主导的独立医疗机构，在呼叫 ABP 助产士时，最好同时也呼叫救护车到场。如果现场不适合进行器械助产，或器械助产尝试失败，立即将产妇转诊至产科医院。

准备

病史

查阅产检和产程记录，产程时长和胎方位。对高危因素保持警惕，例如糖尿病产妇，BMI 过高，怀疑巨大儿。了解宫口扩张 7～10 cm 时的进展（Zhang et al., 2010）。第二产程进展缓慢，尤其是经产妇，可能提示存在头盆不称和 / 或先露异常。

评估

除非符合了前述的助产准则，否则助产士不应尝试助产。保持专注和理智非常重要，不要被其他医务人员、产妇夫妇的热情和催促所影响而去进行器械助产。在助产士主导的独立医疗机构拒绝进行器械助产非常困难，因为这意味着要转诊至其他医疗机构。但是，如果器械助产失败，往往已行会阴切开，产妇和胎儿均处于危急状态下，此时进行转诊，情况会更加糟糕。道德困境的介绍见框 10-1。

框 10-1　助产士胎吸的道德困境

> 想象一下你在独立助产士医疗机构工作。因为持续性胎心减速而呼叫你。胎儿是 OP 位，胎头轻度俯屈不足，轻度不均倾，但是已下降至坐骨棘以下。触诊胎头没有特别巨大，你认为能够通过胎吸助产分娩。但是，你遵循的原则是胎头必须是 OA，俯屈良好，无不均倾。
>
> 胎心减速没有恢复。已经呼叫救护车了但还未到达，距离产科医疗机构有 30 分钟路程。你会因为条件不符合助产士胎吸准则而拒绝提供帮助吗？即使你相信胎吸助产是可能成功的。又或者你愿意冒胎吸助产失败、可能加重胎儿窘迫、遭受你的助产操作超出资质范畴的批评等风险，而进行胎吸助产？

续　框

> 这是个困境，没有答案，每个助产士必须做出自己的决定。助产士希望不管做出哪种选择都会受到认可。良好的风险管理评述在评判是否尝试胎吸助产的正反两方面因素时，应该考虑助产士的技能和目的。不管你做出哪种选择，都需要进行准确的记录，表明你理解目前的状况，仔细权衡过两种选择的利弊、风险和结局。任何评审该病例的专家都希望看到助产士的行为是深思熟虑和负责任的，而不仅仅是在规避风险。
>
> 作者碰到过这种困境，选择了进行 OP 位的胎吸助产。结局是好的，她的决定得到了大家的认可。但是如果结局是不好的，她还会得到认可吗？这是一个有趣的假设。

在获得产妇同意后进行腹部触诊和阴道检查。不要依赖于别人的决定，即使其他医务人员很确定地告诉你"它肯定是 OA 位……"，也需要你亲自再检查一遍。

监测宫缩，如果宫缩强度和频率不足，建议静脉滴注缩宫素。

沟通

在体格检查之前，向产妇及其丈夫介绍自己。态度非常重要，获得产妇的信任很关键。在关注着胎心率变化的情况下这种交流和讨论不得不很简短，但是大多数人在这种环境下更想采取措施，而不仅仅是口头交流。

理解产妇面对的压力和紧张是非常重要的。向产妇解释目前的状况，确保获得产妇（及其丈夫）的理解。如果可能，尝试着向产妇说明她有哪些可选择的选项，例如"如果我确定胎儿已经达到可以进行胎吸的合适位置，那我们可以进行胎吸，也可以给你 15 分钟让你尝试着屏气……"，给产妇选择的机会。然而有些产妇会因为过于痛苦而无法做出选择，或犹豫不决而不做出选择。助产士应该运用自己的判断来决定向产妇告知产程进展状态。

要记住大部分 PTSD 都与对产妇信息告知不足和产妇失去控制感有关。不要低估产妇做出决定的能力，尽管她可能表现得像失去理智一样。

接受器械助产分娩产妇的感受是值得注意的。这些产妇有很高的比例自述受到了不尊重的对待，还自述失去了选择的权利和自我控制感。虽然接受剖宫产的产妇也对整个护理过程满意度较低，但比例没有器械助产者那么高。（Birthrights，2013）

请阅读"器械助产分娩产妇的护理"部分，对器械助产进行了评述，包括镇痛麻醉、体位、膀胱护理。后面的部分将描述针对助产士进行胎吸或产钳助产的内容。

助产士胎吸助产

助产士胎吸助产通常使用软塑料 / 硅胶吸杯，单人操作手持系统或与大型真空泵连接的 Silc 胎吸杯。

- 在助产前可考虑插入导尿管引流小便后拔除导尿管。
- 把吸杯放在自己手上检测吸引功能。（见前面"器械助产中的协助"部分）
- 置入吸杯的过程是比较疼痛的，但是随着经验的增长，可以做到缓慢而轻柔的操作。氧化亚氮可能会对缓解疼痛有所帮助。
- 在宫缩时马上塞入涂抹润滑液的吸杯（同时告知产妇将要进行的操作），另一个手的两指插入阴道，扩撑开会阴，创造空间利于吸杯滑入。要了解在手指操纵吸杯时很容易发生拇指偶然的挤压阴蒂，这会引起产妇疼痛而影响助产士的信心。
- 安置吸杯在合适的位点（图 10-2）。吸杯中心应该位于俯屈点，在俯屈良好的 OA 位，俯屈点位于距离后囟门 3 cm 处。
- 如果吸杯安置正确，它的中心应该位于俯屈点之上，当胎吸牵拉时使胎头的最小径线（枕下前囟径和双顶径）通过产道（见第 8 章，图 8-1 中胎儿颅骨径线）。这样最小力度的牵拉，增加了成功分娩的可能，减少了母胎损伤的风险。在现实中，母体组织常常妨碍吸杯的安放，所以这时吸杯只能尽可能靠近后囟门处安置。
- 在安置吸杯时产妇常常感觉疼痛不适，所以鼓励和告知产妇吸杯已安置好，她要经历一段不适的时刻。
- 使用 0.2 kg/cm^2 的压力，检查吸杯位置，确认没有母体组织吸夹于吸杯之内。检查吸杯周围情况对于产妇也是痛苦的，尤其是产道较紧者，所以在检查前提醒产妇，检查动作要轻柔。如果条件满意，一步到位增加压力到 0.8 kg/cm^2。

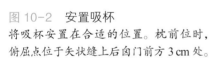
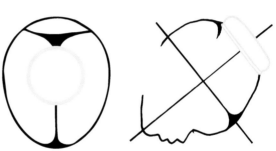

图 10-2　安置吸杯

将吸杯安置在合适的位置。枕前位时，俯屈点位于矢状缝上后囟门前方 3 cm 处。

- 等待下一阵宫缩。鼓励产妇屏住呼吸，专注于宫缩来时用力屏气。有时候微笑、眼神交流和鼓励可以缓解产妇的焦虑："坚持，很快就会好了……"这样可以恢复和给予产妇更多的力量和信心。要知道，一个"高肾上腺素"的环境可能会惊吓到一些产妇。

- 一些助产者喜欢把示指置于吸杯边缘，中指按于胎头上，这样如吸杯脱离胎头时可以马上被发现。

- 随着宫缩，鼓励产妇屏气，平稳、垂直地牵拉吸杯，开始时是向下牵拉。当胎头位于耻骨联合下面时，根据产道的曲度调整牵拉方向。

- 非常轻柔而平稳向一侧轻轻地牵拉，然后再向另一侧牵拉，可能有助于松解被卡住的胎头。操作时必须非常谨慎，避免尝试多次摇动胎头，这可能会导致头皮损伤。

- 直到目前为止认为没有必要对胎吸助产进行会阴切开术（Vacca，1997；AAFP，2012）。事实上，更鼓励临床医师运用自己的临床经验来判断。然而，现在有倾向对所有的器械助产初产妇和产钳助产经产妇常规进行会阴切开术，就如 OASI（2017）Care Bundle Project 所推荐的。这对很多 ABP 助产士是个打击，她们对自己能够保持产妇会阴完整很是骄傲，也对由于流程规定的阻碍，而无法根据自己临床判断做出正确的决定而感到难过。如果临床实践的改变能够真正地保护产妇免于严重裂伤，ABP 会第一个拥护这种改变。但是令人沮丧的是，这些研究结论是建立在不可靠的器械助产实践基础上的，而且要推广到每一个产妇上，尤其是当我们知道会阴切开术是 Ⅲ / Ⅳ度裂伤的高风险因素之一时（见第4章）。

- 过于兴奋的医务人员倾向于让胎头尽快娩出。除非有明确的原因需要加快产程，否则要抵制住这种冲动。要记住初产妇正常分娩的过程非常缓慢，过快的会阴扩张会引起疼痛增加和组织损伤。一旦胎头到达了会阴，产妇的产力就会完成剩下的大部分工作了。随着会阴的慢慢扩张，助产士基本不需要再做牵拉操作。

- 很多助产士会根据自己的经验来判断这时是否需要用手保护会阴。这种经验判断很快就要受到限制，因为 OASI（2017）Care Bundle Project 要求在双肩娩出前必须用手进行会阴保护（见第4章，附录4-1）。OASI 对器械助产分娩还有一些特殊的建议（框10-2）。

- 在胎头没有完全娩出前不要移除吸杯。助产者容易忍不住想过早移除吸杯，让产程恢复到正常分娩过程，但是如果产程减速，再次安放吸杯对产妇和胎儿都易造成损伤。

技巧完美的胎吸助产需要助产士和产妇相互之间的真正配合。有报道有些产妇们感觉仅仅获得了很少的帮助，她们会怀疑自己是否真的进行了器械助产（Charles，1999）。

框 10-2　OASI Care Bundle Project（2017）：对助产的建议

此建议目前仅对在英国参加 OASI Care Bundle Project 的医院实施。作者不推荐其他医疗机构将此建议作为实施常规。在结果被公布发表之前，英国没有实质性的临床依据支持此建议。仅仅是出于兴趣在此摘录了此建议。

会阴切开术应该用于所有的产钳助产经产妇和胎吸助产初产妇。对于经产妇，会阴切开术应该用于所有的产钳助产者，对于胎吸者，如果考虑有 OASI 风险，偶尔也可以行会阴切开术。

在产钳或胎吸助产时都应进行会阴保护（Manual perineal protection，MPP）。如果是 2 位医务人员进行助产，助手应该在胎头分娩时（包括已经进行会阴切开术者）用一只手置于会阴进行保护。在着冠时，医务人员应该控制胎头娩出的速度。如果仅有 1 位医务人员进行助产，可以一只手保护会阴，另一只手进行器械助产，这样操作不会有损伤产妇或胎儿的风险。

助产士产钳助产

- 确认产妇得到了有效麻醉，因为产钳通常比胎吸更痛。
- 在使用产钳前检查钳匙是否能闭锁（它们有时可能不是匹配的一对）。
- 对钳匙进行充分的润滑。
- 在宫缩开始后马上（先提醒产妇）垂直钳胫插入左钳匙，用右手的两指保护左侧阴道壁。
- 钳匙应该很容易滑入阴道，与胎头轴线平行。如果不是如此，放弃此次操作。
- 另一个钳匙也用同样的方法插入，闭锁两个钳匙。轻轻地握紧钳柄有助于闭锁钳匙。
- 检查产钳安置是否正确（图 10-3）：
  - 后囟门应该在两个钳胫之间正中上方 1 cm 处。
  - 矢状缝应该位于中线。尝试触诊人字缝来确认矢状缝（见第 8 章，图 8-1）。
- 当宫缩时鼓励产妇屏气。一手牵拉钳匙，同时向下压钳胫，牵拉产钳。
- 随着胎头沿着 J 型产道下降，需改变牵拉产钳方向。

- 建议会阴切开术，尤其对于初产妇，因为产钳会占据胎头旁空间。如前所述，OASI Care Bundle Project 建议对所有产钳助产者进行会阴切开术（框 10-2），但需产妇知情同意。
- 胎头的双顶径超过出口时，在胎头完全娩出前去除产钳以减轻会阴张力。

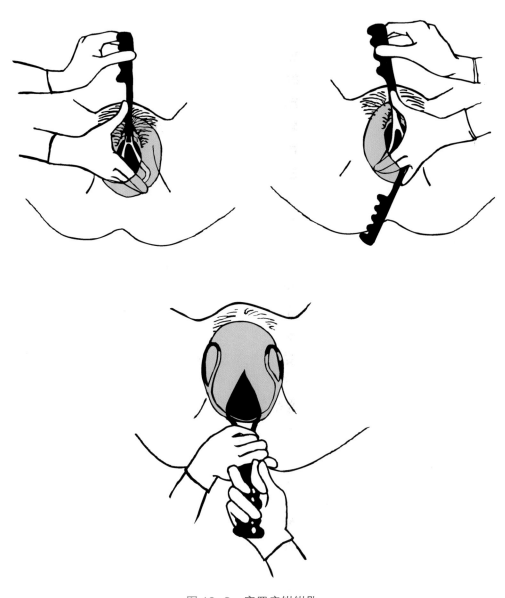

图 10-3　安置产钳钳匙

倡导 / 责任

见"器械助产产妇的护理"章节。记住：你是助产士，不是产科医师，不要尝试去做超出你职权范围的决定。

产后护理

很多 ABP 助产士在产后与产妇夫妇讨论分娩过程，对产妇的勇气和坚韧给予赞扬，提供机会进行提问和解释。这些行为常常在产后马上进行。这有助于让产妇知晓以后的分娩不需要再次助产。一些产妇夫妇可能会感受到鼓励和信心。一些产妇夫妇可能会被助产士回访震惊，或全神贯注于新生儿的护理。对此应保持敏感。

器械助产后容易发生产后尿失禁（RCOG，2011），应密切监测尿量。产后锻炼可以改善器械助产 / 巨大儿产妇产后 3 个月的排尿功能（Ciarelli and Cockburn，2002）。

记录

记录器械助产的指征和评估，助产过程的细节和结局。ABP 助产士可能希望保存分娩记录（附录 10-1）和她们实践的定期综述，包括失败助产的数量和结局。不良结局，包括不成功的器械助产，应该通过当地风险管理系统常规报告，以便回顾分析（RCOG，2011）。

登记每一例经助产士评估后放弃的器械助产病例及其妊娠结局也是有帮助的。这些否决的助产在反映 ABP 助产士的技能上，与成功实施的助产同样重要（附录 10-2）。

小结

- 器械助产会令产妇、产妇丈夫和医务人员精神紧张。对此保持敏感是至关重要的。
- 在任何干预措施之前都应获得产妇的知情同意。
- 告知产妇如果器械助产失败可能需要进行剖宫产手术。
- 即使有其他医务人员在监管着分娩，助产士也要对自己参加的分娩过程负责。虽然困难，但对于不适宜的护理要及时发声提醒。

- 助产士胎吸 / 产钳助产应该在特定的标准下进行。
  - 确认产妇得到了有效麻醉。
  - 避免产妇腹主动脉和下腔静脉受到压迫。
  - 没有依据支持常规留置导尿管 / 会阴切开术，虽然 OASI Care Bundle Project 建议对所有的产钳助产产妇和胎吸助产初产妇进行会阴切开术。
  - 提醒产妇胎吸吸杯 / 产钳插入时会引起疼痛。
  - 鼓励胎头缓慢娩出以减少会阴损伤。
  - 对肩难产和 PPH 的风险做好预估。
  - 助产士胎吸 / 产钳助产的实施者不是产科医师。
- 给予产后镇痛（例如直肠给予双氯芬酸）。
- 产后沟通交流对产妇夫妇会有所帮助。
- 鼓励产后锻炼。

（徐亮 译 刘小华 校）

参考文献

AAFP (American Academy of Family Physicians). (2012) *Advanced Life Support in Obstetrics(ALSO) Course Syllabus Manual*. AAFP, Leawood, KS.

Alexander, J., Anderson, T., Cunningham, S. (2002) An evaluation by focus group andsurveyof a course for midwifery ventouse practitioners. *Midwifery* 18, 165–172.

Anonymous. (2006) Midwives to perform risky forceps births. *The Scotsman* 14 May, online. http://www.scotsman.com/news/health/midwives-to-perform-risky-forceps-births-1-1411767

Awala, A., Nethra, S., Walker, D., et al. (2006) The midwife ventouse: a safe practice.*MIDIRS* 16(2), 181–183.

Bahl, R., Strachan, B., Murphy, D.J. (2004) Outcome of subsequent pregnancy three years afterprevious operative delivery in the second stage of labour: cohort study. *BMJ* 328, 311–314.

BECG (Birthplace in England Collaborative Group). (2011) Perinatal and maternal outcomesby planned place of birth for healthy women with low risk pregnancies: the birthplace inEngland national prospective cohort study. *BMJ* 343, d7400.

Birthrights. (2013) *Dignity in Childbirth: the Dignity Survey 2013: Women's and Midwives' Experiences of Dignity in UK Maternity Care*. Birthrights, London. http://www.birthrights. org.uk/wordpress/wp-content/uploads/2013/10/Birthrights-Dignity-Survey.pdf

Black, M., Mitchell, E., Danielian, P. (2013) Instrumental vaginal deliveries; are midwivessafer practitioners? A retrospective cohort study. *Acta Obstetricia et GynecologicaScandinavica*

92(12), 1383–1387.

Charles, C. (1999) How it feels to be a midwife ventouse practitioner. *British Journal ofMidwifery* 7(6), 380–382.

Charles, C. (2002) Practising as a midwife ventouse practitioner in an isolated midwife-ledunit setting. *MIDIRS Midwifery Digest* 12(1), 75–77.

Ciarelli, P., Cockburn, J. (2002) Promoting urinary continence in women after delivery: randomizedcontrolled trial. *BMJ* 324(378), 1241–1247.

Davies, J., Iredale, R. (2006) An exploration of midwives' perceptions about their role. *MIDIRS Midwifery Digest* 16(4), 455–460.

Davis, G., Fleming, T., Ford, K., et al. (2015) Caesarean section at fullcervical dilatation. *Australian and New Zealand Journal of Obstetrics and Gynaecology* 55, 565–571.

Davison, M.A., Murray, S., Whitaker, L., et al. (2014)Comparison of instrumental vaginal births by assisted birth practitioner midwives andmedical practitioners. *British Journal of Midwifery* 22(10), 700–705.

Ducarme, G., Hamel, J. F., et al. (2015) Maternal and neonatal morbidity after attempted operative vaginal delivery according tofetal head station. *Obstetrics and Gynecology* 126(3), 521–529.

Dupuis, O., Madelenat, P., Rudigoz, R. (2004) Faecal and urinary incontinence and delivery: risk factors and prevention. *Gynaecology, Obstetrics and Fertility* 32, 540–548.

Gupta, J., Hofmeyr, G., Shehmar, M. (2012) Position in the second stage of labour for womenwithout epidural anaesthesia. *Cochrane Database of Systematic Reviews*, Issue 5.

Hodnett, E.D., Gates, S., Hofmeyr, G.J., et al. (2013) Continuous support for womenduring childbirth. *Cochrane Database of Systematic Reviews*, Issue 7.

Hofmeyr, G.J. (2004) Obstructed labor: using better technologies to reduce mortality. *International Journal of Gynecology and Obstetrics* 85(1 Suppl. 1), S62–S72.

Kemp, E., Kingswood, C.J., Kibuka, M., et al. (2013) Position in the second stage oflabour for women with epidural anaesthesia. *Cochrane Database of Systematic Reviews*, Issue 1.

Lawrence, A., Lewis, L., Hofmeyr, G.J., et al. (2013) Maternal positions and mobilityduring first stage labour. *Cochrane Database of Systematic Reviews*, Issue 10.

Li, H.T., Ye, R., Achenbach, T., et al. (2011) Caesarean deliveronmaternal request and childhood psychopathology: a retrospective cohort study in China. *BJOG* 118, 42–48.

Liabsuetrakul, T., Choobun, T., Peeyananjarassri, K., et al. (2014) Antibiotic prophylaxisfor operative vaginal delivery. *Cochrane Database of Systematic Reviews*, Issue 10.

MOET (Management of Emergency Obstetrics and Trauma). (2007) *Course Manual (revised 2009)*. RCOG Press, London.

Murphy, D.J., Macleod, M., Bahl, R., et al. (2008)A randomised controlled trial of routine versus restrictive use of episiotomy at operativevaginal delivery: a multicentre pilot study. *BJOG* 115(13), 1695–1703.

NHSE (NHS England). (2016) *National Maternity Review: Better Births. Improving Outcomes ofMaternity Services in England. A Five Year Forward View for Maternity Care*. NHSE, Redditch.

https://www.england.nhs.uk/wp-content/uploads/2016/02/national-maternityreview report.pdf

NICE (The National Institute for Health and Care Excellence). (2014, updated 2017Intrapartum care for healthy mothers and babies GC190. NICE, London.

OASI. (2017) *OASI Care Bundle Project*. Royal College of Obstetricians and GynaecologistsLondon. https://www.rcog.org.uk/en/guidelines-research-services/audit-qualityimprovement third-- and-fourth-degree-tears-project/

O'Mahony, F., Hofmeyr, G.J., Menon, V. (2010) Choice of instruments for assisted vaginadelivery. *Cochrane Database of Systematic Reviews*, Issue 11.

ONS (Office for National Statistics). (2016) *Maternity Statistics England 2015*. ONS, London. www.ons.gov.uk

RCOG (Royal College of Obstetricians and Gynaecologists). (2010) *Consent Advice No. 11: Operative Vaginal Delivery*. RCOG, London. https://www.rcog.org.uk/globalassets/ documents/ guidelines/ca11-15072010.pdf

RCOG. (2011, updated 2014) *Clinical Guideline 26: Operative Vaginal Delivery*. RCOG, London.

Redshaw, M., Rowe, R., Hockley, C., Brocklehurst, P. (2007) *Recorded Delivery: A NationalSurvey of Women's Experience of Maternity Care 2006*. National Perinatal EpidemiologyUnit, Oxford. https://www.npeu.ox.ac.uk/downloads/files/reports/Maternity-Survey- Report.pdf

Sandall, J., Soltani, H., Gates, S., et al. (2016) Midwife-led continuitymodels versus other models of care for childbearing women. *Cochrane Database ofSystematic Reviews*, Issue 4.

Sau, A., Sau, M., Ahmed, H., Brown, R. (2004) Vacuum extraction: is there any need toimprove the current training in the UK? *Acta Obstetricia et Gynecologica Scandinavica* 83, 466−470.

Suwannachat, B., Lumbiganon, P., Laopaiboon, M. (2012) Rapid versus stepwise negativepressure application for vacuum extraction assisted vaginal delivery. *Cochrane Database ofSystematic Reviews*, Issue 8.

Torvaldsen, S., Roberts, C.L., Bell, J.C., et al. (2004) Discontinuation ofepidural in labour for reducing the adverse delivery outcomes associated with epiduralanalgesia. *Cochrane Database of Systematic Reviews*, Issue 4.

Vacca, A. (1997) *Handbook of Vacuum Extraction in Obstetric Practice*. Vacca Research, Albion, Australia.

Werner, E.F., Janevic, T.M., Illuzzi, J., et al. (2011) Mode ofdelivery in nulliparous women and neonatal intracranial injury. *Obstetrics and Gynecology* 118(6), 1239−1246.

WHO RHL (World Health Organization Reproductive Health Library). (2016) *VacuumExtraction*. https://extranet.who.int/rhl/resources/videos/vacuum-extraction

Zhang, J., Troendle, J., Mikolajczyk, R. (2010) The natural history of the first stage of labour. *Obstetrics and Gynaecology* 115(4), 705−710.

附录 10-1　辅助分娩助产士分娩记录

ABP 助产士姓名：　　　　　机构：

病例号：　　　　　　　　　日期：　　　　　　　　分娩时间：

产妇姓名：　　　　　　　　登记号：　　　　　　　年龄：

地址：

孕次：　　　　　　　　　　产次：

引产：是 / 否，方法：

催产：　　　　　　　　　　第一产程：　　　　　　第二产程：

助产指征：

腹部触诊：　　　　　　　　国际五分法：

宫缩：

阴道检查：　　　宫口扩张：　　　胎方位：　　　产瘤：　　　胎头变形：

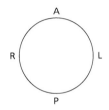

镇痛麻醉：　　　　　　　　助产前导尿：是 / 否

助产器械：　　　　　　　　牵拉次数：

牵拉强度：　　　　　　　　容易 / 中等 / 强烈

会阴：完整 / Ⅰ度 / Ⅱ度 / Ⅲ度 / Ⅳ度裂伤 / 会阴切开

分娩注释：

估计出血量：　　　　　　　新生儿：男 / 女，出生体重：

脐带血气（如果施行）：

产程时长：　　　　第一产程：　　　　分娩时见胎粪？是 / 否

　　　　　　　　　第二产程：　　　　Apgar 评分

　　　　　　　　　第三产程：　　　　新生儿一般情况

附录10-2 ABP助产士否决助产的决定

　　评判ABP助产士的临床技能，不光取决于成功实施的器械助产，也体现在对不适应病例尝试器械助产的否决上。当ABP助产士被要求进行器械助产，经过评估后否决了助产要求时，应该完成这份表格。

　　ABP助产士可能因为各种原因拒绝器械助产的要求。应该理解尤其是在孤立的社区机构中做出决定常常是不容易的。

　　本表格的目的是监控ABP是如何做出决定的，并不是要阻止助产士把呼叫ABP助产士作为选择之一。

　　请记住：如果ABP助产士已经开始器械助产，然后放弃了，不需要完成本表格，但是要填写ABP助产士分娩记录表格，按照常规完成临床事件表格。

　　不要在产科临床记录上填写本表格。请将一份备份保存于你的ABP记录中。

ABP助产士姓名：　　　　　　产科机构：

日期：

产妇姓名：　　　　　　　住院号：　　　　　年龄：

住址：　　　　　　　　　产次：　　　　　　孕次：

病史/要求器械助产的原因：

腹部触诊：　　　　　　　宫缩：

宫颈扩张：　　　　先露位置：　　　　胎头变形：　　　产瘤：

胎方位：

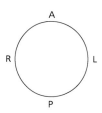

否决助产的原因和采取的措施：

结局：

第11章 剖宫产

凯茜·查尔斯 *Cathy Charles*

剖宫产利弊	242
降低剖宫产率	244
选择性剖宫产的适应证	246
剖宫产的经历	247
选择性剖宫产的计划	247
助产士的剖宫产护理	248

引言

有些孕妇容易选择剖宫产；有些人不情愿地被动接受剖宫产；有些人突然被剖宫产逼上了绝路，几乎没有机会做出任何明智的选择。

剖宫产可以拯救母儿的生命，但问题是它常常不是必要的。这在很大程度上取决于产科医师的决定，超出了助产士的权利。然而，助产士在支持产妇选择权利方面仍然有一定程度的影响力，有时还会挑战这一决定背后的理由。

发病率和现况

- 世界卫生组织（WHO，2015）表示，10% 左右的剖宫产率反映了适当的干预，更高的剖宫产率不会带来健康益处。
- 英国的剖宫产率从 1980 年的 9% 上升到 2015—2016 年的 26% 以上（ONS，2017）。
- 在英国，57% 的剖宫产均为急诊剖宫产，47% 为选择性剖宫产（ONS，2017）。
- 世界各地的剖宫产率差异很大：荷兰的剖宫产率为 12%，而中国、智利和巴西剖宫产率为 50%（O'Reilly et al.，2014）。
- 在一项研究中，在英国，90% 的臀先露是通过剖宫产分娩的，其中 57%

为选择性剖宫产（Bragg et al.，2010）。

- 19% 剖宫产胎儿（5% 阴道分娩胎儿）处于枕后位（Akmal et al.，2014）。
- 区域阻滞麻醉（RA）通常被推荐用于剖宫产，因为它被认为对女性更安全（尽管证据尚不明确），并能减少婴儿的药物负荷，而大多数全麻药物能够穿过胎盘（Mazda et al.，2014）

剖宫产利弊

益处 / 适应证

这个问题是有争议的。公众持有大量的错误信念，一些专业人员也是如此。剖宫产许多所谓的好处都隐藏着意想不到的后果，其中一些好处是有医疗风险的。因此，必须仔细阅读下面的列表。

- 剖宫产是解决梗阻性难产的唯一方法，另一种选择是母儿死亡。
- 剖宫产在减少新生儿脑瘫（缺氧引起的脑损伤）方面起着很小的作用。至少 70%～80% 的脑瘫出现在早产中（Shepherd et al.，2016）。
- 尽管许多人对此提出质疑，但剖宫产可以改善臀位的结局（见第 14 章）。臀位阴道分娩时往往由于不当的干预手法而变为仰卧位臀位分娩。
- 剖宫产可能减少一些尿失禁和子宫阴道脱垂，但不是全部，而对于大便失禁并无明显差异（Nelson et al.，2010）。
- 除非该产妇在接受会阴切开术后行阴道 / 器械助产分娩失败而进行剖宫产，否则剖宫产可以预防会阴损伤（NICE，2011a）。腹部瘢痕疼痛当然是不可避免的，尽管相当奇怪，但 NICE 指出，与阴道分娩相比，剖宫产能减少产时腹痛和产后 3 天内的腹痛。
- 有些产妇对分娩有一种病态的恐惧（分娩恐惧症），咨询可能无法消除这种恐惧。剖宫产可以给他们一种控制感，减少恐惧。
- 选择性剖宫产为部分产妇提供了一种安全的分娩体验。由于选择性剖宫产的"名人崇拜"，这些女性可能会在大众媒体上被贴上"时髦"的标签。
- 少数骨盆有问题的女性，如先天性髋关节脱位，可能会从剖宫产中获益，尽管大多数可以正常分娩。
- 选择性剖宫产非常方便，父母可以提前知道和 / 或计划孩子的出生日期。
- 剖宫产可以帮助心脏骤停的产妇复苏（见第 18 章）。

- 感知到诉讼保护（"行动偏见"）：临床医师可能认为，如果实施了剖宫产，即使结果没有好转，甚至更糟，但他们也会被认为已经尽了最大的努力（见第 22 章）。如果女性开始为不必要的剖宫产提出诉讼，这种趋势可能会逆转。

风险

虽然剖宫产可以挽救生命，但手术本身对母亲有增加发病率和死亡率的风险，还存在新生儿风险，尤其是在第二产程剖宫产。"在高收入国家和低收入国家，剖宫产是导致产妇死亡率和分娩后发病率的一个主要因素"（Phipps，2014）。剖宫产比阴道分娩更容易导致：

- **住院时间较长**（剖宫产平均 3～4 天，顺产平均 1～2 天）（NICE，2011a）。
- **感染**：9.6% 的女性存在腹部瘢痕问题，再入院率为 0.6%（Wloch et al.，2012），可引起子宫内膜炎、尿路感染（UTI）和瘢痕疼痛。
- **产后出血（PPH）**有时导致子宫切除（NICE，2011a）。
- **再次妊娠风险**：例如前置胎盘、子宫破裂、产前死胎和重复剖宫产。如果不首先解决问题的原因，进行剖宫产后阴道分娩的尝试就毫无意义。减少初次剖宫产的数量可以解决问题的根源。除非采取措施扭转迅速上升的剖宫产率，否则胎盘植入和穿透性植入胎盘以及与多次重复剖宫产相关的并发症可能会比子宫破裂更严重（Scott，2010）。
- **肺栓塞、心脏骤停和重症监护室（ICU）入住率上升**（NICE，2011a）。
- **新生儿发病率**：39 周前选择性剖宫产呼吸窘迫综合征、低血糖和体温调节不良发生率增加（Wyllie et al.，2015）。选择性剖宫产的新生儿进入新生儿重症监护室的概率是阴道分娩的 2 倍（NICE，2011a）。一般的麻醉药会进入新生儿体内，使其在出生时反应迟钝（Mazda et al.，2014）。
- **情绪低落**：尤其是选择性剖宫产时可能导致母体激素水平降低（催产素、内啡肽、儿茶酚胺和催乳素），从而影响产后情绪、自尊和哺乳（Buckley，2005；Yang et al.，2011），但 NICE（2011）表明不影响母乳喂养率。在一项研究中，69% 的产妇表示她们的剖宫产对"她们如何看待自己"产生了负面影响（Birthrights，2013）。
- **选择性剖宫产中母体激素水平低**也可能对新生儿产生不利影响，因为分娩应激激素有助于为新生儿子宫外存活（肺成熟、血流量增加、中枢神经系统和免疫系统激活）做好准备。某些基因的表达因剖宫产分娩发生偏移（表观遗传学），导致免疫失衡，包括哮喘、过敏、糖尿病、肥胖、多发性硬化症和一些癌症（Dahlen et al.，2013）。

- **不足的"好"菌群**：阴道分娩时，阴道细菌和粪便细菌会在新生儿体内大量繁殖，而剖宫产新生儿身上则会有医源性细菌和皮肤细菌的大量繁殖。剖宫产新生儿似乎有较差的微生物群，例如，随着艰难梭菌浓度的增加，肠道菌群处于不佳状态（Penders et al.，2016；Prince et al.，2014）。母体抗生素（常规建议剖宫产）也可能对新生儿细菌繁殖产生不利影响（Keski-Nisula et al.，2015；Romero and Korzeniewski，2016）。一种可能的解决方案是阴道"播种"（参见后面的章节）。
- **创伤后应激障碍（PTSD）**：这可能源于任何分娩，但研究表明，多达 1/3 的急诊剖宫产女性表现出 PTSD 症状（Tham et al.，2007）。这可能是由于害怕失去孩子，或者，PTSD 不仅与他们自己的生活有关，还与一种失控感、看护者的支持不足有关（Harrisand Ayers，2012；Choiand Seng，2016）。此外，预先存在焦虑的女性可能会有低催产素 / 高皮质醇水平，难产导致的剖宫产，或出于非医疗原因选择性剖宫产。这些女性甚至在进入手术室之前就患上创伤后应激障碍。
- **成本**：剖宫产（包括产后住宿）的成本费用至少比计划的阴道分娩高出 50%（NICE，2011b）。每增加 1% 的剖宫产，NHS 每年就要额外支出 500 万英镑（NHSIII，2007）。如果 NICE 和其他更多的机构有证据支持基础护理，而不是"专家共识"，NHS 可能根除低级别证据基础（如胎心监护和胎儿血液采样），就像放弃了在分娩中常规剃毛和灌肠，花更多的精力关心女性，如提供足够的助产士进行一对一的分娩护理。

降低剖宫产率

关于当前剖宫产比率急剧上升的原因存在广泛的争论（Odent，2004；NHSIII，2007）。包括英国皇家助产士学院在内的许多生育机构提出倡议，旨在遏制这一"流行病"（RCM，2016）。英国国民健康保险制度研究所发布了《成功之路——自我提升工具包》（NHSIII，2014），旨在让信托公司评估自己的表现，并在实践中做出改变，以降低剖宫产率，为产妇提供更好的护理。

降低剖宫产率措施：

- 家庭分娩（NICE，2011a）。
- 在分娩过程中提供持续的一对一助产士支持，类似于家庭的分娩环境（Hodnett et al.，2012，2013；Sandall et al.，2016）。在助产士主导的分娩中心分娩的产妇，器械辅助分娩和剖宫产率降低（BECG，2011）。
- 允许产妇选择剖宫产后阴道分娩（VBAC）（NICE，2011a）（见第 12 章）。即使一名产妇有多达 4 次剖宫产，也不会增加剖宫产后阴道分娩中发热或膀胱 / 手术损伤的风险，子宫破裂的可能性虽然较高，但很少见（NICE，2011a）。
- 妊娠 41 周后引产（NICE，2011a）（见第 19 章）。
- 避免在低风险人群中使用连续胎心监护（NICE，2011a，2014）。一些人甚至质疑它对高风险女性的价值，因为它使每 11 名被监测女性的剖宫产率增加 1 名，而一项联合 Cohrane 研究没有发现任何证据表明它能改善结果（Alfirevic et al.，2017）。
- 在胎心监护异常（NICE，2011a，2014）的产妇中，剖宫产前进行胎儿血样检测（FBS）。Cochrane 的一项研究发现，在没有胎儿血样检测的情况下，没有证据表明高剖宫产率能改善新生儿结局（Alfirevic et al.，2017）。
- 为臀位提供外倒转（NICE，2011a）。
- 根据最新的臀位研究，重新审视臀先露这一术语的薄弱"证据"，这些研究对"剖宫产是臀位的最佳出生模式"提出了质疑（见第 14 章）。
- 避免双胎第一胎头位的剖宫产（Hofmeyr et al.，2015）。关于多胎生育方式的进一步辩论见第 15 章。
- 在分娩进行缓慢时，让子宫休息，使乳酸水平恢复，而不是让子宫因催产素分泌过多而疲惫（Wray，2015）。
- 让顾问参与剖宫产决策（NIE，2011a）。
- 由经验丰富的临床医师提供高质量的器械辅助分娩。
- 解决医师对女性的主观影响。研究表明，产科医师的经验、性别、工作场所的实践，以及是否在私人或 NHS 工作，都会影响他们对分娩方式的建议（Thomasand Paranjothy，2001）。
- 向女性推荐助产士为主导的诊所，在那里她们可以讨论恐惧，并在一个支持的环境下计划分娩（Butcher，2014）。

选择性剖宫产的适应证

NICE（2011a）列出如下：

- **单胎臀位**，进一步的讨论见第 14 章。令人惊讶的是，尽管有可疑的研究，NICE 仍然坚持推广臀位剖宫产。
- **双胎妊娠，第一胎臀位**，虽然 NICE 不能提供任何研究来支持这一点，但它说这是"常见的做法"（见第 14 章和第 15 章）。
- **妊娠晚期原发性生殖器疱疹**，剖宫产可以减少新生儿感染。
- **前置胎盘**，即部分或完全覆盖宫颈内口的胎盘。
- 经超声和 MRI 证实**胎盘粘连**。

NICE（2011a）指出，剖宫产不应常规提供给具有以下症状的女性：

- **双胞胎怀孕，当第一个双胞胎足月时是头位的**。
- **早产**，没有证据表明剖宫产能改善早产的妊娠结局。
- 基于上述原因的小于胎龄儿。
- **高体重指数（BMI）**。
- **艾滋病毒阳性的女性**接受每毫升病毒载量 < 400 份的高效抗反转录病毒治疗，或接受每毫升病毒载量 < 50 份的任何抗反转录病毒治疗。在这种情况下，剖宫产和阴道分娩的艾滋病毒传播风险相同（NICE，2011a）。
- **乙型肝炎或丙型肝炎**。
- **生殖器疱疹复发**。只要这不是一次初级疫情，就没有证据表明有高传播风险。

产妇的请求

选择剖宫产的问题引发了激烈的争论：一些人认为，女性有权选择自己的分娩方式，而另一些人则认为，任何人都不应该有权选择不必要的腹部大手术。

NICE（2011a）指出，因分娩焦虑而要求剖宫产的产妇应被转介给具有围生期精神专业知识的卫生保健人员，但如果产妇在讨论后继续要求剖宫产，则应提供计划中的剖宫产。这是一个有争议的观点，引起了很多讨论和误解，大众媒体报道称，现在所有女性都有权按需获得剖宫产。它还使皇家妇产科学院（RCOG）与世卫组织发生了学术冲突（RCOG，2015a）。

剖宫产的经历

对于经历了艰难的怀孕和／或分娩的女性来说，剖宫产可能是一种幸运的解脱。另一方面，她可能会对自己无法自然分娩深感失望。如果剖宫产是一个急诊，她可能会害怕和担心，因为她的生育计划超出了她的控制。因为安静的产房突然被噪声、光线和陌生人侵入，她和她的伴侣甚至可能认为他们的孩子会死亡。良好的照护、沟通和支持对于帮助女性在任何情况下都能获得积极的体验至关重要，并能愉快地迎接她的宝宝。

尽管急诊剖宫产的迫切性会增加每个人的压力，但无论女性是在接受选择性剖宫产还是急诊剖宫产，护理原则大体上是相同的。即使是选择性剖宫产，女性的决定可能并不容易，她可能和其他接受剖宫产的人一样害怕。

选择性剖宫产的计划

有趣的是，为什么很少有接受选择性剖宫产的女性会写详细的分娩计划，或许是因为他们觉得自己无法控制这种高度医疗化的程序。然而，一个敏感的、信息健全的分娩计划讨论可以帮助女性和她的伴侣为剖宫产做准备，而一份书面计划可能也更能引起工作人员的重视。对个人偏好做出反应，可能会让一些员工走

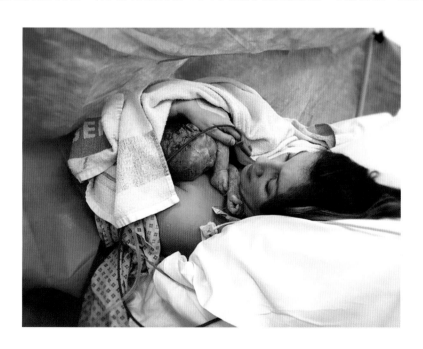

出自己的舒适区，并提醒他们，有一个人处于整个过程的中心，而不是一系列需要采取的公式化行动。

对于一些助产士来说，唯一需要担心的是，通过使用分娩计划、昏暗的灯光和音乐使分娩过程伪常态化，可能会给人留下剖宫产是新生儿正常分娩方式的印象。Walsh（2010）将医院产房（不是剧院，但适用于剧院）的美化描述为"在技术和职业霸权的表象下潜伏着意图，假装家庭生活和朴素"。

助产士的剖宫产护理

知情同意。虽然有些人可能会质疑向许多女性提供的剖宫产信息的质量和客观性，但实际上，对选择性剖宫产的知情同意是比较直接的。然而，急诊情况可能完全不同。一个"能干"的女性有权拒绝剖宫产，即使她或孩子的健康会明显受益，而且这个女性应该意识到这一点。助产士可能不得不支持产妇在面对强烈反对意见时的拒绝的权利，有时甚至是来自她伴侣的反对。

书面同意是可取的，但在急诊情况下不是必要的，只要产妇口头上同意了，或者哪怕还没有到同意的程度。当一位紧张、害怕的产妇被迫在一张她几乎无法集中注意力去看的纸上签字时，医师就不会取得她的书面知情同意，则会直接说出剖宫产的风险，而这位产妇可能认为，剖宫产是挽救她孩子生命的关键。但是这种"知情同意"在法庭上几乎没有效力。

如果你觉得没有适当的剖宫产指征，礼貌而冷静地**询问产科医师**。初级/中级医师不应该做最后的决定。产科咨询医师应该参与任何提供剖宫产决策的讨论，从理论上讲，这将取决于临床证据对母儿的益处（NICE，2011a）。在实践中，这种"咨询"可能包括给顾问打一个简短的电话，并以一种他几乎不能反对的方式解释一种情景。要对产科医师可能面临的困难处境保持敏感，因为来自产妇（有时是助产士）的压力，加上对不利结果、批评和诉讼的恐惧，会让他们的工作变得非常困难。

给予情感支持。如果是选择性剖宫产，或者发生在缓慢的分娩过程中，产妇通常有时间在情绪上做好准备。产妇可能会感到宽慰，因为事情终于要结束了，或者因为无法顺产而苦恼。所有的产妇都需要情感支持，但在"胎儿窘迫"的急诊情况下可能尤其害怕。握着她的手，与她眼神交流，激发出她的热情：让她知道她的孩子很快就会来到这里，她在艰难的环境中尽了最大的努力，无论如何，孩子的出生都将是一个胜利。她的伴侣也会感到疲惫和情绪化——别忘了支持他们。伴侣可能会生气，有时他们会说"我就知道会发生这样的事"。顺产后他们可能会忘记这些短暂的负面想法，但当急诊剖宫产发生时，他们会觉得糟糕的经历是可以预见的。

接受你自己的感觉。助产士可能会感到失望，因为她们意识到自己的护理不足以实现顺产。你不再是主要的照护者，可能会因此感到无助和沮丧，特别是如果你不同意剖宫产的决定。不要让这影响到你对这个产妇的态度。这不是她的错，她现在比以往任何时候都更需要你的支持。

术前准备

- **血红蛋白（Hb）的结果**。在任何分娩之前都要检查血红蛋白，对剖宫产来说尤其如此，因为 4%～8% 的女性在剖宫产时失血 > 1 000 ml（NICE，2011a）。根据 NICE（2011a），在剖宫产之前，没有必要常规执行血型化验、交叉配血或凝血筛查，尽管许多人认为术前血小板计数是明智的做法。
- **留置静脉针**。建议在区域性麻醉下使用晶体 / 胶体（NICE，2011a）。
- **区分紧急程度**：NICE（2011a）定义了 4 个紧急程度：
（1）对产妇或胎儿生命的直接威胁。
（2）不会立即危及生命的母体或胎儿损害。
（3）不危及母体或胎儿，但需提前分娩。
（4）适合女性或员工的分娩时间。

  > 最佳间歇期：从手术决定到急诊分娩的安全间歇时间（NICE 认为"无法制订"），因"胎儿窘迫"实施的剖宫产是难以定义的，因为它通常会因人而异，但 NICE 提出一个评判标准：

  - ○ 30 分钟类别 1：立即威胁母亲 / 婴儿生命的情景。
  - ○ 75 分钟类别 2：产妇或胎儿窘迫，但并不威胁生命。

这仅用于通过量化指标来衡量一个单位的总体绩效，而"不用于判断任何单个剖宫产的多学科团队绩效"（NICE，2011a）。NICE 非常合乎逻辑地建议，一旦做出决定，就应该尽快执行第一类剖宫产，同时承认快速分娩也有风险。

- 在剖宫产手术前**给予抗酸剂或类似药物**，以减少胃容量、酸度和止吐剂，以减少剖宫产期间呕吐的风险（NICE，2011a）。
- 由于潜在的膀胱功能障碍和过度膨胀（NICE，2011a），留置尿管可以防止膀胱过度充盈阻碍手术，降低膀胱损伤风险。如果时间充裕，寻求产妇意见，她是愿意在手术室还是在病房内放置导尿管。然而，剖宫产留置尿管的常规使用受到了质疑，Cochrane 综述发现留置导尿减少了尿潴留，但术后不适增加，住院时间延长，产后出血无差异（Abdel-Aleem et al.，2014）。尽管预防性使用了抗生素，仍有超过 6% 的产妇在剖宫产后出现尿路感染（80% 的产后尿路感染是导尿后发生的）（Li et al.，2011）。

- **剃毛**。切口位置较低的剖宫产通常位于阴毛线以下，所以需要剃掉 3 cm 的阴毛。同样，这也可以在病房或女厕所内进行，产妇可能更愿意自己做这件事。电动剃须刀与一次性剃头可能是最舒适的选择。一次性剃须刀在干燥使用时不舒服，肥皂、水或剃须泡沫是需要准备周全的。

- **有计划的早产剖宫产**：NICE（2015）建议所有 38 周之前通过选择性剖宫产（ELLSCS）分娩的新生儿都应该使用类固醇，以降低呼吸系统疾病的风险，也可以考虑使用硫酸镁来保护神经，尤其是对早产儿（见第 13 章）。

- **血栓预防**。产前使用低分子肝素（LMWH）选择性剖宫产的产妇，应在手术前一天上午使用预防剂量，然后停掉手术当天的剂量（RCOG，2015b）。

- **B 组溶血性链球菌（GBS）建议**：无论 GBS 状况如何，对于胎膜完整的非临产产妇进行选择性剖宫产时，不需要预防性使用抗生素 GBS（RCOG，2012）。

手术室

手术台应倾斜 15°（NICE，2011a）。

麻醉：英国皇家麻醉师学院和 NICE（2011a）建议剖宫产通常应在区域性麻醉（如脊髓 / 硬膜外麻醉）下进行。矛盾的是，罕见的全麻下剖宫产事件可能使工作人员对插管失败的处理不那么熟练，相反贻误抢救时机。

如果产妇正在进行全身麻醉，她的伴侣可能不被允许进入手术室。目前还不清楚为什么这种情况经常发生，而且这种古老的做法在更先进的医院正受到挑战。在这些医院，工作人员认识到，应该由夫妇俩来决定什么对他们和孩子最好。无论分娩时伴侣在不在场，他们都希望尽早拥抱婴儿，并可能提供肌肤接触（SSC），直到母亲醒来。

环境：不要被手术室里其他工作人员的数量吓倒，也不要注意别人的消极情绪。有时，当团队感到压力时，个体可能会表现出易怒、孤僻或冷漠。不要让它传染。对产妇保持放松和热情的态度，即使你是房间里唯一的笑脸。即使她没有做生育计划，也建议她听听音乐、连续讲话，或保持安静，这样她的声音是她的婴儿听到的第一个声音。她可能想让灯光在分娩和 / 或拍照时短暂变暗。这些事情更容易在选择性剖宫产时实施，但即使在急诊情况下，许多选择仍然可以实现。

在一个理想的手术环境里，除了分娩伴侣外，应该有这么一个角色，她没有其他工作，除了关注产妇。助产士经常被手术室里过多的任务分散注意力，可能会突然停止在产房的一对一护理。这本身就可能导致母亲的焦虑。麻醉师适合支持和安慰产妇，但他们也有其他任务。任何愿意和产妇在一起的人都可以提供巨大的支持。

温度：确保手术室是温暖的。剖宫产新生儿更容易体温过低。工作人员也经常会注意到手术室很冷：它们是大房间，有恒定的气流。尽快进行复温（加热器可以用来给房间升温），正如 SSC 建议的那样，一个健康的婴儿不需要与父母分开。

屏幕：可能会保护母亲和伴侣看不到太多东西，但有些父母希望看到他们的孩子出生，或者在孩子出生后马上把屏幕放低（麻醉师通常会提供这种功能）。需要经常询问产妇的想法，永远不要自己想当然。

皮肤消毒：有些医院要求助产士消毒以协助产科医师，但有些医院则要求手术室工作人员这样做。助产士可能对此有自己的看法，觉得他们是"和产妇在一起"，而不是"和产科医师在一起"。如果消毒是必要的，试着确保有一个人有空和产妇在一起。麻醉师通常很擅长与产妇及其伴侣沟通。记住，重要的不是工作人员的数量，而是护理的质量。

术中自体血回输：剖宫产期间丢失的血液可以用导管从手术台抽吸，过滤出碎片，在剖宫产期间 / 之后用生理盐水清洗和复苏输血。这可能特别有利于产后出血高风险的产妇，如前置胎盘，或那些拒绝人类血液制品的产妇，如 Jehovah's Witnesses。由于胎儿细胞或羊水成分的输入，存在一些关于栓塞或溶血性疾病的安全问题。十多年前，NICE（2005）反对它的普遍使用，认为证据不足。但此后的不良报告很少，自体血回输被越来越多地使用。

剖宫产术中产钳的运用：NICE（2011a）建议，在剖宫产术中，当胎头难以娩出时才应使用产钳。此外，在剖宫产时常规使用产钳对新生儿发病率的影响尚不清楚。

宫缩剂和止血药：NICE（2011a）推荐剖宫产产后缓慢静脉注射催产素5 IU，以降低产后出血风险。对于产后出血风险较高的产妇，应该考虑剖宫产后使用氨甲环酸（TXA），它会通过抑制纤维蛋白溶解来帮助凝血（RCOG，2016）。

建议在皮肤切开前预防性使用**抗生素**，因为8%的剖宫产产妇会出现子宫内膜炎、尿路感染和切口感染。预防性使用抗生素可减少母体感染，且对新生儿没有明确影响（NICE，2011a）。

延迟断脐（DCC）：除非有严重的新生儿问题（或者可以说更严重——因为从延迟断脐中获得的额外氧气可能有利于受损婴儿），否则延迟断脐完全有可能，而且很可能对婴儿有益。婴儿可以躺在妈妈的胸部（最好）或腿上。有关延迟断脐的好处，请参阅第1章。如果助产士认为这是一个极端的想法，那么他们就应该改变这种顽固的观念。

脐带血气分析需要遵循急诊剖宫产的流程（见第23章）（NICE，2011a）。

阴道微生物传播或"微分娩"引起了人们的兴趣，用纱布拭子把母亲的阴道分泌物，也就是阴道微生物群转移到剖宫产婴儿的身上（有时是脸上和嘴上），其目的是增强婴儿的免疫系统（Dominguez-Bello et al.，2016）。然而，这一做法目前未经证实。坎宁顿（Cunnington et al.，2016）提示"微生物转移"增加了母婴传播GBS、衣原体、淋病和单纯性疱疹病毒的风险，这比阴道微生物转移带来的好处要重要得多。当然，这是家长的决定，但在一个专业人士对风险和好处解释甚少的领域，让她们做出知情选择尤其困难。毫无疑问，关于这个有趣的课题将会有更多的研究出现。

复苏：如果怀疑胎儿窒息，或在全身麻醉后剖宫产，应有一名接受过高级新生儿复苏培训的医师在场（NICE，2011a）。床边复苏可以在脐带保持完整的情况下进行（见第18章）。

新生儿擦洗：助产士通常会为新生儿擦洗。助产士认为，新生儿必须立即进行"处理"（称体重、服用维生素K、包裹并贴上标签），然后才能（通常是）给伴侣看。然而，在理想情况下，助产士应该尽量促进**皮肤与皮肤的接触**（SSC）（见第1章）。新生儿几乎可以立即放在母亲的胸前。这在技术上是很棘手的，因为新生儿经常需要被放在高处，以避免侵犯腹部的"无菌区"。开明的麻醉师越来越有助于协助早接触。如果母亲不舒服或拒绝，可以考虑让伴侣给予早接触，婴儿和父亲在早接触后会哭得更少，看起来更平静（Erlandsson et al.，2007）。在一个理想的世界里，不要急于给婴儿称重：这个特殊的时刻很重要。埃兰德森等（Erlandsson et al.，2007）总结道：

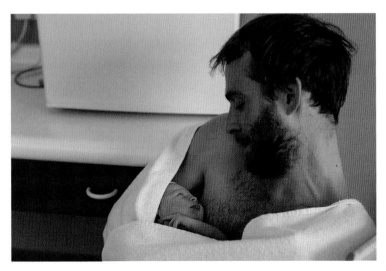

父亲也能进行早接触。图片由 Aaron Palmer 提供。

在新生儿生命的这一重要时期，父亲可以促进婴儿喂养前行为的发展，并应被视为母亲和婴儿分离期间的主要照护者。

产后护理

复苏室训练有素的康复人员应该对产妇进行一对一的观察，直到她们稳定下来，恢复了气道控制，能够交流为止（NICE，2011a）。

在复苏室里便可以开始**母乳喂养**。剖宫产母亲在出生后的早期开始母乳喂养的可能性较低，原因显而易见。延迟母婴接触可导致长达 8 个月的产后情绪低落（Rowe-Murray and Fisher，2001）。确保母亲不昏昏欲睡。手术室的复苏人员通常会帮助确保母亲和婴儿的安全和舒适，在婴儿床的侧面和枕头上进行接触。

观察： 定期观察可以及早发现问题。前 2 小时每 30 分钟检查 1 次，之后每小时检查 1 次（NICE，2011a）；如果一切正常，通常观察 2 小时，也可依据当地指南。如有问题，向产科医师报告。

- **脉搏、血压、呼吸频率**。
- **疼痛和镇静**。确保产妇感到舒适，阿片类镇痛药会使一些产妇镇静。
- **观察恶露和伤口部位**。使用切口引流似乎没有好处，但也没有坏处。
- **检查尿量**。确保导管是通常的，管道没有扭结。

镇痛： 产妇的需要量可能有个体差异，阿片类药物和非甾体抗炎药物（NSAIDs）

能很好地缓解剖宫产后的疼痛（NICE，2011a）。对乙酰氨基酚用于缓解较轻的疼痛。非甾体抗炎药减少了对阿片类药物的需求，因此应该作为镇痛的辅助药物使用，除非是有用药禁忌（NICE，2011a）。Cochrane 目前正在研究剖宫产后疼痛的补充 / 替代疗法（Zimpel et al.，2014）。

检查镇痛药物的处方和执行。建议产妇尽早要求进一步镇痛，因为疼痛在累积之前更容易控制。在分娩后前几天有规律的镇痛是合理的，因为疼痛会使刚生完孩子的母亲感到虚弱。

检查患者自控镇痛（PCA）功能是否正常。

小心那些写在麻醉图表上但没有转到处方单上的药物，这可能会导致用药错误。

血栓预防：血栓栓塞是导致产妇直接死亡的主要原因。确保预防栓塞弹力袜和 / 或肝素已被用于指定的剖宫产术后产妇，特别是在急诊剖宫产和 / 或其他危险因素的情况下。低分子肝素应在脊髓 / 硬膜外麻醉建立后 4 小时或硬膜外导管取出后给予（NICE，2011a；RCOG，2015 b）。

接受产前治疗（即更高剂量）的肝素的女性可能会出现切口渗血并影响皮肤缝合，从而导致血肿（RCOG，2016）。

如果患者康复良好且无并发症，**饮食**可以在患者希望时恢复（NICE，2011a）。

一般的支持：产妇需要很多帮助，尤其是在最初的几个小时。确保她有足够的支持，电话也在她的身边。让她放心，她可以随时打电话寻求帮助。如果她愿意，孩子可以和她在一起，而且足够清醒，没有服用镇静剂，确保孩子的安全。试着询问她的需求，并做出回应。

产后讨论：在急诊剖宫产情况下，应向产妇提供机会，与有专业知识的人士讨论其原因和对未来怀孕的影响，并提供书面信息支持（NICE，2011a）。她可能喜欢没完没了地讲她的故事，尤其是在急诊情况下，可以给她点空间。如有需要，转诊到心理援助小组可能会有帮助。

告诉产妇，为了她的孩子，她非常勇敢地接受了腹部大手术。

小结

- 剖宫产率的急剧持续上升并没有改善产妇或新生儿的结局。
- 良好的助产护理和避免不必要的干预可以减少剖宫产。
- 为选择性剖宫产制订分娩计划。

- 委婉地对你认为不必要的剖宫产提出质疑。
- 给予产妇和其伴侣最大限度地情感支持。
- 忽略其他员工的消极情绪：让产妇成为关注的焦点。
- 身体护理：
  - 选择一个静脉注射（IV）并置管，获得血红蛋白的结果。
  - 给予抗酸药。
  - 留置导尿和剔除阴毛。
  - 确保手术室是温暖的。
  - 根据产妇的需求提供帮助。
  - 推荐使用预防性抗生素。
  - 如果是急诊剖宫产，应取脐带血。
  - 如果怀疑胎儿窘迫，呼叫新生儿临床医师。
- 尝试与母亲启用早接触、早吸吮；如果不可能，建议父亲完成。
- 剖宫产术后：
  - 尽早在复苏室进行母乳喂养。
  - 观察生命体征、恶露、伤口和尿量。
  - 确保镇痛和预防栓塞，并记录在药物图表中（不仅仅是麻醉表）。
  - 当产妇希望就可以开始恢复饮食。
  - 给予大量的支持和帮助产妇获得舒适。
  - 产后检查对急诊剖宫产是有益的。

剖宫产后支持组织

Birth Trauma Association（BTA）. www.birthtraumaassociation.org.uk
Caesarean birth and VBAC information. www.caesarean.org.uk
National Childbirth Trust. www.nct.org.uk

推荐阅读

NHSIII（NHS Institute for Innovation and Improvement）. （2014）*Pathways to Success. A SelfimprovementToolkit: Guidelines to Reduce Caesarean Section*. NHSIII, Coventry. https://www.slideshare.net/NHSIQlegacy/pathways-to-success-focus-on-normal-birth
RCOG（Royal College of Obstetricians and Gynaecologists）. （2015）*Green-top Guideline45:*

Birth After Previous Caesarean Birth. RCOG, London. https://www.rcog.org.uk/globalassets/documents/guidelines/gtg_45.pdf

（陈莎　译　刘小华　校）

参考文献

Abdel-Aleem, H., Aboelnasr, M.F., Jayousi, T.M., et al. (2014) Indwelling bladder catheterisation as part of intraoperative and postoperative care for caesarean section. *Cochrane Database of Systematic Reviews*, Issue 4.

Akmal, S., Kametas, N., Tsoi, E., et al. (2004) Ultrasonographic occiput position in early labour in the prediction of caesarean section. *BJOG* 111, 532–536.

Alfirevic, Z., Devane, D., Gyte, G. et al. (2017) Continuous cardiotocography (CTG)as a form of electronic fetal monitoring (EFM) for fetal assessment in labour. *CochraneDatabase of Systemic Reviews*, Issue 2.

BECG (Birthplace in England Collaborative Group). (2011) Perinatal and maternal outcomesby planned place of birth for healthy women with low risk pregnancies: the birthplacein England national prospective cohort study. *BMJ* 343, d7400.

Birthrights. (2013) *Dignity in Childbirth: the Dignity Survey 2013: Women's and Midwives' Experiences of Dignity in UK Maternity Care.* Birthrights, London. http://www.birthrights.org.uk/wordpress/wp-content/uploads/2013/10/Birthrights-Dignity-Survey.pdf

Bragg, F., Cromwell, D., Edozien, L., et al. (2010) Variation in rates of caesarean section among English NHS trusts after accountingfor maternal and clinical risk: cross sectional study. *BMJ* 341, 5065.

Buckley, S. (2005) *Gentle Birth, Gentle Mothering.* One World Press, Brisbane, Australia. Butcher, G. (2014) Fearful birth? So what's new? *The Practising Midwife* 17(4), 19–21.

Choi, K.R., Seng, J.S. (2016) Predisposing and precipitating factors for dissociationduringlabor in a cohort study of posttraumatic stress disorder and childbearing outcomes. *Journal of Midwifery and Women's Health* 61(1), 68–76.

Cunnington, A., Sim, K., Deierl, A., et al. (2016) 'Vaginal seeding' of infants born by caesarean section. *BMJ* 352, i227.

Dahlen, H.G., Kennedy, H.P., Anderson, C.M., et al. (2013)The EPIIC hypothesis: intrapartum effects on the neonatal epigenome and consequenthealth outcomes. *Medical Hypotheses* 80(5), 656–662.

Dominguez-Bello, M.G, De Jesus-Laboy, K., Shen, N. (2016) Partial restoration of themicrobiotaof cesarean-born infants via vaginal microbial transfer. *Nature Medicine* 22(3),250–253.

Erlandsson, K., Dsilna, A., Fagerberg, I., et al. (2007) Skin-to-skin care with thefather after caesarean birth and its effect on newborn crying and prefeedingbehaviour. *Birth* 34(2), 105-113.

Harris, R., Ayers, S. (2012) What makes labour and birth traumatic? A survey of intrapartum 'hotspots'. *Psychology and Health* 27(10), 1166-1177.

Hodnett, E.D., Downe, S., Walsh, D. (2012) Alternative versus conventional institutionalsettings for birth. *Cochrane Database of Systematic Reviews*, Issue 4.

Hodnett, E.D., Gates, S., Hofmeyr, G. J., et al. (2013) Continuous support for womenduring childbirth. *Cochrane Database of Systematic Reviews*, Issue 7.

Hofmeyr, G., Barrett, J.F., Crowther, C.A. (2015) Planned caesarian section for a twin pregnancy. *Cochrane Database of Systematic Reviews*, Issue 12.

Keski-Nisula, L., Kyynäräinen, H.R., Kärkkäinen, U., et al. (2013) Maternal intrapartum antibiotics and decreased vertical transmissionof Lactobacillus to neonates during birth. *ActaPaediatrica* 102(5), 480-485.

Li, L., Wen, J., Wang, L., Li, Y.P. (2011) Is routine indwelling catheterisation of the bladder forcaesarean section necessary? A systematic review. *BJOG* 118(4), 400-409.

Marshall, J., Spiby, H., McCormick, F. (2015) Evaluating the 'focus on normal birth andreducing caesarean section rates rapid improvement programme': a mixed method studyin England. *Midwifery* 31, 332-340.

Mazda, Y., Ota, E., Mori., R, Terui, K. (2014) Drugs for general anaesthesia for caesareansection (Protocol). *Cochrane Database of Systematic Reviews*, Issue 10.

Nelson, R.L., Furner, S.E., Westercamp, M., et al. (2010) Caesarean delivery for theprevention of anal incontinence. *Cochrane Database of Systematic Reviews*, Issue 2.

NHSIII (NHS Institute for Innovation and Improvement). (2014) *Pathways to Success. ASelfimprovementToolkit: Guidelines to Reduce Caesarean Section.* NHSIII, Coventry. https://www.slideshare.net/NHSIQlegacy/pathways-to-success-focus-on-normal-birth

NICE (The National Institute for Health and Care Excellence). (2005) *Interventional ProceduresGuidance 44: Intraoperative Blood Cell Salvage in Obstetrics.* < NICE, London. https://www.nice.org.uk/guidance/ipg144

NICE. (2011a, updated 2012) *Clinical Guideline 132: Caesarean Section.* NICE, London.https://www.nice.org.uk/guidance/cg132

NICE. (2011b) *Caesarean Section Update. Costing Report: Implementing NICE Guidelines.* NICE, London. https://www.nice.org.uk/guidance/cg132/resources/costing-report-pdf-184766797

NICE. (2014, updated 2017) *Clinical Guideline 190: Intrapartum Care for Healthy Women andBabies.* NICE, London. https://www.nice.org.uk/guidance/CG190

NICE. (2015) *Clinical Guideline 25: Preterm Labour and Birth.* NICE, London.

Odent, M. (2004) *The Caesarean.* Free Association Books, London.

ONS (Office for National Statistics). (2017) *Maternity Statistics 2016.* ONS, London. www.ons.gov.uk/

O'Reilly, A., Choby, D., Séjourné, N., et al. (2014) Feelings of control,unconditionalself-acceptance and maternal self-esteem in women who had delivered by caesarean. *Journal of Reproductive and Infant Psychology* 32(4), 355–365.

Penders, J., Thijs, C., Vink, F.F., et al. (2006) Factorsinfluencing the composition of the intestinal microbiota in early infancy. *Paediatrics* 118(2),511–521.

Phipps, H., de Vries, B., et al. (2014) Prophylactic manual rotation forfetal malposition to reduce operative delivery. *Cochrane Database of Systematic Reviews*, Issue 12.

Prince, A.L., Antony, K.M., Ma, J., et al. (2014) The microbiome and development: a mother's perspective. *Seminars in Reproductive Medicine* 32(1), 14–22.

RCM (Royal College of Midwives). (2016) *Campaign for Normal Birth*. RCM, London. www. rcmnormalbirth.org.uk

RCOG. (2012, updated 2014) *Green-top Guideline 36: Prevention of Early-onset Neonatal GroupB Streptococcal Diseases*. RCOG, London.

RCOG. (2015a) *RCOG Statement on New WHO Guidance on Caesarean Section*. RCOG, London. https://www.rcog.org.uk/en/news/rcog-statement-on-new-who-guidance-on-caesarean-section/

RCOG. (2015b) *Green-top Guideline 37a: Thrombosis and Embolism During Pregnancy and thePuerperium: Reducing the Risk*. RCOG, London. https://www.rcog.org.uk/globalassets/documents/guidelines/gtg-37a.pdf

RCOG. (2016) *Green-top Guideline 52: Prevention and Management of Postpartum Haemorrhage*. RCOG, London.

Romero, R., Korzeniewski, S. (2013) Are infants born by elective cesarean delivery withoutlabour at risk for developing immune disorders in later life? *American Journal of Obstetricsand Gynecology* 208(4), 243–246.

Rowe-Murray, H.J., Fisher, J.R.W. (2001) Operative intervention in delivery is associatedwith compromised early mother-infant interaction. *BJOG* 108(10), 1068–1075.

Sandall, J., Soltani, H., Gates, S., et al. (2016) Midwife-led continuitymodels versus other models of care for childbearing women. *Cochrane Database ofSystematic Reviews*, Issue 4.

Scott, J.R. (2010) Solving the vaginal birth after cesarean dilemma. *Obstetrics and Gynecology* 115(6), 1112–1113.

Sevelsted, A., Stokholm, J., Bønelykke, K., Bisgaard, H. (2015) Cesarean sections andchronic immune disorders. *Pediatrics* 135(1), e92–98.

Shepherd, E., Middleton, P., Makrides, M., et al. (2016) Antenatal andintrapartum interventions for preventing cerebral palsy: an overview of Cochranesystematicreviews (Protocol). *Cochrane Database of Systematic Reviews*, Issue 2.

Tham, V., Christensson, K., Ryding, E.L. (2007) Sense of coherence and symptoms of posttraumaticstress after emergency caesarean section. *ActaObstetricia et Gynecologica Scandinavica* 86, 1090–1096.

Thomas, J., Paranjothy, S. (2001) *National Sentinel Caesarean Section Audit Report*.

RCOGPress, London.

Walsh, D. (2010) Birth environment. In: Downe, S., Walsh, D. (eds), *Intrapartum Care*, p. 45.Wiley-Blackwell, Oxford.

WHO (World Health Organization). (2015) *WHO Statement on Caesarean Section Rates*. WHO, Geneva. http://apps.who.int/iris/bitstream/10665/161442/1/WHO_RHR_15.02_eng.pdf?ua=1

Wloch, C., Wilson, J., Lamagni, T., et al. (2012) Riskfactorsfor surgical site infection following caesarean section in England: results from amulticenter cohort study. *BJOG* 119(11), 1324–1333.

Wray, S. (2015) Insights from physiology into myometrial function and dysfunction. *Experimental Physiology* 100, 1468–1476.

Wyllie, J., Ainsworth, S., Tinnion, R. (2015) *Resuscitation and Transition of NewbornBabies atBirth*. UK Resuscitation Council, London. www.resus.org.uk

Yang, S-N., Shen, L-J., Ping, T., et al. (2011) The delivery mode and seasonalvariation are associated with the development of postpartum depression. *Journal ofAffective Disorders* 132, 158–164.

Zimpel, S.A., Torloni, M.R., Porfirio, G., et al. (2014) Complementary and alternativetherapies for post-caesarean pain (Protocol). *Cochrane Database of SystematicReviews*, Issue 7.

第 12 章　剖宫产后阴道分娩

薇姬·查普曼 Vicky Chapman

产妇的决策	262
剖宫产后阴道分娩的风险和注意事项	263
择期再次剖宫产的风险和注意事项	264
剖宫产后的家庭阴道分娩	265
剖宫产后阴道分娩的引产	266
助产士在剖宫产后阴道分娩中的照护	268

引言

尽管世界卫生组织（WHO，2015）声明高达 10% 的剖宫产率并没有降低母婴的死亡率，剖宫产率仍然在全球范围内逐年上升，而占据其中最大部分的就是再次剖宫产（Timofee et al.，2013）。

女性想在剖宫产以后的怀孕中尝试阴道分娩（VBAC），其中的原因各不相同：有些人害怕再次剖宫产，有些人想要恢复得快一些，有些人是勉强被劝说的接受，而更多的人是想拥有一次自然分娩的体验和成就感（Emmett et al.，2006；Keedle et al.，2015）。

结合母婴两方面的成本考虑，剖宫产后阴道分娩与再次剖宫产相比更加节省成本，并且增加了将来再次阴道分娩的可能性，降低了远期经济成本（Wymer et al.，2014）。英国临床医师原则上一般都支持甚至是鼓励 VBAC，但是许多女性在实际中还是经历了严格的筛选、预防性的干预措施以及分娩地点的局限性等情况。

发生率及现状

- 在英国，前次剖宫产符合阴道试产条件的产妇中有 52% 愿意尝试阴道分娩（Knight et al.，2014）。

- 计划性阴道试产成功率为 72%～76%（RCOG，2015）。
- 在美国，仅有 20% 符合试产条件的女性愿意尝试阴道分娩，而在欧洲其他国家试产率为 70%（Knight et al.，2014）。
- 英国的剖宫产后阴道分娩试产率最高的人群是年轻女性、生活在非发达地区的女性以及非白种人。其中阴道分娩失败率最高的也是非白种人（Knight et al.，2014）。
- 多次剖宫产将导致严重的并发症，包括前置胎盘、胎盘植入、死产和受孕率降低（Guise et al.，2010）。
- 前次剖宫产女性每 1 000 人中仅有 2～3 人发生子宫破裂。非前次剖宫产的女性子宫破裂的发生率为 0.2‰（Fitzpatrick et al.，2012；RCOG，2015）。
- VBAC 失败的女性与重复剖宫产及成功的阴道分娩相比将经受更为严重的并发症，包括子宫切除和严重的产后出血（RCOG，2015），而紧急剖宫产的经历也会造成产妇的心理创伤。

产妇的决策

有证据表明，预测 VBAC 成功率对于有自然分娩意愿的产妇来说是非常重要的，相反，之前的不良分娩体验将导致女性去寻求再次剖宫产这种可控、可预测的分娩方式。（Black et al.，2016）

对于是否选择 VBAC，女性首先考虑的并不是她们自己或者是新生儿的安全，而是取决于她们前次分娩的经历、恢复的容易度以及家庭角色（Eden et al.，2004）。

在剖宫产后阴道分娩中，除了女性个人的"风险"之外，还有其他的因素在起作用，因为阴道分娩成功率在全球各个医疗机构中均有不同。Guise 等（2010）强调了有影响力的但是相对来说未确定的因素，如医疗责任、经济、医院结构和人员。临床医师的作用常常被忽视，并未纳入统计数据，这包括护理提供者的影响以及他们自身对剖宫产后阴道分娩的态度和信心。男性产科医师、资历较浅或是私营健康机构的工作人员会更加频繁地建议再次剖宫产（Thomas and Paranjothy，2001）。相反，在英国低危分娩机构中有着最高的 VBAC 成功率（Waterman，2017），同样有趣的是，独立助产士主导的 VBAC 往往有着最好的分娩结局。

相对危险因素见框 12-1。

框 12-1　VBAC 的相关危险因素

VBAC 的促进因素：

- 阴道分娩史是此次 VBAC 成功的最佳预测指标（85%～90% 的成功率），如果是 VBAC 史，那么成功率更高（95.6%）（RCOG，2015）
- < 35 岁
- 自然发动的分娩
- 入院时 Bishop 评分高、胎头衔接或者位置较低（RCOG，2015）
- 在低风险分娩机构中按计划分娩（87.9% 成功率）（Rowe et al.，2016）
- 剖宫产决策时高年资产科医师的参与
- 间歇胎心听诊（Alfirevic et al.，2017）
- 分娩期间女性的陪伴 / 连续的支持照护（Hodnett et al.，2013）

VBAC 的不利因素：

- 身材矮小
- BMI > 30
- 非白种人（Knight et al.，2014）
- 无阴道分娩史（RCOG，2015）
- 前次剖宫产的原因为难产、头盆不称或者新生儿体重 > 4 kg
- 前次剖宫产为早产剖宫产（RCOG，2015）
- 前次器械助产失败：仅有 61.3% 成功率（Melamed et al.，2013）
- 在产科病房分娩：仅有 69% 成功率（Rowe et al.，2016）
- 入院时宫口 < 4 cm（RCOG，2015）
- 引产（RCOG，2015）
- 连续电子胎心监护（Alfirevic et al.，2017）
- 医疗文化和对诉讼的恐惧：国家、机构和从业者之间的差异很大（Guise et al.，2010）

剖宫产后阴道分娩的风险和注意事项

不要低估成功的 VBAC 的积极作用，产妇因此获得的不仅是身体上的好处，还将从前次剖宫产的心理创伤中获得"治愈"（Keedle et al.，2015）。但是，剖宫产后阴道试产结局不可确定，有些人会觉得这种不可预测性令人不安。再次的急诊剖宫产不仅使产妇感到万分沮丧，而且会唤起对以往分娩经历的恐怖记忆。

瘢痕子宫阴道试产的风险：

- **母亲并发症**：瘢痕子宫试产失败的危害高于再次剖宫产或者是成功的阴道分娩（RCOG，2015）。

- **子宫破裂**（框 12-2）是一种罕见但是严重的并发症，其发生率在自然临产的瘢痕子宫阴道分娩中占 0.4%，引产占 1.4%，催产占 1.91%（RCOG，2015）。然而，客观来讲，其他与前次剖宫产无关的严重的分娩并发症在 VBAC 或任何阴道分娩中更为常见，如胎盘早剥、脐带脱垂或肩难产（Reed，2016）。值得商榷的是，如果我们将 VBAC 当作是高危情况处理，是否应该将所有的阴道分娩都考虑进去。

- **死胎**：瘢痕子宫计划性试产中死胎的发生率为 10/10 000，而计划性再次剖宫产中的发生率为 1/10 000（NICE，2011），两者相比，瘢痕子宫试产的死胎发生率更高。然而这始终是低风险事件，而且与在初产妇中的发生率相似。

框 12-2　子宫瘢痕裂开与子宫破裂

子宫**瘢痕裂开**是指陈旧性的子宫瘢痕部分裂开，子宫浆膜层完整（最外层）。孕期发生率为 0.5%（RCOG，2015），一般不会有什么问题。48% 女性没有临床症状（Guiliano et al.，2014）。

子宫**破裂**（UR）是有生命危险的子宫全层裂开。在英国 159 例子宫破裂的个案中（并不都是前次剖宫产的案例），2 例产妇死亡，15 例子宫切除，18 例出生时新生儿死亡（Fitzpatrick et al.，2012）。

- 早产的 VBAC 或者阴道分娩史 /VBAC 史降低 UR 风险（RCOG，2015）
- 较短的分娩间隔、前次早产剖宫产、子宫单层缝合、引产和催产增加子宫破裂的风险（Fitzpatrick et al.，2012）
- VBAC 中超过 90% 子宫破裂发生在分娩过程中。宫颈扩张到 4～5 cm 是子宫破裂的高峰，18% 破裂发生在第二产程，而 8% 是产后确定的（Zwart et al.，2009）。

更多的关于子宫破裂的症状、体征和管理知识详见第 17 章。

择期再次剖宫产的风险和注意事项

择期再次剖宫产规避了分娩的不确定因素，可以明确分娩日期并且避免了紧急剖宫产造成的潜在危害，对于很多女性来说是很有诱惑力的。但是，随着剖宫产次数的增加，将会发生严重的并发症，其中包括以下几个方面。

- **围手术期风险：**膀胱或输尿管损伤风险 1 : 1 000，麻醉并发症风险为 9 : 1 000，还有围手术期出血以及收住重症监护室（NICE，2011；Talaulikar and Arulkumaran，2015）。

- **严重的术后并发症：**包括产后出血（PPH）、8% 的感染率以及血栓（NICE，2011；Talaulikar and Arulkumaran，2015）。

- 由于许多女性有另一个孩子需要照护，对她们来说剖宫产**产后恢复缓慢**是件麻烦事。住院时间延长，腹部 / 瘢痕疼痛增加，起床困难和驾驶限制（通常在产后 6 周）往往令人沮丧。

- **新生儿风险**包括呼吸困难，尤其是不到 39 或 40 周的分娩，可能会入住新生儿重症监护病房（NICU）以及收入特殊护理婴儿病房（SCBU）（Kamath et al.，2009；Talaulikar and Arulkumaran，2015）。阴道分娩过程中，新生儿皮肤会覆盖上有益的阴道细菌，以此来为新生儿的免疫系统做准备，人们对此益处的兴趣也与日俱增（见第 11 章）。

- **再次妊娠的风险**包括贫血、胎盘早剥、子宫破裂以及子宫切除术（Jackson et al.，2012）。前置胎盘在自然分娩后再妊娠中的发生比例是 4.4 : 1 000，但在剖宫产后再妊娠中的发生比例为 8.7 : 1 000（Gurol-Urganci et al.，2011）。前次剖宫产术后妊娠的女性如合并前置胎盘，与前次自然分娩的女性相比，会发生更为严重的不良妊娠结局，例如输血（32% 比 15%）、子宫切除术（10% 比 0.7%～4%）和孕产妇并发症（23%～30% 比 15%）（Guise et al.，2010）。

- 多次剖宫产会增加**胎盘植入、产前死胎的风险**，降低未来的生育能力。NICE（2011）因此规定：女性未来预期的怀孕次数是选择 VBAC 或是 ERCS 决策过程中需要考虑的重要因素。

剖宫产后的家庭阴道分娩

有家中分娩意愿的女性对分娩往往更加的积极主动。分娩很可能是生理上自发的、没有医疗干预并且获得了持续的支持：所有已知的因素都增加了成功和舒适分娩的可能性。一项出生地国家前瞻性队列研究（Rowe et al.，2016）显示，在英国，家庭化 VBAC 与在产科机构中的分娩相比，其成功率显著提高（87% 比 69.1%），而不良母婴结局的风险两者都在 2%～3%。

在瘢痕子宫阴道试产中，由于存在子宫破裂的风险，常常促使医务工作者在产科进行分娩中的医疗监测。关于瘢痕子宫家中阴道分娩的研究表明，产妇在阴道分娩的选择上会经历医护人员对不良结局的过度强调，并且与其缺乏合作，这会强化她们对前次不良分娩体验的感知（Keedle et al.，2015）。经历了程序化医疗模式的产妇们往往会逃离医疗机构而选择在助产士的陪伴下在家中分娩（Cox et al.，2015）。

在我的一生中，我从未如此努力地妥协过，而这恰恰是让我感到震惊的事情……，我……，我只是努力地想真正适应这种妥协。我甚至到了这样说的地步："我只是说……我们把不要持续胎心监护或者类似的干预写进我的分娩计划。"而他们只是说："哦，你不能这样。"（劳拉，家中 VBAC；Keedle et al.，2015）

对于计划家中分娩的产妇来说，她们需要考虑的因素有产时转运的可能性、离医院的距离以及关于阴道分娩风险和成功率数据的个体化认知。助产士们有责任支持产妇的分娩选择。她们必须有团队支持并且对 VBAC 知识进行不断更新。

家中 VBAC 的照护必须与其他任何分娩一样进行（见第 6 章）。助产士必须向产妇灌输信心，同时既要对产妇保持关爱使其安心，又要对子宫破裂的迹象保持警惕。助产士和产妇的母亲一般都很警觉，往往一出现异常情况就转去医院。家中阴道试产的转运率有很大差异：其中第一次家庭分娩中的转运率为 56.7%，2 次以上分娩的为 24.6%，平均转运率为 37%（Rowe et al.，2016）。

剖宫产后阴道分娩的引产

一项 Cochrane 综述发现对于择期再次剖宫产和阴道分娩试产来说风险和利益共存（Dodd et al.，2014）。

择期剖宫产的时机一般推荐在孕 39 周，而等待自然临产的过程中超过 39 周的瘢痕子宫产妇会有一定风险的产前死胎发生率（10/10 000）。这种无法解释的风险只在有过剖宫产的女性中明显（Smith et al.，2003；Gray et al.，2007）。

瘢痕子宫引产成功率（NICE，2011）为：

- 50% 自然分娩
- 11% 器械助产
- 39% 剖宫产

对于没有自然分娩经历、BMI > 30 或者前次因为难产而手术的女性来说，

VBAC 成功率将下降至 40%（RCOG，2015）。

　　NICE（2011）规定只有在具备有效观察、电子胎心监护以及急诊剖宫产资质的分娩机构中才允许进行瘢痕子宫产妇的引产。瘢痕子宫引产的产妇中，未使用前列腺素制剂的子宫破裂的发生比例为 8∶1 000，而使用前列腺素的破裂发生比例为 24∶1 000（NICE，2011）。

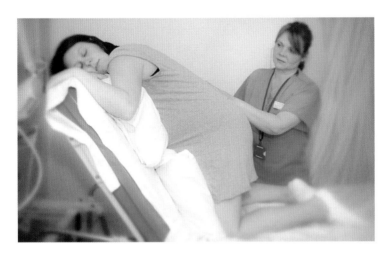

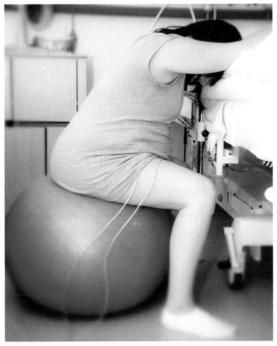

图片由 Debbie Gagliano-Withers 提供。

助产士在剖宫产后阴道分娩中的照护

尝试 VBAC 的产妇通常都有着痛苦的分娩经历，现在她们除了自身的担忧外，还要处理来自家庭、朋友和医疗系统带来的恐惧。她们往往被贴上"高风险"的标签，并不断地被提醒可能发生的危险。一旦发生任何并发症或者再次剖宫产，她们也有"失败"的风险。这会影响她们信任自己的身体、跟随直觉和允许分娩自然发生的能力。通常这些女性需要来自照护者的更多的呵护、安慰和支持。（REED，2016）

一个想要最少医疗干预的 VBAC 产妇往往会遇到很大的阻碍。医务人员有时会将 VBAC 宣传为一种更自然的生产方式，然后强迫产妇接受全部以风险为基础的医疗干预措施，其中许多措施会造成医源性的后果。一些产妇觉得指定性的计划使她们感到安全，尤其是当她们被告知产程延长不允许出现时。然而，对其他产妇来说，"常规"的干预措施，如限制活动的电子胎心监护、置管、禁食都使她们感到无力、不适和焦虑。所有这些都会降低阴道分娩的可能性。

分娩照护包括以下方面：

一对一的助产士照护：RCM 建议连续产时护理对于为产妇提供高质量的情感支持、子宫瘢痕破裂的识别和管理至关重要（RCOG，2015）。请牢记，许多尝试 VBAC 的产妇会受到对于前次分娩压力的记忆影响，最终在出现令人害怕的紧急情况时结束分娩（Horn，2007）。在分娩时，当前次剖宫产的原因再次出现是我们要特别关注的。知道前次剖宫产的原因可以帮助助产士防止类似情况的再次出现。

胎心率（FHR）监测：众所周知，EFM 增加了产时的干预包括剖宫产，但是并没有降低围产死亡率（Alfirevic et al.，2017）。EFM 有很高的假阳性，对于胎儿安全来说是一个不可靠的诊断工具（见第 3 章）。

尽管如此，RCOG（2015）仍推荐在 VBAC 中使用连续电子胎心监测。其合理性在于子宫破裂时往往出现异常的胎心监护（CTG），出现率为 66%～76%（有超过 50% 产妇同时出现异常 CTG 和腹痛）。然而，一些证据表明，进行电子胎心监护的瘢痕子宫试产的产妇与接受间歇性胎心听诊（IA）的产妇相比会有更多胎心率的问题出现，这将导致剖宫产率增加，但对分娩结局来说没有任何改善（Madaan and Trivedi，2006）。电子胎心监护不是唯一识别胎心异常（可能提示子宫破裂）的手段，间歇听诊也是一个有效的选择。无论采用何种形式的胎心监测手段，都有可能发现任何明显的胎心异常，同时应密切关注腹部 / 瘢痕疼痛的主诉。一些 VBAC 支持组织描述了有些医务人员夸大试产风险、强迫产妇进行电子胎心监护的情况。VBAC 过程中，如果产妇拒绝 EFM，我们应该尊重她们的选择。

硬膜外麻醉：VBAC 不是实施硬膜外麻醉的禁忌证（RCOG，2015）。有些临床医师建议使用硬膜外麻醉，以防需要剖宫产；而另外一些则认为麻醉可能会掩盖子宫破裂发生时的疼痛。产妇必须意识到硬膜外麻醉将会给原本直接简单的产程增加许多麻烦和干预，包括第二产程延长、器械助产以及剖宫产（Anim-Somuah et al.，2011）。

静脉通路和采血（全血计数和交叉配血）：预先静脉置管可以在发生紧急情况时节省时间，但是会给产妇带来不适和活动受限。如果产妇已接受置管，那么要常规封管以确保不影响其活动并经常冲管。如果产妇拒绝，那么就像发生紧急剖宫产的情况一样，在需要的时候再置管。

常规采血（全血计数和交叉配血）后贴好标签送检或者放在一边备用，当需要剖宫产时再送检。

温水浸浴：很多临床医师非常支持 VBAC 的女性选择水中分娩，因为这样会提高自然分娩率。可以使用远程防水的电子胎心监护或者是 IA。需要注意的是，水中分娩时静脉置管是禁忌的，因为这会导致母亲感染的风险。

营养和常规抗酸剂：由于麻醉技术的提高，麻醉过程中的吸入性肺炎非常罕见。NICE（2011）慎重建议分娩过程中，在不增加胃容量的同时使用等渗性饮料来预防酮症。一项 Cochrane 综述认为，预防性抗酸剂加 H2 拮抗剂可预防误吸，但研究尚不充分（Paranjothy et al.，2014）。

慢分娩：助产士们应该致力于通过避免使用阿片类麻醉剂或是硬膜外麻醉降低医源性产程进展缓慢，同时鼓励产妇自由活动、直立性体位以及维持连续的一对一助产照护。必须有一个明确的计划来确保慢分娩的实施。RCOG（2015）承认临床医师对 VBAC 催产存在争议，它建议进行一系列阴道检查，对产程进展缓慢积极处理，包括合理使用催产素。许多尝试 VBAC 的产妇会被告知前次分娩时漫长的产程这次不会再出现了。

第二产程

许多瘢痕子宫阴道试产最终都是使用产钳或是胎吸助娩，大多是因为害怕子宫破裂而尽快结束分娩。如果允许产程缓慢进展，采用直立体位分娩、不主动用力并且避免死板的第二产程时间限制可提高阴道自然分娩率（见第 9 章）。虽然对第二产程持续时间的研究并不是针对 VBAC，但研究表明，适当地延长第二产程可以显著提高自然分娩率，降低剖宫产率并且对新生儿无不良影响（Gimovsky and Berghella，2016）。

主动用力（valsalva）对 VBAC 产妇来说存在潜在危险，因为它包括了长时间的屏气和向下用力，这带来了包括宫内压力升高在内的多种风险。

第三产程

VBAC 不是正常第三产程的禁忌证。但是，VBAC 中产后出血的发生率略微增加。无论怎样的管理模式，如果发生胎盘娩出困难都要提高警惕，避免过度牵拉脐带。牢记产程中的出血必定预示着某些问题。瘢痕子宫的产妇出现异常的胎盘粘连往往会导致产后出血、子宫切除甚至是母亲死亡的高风险。怀孕 34 周时需要明确胎盘位置，如果位置低，应该做 MRI 检查排除瘢痕处胎盘植入（NICE，2011）。

小结

医院分娩

- 发生子宫破裂罕见。
- 给予产妇大量明确的信息、积极的支持以及确保一对一的助产照护。
- 可选择的防范措施：
  - 置管和采血（仅在紧急情况下检测）。
  - 分娩时饮食饮水没有禁忌，但必须警惕，考虑使用抗酸剂。
- 关注不典型的子宫破裂征象：倾听产妇主诉。
- 严重的胎心监护异常往往是子宫破裂的表现。
- 前列腺素 / 人工破膜 / 催产素的使用必须慎重。

家庭 / 分娩中心中

- 确保你获得支持，以此提供给产妇明确的信息和积极的照护。
- 监测子宫破裂的征象。
- 必要时做好转运准备。

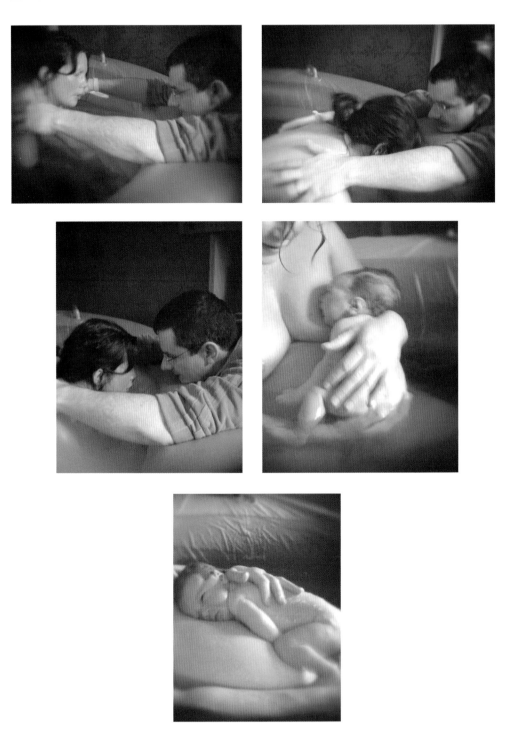

图片由 Tor 和 Steve 提供，他们采用 VBAC 家庭水中分娩方式迎来了女儿 Daisy。

推荐阅读

Reed, R. (2016) VBAC: making a mountain out of a molehill. Midwifery Thinking. https://midwifethinking.com/2016/06/15/vbac-making-a-mountain-out-of-a-molehill/. This is a more nuanced look at the data regarding risk.

（朱玮　译　程蔚蔚　校）

参考文献

Alfirevic, Z., Devane, D., Gyte, et al. (2017) Continuous cardiotocography (CTG) as a form of electronic fetal monitoring (EFM) for fetal assessment during labour. *Cochrane Database of Systematic Reviews*, Issue 2.

Anim-Somuah, M., Smyth, R.M., Jones, L. (2011). Epidural versus no epidural or no analgesia in labour. *Cochrane Database of Systematic Reviews*, Issue 12.

Black, M., Entwistle, V.A., Bhattacharya, S., et al. (2016) Vaginal birth after caesarean section: why is uptake so low? Insights from a meta-ethnographic synthesis of women's accounts of their birth choices. *Obstetrics and Gynaecology BMJ Open* 6, e008881.

Cox, J., Bovbjerg, L., Cheyney, M., et al. (2015) Planned home VBAC in the United States, 2004−2009: outcomes, maternity care practices, and implications for shared decision making. *Birth* 42(4), 299−308.

Dodd, J.M., Crowther, C.A., Grivell, R.M., et al. (2014) Elective repeat caesarean section versus induction of labour for women with a previous caesarean birth. *Cochrane Database of Systematic Reviews*, Issue 12.

Eden, K.B., Hashima, J.N., Osterwell, P., et al. (2004) Childbirth preferences after cesarean birth: a review of the evidence. *Birth* 31, 49.

Emmett, C., Shaw, A., Montgomery, A., Murphy, D. (DiAMOND Study Group). (2006) Women's experience of decision making about mode of delivery after a previous caesarean section: the role of health professionals and information about health risks. *BJOG* 113(12), 1438−1445.

Fitzpatrick, K., Kurinczuk, I., Alfirevic, Z., et al. (2012) Uterine rupture by intended mode of delivery in the UK: a national case-control study. *PLoS Medical* 9(3), e1001184.

Gimovsky, A.C., Berghella, V. (2016) Randomized controlled trial of prolonged second stage: extending the time limit vs usual guideline. *American Journal of Obstetrics and Gynecology* 214(3), 361.e1−6.

Gray, R., Quigley, M.A., Hockley, C., et al. (2007) Caesarean delivery and risk of stillbirth in subsequent pregnancy: a retrospective cohort study in an English population. *BJOG* 114, 264−270.

Guiliano, M., Closset, E., Therby, D., et al. (2014) Signs, symptoms and complications of complete and partial uterine ruptures during pregnancy and delivery. *European Journal of Obstetrics, Gynecology and Reproductive Biology* 179, 130–134.

Guise, J.M., Eden, K., Emeis, C., et al. (2010) Vaginal birth after cesarean: new insights. *Evidence Report/Technology Assessment (Full Report)* 191(1), 397.

Gurol-Urganci, I., Cromwell, D.A., Edozien, L.C., et al. (2011) Risk of placenta previa in second birth after first birth cesarean section: a population-based study and meta-analysis. *BMC Pregnancy and Childbirth* 21(11), 95.

Hodnett, E.D., Gates, S., Hofmeyr, G.J., et al. (2013) Continuous support for women during childbirth. *Cochrane Database of Systematic Reviews*, Issue 7.

Horn, A. (2007) *VBAC at Home*. www.homebirth.org.uk

Jackson, S., Fleege, L., Fridman, M., et al. (2012) Morbidity following primary cesarean delivery in the Danish national birth cohort. *American Journal of Obstetrics and Gynecology* 206(139), e1–5.

Kamath, B.D., Todd, J., Glazner, J.E., et al. (2009) Neonatal outcomes after elective cesarean delivery. *Obstetrics and Gynecology* 113(6), 1231–1238.

Keedle, H., Schmied, V., Burns E., et al. (2015) Women's reasons for, and experiences of, choosing a homebirth following a caesarean section. *BMC Pregnancy Childbirth* 15, 206.

Knight, H.E., Gurol-Urganci, I., van der Meulen, J.H., et al. (2014) Vaginal birth after caesarean section: a cohort study investigating factors associated with its uptake and success. *BJOG* 121, 183–192.

Madaan, M., Trivedi, S. (2006) Intrapartum electronic fetal monitoring vs intermitten auscultation in post-caesarean pregnancies. *International Journal of Obstetrics and Gynaecology* 94, 123–125.

Melamed, N., Segev, M., Hadar, E., et al. (2013) Outcome of trial of labor after cesarean section in women with past failed operative vaginal delivery. *American Journal of Obstetrics and Gynecology* 209(49), e1–7.

NICE (The National Institute for Health and Care Excellence). (2011) *Full Clinical Guideline 132: Caesarean Section*. NICE, London.

Paranjothy, S., Griffiths, J.D., Broughton, H.K., et al. (2014) Interventions at caesarean section for reducing the risk of aspiration pneumonitis. *Cochrane Database of Systematic Reviews*, Issue 2.

RCOG (Royal College of Obstetricians and Gynaecologists). (2015) *Green-top Guideline No. 45: Birth After Previous Caesarean Birth*. RCOG Press, London.

Reed, R. (2016) VBAC: making a mountain out of a molehill. *Midwifery Thinking*. https://midwifethinking.com/2016/06/15/vbac-making-a-mountain-out-of-a-molehill/

Rowe, R., Li, Y., Knight, M., et al. (2016) Maternal and perinatal outcomes in women planning vaginal birth after caesarean (VBAC) at home in England:

secondary analysis of the Birthplace national prospective cohort study. BJOG 223(7), 1123–1132.

Smith, G.C., Pell, J.P., Dobbie, R. (2003) Caesarean section and risk of unexplained stillbirth in subsequent pregnancy. Lancet 362(9398), 1779–1784.

Talaulikar, V.S., Arulkumaran, S. (2015) Vaginal birth after caesarean section. Obstetrics, Gynaecology & Reproductive Medicine 25(7), 195–202.

Thomas J, Paranjothy S. (2001) Royal College of Obstetricians and Gynaecologists Clinical Effectiveness Support Unit. National Sentinel Caesarean Section Audit Report. RCOG Press, London. https://www.rcog.org.uk/globalassets/documents/guidelines/research — audit/nscs_audit.pdf

Timofee, J., Reddy, U.M., Huang, C.C., et al. (2013) Obstetric complications, neonatal morbidity, and indications for cesarean delivery by maternal age. Obstetrics and Gynecology 2013(122), 1184–1195.

Waterman, K. (2017) Does a low‐risk setting in the intrapartum period increase VBAC success rate? A literature review. MIDIRS 27(1), 59–67.

WHO (World Health Organization). (2015) WHO Statement on Caesarean Section Rates. WHO, Geneva. http://apps.who.int/iris/bitstream/10665/161442/1/WHO_RHR_15.02_eng.pdf?ua=1

Wymer, K.M., Shih, Y.C., Plunckett, B.A. (2014) The cost‐effectiveness of a trial of labor accrues with multiple subsequent vaginal deliveries. American Journal of Obstetrics and Gynecology 211(1), 56.e1–12.

Zwart, J., Richters, J., Öry, F., de Vries, J., et al. (2009) Uterine rupture in the Netherlands: a nationwide population‐based cohort study. BJOG 116, 1069–1080.

第13章　早产

查丽丝·亚当斯 *Charlise Adams*

早产病因和高危因素	277
分娩场所	278
未足月胎膜早破（PPROM）	278
胎膜未破的早产诊断	280
先兆早产的糖皮质激素治疗	280
硫酸镁的神经保护作用	281
先兆早产的保胎治疗	281
早产的胎心监测	281
助产照护	282
分娩方式	284
早产儿娩出时的处理	284
皮肤接触	286
新生儿复苏	287
特殊早产儿的护理	288
产后护理	290

引言

新生命的降临应该是一个家庭经历的最特殊和喜悦的时刻之一，然而每年成千上万的家庭却在经受着痛苦——眼睁睁看着一个赢弱的新生命为着生存而努力挣扎。（Briley et al.，2002）

早产（Preterm birth，PTB）是指妊娠满 28 周至不满 37 周间发生的分娩，是导致围生儿发病率和死亡率的最主要影响因素。尽管近年来新生儿出生结局有了较大改善，尤其是在 27～28 周间分娩的新生儿，但胎龄越小并发症越严重（EPICure，2008）。产妇出现突发的早产时常会感到焦虑不安，因此助产照护应具有技巧性和同情心。良好的多学科协作对早产的管理十分必要。尽管早产临产

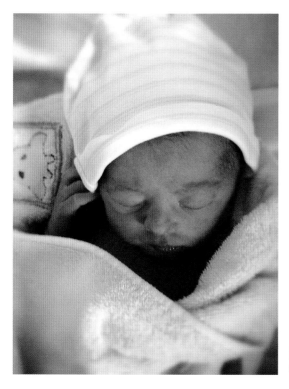

图 13-1　早产新生儿热量损耗更多，需要为其佩戴帽子

需要更严密的监护，可能需要更多的干预，但高质量的照护能够很大程度上达到安全、满意的分娩结局。

发生率及现状

- 世界范围内约有 12% 活产数为早产；早产导致 25%～50% 新生儿死亡，及 70% 死产（Abdel-Aleem et al.，2013；MBRRACE，2016）。
- 英国有 6%～10% 分娩为早产，其中约 10% 孕周 < 28 周（NICE，2015）。
- 英国新生儿死亡率中约有 30% 是早产导致。
- 在英国，胎龄为 24 周的新生儿死产发生率为 356/1 000（超过 1/3），而胎龄为 40 周的新生儿死产发生率仅为 1.1/1 000（ONS，2016）。
- 在英国，有 65%～70% 早产是自发性的，另外 30%～35% 是医源性的（引产或剖宫产）（Goldenberg et al.，2008）。
- 早产的新生儿更容易发生低体温（图 13-1）、低血糖、黄疸、感染和呼吸窘迫。更严重的并发症包括颅内出血、耳聋、早产儿视网膜病、失明、坏死性小肠炎（necrotising enterocolitis，NEC）、脑瘫和死亡。

- 尽管早产是新生儿脑瘫发生的最主要原因之一，但有 70%～80% 脑瘫是在产前发生，产时缺氧仅占其中一小部分比例（MacLennan et al.，2015）。
- 早产儿若为单胎、非小于胎龄儿且为头位顺产，则存活率更高。女婴的存活率高于男婴（Kent et al.，2011）。孕周是存活率最重要的独立预测因子。

早产病因和高危因素

尽管早产的危险因素多种多样，但通常难以预测，主要包括经济水平低、基础疾病、早产史（Shepherd et al.，2016）。早产的病因尚未明确，但可由多种因素导致。

目前认为，早产和未足月胎膜早破是由于多种作用机制互相影响导致的，如感染或炎症、子宫胎盘缺血或出血、子宫张力过大、应激和其他免疫相关疾病。然而，大部分病例的确切原因尚未明确。（Goldenberg and McLure，2010）

早产最常见的两个因素是多胎和感染，前者中双胎妊娠约有 60% 是在 36 周前分娩，三胎妊娠约有 75% 是在 35 周前分娩（NICE，2011a）；后者中，胎膜完整的早产产妇约有 80% 在剖宫产时留取的羊水细菌培养为阳性（Goldenberg et al.，2000）。发生感染的早产儿其死亡率是其他无感染早产儿死亡率的 4 倍。

生活压力也是一个重要因素，但这一因素较难评估和处理。一项 Cochrane 系统评价的研究计划（目前尚未报告结果）拟探索催眠对预防早产的效果，目前有证据支持这一干预的积极疗效（Eke et al.，2012）。

早产高危产妇的筛查其实并不十分准确，而且即便预测了高危人群也不一定能有效预防。目前有若干预测方法，如感染筛查、宫颈检查、生化标记物（胎儿纤维连接蛋白、唾液雌三醇、白介素），但尚无可靠的单一或联合预测方法（Davey et al.，2015）。

泌尿道感染的筛查可能是最简单且有效地减少早产发生的措施（Sangkomkamhang et al.，2015）。

若孕妇具有早产或早期流产史，且阴道超声提示宫颈管长度 < 25 mm，NICE（2015）建议进行宫颈环扎或预防性使用孕激素阴道给药。一项 Cochrane 系统评价表明，宫颈托（使用硅胶环来承托子宫使其关闭）的效果并不确切（Abdel-Aleem et al.，2013）。

分娩场所

理想状况下，尽管在医院中 35 周以上的新生儿在普通产后病房均能够正常看护，但所有早产儿都应在配备新生儿重症监护室（NICU）的医院出生。

先兆早产的产妇建议转诊到配备新生儿重症监护室的医院，但若产妇即将生产或需优先考虑产妇病情（如出血、子痫前期重度）则不建议转诊。

若必须转诊，护送人员应接受过针对早产临产处理的训练，或具备相关处理经验。

由于 NICU 的床位十分紧张，因此如果早产儿胎龄十分小或病情需要特殊护理，产妇可能需要在产时或产后转运很长距离，有时甚至距离家中上百英里。这时常需要母婴分离数小时或数天，因为医院无法安置产妇，而产妇又过于虚弱无法应付频繁的往返。这种情况让人很苦恼，但又无法避免。

未足月胎膜早破（PPROM）

PPROM（胎膜早破发生在孕 37 周以前）在所有孕产妇中的发生率仅为 2%，但却占早产总数的 40%（NICE，2015）。

PPROM 并发症

- 羊水过少
- 胎盘早剥
- 脐带脱垂
- 逆行感染
- 早产相关的并发症
- 胎儿窘迫
- 死产或新生儿死亡

PPROM 导致的新生儿死亡中最主要的原因是败血症和肺发育不良。

PPROM 诊断

详细听取产妇主诉，使用窥阴器观察阴道有无羊水池。**若产妇无临产可能，不要进行阴道检查，**因为其可能刺激宫缩并造成感染。

阴道分泌物拭子检查可用于下列情况：

- 不适宜行 pH 试纸和宫颈黏液涂片检查者；
- NICE（2015）建议胰岛素样生长因子结合蛋白-1（IGFBP-1）或胎盘 α1-微球蛋白（A1M）检查。

超声诊断羊水过少具有一定的价值。

PPROM 处理

- 使用**糖皮质激素**促进胎肺成熟，见表 13-1。
- 使用**抗生素**：建议应用红霉素 10 天（不建议使用阿莫克拉，即阿莫西林－克拉维酸钾，易造成新生儿坏死性小肠炎）。应用抗生素可能推迟早产，从而为糖皮质激素治疗预备充分的时间，减少新生儿短期并发症，但对新生儿死亡率无明显改善（Kenyon et al.，2013；NICE，2015）。
- 可行生物物理评分及多普勒血流检查，但其使用价值有限。
- **评估是否出现绒毛膜羊膜炎的临床表现**（见第 17 章）：
  - 评估产妇体温、脉搏及胎心率，如有发热、产妇或胎儿心率过快应及时报告。理想情况下建议每 4～8 小时评估 1 次。
  - 评估子宫压痛或阴道分泌物有无异味。
  - 产妇可能感觉身体发热、疼痛或全身不适。
  - 产妇白细胞计数（WBC）$> 15 \times 10^9$/L。
  - 一项 Cochrane 系统评价发现，使用羊膜腔内灌注来治疗绒毛膜羊膜炎的效果并不确切（Hofmeyr and Kiiza，2016）。
- **进行一系列实验室检查**（C 反应蛋白即 CRP、白细胞计数即 WBC、降钙素即 CTG）能够帮助诊断宫腔感染，但这些指标不应进行单独解读（NICE，2015）。
- 若产妇 48 小时后未分娩则可以出院，但应在家中继续监测体温及是否出现其他临床表现。

目前认为对 PPROM 的处理收效甚微的措施如下：

- PPROM 后的**保胎治疗**——分娩可由其他因素发动，如败血症，此时胎儿必须尽快娩出。
- **常规进行每周检查**来预测宫腔感染发生的价值较小，例如阴道长棉签拭子检查（疱疹病毒）、全血细胞计数（FBC）、CRP（NICE，2015）。
- **宫颈环扎"补救"**：仅适用于妊娠 16～27 周间，胎膜完整、宫口扩张、无感染征象或阴道出血及宫缩的先兆早产孕妇（NICE，2015）。

胎膜未破的早产诊断

许多产妇（尤其是经产妇）在孕期会偶有腹部发紧伴疼痛的感觉，但通常不会造成不良影响。然而，这种发紧的感觉有时候是早产的先兆，尤其在其强度增加、频率加快且痛感增强时。产妇可能也会感到盆腔压力增大和早产的临床表现，如腹泻、背痛、焦虑不安。若孕妇怀疑自己有先兆早产的可能，建议其急诊就诊并进行相关检查。

NICE（2015）建议通过如下方式评估宫颈扩张（多由产科医师来实施）情况：

- 窥阴器检查视诊宫颈，但若无法得出检查结果；
- 则（佩戴无菌手套）进行阴道检查评估宫口扩张情况；
- 或行经阴道超声检查（仅用于孕周＞30 周者），若宫颈管长度＜15 mm则考虑临产；
- 或行胎儿纤维连接蛋白试验（不用于阴道检查后），若结果＞50 μg/ml 则考虑临产。

先兆早产的糖皮质激素治疗

对先兆早产孕妇进行糖皮质激素治疗的目的是促进胎肺成熟，减少新生儿呼吸窘迫综合征的发生和系统性感染，包括坏死性小肠炎和颅内出血。已经证实糖皮质激素能够减少早产儿并发症，并提高超过 30% 的早产儿存活率（Shah et al.，2012）。

糖皮质激素多用于 24～34 周的先兆早产孕妇（表 13-1）。

表 13-1 糖皮质激素治疗

适 应 证	剂 量 和 频 次
24～34 周的早产（初产妇及经产妇）若为胎龄极小的早产儿，可咨询高年资儿科医师	予以每天 1 次肌注倍他米松 12 mg，连用 2 天或予以每天 2 次肌注倍他米松 6 mg，连用 2 天用药＞24 小时效果最佳，药效可持续 7 天

注：一项 Cochrane 系统评价研究，每周重复一次糖皮质激素治疗是有益的（Crowther et al.，2015），但 NICE（2015）建议不要将其作为常规，而应个性化治疗。
由于糖皮质激素影响血糖水平，因此胰岛素依赖的糖尿病孕妇应该增加胰岛素用量。

硫酸镁的神经保护作用

NICE（2015）建议，对先兆早产（或预期 24 小时内分娩）孕妇使用硫酸镁，能够减少早产儿脑瘫的发生。

- 用于 24～30 周孕妇。
- 对 30～34 周孕妇酌情考虑。
- 剂量：冲击剂量给予 4 g 硫酸镁静脉用药，在 15 分钟内滴注完毕；随后以 1 g/h 的速度微量泵静脉维持，直到分娩或使用 24 小时（根据哪种情况更先发生）。
- 每 4 小时观察 1 次镁离子中毒表现（见第 20 章）：脉搏、血压、呼吸、深腱反射（如膝反射）。
- 若出现少尿或其他肾功能障碍的表现，应加强症状评估，必要时考虑减少硫酸镁的用量。

先兆早产的保胎治疗

保胎并不能预防早产的发生，并且对围生儿或新生儿并发症的影响不明确，但保胎能够为糖皮质激素治疗或转运赢得宝贵的时间。NICE（2015）建议使用硝苯地平（廉价、不良反应小、可口服），若有禁忌证则使用缩宫素受体抑制剂（如阿托西班）。

若出现以下情形，则不宜进行保胎治疗：

- 胎儿宫内死亡或具有威胁生存的严重畸形
- 胎儿或母亲的情况不允许继续保胎
- 孕妇出现活跃性阴道出血（因为保胎能够松弛子宫）
- 未足月胎膜早破或存在感染

早产的胎心监测

目前尚无证据表明，对先兆早产者行胎心监护（Cardiotocography，CTG）优于间隔听诊（Intermittent auscultation，IA）（NICE，2015）。

- 一项 Cochrane 系统评价发现，对早产人群进行胎心监护会增加器械助产和剖宫产率；新生儿惊厥的发生率有所下降，但脑瘫的发生率无差异（Alfirevic et al.，2013）。

- 孕周过小的胎儿在进行胎心监护时难以找到准确的探头位置，且其头皮皮肤较为脆弱，故胎儿头皮电极应慎用，仅用于孕周小于 34 周者（NICE，2015）。

- 早产（尤其是孕周较小的早产）胎心监护图像较难判读，其常表现为基线较高（有时高达 170 次 /min），伴非病理性的胎心减速。实际上，大多数胎心异常的早产儿并没有发生酸中毒（Atalla et al.，2000）。

- 尽管胎儿心动过速可能提示绒毛膜羊膜炎，但这一表现也能够通过间隔的胎心听诊被发现。

- 一旦对先兆早产的产妇进行了胎心监护，医护人员就更倾向于采取干预手段，但这并不能改善妊娠结局。

最终的监护方式取决于产妇的个人意愿。若仅存在胎儿不成熟的风险，那么两种监护方式均可（NICE，2015）。若产妇选择使用间隔的胎心听诊，在操作时就需要严格按照规范来进行（见第 3 章）。

对存活率有限且胎龄极小的早产，可由医患共同决定，或不进行任何监护，顺其自然（NICE，2015）。

助产照护

早产的大部分照护内容与正常分娩类似（见第 1 章），但早产的产妇常常过于焦虑。

- 研究表明，**持续支持性的一对一助产士照护**能够减少产时干预，改善母婴结局（Hodnett et al.，2013）。

- **与产妇及其配偶讨论**新生儿出生时 / 出生后可能发生的情况，例如可能出现哪些人、进行哪些抢救、机械通气支持，甚至可能转诊 NICU。

- **减少环境压力**。尽可能减少外界环境刺激，如刺眼光线、噪声、打扰、缺乏隐私。早产的产妇可能会引来诸多同事围观，助产士需要提醒自己，这个人是否真的需要留在这里？

- **多学科团队交流十分必要**，要及时通知产科病房的协调人员、产科医师、NICU 人员和新生儿团队。若产妇需要你完全投入地照护，请将这些工作分配给其他人员。

- **转诊**。若产妇是从家中或助产机构转出，务必提前通知监护病房。
- **更换体位**。鼓励产妇选择舒适的非仰卧式体位，从而促进胎方位旋转、产程进展和胎头下降。和正常分娩一样，仰卧位增加疼痛感且可能导致胎心异常、第二产程延长、会阴侧切率和器械助产率增加（Gupta et al.，2012）。
- **尽可能减少阴指检查**。在进行检查前要考虑好需要评估什么内容，因为进行过多的阴指检查会增加逆行感染概率，尤其是 PPROM。
- **观察感染征象**。早产多由于感染导致，因此要注意产妇发热、胎儿心动过速或阴道分泌物异味。对败血症的处理建议，见第 17 章。RCOG 目前建议，对于不可避免的早产，常规进行 GBS 抗生素治疗（见第 1 章，附录 1–1）。
- **饮食及液体摄入不是禁忌**，但有些早产可能本身就足够高危，因此需要每 4 小时给产妇服用 1 次制酸剂。若使用硝苯地平保胎，应注意雷尼替丁和西咪替丁可能会与其发生相互作用，导致低血压。若产妇未发生脱水，静脉补液对早产没有好处（Stan et al.，2013）。
- **麻醉性镇痛药**，例如哌替啶，可能导致新生儿呼吸抑制、嗜睡和反射减弱（包括早产儿本身较弱的吸吮发射），因此避免使用该类药物。
- 由于**人工破膜后脐带脱垂**对新生儿可能致命，同时增加逆行感染和绒毛膜羊膜炎发生的概率，因此不建议进行人工破膜。
- 若新生儿 < 34 周，不要采集**胎儿血样**（NICE，2015）。
- **准备辐射台**：辐射台预热、准备帽子和预热的包布、早产儿保温袋。检查抢救设备：应配备 500 ml 的简易空气气囊、小面罩、气管套管、小号叶片的喉镜和型号 ≤ 3.0 的气管插管。如有条件可使用专业的抢救台，但要检查各项压力设备，保证通气设备符合要求（例如辐射台压缩空氧或空气气囊），压力设置在 25～30 cmH$_2$O（足月儿一般为 30～40 cmH$_2$O）（见第 18 章）。

第二产程

- **保持室温温暖**。胎儿即将娩出前关闭窗户，关掉风扇。
- **避免指导屏气用力**。过长时间屏气和关闭声门用力的方式，容易增加胎儿酸中毒、器械助产和 Apgar 评分过低的风险（Cooper，2016）。NICE（2014）建议不要进行这类实践。对新生儿来说，这种屏气用力的方法可能会导致更严重的后果。应当让产妇根据自己的节奏来用力。

- **避免会阴侧切**。会阴侧切的唯一指征是严重胎儿窘迫。另外，如产妇会阴体质硬，也仅在十分必要的情况下才进行侧切。常规的会阴侧切并不会保护早产儿的颅脑。
- **早产分娩时集合所有相关医护人员**。产科医师不一定必须在场，但在出现问题时应立即赶到。呼叫新生儿科医师（＞ 35 周且无并发症的早产儿可酌情考虑）。
- 尽可能**考虑到不可预期的事件**。早产儿通常会在所有相关医护人员到场之前就娩出，因此需要做好预案超出预期的准备。所有助产士应该熟悉新生儿复苏的基本流程，并掌握早产儿的早期处理方法。

分娩方式

单胎头位的胎儿优先考虑阴道分娩，而不要常规进行剖宫产（NICE，2015）。阴道分娩的过程可通过激素水平的改变和产道的挤压，帮助新生儿排出呼吸道液体，刺激呼吸运动，从而建立呼吸。越来越多的研究表明，阴道分娩能使新生儿建立正常的菌群，能够减少其后天感染的发生，包括早产儿坏死性小肠炎 MRSA（Dominguez-Bello et al.，2010）。

尽管对一些情况极差的胎儿来说，剖宫产可能挽救生命，但胎龄极小的早产儿在剖宫产时也有一定的难度，且需要保护其脆弱的皮肤和组织免受伤害。在孕27～28 周的早产中，约有 10% 的产妇接受了古典式（子宫上段）剖宫产（主要由于其子宫下段形成较差），但这会影响产妇以后妊娠，产妇应当了解相关的风险（NICE，2011a）。

许多未临产的先兆早产因为母亲或胎儿的问题进行了剖宫产，这一数据十分扭曲。实际上，如果一个孕妇无法避免早产，她阴道分娩成功率超过 50%。

对孕周＜ 34 周早产不建议使用胎头吸引（见第 10 章），因为这时胎儿颅骨过于柔软。产钳可能会损伤前额，以往在早产案例中选择性使用产钳的做法已被废除。

早产儿娩出时的处理

新生儿的处理随其胎龄、估重和出生时的情况不同存在一些差异。娩出时最主要的风险包括：

- 体表面积过大、隔热脂肪层过少，易导致**散热过多**。
- 由于肺发育不良、产时对缺氧的耐受能力较弱，易导致**呼吸困难**。孕周越小，新生儿越难建立正常的呼吸。

延迟断脐（Delayed/deferred cord clamping，DCC）

延迟断脐（见第 1 章）对早产儿具有特殊的重要意义。

NICE（2015）建议，对一般情况良好的早产产妇，应延迟断脐 30 秒至 3 分钟。英国复苏协会（The UK Resuscitation Council，UKRC）建议，若早产儿出生时未发生明显异常，可延迟断脐至 1 分钟，这一措施能够在新生儿渐趋稳定的这段时间改善血压并减少颅内出血（IVH）、坏死性小肠炎、输血的发生，迟发型败血症也有减少（Mercer et al.，2006），但需光疗治疗的黄疸发生率有所上升（Rabe et al.，2012；Wyllie et al.，2015）。

UKRC 尚未明确推荐需要复苏抢救的早产儿最佳的延迟断脐时间，但认为潜在的益处可能更大，同时不要用时间长短来定义最佳效果，甚至在新生儿呼吸建立（或肺部通气）以前都不要断脐（Wyllie et al.，2015）。

在剖宫产时延迟断脐也是可行且有益处的（Cernadas et al.，2006）。可将新生儿置于母亲腿部或更加理想地放在母亲胸部进行皮肤接触。NICE（2005）建议［但 Rabe 等（2012）认为证据不足］，早产儿放置在胎盘水平或低于胎盘，并延迟断脐，能够减少胎儿血液回输。由于产妇在剖宫产时处于仰卧位，因此将新生儿置于母亲胸部时基本处在胎盘水平。

对早产儿来说，延迟断脐可能有一定的困难，因为在胎儿娩出时助产士通常不是唯一在场的医务人员。对孕周较大的早产儿来说，延迟断脐 1 分钟以上更具可行性。然而对需要立即给予严密监护的极早早产儿，更容易被医务人员迅速抱至辐射台，这类早产儿恰恰是可能从延迟断脐中获益更多的那部分人群！尽管 Rabe 等（2012）建议，对孕周 < 33 周的新生儿，延迟断脐 30～45 秒是可行的，但医护人员常常对这些脆弱的新生儿感到十分焦虑。理论上讲，当新生儿置于母亲胸部或腿部时，可以在延迟断脐的同时进行正压通气，但这也能增加低体温的风险，并且操作不便。但可以使用床旁新生儿辐射台，或将固定的辐射台放低放在床旁，促进延迟断脐。有些早产儿复苏视频告诉我们，这种措施是可行并且安全的。有一个视频展示了将模拟早产儿放入塑料保温袋中进行延迟断脐，同时在床旁辐射台上及时进行良好的正压通气（NCTU，2017）。如果一定要早断脐，Katheria 等（2015）建议，要将脐带中的血液"挤"至胎儿一侧（增加更多的血

液灌注）这一做法能够改善新生儿体温、尿量和血常规指标。NICE（2015）建议对足月儿也采用这一做法，但 Wyllie 等（2015）认为，将其作为常规的证据不足。

目前所有关于延迟断脐的研究都与积极处理第三产程相关。大部分早产案例的第三产程处理都与正常生理的第三产程（在胎盘娩出前不予断脐）不完全相同。如果直到胎盘娩出才夹闭脐带，会自然而然地发生母血向新生儿输送。

延迟断脐会降低动脉血 pH，因此若采集了脐带血，建议记录下延迟断脐的时间，以减少不必要的矛盾和法律问题。

不管何时断脐，要将新生儿一侧的脐带保留得稍长一点，以免后续可能需要脐静脉置管。这是一条与生俱来的绝佳静脉通路，尤其对胎龄极小的早产儿来说，静脉置管难度很大，而脐静脉置管能够节约静脉置管时间、减少创伤。

皮肤接触

许多研究表明，皮肤接触对母婴双方都具有许多生理及心理方面的益处（框 13-1），因此皮肤接触应作为早产儿护理的"金标准"。

框 13-1　早产儿分娩时的皮肤接触

- **改善足月儿及早产儿的出生结局**（Moore et al.，2016），稳定其心率，改善呼吸及对氧气的需求。
- 较辐射台或保温箱的**保温效果**更好（McCall et al.，2010）。
- **增加心肺功能的稳定性**。体重在 1 200～2 200 g 的母婴分离早产儿在产后数小时常表现出过度警觉和分离焦虑，这会影响其心率和呼吸。而皮肤接触能够使新生儿放松，稳定心率和呼吸。
- **促进母婴依恋关系的建立**，为母婴双方带来愉悦，并且显著改善母乳喂养率和母乳喂养时间（Moore et al.，2016）。这对新生儿来说尤其重要。
- **与新生儿进行了皮肤接触的父亲**，能够提高其早期的积极心理（Chen et al.，2017）。
- **促进新生儿菌群的建立**。母亲皮肤上的菌落能够通过皮肤接触播散在新生儿身体上，从而建立健康的皮肤菌群，减少包括 MRSA 在内的病原菌感染（Lamy Filho et al.，2015）。这可能有助于预防坏死性小肠炎和其他致命性的感染发生。

但是，若新生儿情况较差急需复苏抢救，不要强求进行皮肤接触。

甚至有研究建议，应将早产儿或低出生体重儿视为不成熟"体外胎儿"，通过提供皮肤接触来促进胎儿成熟（Nyqvis et al.，2010）。

若母方不能够提供皮肤接触的机会，则应在婴儿一般情况良好的前提下，由父亲来实施皮肤接触。

皮肤接触应在新生儿出生后即刻进行，或在尽可能短的时间内将其置于母亲胸部。擦干新生儿，并使用预热的毛毯包裹新生儿背部（但不要将毛毯置于新生儿和母亲身体之间），为新生儿佩戴帽子（McCall et al.，2010）。

皮肤接触可以促进母婴长时间亲密接触形态的建立，也叫作"袋鼠式护理"，例如将低出生体重儿紧贴母亲身体（类似袋鼠的育儿袋），置于双乳之间，用母亲的衣服遮盖并环抱新生儿（WHO，2003；Nyqvis et al.，2010）。

研究表明在发展中国家，使用袋鼠式护理取代保温箱的效果十分成功。若产妇在到达医院前分娩，那么在等待新生儿转运护理时，产妇的身体就成了一个天然的"保温箱"。

然而应当注意：有时对新生儿进行紧急的临床处理远比皮肤接触更加重要，尤其是对于胎龄极小的早产儿。

新生儿复苏

理想情况下，具有丰富经验的新生儿医师应当在场。助产士应当熟悉早产儿复苏的原则，以便必要时予以帮助，或在院外场所（如家中）分娩时能够主导急救过程。

第 18 章涵盖了新生儿急救的详细内容，但对于早产儿有一些要特殊注意的事项。

出生后需即刻复苏的新生儿处理

- **呼叫**：若无具备新生儿复苏经验的医护人员在场，应立即呼叫。
- **评估**：迅速进行新生儿初步评估，是皮肤苍白且肌张力差，还是皮肤红润反应警觉。
- **保暖**：擦干新生儿或将未擦干的新生儿放在食用级材料制作的保温袋（或临时使用的气泡膜）中包裹至颈部，并佩戴帽子。
- **将新生儿置于床边预热的辐射台**，如有可能暂时不断脐，如必须复苏时则断脐（见前文中关于将脐血挤入新生儿体内的讨论）并将新生儿转运到（抢救设备完善的）预热辐射台中。
- 在断脐时，**留足长度**以便后续进行脐静脉置管。

- **确保复苏用品均具备合适的型号**：呼吸面罩应紧密贴合口鼻，防止漏气（通气压力 ≤ 20～30 cmH_2O[1]）。估测新生儿耳垂到下颌的距离，作为选择气切套管的参数。为具有气管插管经验的专业人员准备用物。

- 若心率仍未上升，考虑将正压通气的压力调整到最高不超过 30 cmH_2O。使用呼吸机，呼气末正压（PEEP）宜设置在 4～5 cmH_2O，这对早产儿意义更大，因为早产儿呼气末肺不张更为严重（Wyllie et al., 2015）。

- **供氧**：不同于足月儿（通气时氧浓度同空气），早产儿在复苏时应立即予吸入氧浓度 21%～30%，并根据氧饱和度增加氧浓度（Wyllie et al., 2015）（见第 18 章）。

- 尽量**避免通气时移动新生儿的胸部**，尤其对胎龄 < 30 周的早产儿，否则可能造成肺过度通气。

- **仅由具备经验的专业人员实施气管插管**！应牢记：即使是维持良好的面罩气囊通气，也不要允许无经验人员尝试气管插管，这样不仅浪费时间，还会给早产儿带来进一步伤害。大多数助产士没有接受过气管插管训练，因为这一操作需要勤于练习。也可用其他替代的设备，如喉罩或经鼻持续正压通气（CPAP）（见第 18 章）。

- 推荐使用**肺表面活性物质**，降低肺表面张力，减少呼吸窘迫综合征（RDS）的发生。但该药物需由专业人员经气管插管给药（Sinha et al., 2008）。

- 如需进行胸外按压，操作时尽可能**轻柔**（记住按压通气比为 3∶1），不要慌张，保持平静和专注。

- **处理新生儿时尽可能手法轻柔**，因为早产儿的皮肤较脆弱。将毛巾从新生儿身上拽下来这种动作都有可能造成皮肤损伤。

特殊早产儿的护理

胎龄极小的早产儿（22～26 周）

胎龄极小的早产儿死亡率很高，有些发生在出生时，也有些是出生后较短时间内（Tyson et al., 2008；MBRRACE，2016；Younge et al., 2017）。

---

[1] 注：1 cmH_2O=0.098 kPa。

- 在英国，胎龄为 22～24 周早产儿存活率约为 13.4%（约 1：7），但存活个体中约有一半会发生神经发育障碍。
- 在英国，胎龄 24 周早产儿存活率约为 55%。
- 在英国，胎龄 25 周早产儿存活率约为 80%。

另外，有 10%～15% 早产儿在分娩发动前就已经胎死宫内，或具有致命性的发育畸形。这些情况对父母来说都是一种很大的打击，在这段时间父母常经受巨大的精神压力。对死产和新生儿死亡的父母提供心理支持，详见第 21 章。

胎龄极小的早产儿存活率越来越高，其中有些存在一些残障问题，但并发症的发生率也在随着医疗技术的发展逐渐改善，例如呼吸支持、糖皮质激素治疗和肺表面活性物质的应用（Larson et al.，2010；Younge et al.，2017）。孕周极小的先兆早产处理应包括以下内容：

- 进行 B 超检查来确定胎方位及有无严重畸形。
- 胎龄 < 28 周早产儿出生时，应有接受过早产儿复苏和气管插管训练的专业人员在场。
- 在新生儿出生前，父母应与有经验的儿科医师谈论新生儿的预后及出生后可能出现的问题，若新生儿极小或病情较重是否决定进行治疗和抢救。相关讨论应签署书面文件。
- 由于父母情绪激动和焦虑，他们可能难以思考这些信息。医护人员应当做好充足准备，对父母反复进行解释，并使用恰当和易于理解的词汇来描述可能发生的结局，不管出生结局如何。

臀先露

臀先露在早产儿中更为常见，且不论何种分娩方式，臀先露早产儿与头位的早产儿相比，发生先天异常、死产和新生儿并发症的可能性更高。但也有少量研究认为，剖宫产能够起到一定保护作用（NICE，2015）。臀位早产儿多为不完全先露，如足先露，可增加脐带脱垂的风险及产妇过早用力的感觉。臀位早产儿的最佳分娩方式及相关的母婴风险尚不明确。英国皇家妇产科学会（RCOG，2017）不建议对孕周处在临界范围（孕周 22～26 周之间）的自发臀位早产采用常规剖宫产终止妊娠。NICE（2015）建议（但不明确建议）："对孕周在 26 周以上到 37 周以下的臀位早产 / 先兆早产孕妇，可考虑采用剖宫产方式终止妊娠。"RCOG（2017）认为，臀位早产不应常规行剖宫产，但应根据其他特殊情况进行个性化考虑。对较难处理的臀位，如足先露，可能更推荐行剖宫产。

关于臀位分娩的详细信息，参见第 14 章。

多胎妊娠

超过 60% 多胎妊娠会发生早产。相比同样孕周和出生体重的单胎早产儿，其并发症也更为严重（Bromer et al.，2011）。双胎中的第二胎出生后结局可能较第一胎更差。最佳的分娩方式取决于多种因素，包括胎先露、孕次、绒毛膜性（Hofmeyr et al.，2015）（见第 15 章）。

家中分娩的早产

多数情况下早产无计划地发生在家中时，分娩过程很快。但偶尔会出现助产士在场的情况，可能早产儿的一般情况较差。有时产妇本身情况也不佳，这本身也可能是导致早产的原因。

低体温对早产儿是极其严重的问题，也是 BBA 最主要的并发症（Loughney et al.，2006）。新生儿娩出后擦干全身，立即与母亲进行皮肤接触（若母亲情况不佳可由陪伴者进行，皮肤接触的优点见框 13-1）。另外，为新生儿佩戴帽子并包裹妥当。保持室内温度适宜。若使用保暖塑料袋，则不必擦干新生儿。尽管有些人可能认为你的要求很奇怪，但食用级材质的保暖袋，如烤箱专用袋，是一种理想选择。

对任何胎龄 < 35～36 周的早产儿来说，务必将其转诊至医院。尽管许多早产儿在出生时看上去情况较好，但在后面数小时可能发生呼吸困难或其他问题。

除非新生儿出生后立即需要抢救的情况，建议在转运过程中都要为其进行"袋鼠式护理"的皮肤接触。院前急救人员可能不愿转运这种"病情不稳定"的早产儿，但通常向其解释皮肤接触的好处后他们也就不再拒绝。

针对家中分娩和 BBA 的更多内容，详见第 6 章。

产后护理

本书中未对早产儿出生后的护理内容做过多阐述。但是，助产士在促进早产儿母乳喂养中扮演着重要的角色。早产儿能够从母乳中获益更多，同时也是受配方奶粉危害最多的群体。如有条件，建议在早期就人工挤奶或吸奶器吸奶，将母乳冷冻起来，为后期做准备。即便产妇没有打算母乳喂养，她也可能会提供给自己虚弱的早产儿至少 1～2 次的初乳。

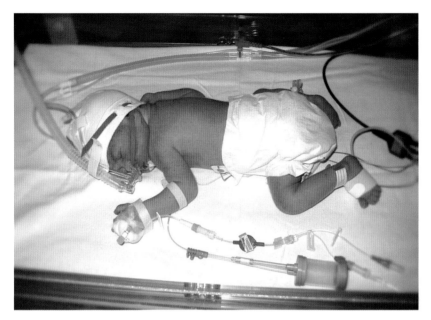

图 13-2　家属可能感觉 NICE 的监护设备令人生畏

　　早产儿家庭常需要更多的心理支持。评估产妇是否发生产后抑郁具有十分重要的意义。不管在哪里,尽可能在早产儿出院回家后对母亲和家庭进行访视,并给予充分的时间来讲述自己的经历。

小结

- 与父母明确地沟通,做好重复告知的准备。
- 早产儿最主要的问题是低体温和呼吸困难。
- 最好有专业人员在场,但早产也可能随时随地发生,因此要尽可能控制早产的发生。
- 保持室温适宜。
- 鼓励延迟断脐,若必须立即断脐,在断脐前将脐带血挤向新生儿一侧。
- 务必为新生儿佩戴帽子。
- 鼓励皮肤接触,除非早产儿需要立即进行严密监护。
- 若需母婴分离,应当擦干新生儿,或将其面部外露置于保温塑料袋中,即便在复苏过程中也要保暖。
- 牢记复苏的基本原则,使用大小合适的抢救用物。

- 在专业人员到场前，持续进行有效的面罩气囊给氧。
- 将通气设备的压力调节至 20～25 cmH$_2$O（足月儿为 30～40 cmH$_2$O）。

证据支持：
- 对孕周为 24～34 周之间的先兆早产孕妇，进行糖皮质激素治疗。
- 若发生未足月胎膜早破或怀疑母亲感染，对母亲进行抗生素治疗。

证据反对：
- 人工破膜或"常规"阴道检查。
- 使用麻醉性镇痛药。
- 鼓励产妇持续用力。
- 产妇仰卧位。
- 胎儿宫内采血。
- 胎头吸引或产钳。
- 无指征会阴侧切。
- 过早夹闭脐带。

有用的链接

BLISS, The Special Care Baby Charity. www.bliss.org.uk

Tommy's the Baby Charity. Research, education and information for parents and professionals. www.tommys-campaign.org

（刘莹　译　朱玮　校）

参考文献

Abdel-Aleem, H., Shaaban, O.M., Abdel-Aleem, M.A. (2013) Cervical pessary for preventing preterm birth. *Cochrane Database of Systematic Reviews*, Issue 5.

Alfirevic, Z., Devane, D., Gyte, G.M. (2013) Continuous cardiotocography (CTG) as a form of electronic fetal monitoring (EFM) for fetal assessment during labour. *Cochrane Database of Systematic Reviews*, Issue 5.

Atalla, R., Kean, L., McParland, P. (2000) Preterm labour and prelabour rupture of the fetal membranes. In: Kean, L., Baker, P., Edelstone, D. (eds), *Best Practice in Labor Ward Management*. WB Saunders, Edinburgh.

Bergman, N.J., Linley, L.L., Fawcus, S.R.(2004) Randomized controlled trial of maternalinfant skin-to-skin contact from birth versus conventional incubator for physiological stabilization in 1200 g to 2199 g newborns. *Acta Paediatrica* 93, 779–785.

Briley, A., Crawshaw, S., Hughes, J. (2002) *Premature Labour — Information for Parents.* Tommy's the Baby Charity, London.

Bromer, J.G., Ata, B., Seli, M., et al. (2011) Preterm deliveries that result from multiple pregnancies associated with assisted reproductive technologies in the USA: a cost analysis. *Current Opinion in Obstetrics and Gynecology* 23(3), 168–173.

Cernadas, J.M.C., Carroli, G., Lardizabal, J. (2006) Effect of timing of cord clamping on neonatal venous hematocrit values and clinical outcome at term: a randomized, controlled trial. *Pediatrics* 118(3), 1318–1319.

Chen, E.M., Gau, M.L., Liu, C-Y., et al. (2017) Effects of father-neonate skin-to-skin contact on attachment: a randomized controlled trial. *Nursing Research and Practice* 2017, 8612024.

Cooper, K. (2016) Exploring the effects of second stage management from the maternal and midwifery perspectives: are there any benefits to directing women? *MIDIRS* 26(2), 209–215.

Crowther, C.A., McKinlay, C.J.D., Middleton, P., et al. (2015) Repeat doses of prenatal corticosteroids for women at risk of preterm birth for improving neonatal health outcomes. *Cochrane Database of Systematic Reviews*, Issue 7.

Davey, M.A., Watson, L., Rayner, J.A., et al. (2015) Risk-scoring systems for predicting preterm birth with the aim of reducing associated adverse outcomes. *Cochrane Database of Systematic Reviews*, Issue 10.

Dominguez-Bello, M.G., Costello, E.K., Contreras M., et al. (2010) Delivery mode shapes the acquisition and structure of the initial microbiota across multiple body habitats in newborns. *Proceedings of the National Academy of Sciences of the United States of America* 107(26), 11971–11975.

Eke, A.C., Ezebialu, I.U., Eleje, G.U. (2012) Hypnosis for preventing preterm labour (Protocol). *Cochrane Database of Systematic Reviews*, Issue 11.

EPICure. (2008) *Survival After Birth Before 27 Weeks of Gestation.* https://www.epicure.ac. uk/overview/survival

Goldenberg, R.L., McLure, E.M. (2010) The epidemiology of preterm birth. In: Berghella, V.(ed.), *Preterm Birth: Prevention and Management.* Wiley-Blackwell, Chichester.

Goldenberg, R.L., Hauth, J.C., Andrews, W.W. (2000) Intrauterine infection and preterm delivery. *New England Journal of Medicine* 342, 1500–1507.

Goldenberg, R.L., Culhane, J.F., Iams, J.D., et al. (2008) Epidemiology and causes of preterm birth. *Lancet* 371(9606), 75–84.

Gupta, J., Hofmeyr, G., Shehmar, M. (2012) Position in the second stage of labour for women without epidural anaesthesia. *Cochrane Database of Systematic Reviews*, Issue 5.

Hodnett, E.D., Gates, S., Hofmeyr, G.J., et al. (2013) Continuous support for women during childbirth. *Cochrane Database of Systematic Reviews*, Issue 7.

Hofmeyr, G., Barrett, J., Crowther, C. (2015) Planned caesarean section for women with a twin pregnancy. *Cochrane Database of Systematic Reviews*, Issue 12.

Hofmeyr, G.J., Kiiza, J.A.K. (2016) Amnioinfusion for chorioamnionitis. *Cochrane Database of Systematic Reviews*, Issue 8.

Katheria, A.C., Truong, G., Cousins, L., et al. (2015) Umbilical cord milking versus delayed cord clamping in preterm infants. *Pediatrics* 136, 61–69.

Kent, A., Wright, I., Abdel-Latif, M., The New South Wales and Australian Capital Territory Neonatal Intensive Care Units Audit Group. (2011) Mortality and adverse neurologic outcomes are greater in preterm male infants. *Pediatrics* (10), 1542–1578.

Kenyon, S., Boulvain, M., Neilson, J.P. (2013) Antibiotics for preterm rupture of membranes. *Cochrane Database of Systematic Reviews*, Issue 12.

Lamy Filho, F., de Sousa, S.H., Freitas, I.J., et al. (2015) Effect of maternal skin-to-skin contact on decolonization of MRSA in neonatal intensive care units: a randomized controlled trial. *BMC Pregnancy and Childbirth* 15, 63.

Larson, J.E., Desai, S.A., McNett, W. (2010) Perinatal care and long-term implications. In: Berghella, V. (ed.), *Preterm Birth: Prevention and Management*. Wiley-Blackwell, Chichester. Loughney, A., Collis, R., Dastgir, S. (2006) Birth before arrival at delivery suite: associations and consequences. *British Journal of Midwifery* 14(4), 204–208.

MacLennan, A.H., Thompson, S.C., Gecz, J. (2015) Cerebral palsy: causes, pathways, and the role of genetic variants. *American Journal of Obstetrics and Gynecology* 213(6), 779–788.

MBRRACE (Mothers and Babies: Reducing Risk through Audits and Confidential Enquiries across the UK). Manktelow, B.N., Smith, L.K., Seaton, S.E., Hyman-Taylor, P., Kurinczuk, J.J., Field, D.J., et al. on behalf of MBRRACE-UK. (2016) *MBRRACE-UK Perinatal Mortality Surveillance Report: UK Perinatal Deaths for Births from January to December 2014*. University of Leicester, Leicester. https://www.npeu.ox.ac.uk/downloads/files/mbrrace-uk/ reports/MBRRACE-UK-PMS-Report-2014.pdf

McCall, E., Alderdice, F., Halliday, H., et al. (2010) Interventions to prevent hypothermia at birth in preterm or low birthweight infants. *Cochrane Database of Systematic Reviews*, Issue 3.

Mercer, J.S., Vohr, B.R., McGrath, M.M., et al. (2006) Delayed cord clamping in very preterm infants reduces the incidence of intraventricular hemorrhage and late-onset sepsis: a randomized, controlled trial. *Pediatrics* 117(4), 1235–1242.

Moore, E.R., Bergman, N., Anderson, G.C., et al. (2016) Early skin-to-skin contact for mothers and their healthy newborn infants. *Cochrane Database of Systematic Reviews, Issue* 11.

NCTU (Nottingham Clinical Trials Unit). (2017) *Neonatal Care Beside the Woman Training Videos*. NCTU, Nottingham. http://www.nottingham.ac.uk/nctu/trials/neonatal-carebeside-the-woman-training-videos.aspx

NICE (The National Institute for Health and Care Excellence). (2011a, updated 2017) *Clinical Guideline 129: Multiple Pregnancy: Antenatal Care for Twin and Triplet Pregnancies*. NICE, London.

NICE. (2011b) *Clinical Guideline 132: Caesarean Section*. NICE, London.

NICE. (2014, updated 2017) *Intrapartum Care for Healthy Women and Babies*. NICE, London.

NICE. (2015) *Clinical Guideline 25: Preterm Labour and Birth*. NICE, London.

Nyqvis, K.H., Anderson, G.C., Bergman, N., Cattaneo, A., Charpak, N., Davanzo, R., et al. (2010) Towards universal kangaroo mother care: recommendations and report from the first European conference and seventh international workshop on kangaroo mother care. *Acta Paediatrica* 99, 820–826.

ONS (Office for National Statistics). (2016) *Birth Characteristics in England and Wales 2015 (Statistical Bulletin)*. ONS, London. http://www.ons.gov.uk/people populationandcommunity

Rabe, H., Diaz-Rossello, J., Duley, L., Dowswell, T. (2012) Effect of timing of umbilical cord clamping and other strategies to influence placental transfusion at preterm birth on maternal and infant outcomes. *Cochrane Database of Systematic Reviews*, Issue 8.

RCOG (Royal College of Obstetricians and Gynaecologists). (2017) *Green-top Guideline 20b: The Management of Breech Presentation*. RCOG, London. https://www.rcog.org.uk/en/ guidelines-research-services/guidelines/gtg20b/

Sangkomkamhang, U.S., Lumbiganon, P., Prasertcharoensuk, W., et al. (2015) Antenatal lower genital tract infection screening and treatment programs for preventing preterm delivery. *Cochrane Database of Systematic Reviews*, Issue 2.

Shah, V.S., Ohlsson, A., Halliday, H.L., et al. (2012) Early administration of inhaled corticosteroids for preventing chronic lung disease in ventilated very low birth weight preterm neonates. *Cochrane Database of Systematic Reviews*, Issue 5.

Shepherd, E., Middleton, P., Makrides, M., et al. (2016) Antenatal and intrapartum interventions for preventing cerebral palsy: an overview of Cochrane systematic reviews (Protocol). *Cochrane Database of Systematic Reviews*, Issue 2.

Sinha, S.K., Gupta, S., Donn, S.M. (2008) Immediate respiratory management of the preterm infant. *Seminars in Fetal and Neonatal Medicine* 13(1), 24–29.

Stan, C.M., Boulvain, M., Hirsbrunner-Amagbaly, P., et al. (2013) Hydration for treatment of preterm labour. *Cochrane Database of Systematic Reviews*, Issue 11.

Tyson, J., Parikh, N., Langer, J., et al. (2008) National Institute of Child Health and Human Development Neonatal Research Network. Intensive care for extreme prematurity: moving beyond gestational age. *New England Journal of Medicine* 358, 1672–1681.

WHO (World Health Organization). (2003) *Kangaroo Mother Care: A Practical Guide*. WHO, Geneva. http://www.who.int/maternal_child_adolescent/documents/9241590351/en/

Wyllie, J., Ainsworth, S., Tinnion, R. (2015) *Resuscitation and Support of Transition of Newborn Babies at Birth*. UK Resuscitation Council. https://www.resus.org.uk/resuscitationguidelines/ resuscitation-and-support-of-transition-of-babies-at-birth/

Younge, N., Goldstein, R.F., Bann, C.M., et al. (2017) Survival and neurodevelopmental outcomes among periviable infants. *New England Journal of Medicine* 376, 617–628.

第 14 章　臀位分娩

莱斯利·施得乐 *Lesley Shuttler*

臀先露的类型	298
剖宫产	302
分娩体位	304
臀位分娩的关注点和并发症	305
分娩	307
臀位助产分娩	318
臀位牵引（TBE）	318
新生儿	320

引言

　　臀先露是指胎产式是纵产式且胎儿臀部位于母体宫内最低位置。无论何种分娩方式，臀位分娩的不良围生期结局的发生率均是头位分娩的 2～4 倍。母体风险包括增加干预和剖宫产。

　　根据臀位试验（TBT）（Hanah et al.，2000），如今助产士可能没有足够的经验去观察或参与护理一个臀位阴道分娩的产妇，并且可能会像初级产科医师一样缺乏自信和恐惧。然而，在充分评估后，臀位阴道分娩可以是一个安全和令人满意的分娩方式（Borbolla Foste et al.，2014；RCOG，2017a）。助产士应具有协助臀位自然分娩的技能，在分娩过程中取得良好进展，并意识到何时终止。

　　近 1/3 的臀先露在临产时尚无法被诊断（Evans，2012a）。因此，助产士最终能够解决这个问题是很重要的。对于臀位分娩方式，尚无证据支持采用剖宫产更优（PROMPT，2012；RCOG，2017a）。决定分娩方式需个体化。

发生率

- 约 25% 胎儿在妊娠期为臀位；3%～4% 在分娩前仍为臀位（RCOG，2017a）。
- 臀位试验（Hannah et al.，2000）提示臀位增加了剖宫产率。1993 年英国臀位剖宫产分娩率为 69%（RCOG，2001），随着绝大多数择期剖宫产的增加，现臀位剖宫分娩率为 90%。

事实

- 许多胎儿的臀位没有特别的原因，然而，少数臀位是有原因的，如脐带短或缠绕、早产、前置胎盘、子宫或胎儿畸形。
- 臀位分娩中发生死产和死胎的风险更高，部分原因是许多臀位胎儿已经早产和 / 或双胞胎的死亡率更高。
- 无论分娩方式如何，臀先露与生后残疾的增加有关，有时是由于预先存在的异常。在少数病例中，非头先露分娩可能是胎儿损害的一个标志（RCOG，2017a）。
- 有证据表明，所有足月（37～42 周）时非复合型臀先露孕妇均可进行外倒转（ECV）（Hofmeyr et al.，2015a；RCOG，2017a，b）。
- 臀位试验的临床试验因临床和方法学上的缺陷被批评，并进行跟踪随访，发现剖宫产和阴道分娩组出生后 2 年内的新生儿死亡率和神经发育迟缓的风险无差异（Whyte et al.，2004）。
- 英国皇家妇产科学院（RCOG，2017a）报道了一项纳入 1993～2014 年间 27 项研究的 Meta 分析（大多数为回顾性观察性研究），发现臀位的择期剖宫产围生儿死亡率下降了 75%，自 0.2% 降低至 0.05%（头位分娩的新生儿死亡率为 0.1%）。然而，RCOG 认为这些研究由于是回顾性分析和缺乏完整的治疗分析意图而受到限制。研究表明，臀位剖宫分娩仅降低 16% 围生儿死亡率。
- 相比头位分娩的新生儿，臀位分娩者在生后心率正常，但可能出现自发地呼吸减慢，甚至需要面罩通气进行呼吸支持。

臀先露的类型

臀位胎儿可有各种先露类型（表 14-1），以胎儿的骶骨为判断标志。

产妇的选择和护理

助产士需要发现自己的感受和偏见，保持公正和无偏见的态度，以一种既有利于知情选择又有利于做出决定的方式行事，并使产妇能够获得适当的护理。

表 14-1 臀先露类型

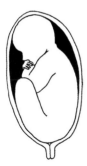

完全臀先露

发生率：占早产和足月臀位的 10%（Frye，2010）

- 胎儿双腿交叉，膝盖和髋部弯曲，双脚紧贴臀部
- 该类型常见于经产妇
- 在分娩过程中，双腿可沿着身体延伸，最终变为不完全臀先露，对于阴道分娩更有优势
- 若单足或双足下降变为足先露，则更为复杂

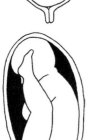

不完全臀先露

发生率：占足月臀位中 45%～50%（AAFP，2012）或 60%～70%（Frye，2010）

- 胎儿双侧髋部弯曲，双腿伸直，平行于躯干
- 在近足月的初产妇中，大多数的膝弯曲受限于子宫和腹肌
- 由于胎臀对宫颈的作用，这种类型的臀位更适宜阴道分娩，脐带脱垂的风险也因此降低

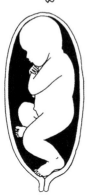

足先露

发生率：占早产臀位的 20%～25%，足月臀位的 10%～20%（Frye，2010）、35%～45%（AAFP，2012）

- 单侧或双侧膝盖或 / 和髋部伸展，伴有单足或双足低于臀部
- 这类胎位可能导致产程缓慢，由于胎足无法传递均匀的压力至宫颈
- 发生脐带脱垂的风险更高，因为胎臀无法完全覆盖宫颈口

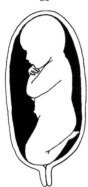

膝先露

发生率：占足月臀位 < 5%（Frye，2010）

- 单侧或双侧髋部伸展，伴双膝弯曲，双膝位于最低点并低于臀部
- 这是最为少见的一种胎位
- 梗阻性难产和脐带脱垂的发生风险增加

其他

- 少数有发生复合型臀先露如一足先露，另一足腿直臀位

- 选项：臀位外倒转，计划性的阴道分娩，自然臀位分娩，剖宫产；在家或医院内。来源于国家生育信托基金会（NCT，2010）的传单信息可帮助选择。RCOG（2017a）推荐所有臀位分娩，为得到最佳的妊娠结局，均应在具有剖宫产能力的医院，但并非所有的产妇都会选择此项。
- 产妇可任意选择协助分娩的人员：助产士或产科医师。
- 讨论臀位阴道分娩的"管理"和由熟练的医师/助产士"协助"的可能区别。管理/医疗臀位分娩有时包括硬膜外麻醉、常规会阴切开术和截石位分娩。理论上，产妇有权拒绝任何方面的照护，但是一旦临产，这是很难做到的。支持产妇直立姿势臀位分娩，只有在出现问题时才进行干预。RCOG（2017a）现在认为硬膜外麻醉可能增加干预，并支持在直立或半卧位进行臀位分娩。
- 因为"当地政策"或缺乏熟练的技能操作者，选择可能受到限制。
- 如果医院不能安全地为产妇提供臀位阴道分娩的选择，她应该被转诊至其他有能力的医院（RCOG，2017a）。

RCOG（2017a）建议应告知产妇如下：

- 与计划的臀位阴道分娩相比，计划性剖宫产可能导致围生儿死亡率的小幅下降。任何剖宫产的决定都必须权衡其可能带来的潜在不良后果。
- 降低风险有 3 个因素：妊娠 39 周后避免死产；避免产时风险；避免臀位阴道分娩。只有最后一个是臀位胎儿所特有的。
- 计划臀位阴道分娩可能会增加低 Apgar 评分和近期严重并发症的风险，但尚未显示会增加远期并发症的风险。
- 选择适宜的产妇和有熟练经验的产时护理可以使计划性臀位阴道分娩与计划的头位阴道分娩几乎一样安全。
- 在有独立剖宫产指征的情况和以下情况时，计划性臀位阴道分娩的风险较高：
  ○ 超声提示胎头过度仰伸。
  ○ 估计胎儿体重＞ 3 800 g。
  ○ 估计胎儿体重＜第 10 百分位。
  ○ 足先露。
  ○ 产前明确的胎儿窘迫。
- 骨盆测量的作用尚不明确。

- 与计划阴道分娩相比，足月后臀位的剖宫产可能会增加母体产时的并发症。
- 成功阴道分娩者的产妇母体并发症最少；计划性剖宫产的风险较高，但紧急剖宫产的风险最高，约 40% 计划臀位阴道分娩的产妇发生紧急剖宫产。
- 剖宫产增加了未来妊娠并发症的风险，包括剖宫产后选择阴道分娩的风险、重复剖宫产时并发症的增加以及胎盘植入的风险。
- 剖宫产与死产风险的小幅度增加有关，尽管这之间不存在因果关系。

RCOG（2017a）的建议比前几年更加积极。目前已经从既往对产妇施加压力要求他们选择剖宫产，转变为权衡剖宫产与顺产的风险和利弊进行平衡和充分评估。

自救措施

产妇可能希望尝试自己采取措施在产前转变胎位。方法包括体位管理，如膝胸卧位及骨盆摇动、观影、游泳、按摩，还有辅助疗法，如催眠疗法、顺势疗法、针灸、穴位按摩、艾灸、脊椎推拿或整骨疗法。除了针灸以外，几乎没有明确证据表明这些方法中的任何一种在随机对照试验中有差异（Neri et al.，2004；Coyl et al.，2012；Vas et al.，2013）。RCOG（2017b）建议"孕妇在孕 33～35 周时，在训练有素的医师指导下，使用艾灸治疗臀位。"

外倒转

应在 36 周（初产妇）或 37 周（经产妇）向所有孕妇提供关于外倒转的操作干预。应当由训练有素的操作者进行，成功率约为 50%（60% 经产妇，40% 初产妇）（RCOG，2017b）。然而，这一比率在 30%～80% 变化，取决于几个因素，包括臀位位置、羊水量、子宫张力、种族和胎次。在外倒转成功后，有很少（3%）的胎儿会再次回到臀位，尽管约 1 : 200 外倒转需要立即剖宫产，来解决因外倒转导致的出血和胎心问题（RCOG，2017b）。

- 宫缩抑制剂可增加外倒转的成功率（Cluver et al.，2015；RCOG，2017b）
- Hofmeyr 等（2015a）引用了关于外倒转成功分娩的报道，但缺乏随机试验。
- 接受外倒转治疗的 Rh 阴性孕妇应进行预防性治疗，并为母胎出血备血（NICE，2008；RCOG，2017b）。

在足月前进行外倒转（34～35 周），虽然增加了出生时头位的可能性，但并没有降低剖宫产发生率，反而增加了早产率（Hutton et al.，2015）。

剖宫产

许多产科医师仍建议，对于无论何种类型的臀位均应进行剖宫产分娩。主要是由于 TBT（Hannah et al.，2000）报道了与剖宫分娩相比，臀位阴道分娩增加了 1% 的死亡率风险和 2.4% 的新生儿死亡风险。臀位试验认为，对于臀位来说，有计划剖宫产比有计划的阴道分娩好，这一建议已被产科医师广泛接受和实施，但也有人对此提出质疑（Robinson，2000/2001；Banks，2001；Gyte，2001；Lancet Correspondence，2001）。臀位试验的臀位阴道分娩是背卧位"有管理的"臀位分娩，产妇不允许站立位分娩。部分产妇也离开了随机分组，这可能会混淆结果。Glezerman（2006，2012）认为，鉴于方法和临床上的严重缺陷，"最初的臀位试验建议应该被撤回"。Alarab 等（2004）指出，严格的选择标准，严格的产时检查程序，有经验的产科医师全程参与臀位阴道分娩都是安全的。在一个鼓励直立臀位分娩的中心进行的澳大利亚临床试验中，有明确的臀位护理路径，结果显示臀位阴道分娩的新生儿预后与臀位试验中最初的剖宫产结果相似（Borbolla Foster et al.，2014）。

一项为期 2 年的臀位试验随访研究中（Whyte et al.，2004），臀位剖宫分娩的新生儿显示神经发育迟缓和死亡数量出人意料地高。研究得出的结论是：臀位计划性剖宫产与降低 2 岁儿童的死亡风险或神经发育迟缓无关。另一项旨在治疗分析的观察性前瞻性研究认为计划性剖宫产与臀位试验相比，有更低的围生儿死亡率（Goffinet et al.，2006），这在其他研究中也得到了证实（Maier et al.，2011；Michel et al.，2011）。

Cochrane 对三项研究（包括 Hannah et al.，2000）的分析也发现，计划性剖宫产与计划阴道分娩相比（在高收入国家）成本更低，围产儿 / 新生儿死亡率更低，出生后 2 年内的新生儿死亡率或神经发育迟缓无明显差异。任何新生儿的益处都是"以母体并发症有所增加为代价的"，并且应该"与产妇对阴道分娩的意愿和风险等因素进行权衡，如在产妇特定的医疗环境中，未来的妊娠并发症等风险"（Hofmeyr et al.，2015）。

对臀位进行剖宫产分娩更安全，这可能会成为一种自我解脱的托词，因为医护人员在臀位阴道分娩方面的技术越来越差。我们希望，在接下来的几年里，在臀位试验和最新的 RCOG（2017a）指南之后的辩论将有助于更好地理解臀位问题，并且在没有适当考虑相关风险的情况下，产妇不会被强迫进行剖宫产。

我曾护理过一个产妇"同意"离开分娩池进行剖宫产，可能是受到产科医师的影响，她没有经历过臀位阴道分娩。（Cole，2012）

最新的 RCOG（2017a）关于臀位分娩管理的指南提供了一些希望，因为它们比既往的指南灵活得多。如下：

- 熟练的助产士对安全的臀位阴道分娩是必不可少的：应制订臀位阴道分娩的方案，所有产科单位必须能够对产妇在临产后的臀位阴道分娩提供监督。
- 如有一名产妇出现计划外臀位阴道分娩，临床管理应取决于分娩阶段、任何增加的危险因素、是否具备适当的临床专业知识和知情同意。
- 接近或处于第二产程的产妇不应该常规接受剖宫产。
- 在时间和环境允许的情况下，胎儿的颈部、腿部的位置以及胎儿体重应用超声来估计，并且产妇应该像计划的臀位阴道分娩一样接受咨询。
- 应告知产妇，通常不建议引产。只有在宫缩不频繁，且产妇有硬膜外镇痛时，才应考虑使用缩宫素缓慢增加产程。
- 应建议在有即刻剖宫产设施的医院分娩，同时计划臀位阴道分娩，但不建议常规在手术室分娩。
- 双胎妊娠，第一胎为臀位者建议行计划性剖宫产，除非在分娩时发现。在这种情况下，分娩方式应个体化制订，根据宫颈扩张、先露位置、臀先露类型、胎儿情况和临床医师的熟练的臀位助产技术。无论是在足月还是未足月妊娠中，均不推荐对第二胎臀位者进行常规的剖宫产。
- 在自发性早产臀位分娩中：
  - 除非分娩过程中由于母儿因素，不推荐常规剖宫产。
  - 分娩方式应根据产程进展、臀先露类型、胎儿状况和临床医师的熟练臀位助产技术而个体化制订。
  - 应告知产妇，在妊娠 22～25+6 周时自发性早产，不建议常规进行剖宫产。
  - 早产臀位分娩应与足月臀位分娩一样处理。
  - 在存在胎头嵌顿时，可以采用宫颈切口（阴道分娩）或子宫垂直切口延长（剖宫产），使用或不使用宫缩抑制剂。

强烈建议助产士阅读和评估相关文献。由于要研究的阴道分娩数量减少，很多信息都是陈旧的。助产士也有责任将当前的国家指南告知同时、管理者和产科医师。

分娩体位

至少 400 年来，臀位分娩干预方法的专业性一直在被削弱。（Walker，2015）

应鼓励产妇在分娩期间采取对她们最有利的体位。众所周知，直立姿势通常能促进良好的分娩进展，避免体位性低血压和胎心异常，减少产科干预和会阴损伤。国家健康保健研究所（NICE，2014）建议应鼓励低风险产妇在第二产程保持站立位。虽然臀位不能被描述为低风险，但一些研究已经证明，在臀位分娩中，站立姿势有类似的结局（Borblla Foster et al.，2014；Bogne et al.，2015）。NICE（Walker，2014）的指南提出：以证据为基础的正常生理分娩护理标准和举证责任由专业人士承担，他们认为，偏离这一标准将会为臀位分娩带来更好的结果。

产科医师往往热衷于干预的不是在分娩时，而是在臀位分娩发动时。

《实用产科多专业培训手册 PROMPT（2012）》规定，分娩时应定期建议产妇采取截石位姿势，因为这体位为大多数有臀位助产经验的工作人员所习惯。这是一个让人吃惊的迟钝的建议，提倡将截石位分娩作为臀位分娩固定体位，使得越来越少的医护人员对其他体位无信心。Walker（2015）指出产妇临产仰卧着，然后急着纠正体位，由此产生的生理问题，具有讽刺意味，并警告：仰卧 / 截石位姿势会对产妇的选择产生医源性后果和法律上的影响。

RCOG（2017a）根据产妇的意愿和陪产人员的经验，支持半卧位或全卧位分娩，但建议产妇有必要时需采用半卧位。

Cronk（1998）、Evans（2012a，b）和 Walker（2015）等强调了让产妇在臀位分娩过程中保持站立的重要性。这有助于胎儿在重力作用下，沿着不受限制的、灵活的骨盆和产道进行一系列螺旋式运动（Walker，2015）。助产士通常可以很容易地观察到胎儿的下降，而不需要太多的干预。

不应强迫产妇进行站立位分娩。Evans（2012）认为，产妇可能不希望以站立姿势分娩，"……我直到实际观察了分娩，才理解女性躺着分娩的原因"（J. Evans，2012）。

　　Walker（2015）将站立臀位分娩定义为：***鼓励产妇在分娩的第一产程保持站立和活动，并支持产妇选择分娩时的姿势***，见框 14-1。

蹲位
- 扩大盆腔出口。
- Odent（1984）提倡机械效率；重力减少了胎儿脐带和头部之间的分娩延迟；尽可能减少帮助分娩的干预措施。
- 蹲位（甚至支撑）是很累的，可能需要在怀孕期间练习。
- 蹲位可能会增加失血量（但这可能是因为测量容易）。

站立位
- 有认为，重力有助于下降，这是一种更为自然的分娩生理姿势。
- 然而 Cronk（1998）认为：
  ○ 这可能导致快速的头部减压，导致急产。
  ○ 可能会引起胎儿手臂高于胎头，使分娩过程复杂化，并有可能导致臂丛神经损伤。
  ○ 可能增加对脐带和胎盘的牵引力，有可能导致轻度胎盘早剥和 / 或胎儿宫内缺氧。
- 由于胎儿的身体是垂直向下的，这可能会导致头部弯曲。
- 可能会增加会阴撕裂和失血。

胸膝卧位
- 改变子宫的形态和位置。
- 重力帮助胎儿下降。
- 让胎儿的身体和手臂自然地运动（Evans，2012a）。
- 防止胎盘和脐带受到不适当的牵拉力或压力。
- 促使胎头俯屈和分娩（Evans，2012b）。
- 减少产科干预和会阴损伤（Bogner et al.，2015）。
- 不增加胎儿的风险，如 Apgar 评分，新生儿重症监护室（NICU）入住率（Bogner et al.，2015）。

臀位分娩的关注点和并发症

缺氧

　　缺氧已被确定为臀位胎儿最常见的死亡原因。原因包括脊髓压缩和头部嵌顿。这些风险很大程度上可能是因为缺乏有经验的接生者而造成的。

脐带脱垂

脐带脱垂在臀位分娩中的发生率约 1%（RCOG，2017a），更常见于早产、双胎妊娠的第二胎、不完全臀先露（如足先露）和人工破膜后。脐带脱垂并不总是导致脊髓受压。如果宫口开全，阴道分娩仍然是有可能的，特别是对于多胎妊娠或非巨大儿时（见第 17 章）。

胎头嵌顿

发生率：足月妊娠中约 8.5%（Cheng and Hannah，1993）。

足月胎儿的平均臀部直径约 9 cm，头部直径相似，约 9.5 cm（Stevenson，1993；Frye，2010）。

- 如果腿直臀位或完全臀位很容易通过骨盆，头部就可以毫无困难地娩出（Hofmery，2000）。
- 如果胎头不能通过宫颈和骨盆，臀部也会阻塞，产程也无法进展（Hofmeyr，2001）。

然而，如果胎儿的臀部直径明显小于胎头直径，胎儿更有可能通过一个没有完全扩张的宫颈口，从而导致胎儿嵌顿。这种情况更有可能发生在早产中，因为早产儿胎头通常比臀部大。更有可能的是，在宫缩时没有完全扩张的宫颈口被误判为宫口开全。

胎头偏斜和过度仰伸

胎头过伸发生率：5%（Confino et al.，1985）。

由于**胎儿 / 子宫异常、胎盘位置或脐带绕颈**，可能会发生头部偏斜或过度伸展。

在分娩过程中可能会发生胎头偏斜，通常会自行逆转，但也可能会持续到出生后。这也可能由不必要的干预引起，特别是对腿的牵拉，导致头部和手臂的伸展，需通过 Mauriceau-Smellie-Veit 手法帮助胎头俯屈。

过伸（更极端的屈曲）常被超声诊断，40% 与胎儿结构异常、神经系统并发症和不良结局相关（Ships et al.，2000）。如果在分娩早期发现，通常建议剖宫产，尽管许多胎头中度过伸也可阴道分娩。Jane Evans（2012，personal communication）指出臀位胎儿的胎头仰伸情况与非臀位胎儿的面先露类似。

头颈部外伤

助产人员用力牵拉可能导致医源性脑损伤和脊髓损伤（Banks，1998）。

胎盘早剥

这可能与产妇在第二产程的位置有关，特别是在产妇采取直立姿势的时候。这可能是由于臀位的重心高于头位分娩时的重心，导致重力对脐带和胎盘的牵引力更大（Cronk，1998）。

分娩

分娩前准备

助产士、产科医师、产妇和她的伴侣之间进行坦率而公开的讨论，探讨所有可能的选择，将帮助孕妇作出是否进行臀位阴道分娩的决定。也可能为孕妇解释相关问题，使她能够制订适当和个体化的分娩计划。

如下几点需考虑在内：

- 胎儿胎位要好，胎儿不能过大。不完全臀先露比其他位置更易成功，因为臀部很适合，脐带脱垂的可能性小，脚 / 膝在产道不易阻塞。由于足先露可能有较多产时并发症，所以更倾向于剖宫产，即使有很多关于此类成功分娩的报道（Tracy，2011），在本章刊登了一组足先露分娩的照片。
- 经产妇可能遇到的产科问题较少，分娩时间可能更短，第二产程更容易。
- 需要一名熟练且能干的助产士。
- 产妇及其伴侣和助产士均应了解臀位分娩和分娩的预期过程和进展。
- 产妇需对自己的身体状态和助产士有足够的信心。
- 产妇与助产士之间保持良好的沟通。

助产士的角色

- 支持产妇有信心完成分娩。
- 在任何时候都要作为女性的辩护人。
- 在分娩过程保持轻松的气氛，了解激素生理变化及其如何影响分娩。
- 不是"管理"产妇的分娩过程，而是鼓励和使产妇能够直觉地作出反应并表达自己的愿望和需求。

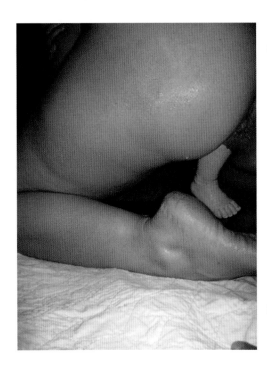

图 14-1　足先露分娩
最重要的规则是不许碰臀部！

（a）脚后跟指向产妇，产妇胸膝卧位，这说明宝宝是在骶前位的，无论如何诱导，不要牵拉腿。

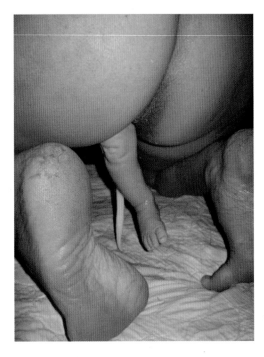

（b）一旦一只足已脱出阴道外，需旋转至另一方向以便于另一足分娩。

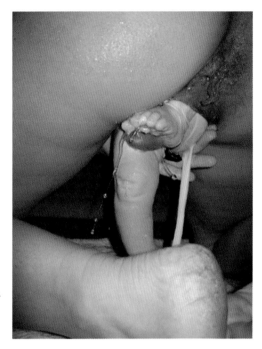

（c）胎儿已完全改变胎位，旋转使左腿位于
　　最佳位置。左腿与睾丸一起出现。

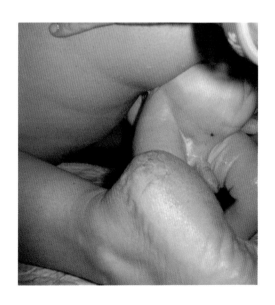

（d）当第二条腿伸出的时候，就看到了腹部。

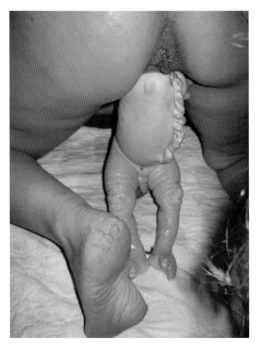

（e）你可以看到脐带，母亲从后面捧起婴儿的身体。

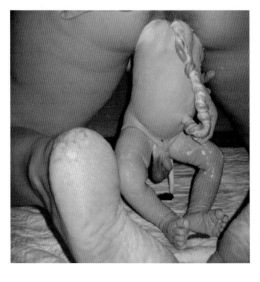

（f）现在婴儿的左臂伸出来了，婴儿试着向右旋转来伸出另一只手臂。

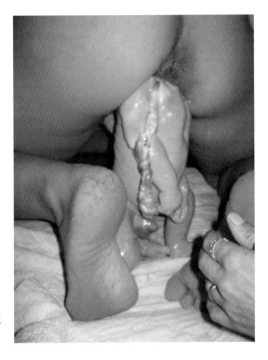

（g）婴儿已经做了一个完整的旋转来释放
　　右臂。

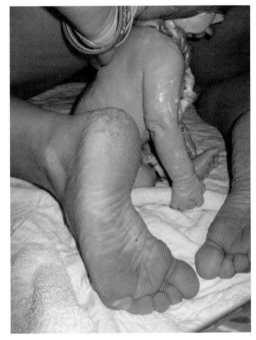

（h）现在婴儿的头部前倾，更加集中。你已
　　经可以看到婴儿的鼻子和嘴巴，还有婴
　　儿的前倾姿势。

　　在家中分娩，图片经过许可使用。Net. Au

- 要有良好的助产知识和技能，以协助臀位分娩。
- 识别、评估及回应可能出现的问题。

助产士必须确保得到适当的支持。当她们缺乏信心或经验时，若有一位臀位阴道助产方面有经验的同事在场将是非常重要的。

展望未来，Cathy Charles（2017）建议可以创建基于单位的臀位助产培训师（MBPS），但也适用于急诊分娩。这些臀位助产培训师可以作为专业知识丰富的助产士，指导和帮助其他助产士（和产科医师），并向产妇提供分娩方式等问题咨询。在当地政策的支持下，臀位助产训练师可以照护分娩中的产妇，并/或支持其他助产士这样做，如果出现问题，有明确的产科转诊途径。严格地说，这不会是助产士角色的延伸，因为这与辅助产科医师进行阴道助产分娩不同（见第 10 章），帮助臀位分娩一直属于助产士的职责。出于这个原因，一些人可能会认为这对其他助产士来说是一种打击。但在英国国民医疗保险制度（NHS）中，臀位助产技术正在迅速消失，因此这可能是一种发展的方向。

臀位分娩机制

助产士应参考合适的参考资料，以熟悉各种机制。可以在 Anne Frye（2010）的书和 Jane Evans（2012a，b）的两篇文章中，找到非常详细和全面描述，并有图表支持。网上有很多培训视频（如 YouTube），尽管其中很多质量还可以，但显示的是在模具上、高度干预下的分娩。这些是持续更新的，可以搜索到最适合最有用的资料。

临产后

助产士对分娩的护理和支持与任何分娩都是一样的，应在所有阶段获得知情同意。

- 腹部触诊，检查胎先露和位置。
- 在臀位分娩的早期，通常建议进行阴道检查，以确定先露部位和脐带、足、膝或复合先露。在此阶段，宫口扩张可能是最小的。Evans（2012a）反对进行过早的阴道检查，除非无法通过其他方式获得该产妇的信息，因为她认为这可能会影响产妇的分娩。她认为，如果分娩进展顺利那么先露情况可能并不重要，仔细的胎心监护可发现脐带脱垂。但如果政策要求尽早进行阴道检查，这可能会指导助产士和产科医师进行分娩管理。如果胎膜破裂，最好先排除脐带脱垂。

- 产程中，胎先露部通常位于骨盆上方，高于助产士对头先露的预期，在分娩过程中可能出现较多的上下浮动（Cooper，1992）。

臀位分娩时的疼痛处理

鼓励产妇运用产前学会的技能，如放松、视觉、发声和移动。使用按摩、针灸等方式减痛。

分娩池的使用是有争议的，需要根据产妇的个人意愿、助产士的经验和分娩场所，进行个体化的讨论。水中分娩的好处见第 7 章。可以认为，这些好处对臀先露产妇是有用的，特别是在第一产程。这对产妇和她的助产人员来说都是一种挑战，因为关于分娩池使用的指南仅适用于头先露者。

有兴趣搜索臀位水中分娩的助产士（以及其他不寻常的情况）可能会发现，比利时 Ponette（2016）和德国 Enning（2013）的工作很有帮助。英国助产士臀位分娩专家 Mary Cronk 和 Jane Evans 不建议使用水中分娩。Evans（2012a）认为：

> 虽然……有些医师……支持臀位水中分娩，但我的个人意见，当胎儿呈臀位时，不要进行水中分娩。这是因为水的浮力和重力相反，阻碍了分娩机制。如果臀位没有被诊断出来，而该孕妇已经在分娩水池中了，她通常会本能地采用半卧位，这样水的浮力就可以像 Burns Marshall 的动作一样把胎儿托起。当这样的分娩过程非常快的时候，保持产房安静是很重要的，要在产妇离开水池之前观察分娩过程。除非需要帮助，否则不要中断分娩。

然而，可能有人会说，产道本身的形状和产妇的用力是造成内旋转和俯屈的主要原因。虽然躺着会适得其反，但一个相对失重的站立姿势也不会很舒适，尽管没有充分利用重力的影响，但仍然是一个站立姿势，而水的浮力则可能会让产妇自由地进入一个有益于分娩的姿势。见第 7 章，一些臀位水中分娩的照片。

没有证据表明在臀位阴道分娩时常规使用硬膜外麻醉是合适的，产妇应有镇痛的选择，硬膜外麻醉可能增加干预（RCOG，2017a）。产科医师可能会错误地推荐，认为它可以防止产程进展过快，并方便进行产科操作。这对产妇来说是可以接受的，也是她做决定的一部分。但 Evans（2012a）认为，除了分娩时任何非直立姿势都有明显的缺点外，硬膜外麻醉可能会阻断女性身体和胎儿给宫颈传导，从而减少她作出反应时的自发运动。产妇需要充分了解硬膜外麻醉分娩的风险和益处，包括硬膜外麻醉分娩可能对她们造成的行动不便和无法采取站立姿势以促进臀位自然分娩。

第一产程

- 护理和观察与头位分娩相同（见第 1 章）：
  - 避免不必要的阴道检查。
  - 使用助产技术来检查产程进展。
  - 产妇应根据她个人意愿进食进水。
  - 鼓励定期排空膀胱。
- 由于缺乏先露部分对宫颈的压迫作用，可能会有一个很长的潜伏期，但一旦进入活跃期，进展可能会非常快。
- 由于有胎头顶在横膈膜上的压力，产妇在宫缩期间或宫缩后可能会感到喘不过气来，她会感觉背部疼痛比前部更明显。
- 经产妇在分娩初期很少或没有不适，在他们意识到分娩开始时，宫颈已扩张到 4 cm 是很正常的。
- 不进行人工破膜。如果胎膜自破，检查胎心监护及胎儿脊髓受压情况，并进行阴道检查以排除脐带脱垂。
- 除非进展缓慢（10 分钟内宫缩 < 4 次）和硬膜外麻醉，否则不推荐加快产程（RCOG，2017a）。
- 尽管缺乏有益的证据，证明存在剖宫产率增加的风险，但 RCOG（2017a）还是指出，应该向臀位分娩出现问题的产妇提供连续胎心监护。然而，产妇有权接受或拒绝胎心监护。胎心监护设备的进步，使监护可以在活动时或水中应用（见第 3 章）。拒绝接受胎心监护的产妇应定期胎心听诊，如有任何异常，应改为胎心监护（RCOG，2017a）。
- 不建议从胎儿臀部采血（PROMPT，2012）。
- PROMPT（2012）建议可以在胎儿的臀部放置胎儿头皮电极，但这有胎儿损伤的风险，尤其是对男孩的阴囊。
- 在臀位分娩过程中，产程不可过快。俯屈和过伸阶段胎儿的臀部大小可能与胎头大小相同（Stevenson，1993）。如果胎儿处于（或从）后部旋转，这种情况更有可能发生。建议产妇采用胸膝位的姿势，帮助她在宫缩期呼吸，直到宫口开全。

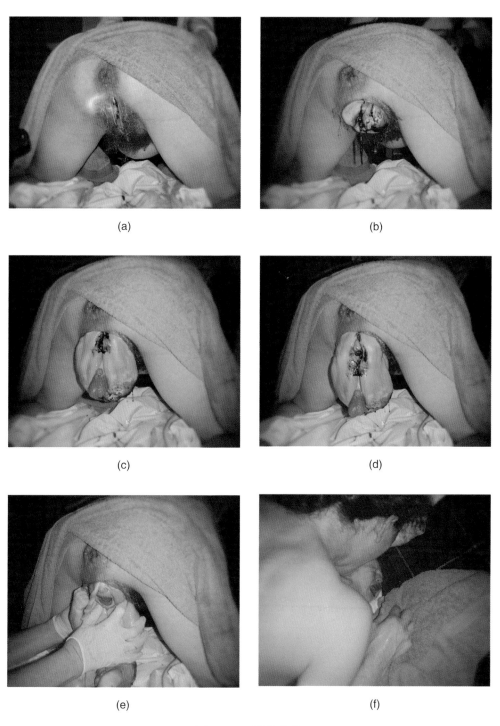

(a)

(b)

(c)

(d)

(e)

(f)

图 14-2　臀位分娩
感谢 Jacqui 允许我们分享她的分娩照片。

第二产程

潜伏期可能出现，如头位分娩，在宫口扩张和宫缩推动之间。产妇在这一阶段经常打瞌睡。第二产程的宫缩通常不那么频繁，时间短，力量也弱。母体肛门收缩和用力可"诊断"为第二产程，可轻轻地进行阴道检查可用于证实宫口开全。RCOG（2017a）建议，在开始主动用力之前，进行一个小时的被动第二阶段，让臀部下降；如果臀部在 2 小时内无法看见，建议使用剖宫产。

原则上，记住"不要触碰臀部"，只是观察、等待和支持。如果胎儿需要协助，见框 14-2 栏，了解臀位助产技术。

- 经产妇能体会到胎儿的下降感，但与既往的头位分娩的感觉不一样。
- 不完全臀先露"牙膏管状"胎粪的出现考虑是由于胎儿通过产道受压下降所致。该情况并不一定表示胎儿是或曾经是痛苦的，但在分娩过程中对胎粪污染的评估和处理与头位相同。
- RCOG（2017a）不提倡在臀位分娩时进行常规会阴切开术。当臀部达到会阴时，如有会阴绷紧 / 不伸展，尽管有良好的宫缩和产妇的努力，也有必要做会阴切开术，或因胎儿窘迫需加速产程。Ulander 等（2004）发现，与头位分娩相比，臀位分娩的会阴损伤较轻。Borbolla 等（2014）在直立式臀位分娩中也发现了同样的情况，这可能是因为在直立式分娩中采用会阴切开术（会阴切开术与更严重的会阴损伤相关）更为尴尬。
- Banks（1998）认为，如果胎膜完整，那么当臀部达到会阴时，胎膜应该自破，让胎粪从阴道内排出。但胎儿和阴道底部的紧密贴合通常会阻止胎粪进入胎儿头部周围的液体，而且胎膜往往在胎儿出生时自动破裂。

分娩

- 除非绝对必要或有并发症，否则不要触碰（见表 14-2）。
- 观察新生儿的颜色和哭声，脐带应该看起来是丰满而有波动的，尽管新生儿经常看起来有点苍白和瘫软。如有问题请打电话求助。
- 臀部是向侧面俯屈的。同时，身体旋转使肩膀下降到骨盆边缘的横径（最宽的距离）。
- 下降出现于整个过程，随着骨盆、大腿、膝盖的出现。
- 胎儿臀部将骨盆伸展至母体耻骨联合周围，从而释放双腿（Evans，2012a，b）。伸直的腿通常会自己先出来，紧接着是手臂（Cronk，1998）。

- 进一步发生旋转，使头部进入骨盆，在相同的直径。头内修复发生，与头侧分娩类似。

- 当手臂娩出后，脐带可能被压缩在胎头和母体骨盆之间（都是骨质的）。Wharton's Jelly 提供了一些保护，但预计胎心会减慢。胎心减慢也是由于胎盘面积血量的减少，这被认为是胎儿保存氧气的一种自动反射（Stevenson，1993）。

- 目前尚无证据支持这种做法，即鼓励孕妇自胎儿娩出后持续宫缩，将胎儿推出脐部，以尽量减少胎儿缺氧。这实际上可能导致母儿损伤（Hofmeyr et al.，2015c）。

- 胎儿出生时手臂会自动旋转。如果不发生或存在延迟，Lovset's 手法（框14-2）是有必要的。产妇是直立姿势，而非半卧位，所以清楚了解手臂分娩机制是非常重要的。胎儿的背部应该朝向前方（骶前），也就是说，如果你在跪着的产妇的后面，胎儿的胸部应该朝向你（图14-2）。注意：如果背部朝向错误的方向（骶后），那么足月臀位阴道分娩是不可能的，需要行剖宫产。

- 有些助产士会把一只手放在产妇臀部以下，以防止胎儿突然分娩或跌倒在地板/床上。Evans（2012a）认为，许多产妇会自发性地把屁股往下放，这样胎儿就"坐在"地板/床上，并建议不需要额外的支持，那可能会抑制胎头俯屈。Tracy（2011）讲述了她出生时："又出来了一只脚……我四肢着地。他的脚开始伸出来，停在地板上，直到有人提醒我。我试着把臀部抬起来点，这样它就有重力作用向下牵拉。"

- 此时要避免对胎儿心脏听诊，除非有明显的临床症状，否则不要听诊（Evans，2012a，b）。

- 一个健康的胎儿会做一个"俯卧撑"的动作（把腿向腹部弯曲，把胳膊举到肩膀，就像要坐起来一样），来促进胎头俯屈。这个动作，感觉胎儿通常会自动地从宫内直立的姿势下降到更平行的姿势，从而使骨盆围绕胎儿弯曲的头部移动。只有在没发生这种情况时，才需要辅助俯屈（Evans，2012a，b）。

- 如果没有发生胎头俯屈，则将一根手指轻轻地放在胎头后部（枕部），另一只手将两根手指轻轻地放在胎儿的颧骨上，以辅助俯屈（下巴至胸部）。将手指插入胎儿嘴里牵引下颌不再被推荐，可能会导致脱位（AAFP，2012）。想象胎儿以下巴为点做点头动作，这可能会有点帮助。另一种选择是，产妇呈胸膝位时，考虑用胸部 / 肩部按压来促进俯屈（框 14-2）。

第三产程

这应该根据产妇的意愿、产程经过和讨论来处理（见第 1 章）。在胎头出生之前，应停用缩宫素。

臀位助产分娩

大部分助产士过去被教导，臀位助产是分娩臀位的唯一方法，即使现在 RCOG（2017a）不建议常规使用，但仍然受到产科医师们的认同。然而，如果胎儿的腿、手臂或头部已经伸展，或者下降非常缓慢，这些技术可以用来帮助胎头娩出（框 14-2）。RCOG（2017a）将缓慢进展定义为"从臀部到头部的分娩延迟超过 5 分钟，或从脐部到头部的分娩延迟超过 3 分钟"，尽管这是 RCOG 的共识观点，但缺乏足够的证据。

产妇可采用站立 / 跪姿（例如，框 14-2 是采用 MSV 方式），助产士需要非常了解臀部解剖学和生理学，以确保产妇在非仰卧位正确地进行。此外，一旦干预开始，助产士很可能需要进行其他操作，以方便分娩。

偶尔，产科医师会考虑使用产钳，让另一个助手从胎儿的身体下面支撑胎儿，弯曲头部帮助分娩（PROMPT，2012），尽管许多人会认为，对于大多数的臀位分娩来说。这是一个具有侵入性和不必要的操作，它没有证据支持孕妇分娩过程中存在相当大的风险和明显缺乏的益处。

臀位牵引（TBE）

是指整个胎儿通过双足被牵拉从产道分娩。它有头部和颈部被夹住的风险。RCOG（2017a）认为，由于风险增加，与少干预措施的臀位分娩相比，臀位牵拉分娩是一种不太理想的选择。它只偶尔用于双胎第二胎非头位，也可用于单胎，因为宫颈可能没有足够的扩张以允许头部通过。单臀位牵拉分娩的发生率为 25%，新生儿死亡率为 10%（Rodriguez-Vazquez，2015）。当一只脚从阴道脱出时，经验不足的工作人员有时会尝试这种方法。然而，如果胎心是稳定的，那么此时保持不动，等待宫颈扩张是比较安全的。

框 14-2　臀位助产分娩技巧

Burn–Marshall 手法（截石位）

- 胎儿"悬挂"在自己的重量上，以有助于下降和胎头俯屈，避免胎头分娩过快。
- 当颈部和发际线清晰可见时，一只手抓住胎儿的脚踝，将身体呈弧形抬起，越过母亲的腹部，注意胎头的俯屈——使用这种方法确实存在风险（PROMPT，2012）。RCOG（2017a）不鼓励使用 Burns-Marshall 手法也是出于这个原因。建议另一方式，即 **Bracht 手法** "……自发分娩至脐水平，身体双手抓住保持胎儿的腹部和腿弯曲，没有牵引，是对耻骨联合进行作用，经常伴随着耻骨弓上的压力"。
- 用另一只手支撑会阴，避免胎头突然分娩。
- 一旦嘴巴娩出，胎儿就能呼吸了，让胎头剩余部分慢慢娩出。

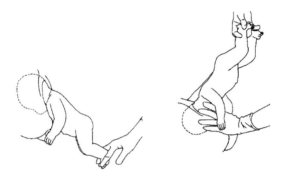

Mauriceau–Smellie–Veit（MSV）手法和胸 / 肩按压

　　如果在胎儿允许支撑其体重（即胎头已经伸展）后，发际线还没有显现出来，这些都有助于胎头俯屈。

MSV 手法（若产妇处于半卧位或截石位更为简易）

- 胎儿跨坐在一只手臂上——通常是左手抱着胎儿。
- 轻轻地将 1 根手指放在胎儿的后脑勺上（后枕骨），另一只手轻轻地将 2 根手指放在胎儿颧骨上，如果有必要的话，帮助胎儿俯屈。不再推荐将手指放在胎儿嘴里，因为这会导致颌骨骨折（AAFP，2012）。
- 如有必要，第二个人可以在耻骨上施加压力（仅限于截石位）。
- 现将另一只手的 2 根外指放在胎儿肩膀上，中指放在枕骨上，以帮助和保持俯屈。

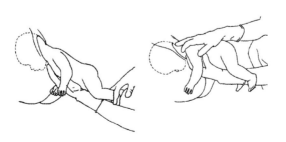

胸 / 肩按压（当产妇处于站立位）

- 孕妇身体前倾，助产士在她身后，将手指放在婴儿的胸部锁骨下方，轻轻地但坚定地向后推产妇的腹部下方（不要牵拉！），这样头部可以在会阴下方俯屈（Walker，2015）。

  为了直观地了解这一点，将之前的图片顺时针旋转 90°，这样产妇就会看起来是站立的。想象右手不存在，左手进行胸 / 肩按压（请参考图 14- 第二张照片，必要的时候助产士几乎都这样做，但是她的手指有点高，它们刚好在锁骨下面，可以用来按压）。

  访问 http://breechbirth.org.uk/2014/06/shoulder-press-gluteal-lift/ 观看一个演示胸 / 肩按压的视频。

双腿过伸

- 如果胎儿的腿看起来像是用夹板固定住了，为了防止躯干的横向弯曲，可以在胎儿两侧腹股沟处各放 1 根手指，轻柔地牵拉，直到可以看到膝盖的后部。只有在处于临床原因需要加快分娩时，才可以这样做，因为这会干扰胎儿在分娩过程中使用的反射，并可能会导致手臂伸过胎儿的头部（J. Evans 2012，personal communication）。
- 在腘窝按压，一次一个地外展和弯曲膝盖。

过伸的手臂：Lovset's 手法

　手臂可沿着头部、头部上方或头部后方伸展，有时是由于头部快速分娩，或当牵引已用于分娩躯干时。

- 用拇指按住胎儿的大腿，注意避开肾脏区域。
- 旋转胎儿，使后肩部向前，在耻骨联合下方，可采用轻柔牵引，但旋转比牵引更重要。
- 手臂与盆侧壁的摩擦会使手臂向下放松：使用"猫舔"的动作，轻轻地将手臂扫过脸，向下扫过身体。
- 向相反的方向重复这个动作，释放另一个手臂。

　值得注意的是，这些操作大多数都是为半卧位 / 截石位分娩产妇设计的，尽管它们也可以改为站立位分娩。对臀位分娩的解剖学和机制有一个清晰的认识是至关重要的。

新生儿

　让父母做好心理准备，臀位新生儿在出生时可能需要一些"辅助过渡"的帮忙。头位分娩新生儿通常在"头"和"身体"分娩之间休息，允许从头部压缩到头部减压进行调整。一些人认为臀位分娩不会发生这样的情况，Evans（2012a）

认为，在身体分娩和头部分娩之间，通常会有一个收缩暂停，会导致轻度缺氧。不管原因是什么，臀位分娩的新生儿的自然呼吸可能较慢，一开始可能有肌肉张力松弛和反射较差，但心率正常。随身携带一个袋子和面罩，或者一个复苏器。如果脐带在跳动，胎儿就会从母亲那里获得氧气，所以延迟脐带夹闭可能会有好处，就像其他分娩一样。

如果需要，最好的处理措施是在母亲的怀里，使她能够通过声音和触摸来刺激新生儿。如果需要更多的干预措施，也应在产妇身边进行（见第 18 章）。

小结

- 避免触碰臀部——这个动作已很少进行。
- 培养对站立臀位分娩的信心。
- 不要进行不必要的阴道检查。
- 不常规进行人工破膜，如果胎膜自破，需进行检查是否有脐带脱垂或足先露。
- 使产妇能够自由地摆放体位。
- 只有在宫缩不佳、硬膜外麻醉时才考虑加强宫缩。
- 让产妇自由地分娩。如有需要，给予指引。
- 不完全臀先露出现胎粪是可以的。
- 定期检查胎心并予以适当的处理。
- 会阴切开术只有在认为有必要时才进行。
- 需做好准备，臀位新生儿自然呼吸可能比头位新生儿慢。
- 确保你得到同行的支持。
- 享受和庆祝分娩。

有用的链接

Association for Improvements in the Maternity Services（AIMS）. www.aims.org.uk

Birthspirit Ltd. www.birthspirit.co.nz

Independent Midwives Association. www.independentmidwives.org.uk

National Childbirth Trust（NCT）. www.nct.org.uk

推荐阅读

Evans, J.（2012a）Understanding physiological breech birth. *Essentially MIDIRS* 3（2），17−21.
Evans, J.（2012b）The final piece of the breech birth jigsaw? *Essentially MIDIRS* 3（3）46−9.

（陈莎　译　程蔚蔚　校）

参考文献

AAFP (American Academy of Family Physicians). (2012) *Advanced Life Support in Obstetrics(ALSO).* Course Syllabus Manual. AAFP, Leawood, KS.

Alarab, M., Regan, C., O'Connell, M.P., Keane, D.P., O'Herlihy, M.D., Foley, M. (2004) Singleton vaginal breech delivery at term: still a safe option. *Obstetrics and Gynecology* 103,407−412.

Banks, M. (1998) *Breech Birth Woman Wise.* Birthspirit Books, Hamilton, New Zealand.

Banks, M. (2001) *Breech Birth Beyond the Term Breech Trial.* Birthspirit, Hamilton, New Zealand.

Bogner,G., Strobl, M., Schausberger, C., et al. (2015) Breech delivery in the all fours position: a prospective observational comparative study with classic assistance. *Journal of Perinatal Medicine* 43(6), 707−713.

Borbolla Foster, A., Bagust, A., Bisits, A., et al. (2014) Lessons to be learnt in managing the breech presentation at term: An 11-year single-centre retrospective study. *Australian and New Zealand Journal of Obstetrics and Gynaecology* 54(4), 333−339.

Cheng, M., Hannah, M. (1993) Breech delivery at term: a critical review of the literature. *Obstetrics and Gynaecology* 82(4), 605−618.

Cluver, C., Gyte, G.M.L., Sinclair, M., et al. (2015) Interventions for helping to turn term breech babies to head first presentation when using external cephalic version. *Cochrane Database of Systematic Reviews*, Issue 2.

Cole, P. (2012) Breech birth: a review of the evidence and personal reflections. *MIDIRS* 22(3),341−4.Confino, E., Gleicher, N., Elrad, H., Ismajovich, B., David, M.P. (1985) The breech dilemma-areview. *Obstetrical and Gynaecological Survey* 40(6), 330−337.

Cooper, M. (1992) *Twins, Breech and VBAC (audiotape).* Midwifery Today, Eugene, OR.

Coyle, M.E., Smith, C.A., Peat, B. (2012) Cephalic version by moxibustion for breech presentation. *Cochrane Database of Systematic Reviews*, Issue 5.

Cronk, M. (1998) Birthing a baby by the breech. *AIMS Journal* 10(3), 6−8.

Enning, C. (2013) An introduction to waterbreech. *Midwifery Today* (106),14−15.

Evans, J. (2012a) Understanding physiological breech birth. *Essentially MIDIRS* 3(2), 17−22.

Evans, J. (2012b) The final piece of the breech birth jigsaw? *Essentially MIDIRS* 3(3), 46−49.

Frye, A. (2010) Anticipating a breech birth. In: Frye, A. (ed.), *Holistic Midwifery. A Comprehensive Textbook for Midwives in Home Birth Practice*, vol. 1, pp. 658−663. Labrys Press, Portland, OR.

Glezerman, M. (2006) Five years to the term breech trial: the rise and fall of a randomized controlled trial. *American Journal of Obstetrics and Gynecology* 194, 20−25.

Glezerman, M. (2012) Planned vaginal breech delivery: current status and the need to reconsider. *Expert Review of Obstetrics & Gynecology* 7(2), 159−167.

Goffinet, F., Caroyal, M., Foidart, J.M., et al. (2006) Is planned vaginal delivery for breech presentation at term still an option? Results of an observational prospective study in France and Belgium. *American Journal of Obstetrics and Gynecology* 194, 1002−1011.

Gyte, G. (2001) Planned caesarean section versus planned vaginal birth for breech presentation at term: a randomised multicentre trial. *MIDIRS Midwifery Digest* 11(1), 80−83.

Hannah, M.E., Hannah, W.J., Hewson, S.A., et al. (2000) Planned caesarean section versus vaginal birth for breech presentation at term: a randomized multicentre trial. *The Lancet* 356, 1375−1383.

Hofmeyr, G.J. (2000) Suspected fetalpelvic disproportion and abnormal lie. In: Enkin, M., Keirse, M.J.N.C., Neilson, J., Crowther, C., Duley, L., Hodnett, E., et al. (eds), *A Guide to Effective Care in Pregnancy and Childbirth*, pp. 185−195. Oxford University Press, Oxford.

Hofmeyr, G.J. (2001) Abnormal fetal presentation and position. In: Chamberlain, G., Steer, P. (eds), *Turnbull's Obstetrics*, p. 557. Churchill Livingstone, Edinburgh.

Hofmeyr, G.J., Kulier, R., West, H.M. (2015a) External cephalic version for breech presentation at term. *Cochrane Database of Systematic Reviews*, Issue 4.

Hofmeyr, G., Hannah, M., Lawrie, T. (2015b) Planned caesarean section for term breech delivery. *Cochrane Database of Systematic Reviews*, Issue 7.

Hofmeyr, G., Kulier, R, West, H. (2015c) Expedited versus conservative approaches for vaginal delivery in breech presentation. *Cochrane Database of Systematic Reviews*, Issue 7.

Hutton, E., Hofmeyr, G., Dowswell, T. (2015) External cephalic version for breech presentation before term. *Cochrane Database of Systematic Reviews*, Issue 7.

Lancet Correspondence. (2001) Term breech trial. *The Lancet* 357(9251), 225−228.

Maier, B., Georgoulopoulos, G., Zajc, M., Jaeger, T., Zuchna, C., Hasenoehrl, G. (2011) Fetal outcome for infants in breech by method of delivery: experiences with stand-by service system of senior obstetricians and women's choices of mode of delivery. *Journal of Prenatal Medicine* 39, 385−390.

Michel, S., Drain, A., Closset, E., et al. (2011) Evaluation of a decision protocol for type of delivery of infants in breech presentation at term. *European Journal of Obstetrics and Gynecology and Reproductive Biology* 158, 194−198.

NCT (National Childbirth Trust). (2010) *Breech Baby: Information Shee*t. NCT, London. https://www.nct.org.uk/sites/default/files/related_documents/Breech%20baby% 20info%20sheet.pdf

Neri, I., Airola, G., Contu, G., et al. (2004) Acupuncture plus moxibustion to resolve breech presentation: a randomised controlled study. *Journal of Maternal, Fetal and Neonatal Medicine* 15(4), 247–252.

NICE (The National Institute for Health and Care Excellence). (2008) *Technology Appraisal Guidance 156: Routine Antenatal Anti-D Prophylaxis for Women who are Rhesus D Negative*. NICE, Manchester.

NICE. (2014, updated 2017) *Clinical Guideline 190: Intrapartum Care for Healthy Women and Babies*. NICE, London.

Odent, M. (1984) *Birth Reborn*. Souvenir Press, London.

Ponette, H. (2016) *Water-births*. (Belgian obstetrician with a medicalised approach to water birth, but still very interesting.) www.helsinki.fi/～lauhakan/whale/waterbaby/p0.html

PROMPT (PRactical Obstetric Multi-Professional Training). (2012) *PROMPT Course Manual*, 2nd edn. RCOG, London.

RCOG (Royal College of Obstetricians and Gynaecologists). (2001) *Clinical Effectiveness Support Unit. National Sentinel Caesarean Section Audit Report*. RCOG, London.

RCOG. (2017a) *Guideline 20b: The Management of Breech Presentation*. RCOG, London. https://www.rcog.org.uk/en/guidelines-research-services/guidelines/gtg20b/

RCOG. (2017b) *Guideline 20a: External Cephalic Version and Reducing the Incidence of Breech Presentation*. RCOG, London.

Robinson, J. (2000/2001) Breech babies — caesarean or vaginal birth? *AIMS Journal* 12(4), 12–13.

Rodriguez-Vazquez, L.I. (2015) Breech extraction delivery. *Medscape*. http://emedicine.medscape.com/article/83040-overview

Ships, T.D., Bromley, B., Benacerraf, B. (2000) The prognostic significance of hyperextension of the fetal head detected antenatally with ultrasound. *Ultrasound in Obstetrics and Gynecology* 15(5), 391–396.

Stevenson, J. (1993) More thoughts on breech. *Midwifery Today* 26, 24–5. 'Tracy'. (2011) A footling breech homebirth with pictures. *Birth without Fear*. https://birthwithoutfearblog.com/2011/08/09/a-home-footling-breech-birth-with-pictures/

Ulander, V.M., Gissler, M., Nuutila, M., et al. (2004) Are health expectations of term breech infants unrealistically high? *Acta Obstetricia et Gynecologica Scandinavica* 83, 180–186.

Vas, J., Aranda-Regules, J.M., Modesto, M., Ramos-Monserrat, M., Barón, M., Aquillar, A., et al. (2013) Using moxibustion in primary healthcare to correct non-vertex presentation: a multicentre randomised controlled trial. *Acupuncture Medicine* 31, 31–38.

Walker, S. (2015) Turning breech upside down: upright breech birth. *MIDIRS* 25(3), 325–330.

Whyte, H., Hannah, M., Saigal, S., et al. (2004) Outcomes of children at 2 years after planned cesarean birth versus planned vaginal birth for breech presentation at term: the International Randomized Term Breech Trial. *American Journal of Obstetrics and Gynecology* 191(3), 864–871.

第15章　双胎和多胎分娩

乔·考金斯 *Jo Coggins*

分娩方式	327
单绒毛膜多胎妊娠	328
多胎妊娠的分娩护理	329
第二产程	331
第一胎儿的出生	331
第二胎儿 / 随后出生胎儿的分娩	332
第三产程	334
产后护理	336

引言

多胎妊娠的消息往往会让母亲和助产士欣喜。双胎和多胎分娩较为少见，然而对于女性来说，这可能是一段艰难的时期，因为她们认为过多产科方面的担忧和干预措施可能会剥夺她们的选择权。对此，助产士将起到关键性的作用，她们会拥护女性的选择并确保仅在必要时使用医疗干预措施，从而限制该现象的发生。

多胎妊娠将增加母亲和婴儿的风险（框15-1）。意识到风险的女性多数会选择有资深产科医师的场所进行分娩（NICE，2011；NPEU，2016）。然而，医院分娩可能将伴随干预措施，因此某些女性会因担心而选择家庭分娩。双胎分娩有时候产程很快，所以偶尔会有助产士因家庭意外分娩被叫至现场。

英国双胎和多胎妊娠协会（TAMBA）和英国国家分娩信托基金会（NCT）进行的一项调查显示，仅60%～70%的英国医院信托基金遵守英国国家健康与临床卓越研究所（NICE，2011）的多胎妊娠产前指南（Fox et al.，2015）。NICE计划更新指南（加入分娩期护理的内容）指出，多胎妊娠损失中有很大一部分发生在分娩过程中。

框 15-1　多胎妊娠分娩期风险

母体风险

- 高血压和子痫前期。
- 产时和产后出血。
- 干预手段增多，如引产、使用缩宫素（尤其在第二产程第一胎儿娩出后）、硬膜外麻醉、器械助产。
- 对于非第一胎儿，紧急剖宫产（CS）风险增加（增加至 30%），因此母体会同时出现会阴部创伤和腹部瘢痕。
- 失去控制感、焦虑感。
- 分娩过程中缺乏隐私。

新生儿风险

- 早产、生长受限。
- 脐带绕颈，难产（尤其是单绒毛膜妊娠）。
- 胎位不正、脐带脱垂、产时缺氧（非第一胎儿的风险更高）。
- 干预手段增多，包括进入新生儿重症监护病房（NICU）。
- 染色体异常和先天畸形（尤其是单卵双胎）。
- 双胎输血（影响单卵单绒毛膜双胎）。
- 减少了皮肤接触的机会或延迟断脐时间。

发病率和事实

- 2015 年英国生产的每 1 000 个女性中，有 16.1 个为多胎妊娠（ONS，2016）。
- 2015 年，英国共出生 10 901 对双胞胎、169 对三胞胎和 3 对四胞胎（ONS，2016）。
- 多胎妊娠正在缓慢减少：2015 年为 16.1/1 000，而 2009 年为 16.4/1 000（ONS，2016）。
- 早产较常见：60% 双胞胎在 36～40 周前分娩，75% 三胞胎在 35～40 周前分娩（NICE，2011）。多胎妊娠的大多数不良结局与早产有关。
- 然而，自 2000 年以来，英国双胎妊娠的围生儿死亡率有明显下降趋势：
  - 死产率从 2000 年的 16.7/1 000 降至 2014 年的 4.7/1 000（ONS，2015）。
  - 新生儿死亡率从 2000 年的 21.5/1 000 降至 2013 年的 17.7/1 000（ONS，2015）。
- 三胞胎和多胞胎的发病率和死亡率更为显著：每 1 000 个新生儿中约出现 30 个死产（NICE，2011）。

- 体外受精（IVF）多胎出生率也在下降。英国人类受精和胚胎学管理局（HFEA）现在鼓励大多数体外受精仅移植一个胚胎，因为这比移植多个胚胎的成功率更高（HFEA，2011；RCM，2011）。尽管如此，每 10 个试管婴儿中就有一个是多胎妊娠（ONS，2016）。
- 在英国，双胞胎中 1/3 是单卵（同卵），2/3 是双卵（非同卵）。
  - 受精卵在怀孕早期时分裂将产生单卵双胎。目前原因不明。
  - 当母亲在月经周期中产生 2 个卵子，并且 2 个卵子分别受精，将产生双卵双胎。其发生率受年龄、产次、种族、家族史和辅助生育治疗的影响（Blickstein，2005）。

分娩方式

产妇对于双胎分娩的选择通常受胎先露的影响。最常见的是头 / 头位（40%），其次是头 / 非头位（30%），非头 / 头位（20%）和非头 / 非头位（10%）（Blickstein，2005）。

英国皇家妇产科医师学会（RCOG，2017）建议：若第一胎儿是臀位，可选择性剖宫产（CS），尽管证据较少并且关于臀位阴道分娩的利弊存在很多争论（见第 14 章）。但是，RCOG 不建议对双胎自然分娩中的臀位第一胎儿常规采用紧急剖宫产，意味着该选择应视个人情况而定。

之前曾正常分娩的经产妇，本次为多胎妊娠时，如第一胎儿为头位，被认为容易分娩。

双胎妊娠研究（Barrett et al.，2013）（一项大型多中心研究）比较了第一胎儿为头位、出生体重为 1 500～4 000 g 的双绒毛膜双胎计划性剖宫产与计划性阴道分娩情况：2 个胎儿均经阴道分娩成功率为 56.2%；2 个胎儿均经剖宫产分娩的发生率分别为 39.6%；第一胎儿经阴道分娩，第二胎儿经剖宫产分娩的发生率为 4.2%。在出生时和 2 年后的随访研究中，计划性剖宫产的胎儿与阴道分娩的胎儿神经发育无显著差异。作者还认为"在适宜条件下，第二胎儿为头先露的阴道分娩可以在不增加风险的情况下进行"，但他们的数据没有提供足够的关于第二胎儿为臀位的信息。

第二胎儿为非头先露的情况就较为复杂了。非常不幸的是臀位试产这个术语（见第 14 章）造成了许多临床医师反对臀位阴道分娩的情况。这项研究的结论在此不再讨论，但 Vogel 等（2014）指出，试图比较单胎臀位分娩和双胎第二胎儿臀位分娩是危险的。一旦产道经过前一个胎儿的挤压，那么第二个胎儿无论是臀位还是头位都更有顺利分娩的可能。若第二胎儿是臀位甚至还可能是一个优势，因为若需要加速产程，臀位助产时可以抓住腿进行牵引，在一项研究中，非头先露第二胎儿的阴道分娩率不低于头先露（Easter et al.，2016）。Vogel 等（2014）使用世界卫生组织（WHO）的全球调查数据进行了研究，发现第一胎儿头先露，第二胎儿非头先露，若经阴道分娩，第二胎儿在出生 5 分钟 Aapar 评分 < 7 的发生率增加，但无其他的不良母体 / 新生儿结局 [强化治疗（ITU）/ 入住新生儿重症监护室（NICU）、输血、死胎、早期新生儿死亡]，其结论认为，在计划性阴道分娩时，第二胎儿的胎先露不像过去强调的如此重要。

很遗憾，PROMPT（2012）明确建议双胎妊娠第二胎儿臀先露时进行选择性剖宫产。而 RCOG（2017）指南关于臀位分娩方式的选择更加自由，无论是否足月均不推荐第二胎儿为臀先露时常规进行剖宫产。它提倡个性化的方法，胎先露只是其中一个问题，在做出个性化决定时还需要考虑其他因素如预测的出生体重、绒毛膜性、胎次、既往医疗条件和母亲的意愿（NICE，2011；Hofmeyr et al.，2015，RCOG，2017）。但这可能会被熟练掌握臀部分娩的临床医师影响（RCOG，2017）。

在英国，几乎所有的三胞胎和四胞胎均选择剖宫产分娩，一定程度上是由于缺乏多胎妊娠阴道分娩的经验和对诉讼的恐惧。有趣的是，来自包括美国在内的其他国家的证据（由于不愿开展新研究，这些证据往往是陈旧的）表明，只要在医院中由技巧娴熟的临床医师照护，阴道分娩可改善孕产妇 / 新生儿结局（Grobman et al.，1998；Sheppard et al.，1999）。这主要是由于阴道分娩可减少母体术后并发症、降低婴儿呼吸窘迫综合征的发病率。阴道分娩后，母亲恢复快，因此更适合开始照护自己的孩子。对于三胞胎和四胞胎的母亲来说，这是一段特别艰难的时期。因此，如果提倡选择性剖宫产可能对女性不利。

单绒毛膜多胎妊娠

多胎妊娠（通常是双胎）时会出现胎儿共用一个胎盘的情况（在英国双胎妊娠中出现的比率为 30%）。多胎妊娠特别是三胞胎也会出现该种情况（即双绒毛膜或单绒毛膜三胞胎）。可能因单绒毛膜双胎妊娠的血管（包括胎儿循环）是共用的，单绒毛膜双胎妊娠的胎儿 / 围生期死亡率要高于双绒毛膜双胎妊娠，且与神经发育系统的发病率增加有关（RCOG，2016）。

2016 年 RCOG 推荐：

- 如果没有提前临产的迹象，单绒毛膜双胎妊娠的产妇可在 36～40 周时进行选择性剖宫产（并非一定要剖宫产），并在产前使用类固醇。单绒毛双羊膜囊双胎可进行计划性阴道分娩，除非因其他因素进行剖宫产。
- 单绒毛膜单羊膜囊（MCMA）妊娠，若 2 个胎儿在 1 个羊膜囊中（约占单绒毛膜双胎的 1%）死亡率较高，通常发生在妊娠 24 周之前。因共用血管和脐带绕颈，MCMA 双胎的胎儿死亡风险较大，因此应在妊娠 32～34 周经剖宫产分娩。

多胎妊娠的分娩护理

在护理双胎或多胎妊娠的产妇时，助产士对正常分娩知识和经验的掌握是非常重要的。在大多数情况下助产士的角色很难，她们既要与产科的同仁们一起并肩作战，也要作为产妇的"代言人"。

大多数的助产士都有护理双胎产妇的经验，然而很少有助产士有护理三胎妊娠或者更多胎妊娠阴道分娩的机会。尽管护理三胎妊娠（或更多胎儿）时会让助产士们感到更加焦虑，但是无论胎儿数量的多少，还是护理的方法都是基本一致的。如果准备在医院进行分娩，产妇们在妊娠时可能想看看医院的环境。大约 50% 的双胎新生儿和近乎所有的三胎新生儿出生后会进入新生儿重症监护室（NICU）或婴儿特殊护理病房（SCBU）（TAMBA，2015），因此可以进入 NICU 或 SCBU 参观会很受妈妈们的欢迎。通常这些新生儿进入特殊病房的原因是因早产导致的低出生体重。早产是多胎妊娠最主要的风险之一，助产士们必须了解早产分娩的护理原则（见第 13 章）。

NICE（2011）推荐双绒毛膜双胎妊娠在 36 周进行选择性分娩，三胎妊娠在 35 周进行选择性分娩，因此引产（见第 19 章）是常用的方法。

在医院，助产士应在产妇进入产程后通知相关专业的人员。产房应提前检查相关设施，并保证需要时可以立即取用。应谨慎提供额外的助产器械或手术器械。Thompson（2010）强调积极、和谐的分娩环境，并指出其在分娩过程中对产妇的益处。同样对于双胎妊娠，在没有并发症或早产的情况下，产房中除主治助产士外没有必要进入其他人，通常在第二产程可以再进入 1～2 个助产士。对于非头位分娩、三胎（或多胎）分娩，可能会需要更多的产科和儿科力量参与，相关科室人员随时待命。

产妇第一产程的护理几乎相似的。一个冷静、和蔼的助产士，提供适当的解释、不吝啬的赞扬和鼓励，会有助于确保产妇有安全感和自信心。对于多胎妊娠的产妇，有一些需要引起重视的地方：

- **体位**：产妇应处于舒适、可以自由活动的体位，并保持直立姿势来帮助产程的进展。多胎妊娠时子宫体积的增大会引起很大程度的不适，会需要频繁地改变体位。
- **静脉（Ⅳ）置管**：建议使用静脉置管。若多胎分娩后宫缩恢复缓慢，推荐在第二胎儿娩出后立刻使用缩宫素（syntocinon），因为多胎妊娠产后出血（PPH）的风险更高。在分娩时可以考虑封管（推荐常规冲洗管道），这样可以让产妇更加自由：分娩过程中通常不需要补液。PROMPT（2012）推荐多胎妊娠分娩后常规使用缩宫素，但是一些产科医师可能会采取个体化疗法。
- **禁食**：一项 Cochrane 综述指出，没有证据支持或反对在麻醉风险增加的产妇中限制饮食（Singata et al.，2013）。即使在禁食后，如果麻醉技术不佳也可能导致误吸。如果需要紧急剖宫产，可使用氢离子抑制剂（例如雷尼替丁）降低胃酸含量（Paranjothy et al.，2015 年）。
- **硬膜外镇痛**：可建议产妇采用硬膜外镇痛，因为第二胎儿的出生可能需要有创操作的辅助（如紧急剖宫产）。然而，硬膜外麻醉有显著的不良反应，会限制产妇活动、产程进展和推力，从而导致胎位旋转不良和器械分娩（Anim-Somuah et al.，2011）。

胎心率的监测

建议多胎妊娠女性进行连续电子胎儿监测（EFM）（PROMPT，2012；NICE，2014），尽管有些人对此提出质疑（见第 3 章）。

EFM 会给产妇带来不适感和限制，并且被认为与干预手段的增加有关，并且不会改善妊娠结局（NICE，2014）。IA 是可能的，但与 EFM 一样很难同时定位两个或更多的胎心。事实上，进行连续胎心监护会让助产士一直处于压力状态，尽管技术上有困难，尤其是三胎（或多胎）妊娠时尤其困难。其实监护有难度可能是导致多胎妊娠剖宫产增加的原因之一。最终，产妇有权选择并可能会拒绝 EFM，或者更加倾向于胎心曲线（CTG）记录。以下几点为这两种方法提供了一些指导。

- 间歇性听诊
  - 需同时听诊所有的胎心，以确保胎心是独立的。
  - 另一名助产士可以用另一台多普勒帮助听诊。
  - 助产士应在每次宫缩后听胎心 1 分钟（第一产程每 15 分钟 1 次，第二产程每 5 分钟 1 次），将胎心记录为单个频率（NICE，2014）。
- 电子监测
  - CTG 应仅用于较为活跃的产程，因为它限制产妇的活动，可能导致不必要的焦虑。遥测技术可能会有所帮助（NICE，2014）。
  - 为了避免用 2 个传感器意外监测同一胎心率（FHR），CTG 机器通常有一个双功能设备，用于分离和打印出每个胎儿各自的 FHR 曲线。如果 2 个胎儿有相似的基线，并且难以在听觉 / 视觉上区分，这是很有用的。
  - 腹部传感器接触不良可能是双胎 / 多胎分娩期间的一个问题，会分散对母亲的护理。可以考虑使用胎儿头皮电极（见第 3 章）。
  - EFM 不需要产妇躺在床上，考虑使用分娩球或椅子。

第二产程

当产妇即将进入第二产程时，通知第二位助产士到场。情况紧急时，也要通知产房协调员、新生儿科医师和产科医师，尽管他们不一定要在产房里。在很多双胎（或多胎）妊娠中，尤其是发生早产的情况时，可能会给其他工作人员带来压力，例如需要新生儿科医师在场。但是多数情况下多胎妊娠的分娩是顺利的，新生儿的出生体重会与预测的一致，因此非必要的时候，额外的工作人员应等待在门外，这样可以使分娩环境保持安静。昏暗的灯光、轻松的音乐和温柔、令人安心的声音会给任何进入房间的人带来自信和平静的氛围。意识到这些细节后，其他工作人员也会采取相似的行为，尽可能在这个关键时刻将给产妇带来的干扰降到最低。

第一胎儿的出生

条件允许时，第一胎儿的分娩应该像其他分娩一样平静和温柔。身体状况良好的婴儿不应急着去复苏，延迟脐带夹闭（DCC）和母婴皮肤接触（SSC）是大多数新生儿的黄金处理标准。然而产妇可能会因第二胎儿的分心，所以应该增加敏感性。分娩陪伴者进行 SSC 是一个可接受的选择。

DCC 可能并不是所有健康胎儿的最佳选择。出于理论上对单绒毛膜双胎妊娠发生双胎输血综合征的担忧，PROMPT（2012）和 RCOG（2014）均建议在出生后立即夹紧单绒毛膜双胎第一胎儿的脐带。

不要使用催产素。此时重要的是适时间歇或连续地听诊其他胎儿的胎心。

第二胎儿 / 随后出生胎儿的分娩

宫缩通常在适当的时候恢复，下一个胎儿的先露部分开始下降到骨盆。有人认为，2 个胎儿出生时间的间隔是大自然给予母亲的礼物，让母亲在下一个胎儿出生前有时间欢迎第一胎儿的出生。在没有并发症的情况下，助产士应避免不必要的干预，以保护产妇和婴儿之间的这段特殊时间。

然而在这一阶段，需要产科方面的密切关注。第一胎儿与第二胎儿的出生间隔是最易发生紧急状况的时候，这一阶段最易发生胎位不正或脐带压迫 / 脱垂。一项研究指出双胎妊娠中第二胎儿的紧急剖宫产率为 9.25%，主要原因是胎位不正导致的胎儿窘迫（Wen et al., 2004）。另一项研究发现，头先露的主要并发症是脐带脱垂和胎儿窘迫，使剖宫产和器械分娩率的风险分别增加到 6.3% 和 8.3%（Yang et al., 2005）。有争议的是这些并发症常常是由于不必要的干预（如第一胎儿娩出后常规破膜）带来的。多胎妊娠的风险增加，因为后出生的胎儿更易发生缠绕 / 阻碍。

对于可能需要的器械分娩或紧急剖宫产要做好准备，同时确保产妇也能做好准备。

助产士应采取积极的措施保证正常产程的进行：

- **直立体位**。帮助产妇保持直立体位，这可能有助于第二胎儿的自然下降，并减少胎位不正和位置性胎心率异常的发生。
- **听胎心**。当下一个胎儿下降时，可能会发生第二阶段的胎心率变化（如变异减速）。但是长期或持续的非典型减速或胎心过缓可能预示着表现胎位不正或脐带脱垂。阴道检查（VE）可以帮助鉴别。
- **确定下一胎儿的胎方位 / 胎先露**。触诊和 VE 通常在这个阶段进行，偶尔也会使用超声波快速扫描。这通常多胎妊娠的关键时刻，如果胎儿是头位并且很容易下降、没有 FHR 的变化，就可以不用过多担忧了！对于多胎妊娠，每一个随后出生的胎儿均需要重点关注胎方位和胎先露。

- **分娩时间的间隔**。研究主要局限于双胎。尽管有研究表明如果第二胎儿 FHR 正常，一小时内胎儿均有良好结局（McGrail and Bryant，2005），但是证据显示安全值为 30 分钟，因为脐动脉的 pH 会逐渐下降。另一项研究发现，对于体重大于 1 900 g 的臀位第二胎儿来说，分娩间隔时间只是低 Apgar 评分的一个重要预测因素，而胎龄是总体上最重要的独立预测因素（Evrim et al.，2003）。德国一项长达 15 年的研究（Stein et al.，2008）发现，在较重和 / 或非头位低二胎儿中，更容易发生 Apgar 评分较低、酸血症和短期不良结局等类似的结论。他们还记录了 8 000 多个双胎妊娠的分娩时间间隔：
  - 75.8% 在 15 分钟内出生
  - 16.4% 在 16～30 分钟内出生
  - 4.3% 在 31～45 分钟内出生
  - 1.7% 在 46～60 分钟内出生
  - 1.8% 大于 60 分钟内出生（72 例）

"双胎研究"（Barrett et al.，2013）指出，出生时间的间隔与儿童发病率之间没有显著相关性，并建议对第二胎儿进行"谨慎护理"，只有在真正担心的情况下才加速产程，包括人工破膜（见下文）。

对于多胎妊娠出生时间间隔的研究很少：

- **避免常规对第二胎儿进行人工破膜术**。通常由产科医师进行，为了加速分娩或内倒转胎位。但是，人工破膜，尤其是在头未衔接的情况下会导致脐带压迫 / 脱垂和 FHR 异常（Smyth et al.，2013；RCOG，2014）。它还可能导致第一胎儿的脐带意外断裂和第二胎儿胎位不正，应该非常小心地进行。PROMPT（2012）指出，在第二胎儿下降并"固定"在骨盆之前，过早的破膜是一个常见的错误。然而 PROMPT 也似乎暗示一旦胎儿衔接，破膜术是可以常规进行的。
- **随后分娩的胎儿有可能比第一胎儿要大！** 如果第一胎儿很容易分娩，不要假定随后的胎儿也很容易分娩。超声检查可以预测胎儿大小，但是总是会有一些意外的情况发生。

产科医师需要考虑到：

- **稳定的胎产式**。PROMPT（2012）建议临床医师将双手放在产妇腹部，并将胎儿保持在纵轴上，直到胎先露部分下降到骨盆。许多人可能会对这种直接的、没有证据的干预感到恐惧，这对产妇来说并不舒服。与所有的干预措施一样，这应该在得到产妇同意的情况下温和地进行（如果确实必须这样做的话）。

- **外倒转术 / 内倒转术（ECV 或 IPV）**。产科医师可以通过 ECV（在严密的 FHR 监测下）将臀位转为头位，或者通过抓住胎儿的脚将横位调整到臀位（IPV）。PROMPT（2012）指出 IPV 后臀位分娩在预防剖宫产方面比 ECV 更有效。尽管研究表明相比于剖宫产，IPV 新生儿的预后要更好（部分原因可能是分娩时间间隔更短），但是 IPV 正在渐渐被弃用，因为它可能会导致第二胎儿的剖宫产率上升（Jonsdottir et al.，2015）。

- 如果宫缩停止或变得不规则，可以考虑**使用缩宫素**，但前提是胎儿位于纵轴（PROMPT，2012）。

第三产程

由于多胎妊娠的产妇胎盘体积大，更易发生产后出血，因此鼓励积极干预第三产程（PROMPT，2012）。然而，选择顺其自然的产妇也应得到支持，向其解释益处和风险，并进行密切观察，必要时应降低干预的门槛。

每个胎儿出生后应该在其胎盘 / 脐带贴上"双胎 / 胎儿 1""双胎 / 胎儿 2""胎儿 3"等，防止检查胎盘和胎膜时发现异常。脐带夹可用于区别脐带（如胎儿 1 用 1 个脐带夹，胎儿 2 用 2 个脐带夹等）。另一种方法对于未干预的第三产程是必要的，此时禁止使用脐带夹。PROMPT（2012 年）建议胎儿出生后抽取其相应脐带的血气。

积极干预

- 在最后一个胎儿娩出后肌注缩宫素（禁止在此前使用！）。DCC（见第 1章）对于多胎妊娠依然适用，尤其可能对早产儿有好处。

- 由于产后出血风险增加，要提前准备好静脉用缩宫素（每 500 ml 生理盐水中加入 30U 的缩宫素）。PROMPT（2012 年）建议多胎妊娠后常规静脉滴注缩宫素，但现在还未被完全接受或临床使用，因为不清楚 PROMPT的建议基于何种证据。

- 通过控制牵拉脐带来分娩双胎胎盘很简单：在使用缩宫素后，用一只手保护子宫，同时对两条 / 所有脐带进行牵拉。

生理性第三产程

有些产妇希望能够避免缩宫素的不良反应，在直接分娩后（不使用硬膜外麻醉或缩宫素），选择生理性的第三产程（见第 1 章）。尽管这个阶段需要警惕产后出血的风险，但是在没有大出血的情况下，没有证据表明生理性第三产程的出血风险会增加。

胎盘娩出后，子宫会感觉比单胎时更大、宫底更高，但收缩良好。检查胎盘和胎膜是至关重要的，以确保没有任何残留（图 15-1）。许多产妇对她们的胎盘很感兴趣。

人们常常会误解两个胎盘就是双卵双胎，一个胎盘就是单卵双胎。单凭视觉检查不一定能确定绒毛膜性或单卵双卵！应对胎盘进行显微 / 组织学检查才能确定。

- 单卵双胎由一个受精卵分裂发育而成，形成两个胚胎，通常共用一个胎盘。但是如果单卵双胎在早期发生分离，他们则有独立的胚囊和胎盘（18%～30% 的病例会发生）。
- 双卵双胎（异卵 / 非同卵）是由两个不同的卵子分别与不同的精子结合发育成两个独立的胎盘（理论上）。但双卵双胎的胎盘在生长过程中可能会融合成一个。

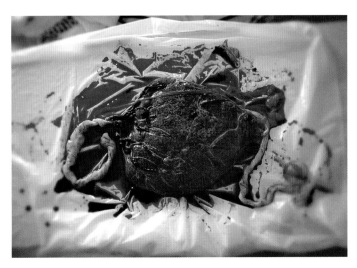

图 15-1　正常分娩的双胎胎盘

这是一个单卵双胎的胎盘（同卵双胎），但是单卵或异卵不能仅靠肉眼观察。

产后护理

分娩后的即时护理应考虑到母亲与新家庭的私人时间。在没有出血的情况下，检查会阴外伤和一些必要的缝合可以稍晚一会儿。如果母乳喂养，她可能需要帮助和额外的枕头，以保持一个舒适的姿势，这样胎儿可以更好地享受皮肤接触和面向乳房。

小结

- 多胎妊娠风险更高，但多数产妇可以安全、愉快地完成分娩。
- 建议使用 EFM，但可谨慎使用 IA。
- 直立体位有助于胎头下降。
- 剖宫产风险增加。
- 最危险的时间是胎儿出生之间的间隔时间：观察胎心率，检查胎位 / 胎先露；建议稳定 / 转胎术和 / 或加速产程。
- 保护产妇隐私：要求其他工作人员在产房外等候。

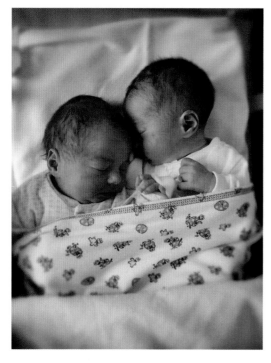

图 15-2　双胞胎婴儿

- 如果第二个 / 随后的胎儿下降良好、胎心率正常，避免常规人工破膜术。
- 出生时间间隔 30 分钟内是可以选择的（尽管并无相关证据支持）。
- 胎盘越大，PHH 风险越高。

有用的链接

Association of Independent Midwives. www.aims.org.uk
Multiple BirthsAssociation. www.multiplebirths.org.uk
Twins and Multiple Births Association. www.tamba.org.uk
Twins UK. www.twinsuk.co.uk

（何碧薇　译　程蔚蔚　校）

参考文献

Anim-Somuah, M., Smyth, R., Jones, L. (2011) Epidural versus non-epidural or no analgesia in labour. Cochrane Database of Systematic Reviews, Issue 12.

Barrett, J.F.L., Hannah, M.E., Hutton, E.L., et al. (2013) A randomised controlled trial of planned caesarean section or vaginal delivery for twin pregnancy. New England Journal of Medicine 369, 1295−1305.

Blickstein, I. (2005) Definition of multiple pregnancy. In: Blickstein, I., Keith, L. (eds), Multiple Pregnancy: Epidemiology, Gestation and Perinatal Outcome, 2nd edn. Taylor and Francis, London.

Easter, S.R., Liedberman, E., Carusi, D. (2016) Fetal presentation and successful twin vaginal delivery. American Journal of Obstetrics and Gynecology 214(1), 116.

Evrim, E., Tamer, M., Tapisiz, O.L., et al. (2003) Effect of inter-twin delivery time on Apgar score of the second twin. Australian and New Zealand Journal of Obstetrics and Gynaecology 43(3), 203−206

Fox, R., Reed, K., McMullen, S., et al. (2015) Maternity Services and Multiple Births: a Joint Report by NCT and the Twins and Multiple Births Association. NCT/TAMBA. https:// www. tamba.org.uk/document.doc?id=733

Grobman, W.A., Peaceman, A.M., Haney, E., et al. (1998) Neonatal out-comes in triplet gestations after a trial of labour. American Journal of Obstetrics and Gynecology 179(4), 942−945.

HFEA (Human Fertilisation and Embryology Authority). (2011) Latest Figures Show Multiple Births Continue to Fall. HFEA, London. www.hfea.gov.uk/6458.html

Hofmeyr, G., Barrett, J.F., Crowther, C.A. (2015) Planned caesarian section for a twin pregnancy. Cochrane Database of Systematic Reviews, Issue 12.

Jonsdottir, F., Henriksen, L., Secher, N.J., et al. (2015) Does internal podalic version of the non-vertex second twin still have a place in obstetrics? A Danish national retrospective cohort study. Acta Obstetricia et Gynecologica Scandinavica 94(1), 59–64.

McGrail, C.D., Bryant, D.R. (2005) Intertwin time interval: how it affects the immediate neonatal out come of the second twin. American Journal of Obstetrics and Gynecology 192(5), 1420–1422.

NICE (The National Institute for Health and Care Excellence). (2011, updated 2017) Clinical Guideline 129: Multiple Pregnancy: Antenatal Care for Twin and Triplet Pregnancies. NICE, London.

NICE. (2014, updated 2017) Clinical Guideline 190: Intrapartum Care for Healthy Women and Babies. NICE, London.

NPEU (National Perinatal Epidemiology Unit). (2016) Maternity Care for Women having a Multiple Birth. NPEU, Oxford. www.npeu.ox.ac.uk

ONS (Office for National statistics). (2015) Childhood Infant and Perinatal Mortality in England and Wales: 2014. ONS, London. www.ons.gov.uk/peoplepopulationandcommunity

ONS. (2016) Birth Characteristics in England and Wales 2015 (Statistical Bulletin). ONS, London. www.ons.gov.uk/peoplepopulationandcommunity

Paranjothy, S., Griffiths, J.D., Broughton, H.K., Gyte, G.M.L., Brown, H.C., Thomas, J. (2015) Interventions at caesarean section for reducing the risk of aspiration pneumonitis. Cochrane Database of Systematic Reviews, Issue 2.

PROMPT (PRactical Obstetric Multi-Professional Training). (2012) PROMPT Course Manual, 2nd edn. RCOG Press, London.

RCM (Royal College of Midwives). (2011) IVF multiple birthrates falling. HFEA reports. Midwives 4, 9.

RCOG (Royal College of Obstetricians and Gynaecologists). (2014) Green-top Guideline 50: Umbilical Cord Prolapse. RCOG, London.

RCOG. (2016) Green-top Guideline 51: Monochorionic Twin Pregnancy, Management. RCOG, London. https://www.rcog.org.uk/en/guidelines-research-services/guidelines/gtg51/

RCOG. (2017) Guideline 20b: The Management of Breech Presentation. RCOG, London. https://www.rcog.org.uk/en/guidelines-research-services/guidelines/gtg20b/

Sheppard, C., Malinow, A., Alger, L. (1999) Vaginal delivery versus cesarean section for triplets and quadruplets: no difference in immediate measures of neonatal outcome. American Journal of Obstetrics and Gynecology 180(1S–II), Supplement.

Singata, M., Tranmer, J., Gyte, G.M.L. (2013) Restricting oral fluid and food intake during labour. Cochrane Database of Systematic Reviews, Issue 8.

Smyth, R.M.D., Markham, C., Dowswell, T. (2013) Amniotomy for shortening spontaneous labour. Cochrane Database of Systematic Reviews, Issue 6.

Stein, W., Misselwitz, B., Schmidt, S. (2008) Twin-to-twin delivery time interval: influencing factors and effect on short-term outcome of the second twin. Acta Obstetricia et Gynecologica Scandinavica 87(3), 346–353.

TAMBA (Twins and Multiple Births Association). (2015) Information for Parents of Triplets Quads or More! TAMBA, Aldershot. www.tamba.org.uk

Thompson, G. (2010) Psychology and labour experience: birth as a peak experience. In: Walsh, D., Downe, S. (eds), Essential Midwifery Practice: Intrapartum Care. Wiley-Blackwell, Oxford.

Vogel, J.P.,Holloway, E., Cuesta, C., et al. (2014) Outcomes of non-vertex second twins, following vertex vaginal delivery of first twin: a secondary analysis of the WHO Global Survey on maternal and perinatal health. BMC Pregnancy and Childbirth 14, 55.

Wen, S., Fung Kee, K., Oppenheimer, L., et al. (2004) Neonatal mortality in second twin according to cause of death, gestational age and mode of delivery. American Journal of Obstetrics and Gynecology 191(3), 778–183.

Yang, Q., Wen, S.W., Chen, Y., et al. (2005) Occurrence and clinical predictors of operative delivery for the vertex second twin after normal vaginal delivery of the first twin. American Journal of Obstetrics and Gynecology 192(1), 178–184.

第16章 产科出血

汉娜·贝利 *Hannah Bailey*

产前出血	342
前置胎盘	344
前置血管	345
胎盘早剥	346
产前出血的护理	347
产后出血（PPH）	348
4TS：张力、组织、创伤、凝血功能障碍	350
会阴血肿	355
胎盘残留	356

引言

产科出血（Obstetric Haemorrhage，OH）定义为足以引起血流动力学不稳定的失血（AAFP，2012），是产妇发病率和死亡率的常见原因。产前、产时和产后随时都可能发生。难以预测及量化的特点给 OH 管理带来了挑战，所以要建立清晰、结构化的管理方法。

大多数助产士在整个职业生涯中都至少遇到一次大出血。对于产妇和她的伴侣来说这是非常可怕的。及时而有条理的管理通常可以解决这种情况，但偶尔 OH 会是灾难性的（MBRRACE，2014）。

原发性产后出血（PPH）是迄今为止最常见的产科出血形式，重要的是要意识到发生产前出血的女性为 PPH 的高风险人群。

无论在何种情况下，早期识别和快速行动都是 OH 管理的原则（RCOG，2016）。

发生率及现状

- 英国 OH 的发生率为 3.7‰，死亡率为 0.56/10 万（MBRRACE，2016）。

- 母亲和婴儿：通过保密协定降低风险（MBRRACE，2016）的研究报道显示 2012～2014 年直接死于 OH 的有 13 例。

- PPH 是全球孕产妇死亡的主要直接原因，有 25% 的孕产妇因此死亡。世界卫生组织（WHO）指出恰当的第三产程管理，包括使用子宫收缩剂可以预防大多数的产后出血（WHO，2012）。

- OH 可以是突然发生的——子宫胎盘血流量足月时可达 700 ml/min；也可以是缓慢而连续的，这种情况最初经常被忽视，但会造成同样严重的后果（RCOG，2011a；AAFP，2012）。

- 由于受体重、血红蛋白水平和孕期血容量增加的影响，出血最初可能影响不显著，一旦失血达 20%～40% 将会出现症状（RCOG，2011a）。

- 视觉评估失血量是不准确的，评估应该参照临床症状和体征，特别是有大量失血或持续失血时（RCOG，2016）。

- 产前贫血的检测和治疗可降低 PPH 发病率（RCOG，2016）。

- 应在产前评估 PPH 风险，建议风险较高的产妇在有血库的产科机构分娩（MBRRACE，2014；NICE，2014）。

- 每个科室都应当有多学科的常见出血的处理方案并定期进行演练。在临床环境中出血的临床实践课程可以改善失血量估计（PROMPT，2012）。

- Rh 阴性产妇应在分娩后 72 小时内或过敏试验后接受抗-D 500 IU 治疗。

产前出血

产前出血（APH）为怀孕 24+0 周到婴儿出生前生殖道出血或血液经生殖道流出（RCOG，2011c）。出血大部分情况下是隐匿的。

APH 类别：

- **斑点血迹**：内衣或卫生护垫上的血迹，呈条状或点状。

- **少量出血**：失血量 < 50 ml，陈旧性。

- **严重（major）出血**：失血量为 50～1 000 ml，无临床休克迹象。

- **大量（massive）出血**：失血量 > 1 000 ml，伴有临床休克的迹象。

大多数胎儿和母亲的发病是由胎盘问题引起的，所以 APH 评估主要关注的是胎盘原因。最严重的是胎盘前置和胎盘早剥，虽然这些并不是最常见的。高达 20% 的早期早产与 APH 有关（表 16-1 和表 16-2）。

表 16-1　产前出血（APH）的原因、诊断和危险因素

原　因	可能的表现	子宫状况	胎儿状况	危险因素
前置胎盘	○ 无痛性 PV 出血 ○ 症状明显出血活跃 ○ 孕妇休克	子宫正常或易激惹	取决于出血量	○ 产前 USS 检查胎盘低 ○ 子宫手术史，例如 LSCS
胎盘早剥	○ PV 出血（可能是隐匿性的） ○ 持续腹痛和 / 或背痛 ○ 孕妇休克 ○ 凝血功能障碍－有时非常迅速	子宫软或僵硬，易激惹	取决于失血量和胎盘剥离的时间 正常或异常 CTG	○ 胎盘早剥史 ○ 高血压 ○ IUGR ○ 吸烟 / 吸毒 ○ 腹部创伤 ○ 多胎妊娠 ○ 高龄产妇 ○ 多产
前置血管	○ 破膜后经阴道流血 ○ 无孕妇休克但有急性胎儿代偿	正常	心动过缓 / 正弦 CTG	○ 低位胎盘 ○ 脐带先露 / 脱垂 ○ 副胎盘
子宫破裂	○ 出血（可能是隐匿的） ○ 突然发作，持续尖锐腹痛 ○ 腹膜炎症状 ○ 先露部非常高或无法触及 ○ 孕妇休克	收缩可能停止 腹膜炎症状	CTG 疑似异常或异常	○ 子宫手术史（LSCS/ 子宫肌瘤切除术 / 异位妊娠） ○ 创伤 ○ 缩宫素输注
创伤	○ 创伤史并合并胎盘早剥或子宫破裂的任何一种症状	○ 正常 / 疑似胎盘早剥或子宫破裂	取决于失血量和胎盘剥离的时间	○ 人身攻击 / 家庭暴力 ○ 交通事故

CTG：胎儿电子监护；IUGR：胎儿宫内生长受限；LSCS：下段剖宫产；PV：经阴道；USS：超声波扫描。

表 16-2　产前出血（APH）的并发症（RCOG，2011c）

孕　　妇	胎　　儿
贫血和休克 肾脏损害	缺氧和神经系统疾病 生长受限

孕　　妇	胎　　儿
凝血病和弥散性血管内凝血（DIC）	早产（医源性和自发性）
输血并发症	死亡
产后出血	
感染 / 败血症	
心理影响	
死亡	

改编自 RCOG（2011）。

分娩时，对患有复发性 APH 的产妇应建议连续胎儿电子监护（EFM）和积极处理第三产程。

前置胎盘

前置胎盘是胎盘部分或完全附着在子宫下段（RCOG，2011b），部分或完全覆盖宫颈内口。怀孕期间孕妇经常会出现周期性出血，导致产前住院时间长。这对有孩子的经产妇来讲可能是特别难过的一段时间，因为她们经常会感觉还好但很牵挂家中的孩子。出血是一个不容忽视的风险，尤其是在妊娠晚期伴随着子宫收缩和子宫下段的伸展。

发生率及现状

- 足月妊娠中前置胎盘发生率为 0.4%（AAFP，2012）。

- 低置胎盘是在孕 20 周 B 超检查时发觉，往往会随着子宫下段增长而恢复正常；但是如果胎盘部分或完全覆盖宫颈内口，建议在 32 周重新扫描。经阴道超声检查的精确度较高（NICE，2008）。

- 前置胎盘孕妇如有剖宫产手术史，发生胎盘粘连或植入的风险高达 10%（AAFP，2012）。

- 前置胎盘以及粘连或植入在子宫瘢痕女性、既往子宫手术女性和多产的女性中较为常见（AAFP，2012）；胎盘位置低于 CS 瘢痕的所有女性都应该进行彩色多普勒超声成像和 MRI 检查（NICE，2011）。

- 孕妇胎盘部分或完全覆盖内口（部分或全部的前置胎盘）应该给予剖宫产

分娩（NICE，2011）。无症状的前置胎盘孕妇在 38 周之前或怀疑胎盘植入孕妇在 36～37 周之前，不建议选择性 CS 分娩（RCOG，2011b）。

- 产科医师应当同孕妇及其家属对分娩方式和时间、出血风险、可能存在的输血和子宫切除术的风险进行产前讨论（RCOG，2011b；MBRRACE，2014）。根据胎盘的位置、胎方位和孕妇的意愿给予建议（RCOG，2011b）。
- 由于有严重出血的风险，在与孕妇签字时，妇产机构应该有产科医师和麻醉医师在场。
- 术中红细胞输注广泛应用于产科前置胎盘患者的抢救。
- 若孕妇对血制品不耐受，应该讨论使用替代品。自体输血的证据不充分（RCOG，2011b），但细胞回输可能是适用的。应建议产妇在可以实施细胞回输并提供重症监护和介入放射设施的机构进行分娩（RCOG，2008）。

前置血管

前置血管是指连接胎盘供给胎儿的血管侵入或穿过宫颈口的异常情况。据估计，发病率 1/2 000～1/6 000 不等，也可能有报道不足（RCOG，2011b）。

目前明确的有两种类型：

（1）脐带帆状附着在单叶或双叶胎盘（图 16-1）。

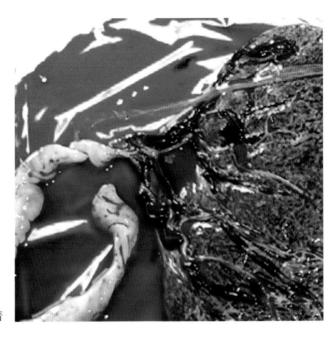

图 16-1　脐带帆状附着

（2）胎儿血管连接副胎盘。

可以通过经阴道彩色多普勒超声识别前置血管，分娩期宫颈扩张到一定程度时阴道检查可能摸到血管搏动，一旦确诊则需要 CS 分娩（RCOG，2011b）。

前置血管对孕妇几乎无害，但却是胎儿出血的高危因素，如果在破膜或人工破膜时有明显的新鲜出血，应该考虑血管前置（RCOG，2011b）。胎儿只有250 ml 血液（AAFP，2012），因此即使轻微失血都可能会出现严重后果，导致新生儿缺血缺氧性脑病（HIE）和死亡。

胎盘早剥

胎盘早剥是指胎盘在怀孕或分娩期间与子宫部分或完全分离，是围生儿死亡的主要原因。

发生率及现状

- 发病率为 0.65%（Neilson，2012）。
- MBRRACE（2014）报道中因胎盘早剥死亡的孕产妇有两例，这个数据自2003 年以来没有变化。
- 胎儿死亡率为 11.9%，主要原因是胎儿突然发生缺氧和 / 或早产（Neilson，2012）。
- 胎盘早剥的风险因素已经确定，通常是突然和意外的产科紧急情况，70%的病例发生在低风险孕妇中。
- 死胎发生风险与胎盘剥离程度成正比（AAFP，2012）。
- 复发性早剥也会增加死产风险，因此应当连续监测胎儿生长情况。
- 许多病例不太严重，怀孕期间持续严密监测。严重病例需要产科医师、助产士、麻醉师和血液科医师协作处理，孕妇通常需要进行有创监测和重症监护（PROMPT，2012）。
- 任何有腹部或背部疼痛的孕妇，不管有没有出血都应考虑胎盘早剥。超声波扫描有助于诊断但单靠超声检查很难确诊。临床检查对早期诊断和管理至关重要（AAFP，2012）。
- 未发生胎儿、孕妇失代偿的少量阴道出血，应积极促进阴道分娩（必要时引产或催产，并且在分娩中连续 EFM）。
- 1/3 的胎盘早剥和死胎的女性发展成凝血障碍，因为血小板从胎盘部位释放激活凝血酶反应，随后可能出现弥散性血管内凝血（DIC）（AAFP，2012）。请血液科会诊并考虑早期给予输注新鲜冰冻血浆（FFP）。

产前出血的护理

诊断见表 16-1。

在轻度或中度出血、胎儿早产、产妇病情稳定的情况下，大多数的 APH 可以按照既定流程进行管理。但是，病情可能会很快发生变化。快速评估以确定是否需要紧急干预。

评估失血： 收集病史并评估当前的失血情况。

监测生命体征： 采用改良版早期产科预警评分（MEOWS）图评估并记录。伴有低血压的心动过速可能是低血容量休克的指征。

腹部评估： 疼痛的位置可能与胎盘部位有关，例如后壁胎盘可能会引起背痛（AAFP，2012）。触诊或监测宫缩。早剥可引起高静息音和弱而频繁的宫缩（AAFP，2012）。

胎儿评估： 使用 EFM。

建立静脉通路： 置入 2 根大管径的留置针，申请全血计数、肝肾功能、凝血、纤维蛋白原和 Kleihauer 检测（检测母体循环中的胎儿细胞，以确定抗 D 的剂量需求），并且定血型、交叉配型。

现在许多产科机构都有专门的大出血应急方案（图 16-2）用于快速输血和血液制品。

镇痛和支持： 前置胎盘通常无痛的，但胎盘早剥非常痛苦。帮助产妇提高舒适度，使用枕头、热敷袋缓解背部疼痛，并提供药物镇痛。

启动抢救团队： 包括产科医师、麻醉师、儿科医师、新生儿重症监护病房（NICU）和手术室，如果产妇病情严重，请告知重症治疗部（ITU）。

终止妊娠： 持续出血，失血量超过输液扩容能力；有指征显示产妇或胎儿受到损害；产程停止进展（AAFP，2012）。

产妇及其家属需要更多的支持和关怀。他们可能会突然被告知建议通过引产或剖宫产结束分娩，这对家庭来说是个很大的打击，特别是早产分娩，家属对母婴的安危感到焦虑。

APH 和 PPH 管理上的差异在于 APH 有 2 个个体需要照护（活胎情况下），

APH 存在一种非常具体的控制出血的方法（胎儿和胎盘的分娩）。胎儿和胎盘的顺利分娩可以控制出血，通过子宫收缩促进胎儿和胎盘娩出，同时促进胎盘剥离部位止血，这样就切断了 DIC 发展所需的凝血活化因子的产生来源。（RCOG，2011c）

严重 APH：见图 16-2 以进行即时管理。

严重 APH 后持续管理：准确监测的生命体征和体液平衡，以及侵入性治疗或监测方法的护理，例如中心静脉压（CVP）或动脉压的监测。这些产妇在 ITU 会得到很好的照护。由于存在低血容量，肾衰竭的风险很高。

APH 后阴道分娩的第三产程管理

- 建议**积极处理**以降低 PPH 发生风险。
- 考虑**延迟断脐**：这有益于低血容量的婴儿。
- **保留一段脐带残端**以便必要时置入脐静脉导管。
- 考虑**对脐带血样本进行配对**测试胎儿酸碱平衡。
- 准备好**缩宫素输液**以防 PPH 发生。

产后出血（PPH）

世卫组织将原发性 PPH 定义为分娩后 24 小时内出血大于 500 ml（WHO，2012 年），进一步可分为少量（500～1 000 ml）或大量（1 000 ml 以上）（RCOG，2016）。

然而任何导致女性病情恶化的失血都被认为是 PPH（WHO，2012）。应尽早获得资深助产士帮助，以节省宝贵的抢救时间防止事态失控。

PPH 的产妇通常会感到恐惧和创伤。恐惧和痛苦的记忆可能会增加下一次妊娠的焦虑水平。产妇分娩时的陪伴者可能会感到无助和担心，有时表现为安静的焦虑或偶尔表现出恐慌或攻击行为。

发生率及现状

- 分娩时 PPH 发生率高达 18%（AAFP，2012），特别是在紧急剖宫产后。
- MBRRACE 报告（2014）记录了 7 例 PPH 孕产妇死亡。所有这些都与会阴撕裂有关。在所有案例中，缺乏常规观察、未向上级医师报告，未组建多学科专家团队都被列为主要缺陷。

产科大出血

出血＞ 1 500 ml- 不受控制的 / 持续的（ +/- 心血管系统代偿）

抢救小组组长安排专人负责沟通联系：

拨打电话启动抢救

- 告知发生产科大出血（位置 + 联系号码）
- 使用联系号码联系血库负责人
- 执行大出血医疗抢救方案
- 从血库索要休克包 A

产前出血

1. 初始管理	2. 第二步	3. 止血

1. 初始管理

检查患者反应
采用 ABC 方法
观察：呼吸、脉搏、血压、氧饱和度、体温
寻求帮助

A/B： 高流量吸氧
C： 大管径静脉通路 ×2 抽血（FBC、凝血、U+E'S、LFTS、**纤维蛋白原**，G+S，补足容量（2 路温热的林格液）
考虑 O 型阴性血输注
D： 保暖
重复的凝血**常规**检查

胎儿安危
- 胎心 FH 听诊
- 持续 CTG 同时复苏（必要时）
- USS 检查胎心和胎盘部位

2. 第二步

评估出血原因
- 前置胎盘
- **胎盘早剥（＊考虑早期输注新鲜冷冻血浆—FFP）**
- 子宫破裂
- 前置血管

检查腹部
- 子宫张力
- 压痛 / 腹膜炎（刺激征）

检查阴道
- 估计失血量
- 分娩阶段

禁止行 VE，除非排除前置胎盘

估计 / 监测失血
- **称重所有的纱布**
- 记录观察结果（MEOWS）

提供血液制品
O 型阴性血：3 个单位 PAW
休克包 A： 4RBC（FFP 遵医嘱）
休克包 B： 6RBC+4FFP+1 冷沉淀（如纤维蛋白原＜ 2 g/L）
休克包 C： 6RBC+4FFP+1 血小板 +1 冷沉淀（如纤维蛋白原＜ 2 g/L）

如果纤维蛋白原＜ 2 g/L 或失血＞ 2 500 ml，考虑尽早使用冷沉淀

3. 止血

需要加快分娩吗？
是否有母体或胎儿代偿？

分娩方式取决于：
- 胎盘部位
- 分娩阶段
- 母体 / 胎儿状况
＊在低血容量患者和持续严重失血患者不考虑局部麻醉

给予氨甲环酸
- 1 g ＞ 10 min，IV 给药
- 30 min 后如果仍然出血再给 1 g
考虑细胞回输

产后注意事项
- PPH 风险高
- **缩宫素输注（30 单位 +500 ml 生理盐水，以 125 ml/h 速度输入）**
- PPH 后续管理见产后大出血流程图

持续评估观察
- 重复步骤 1～3，直到出血停止
- 监护（考虑手术）
- 记录（MEOWS）
- 术后护理

遵医嘱用血直至出血得到控制。
紧急情况简表

图 16-2　产前大出血救治方案
由 Jo Ficquet、Chris Marsh 和 Royal United Hospital NHS Trust，Bath 提供。

- MBRRACE 报告（2014）中一项重要的建议是：在出现大出血时避免被暂时正常的结果蒙蔽，年轻产妇由于代偿良好经常直接发展为危重病情。
- 建议进行准确的产前 PPH 风险评估：同高风险产妇讨论病情管理计划并记录。建议她们在有产科危重症抢救经验的机构分娩（MBRRACE，2014；NICE，2014）。
- PPH 是不可预测的，可以在没有风险因素的情况下发生（Mousa et al.，2014）。无论是否存在高危因素，助产士应对所有分娩后的产妇进行充分的失血评估和生理观察。
- 原发性 PPH 的管理和治疗需要多学科配合（RCOG，2016）。
- 潜在失血可能是灾难性的，早期识别可能很困难但这应该包括在团队培训中（MBRRACE，2014）。

4TS：张力、组织、创伤、凝血功能障碍

PPH 有四个原因，即 4TS：张力（Tone，子宫收缩乏力）、组织（Tissue，胎盘组织残留）、创伤（Trauma，软产道损伤）、易栓症（Thrombophilias，凝血功能障碍）。

四大原因占比：70% 张力、10% 组织、20% 创伤和 1% 凝血功能障碍（AAFP，2012）。

张力（子宫收缩乏力）

大多数 PPH 是由子宫收缩乏力引起的。诱发因素包括任何使子宫收缩变弱或过度膨胀的情况。护理的目的是娩出胎盘并确保子宫收缩良好。

建议使用子宫收缩剂，然而目前没有证据证明哪种药物优于其他药物而被推荐（NICE，2014）。

管理方面见框 16-1。

框 16-1 PPH 的管理（AAFP，2012；MBRRACE，2014；RCOG，2016）

有高风险 PPH 的女性，分娩时应置入管径较大的 14 号静脉注射（IV）套管针。查阅最近的血红蛋白结果和血液交叉配血结果。

寻求帮助

- 在家中分娩时，呼叫急救人员并准备转到医院。

续　框

- 医院启动抢救团队，由高级助产人员、产科医师、麻醉师，必要时邀请手术室和血液科团队介入。

娩出胎盘
- 如果胎盘完全粘连通常没有出血。
- 如果局部剥离，出血量很大并且可能会娩出不完整的胎盘。
- 始终检查胎盘的完整性。

按摩促进收缩
- 以圆周运动按摩宫底：必要时可以持续按摩长达 1 分钟。子宫应该感觉很坚硬，而不是松松软软的。
- 如果触摸子宫变软，定期重新评估并重新按摩。
- 如果出血多请考虑双手按压。

给予缩宫素 / 置入 IV 导管
- 给予第二种宫缩剂，如：
  ○ 肌内（IM）麦角新碱。
  ○ IV 缩宫素推注。
  ○ IM（或谨慎 IV）麦角新碱。
- 警惕缩宫素过量和抗利尿作用。
- 提醒产妇，缩宫素可能使她感到恶心呕吐。

进一步治疗
- 放置大号输液导管，启动大出血方案（包括检查肝肾功能、交叉配血 4 个单位、凝血筛查）。也可能需要监测纤维蛋白原来指导血液制品的使用，如新鲜冰冻血浆（FFP）和冷沉淀。
- 根据方案在 500 ml 液体（林格溶液或生理盐水）中加入麦角新碱 30～40 IU 静脉滴注。
- 至少每 15 分钟监测生命体征并记录在 MEOWS 图表上。使用脉搏血氧仪。
- 保护呼吸道确保呼吸通畅。无论产妇氧饱和度水平，给予大流量氧气吸入 10～15 L/min。如果患者意识不清，联系麻醉师（RCOG，2016）。
- 使用氨甲环酸（TXA）：这已成为产科出血管理的常规措施。它有助于激活人体自身的凝血连锁反应（分解纤维蛋白并维持血栓）。剂量通常为 1 g，IV 给药，可以重复给予但不超过 2 g（RCOG，2016）。

置导尿管
- 确保子宫收缩不受影响并可进行肾功能评估。
- 正常的尿量为每 4 小时至少 100 ml。

重新评估
- 经过处理，大多数出血受到控制并且子宫收缩良好。这种情况就继续观察。
- 如果没有改善，请立即打电话逐级上报上级产科医师和麻醉师，不要拖延。
- 进行详细的生殖道检查。

续　框

持续出血/补足失血量（RCOG，2016）

- 置入第二路静脉14号导管。
- 增加 IV 液体：迅速注入 2 L 温热液体，可选择：① 晶体输液，例如哈特曼的乳酸林格液；② 胶体输注，例如佳乐施（含琥珀明胶）。胶体可以在循环血管中保留更长时间，但要注意潜在的循环负荷过重。现在大多数方案都建议在晶体输注后使用血液而不是胶体输注，因为胶体有引发过敏反应的风险。
- 在等待匹配的血液时输注最多 3.5 L 的透明液体，尽管推荐医疗机构在等待特定血型的血液时，可以使用 O 型 Rh 阴性血以备紧急情况下的输血（RCOG，2016）。
- 进一步用药包括米索前列醇纳肛或欣母沛（卡前列素）（保存在冰箱中）IM：可能会使产妇感到不适，密切监控至关重要。

持续严重出血

- 双手按摩子宫（框16-2）
- 做好麻醉下探查（EUA）的手术准备，可能的处置包括：
  - 放置子宫内填塞球囊［NICE（2014）将此作为首要推荐］。
  - 剖宫探查手术。
  - B-lynch 缝合。
  - 全子宫切除术：MBRRACE（2014）建议早期使用外科手术包括子宫切除术以改善预后。
- 依据实验室检查的结果继续用血液和血液制品补充容量。
- 到达医院前，持续实施双手按摩直到进行手术干预。在极端情况下，产妇晕厥伴有胎盘滞留，助产士可能会进行紧急人工剥离胎盘（NMC，2012）（框16-2）。
- 考虑采用血液制品替代凝血因子：与血液科专家协商后使用重组活化因子 VII（rFVIIa）（NICE，2014），尽管 RCOG（RCOG，2016）对其临床使用持谨慎态度。

组织

子宫中残留的组织包括胎盘碎片或粘连胎盘。由于残留组织存在，子宫不能有效收缩导致出血，所以必须娩出胎盘以确保子宫收缩良好。

分娩后请务必检查胎盘和胎膜是否完整。

有关胎盘滞留的管理，请参阅本章后面部分。

创伤

创伤包括子宫颈、阴道、会阴或肛门等盆底组织撕裂、会阴切开术、盆腔血肿、子宫内翻或破裂（AAFP，2012）。偶尔涉及大血管破裂。诱发危险因素包括任何造成阴道口严重伸展的情况，例如巨大儿、胎位不正或使用任何器械，如镊子或剪刀。会阴切开伤口过大或在会阴部拉伸变薄前过早切开，会导致血管断裂发生难以控制的出血。虽然出血量大，但子宫收缩良好，按压伤口后不会涌出血液，提醒医师明确出血很可能是由损伤造成。如果尚不确定出血来源，助产士可选择给予预防剂量的缩宫素。

治疗创伤

外出血

- 探查寻找出血部位的过程大多非常痛苦，可以给予笑气镇痛。探查前向产妇解释，并且告诉她有需要时可以随时停下来。
- 出血血管可能隐藏在血栓后面或一直渗血。用纱布轻轻擦拭，有顺序地检查出血区域：阴蒂、阴唇、会阴和阴道。
- 血管出血的显著表现：用纱布擦拭后出血部位会立即渗出或喷出血液使视野不清。使用无菌纱布对出血点进行压迫至少 5 分钟。拿开纱布出血可能已经停止，但在接下来的几个小时内要继续检查该区域。
- 如果仍然渗出，应将出血血管夹紧并及时结扎（图 16-3）。
- 如果出血部位较深或出血量过大，请联系上级产科医师。

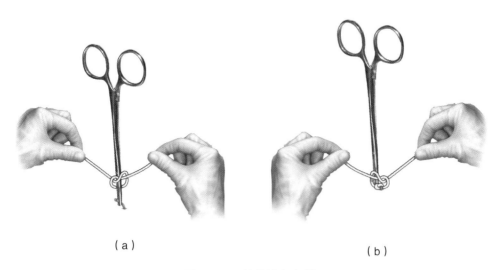

（a）　　　　　　　　　　　　　（b）

图 16-3　结扎出血血管

出血血管可能难以触及并且结扎血管会造成产妇的痛苦。用一对手术钳夹住血管，然后在手术钳上绕几圈线（这可能需要助手的帮助）。打一个结-左边的线跨过右边的线（图 16-3a）并将结滑到镊子末端套住血管。拉紧结然后再打第二个-右侧线压在左侧上（图 16-3b）。结应该是方形不滑动的。修剪线尾然后小心地放开手术钳。

内出血

- 联系有经验的产科医师进行进一步检查。
- 如果在产妇家中或助产中心分娩，助产士必须进行检查，迅速止血很必要，在试图止血时应当安排紧急救护车转运。
- 宫颈或阴道深处出血需要准备大量的纱布，确保光线充足下行窥阴器检查。用纱布或海绵包裹的夹钳将血液拭去，以便观察出血点。
- 如果出血呈喷射状，应直接压迫或用纱布包裹。产妇需要在麻醉下进行缝合，缝合时不宜过深，阴道穹窿处缝线容易导致子宫损伤。使用过的纱布计数至关重要，一旦产妇到达医院或从分娩的房间转移到手术室要交接所有的纱布（NPSA，2010）。
- 在紧急情况下压迫腹主动脉是有必要的，其位置在脐部的上方和左侧（AAFP，2012）。

易栓症 / 凝血功能障碍

易栓症和凝血功能障碍直接导致的 PPH 仅占 1%，因为大部分的凝血功能障碍在产前就可以确诊和治疗（AAFP，2012）。凝血连锁反应一旦触发可以导致 DIC（AAFP，2012）。

与妊娠相关的容易导致凝血障碍的病症有胎盘早剥（通常伴有胎儿死亡）、严重的先兆子痫 / 子痫、宫内死亡、羊水栓塞和败血症（AAFP，2012）。一些不常见的病症包括血小板减少和血友病。

症状和体征

- 持续出血和失血，血液不凝结。
- 穿刺部位渗血。

治疗

- 需要有经验的麻醉师、产科医师、助产士和血液科医师同时救治。
- 治疗潜在的疾病（AAFP，2012）。可能需要入 ITU 治疗。紧急采血进行交叉配血、全血细胞计数和凝血检查。
- 根据凝血诊断给予紧急输液和血液制品补充（AAFP，2012）（参见"孕妇衰竭 / 休克"第 17 章）。

- 根据血液科专家建议，考虑采用其他的治疗手段治疗凝血障碍性 PPH，例如目前广泛应用的 IV 输注 TXA（一种抗纤维蛋白溶解剂）（NICE，2014；RCOG2016）。

会阴血肿

会阴血肿是另一种创伤，是隐藏在组织中的出血形成的坚硬肿胀。其发生率低，约 0.2%，约 50% 需要手术引流（Mawhinney and Holmon，2007）。出血量通常被低估。

始终关注产妇会阴部疼痛剧烈的主诉，这是会阴部血肿的一种典型的症状，及时仔细检查往往会发现有紧绷、肿胀、扭曲的区域。

诊断的速度将取决于出血的程度，预后取决于助产士和医务人员的意识水平。产妇如发生大血肿可能会在分娩后的几个小时内出现晕厥，而有 1 个小血肿的产妇在会阴切开术后可能会连续几天持续疼痛，并被错误地归因于会阴切开术、撕裂或痔疮所引起的疼痛（Mawhinney and Holmon，2007）。

血肿的体征和症状

- 分娩后几小时出现严重的会阴部疼痛和肿胀的典型症状。
- 出血可见或隐匿性，可能没有明显的外部迹象或阴道和直肠变形。
- 由于严重的阴道 / 外阴 / 直肠疼痛或持续存在的较高的张力，阴道内部检查可能无法忍受。
- 低血容量休克的表现。

治疗

- 对于 < 3 cm 的小血肿，给予镇痛和观察（AAFP，2012）。
- 大多数大型血肿不仅需要镇痛，还需要及时进行外科手术（AAFP，2012），例如血肿切开、引流和结扎，随后根据组织脆性进行包扎或缝合。
- 血肿可在手术治疗后复发，需要进一步手术治疗结扎髂内动脉甚至子宫切除术（Mawhinney and Holmon，2007）。
- 及时对低血容量进行治疗处理。

胎盘残留

胎盘残留和人工剥离胎盘会影响母婴亲密接触的质量，减少喂养和接触新生儿的时间，会导致产妇贫血和疼痛。少数情况下，由于蜕膜发育不良或完全缺如，胎盘会直接粘连或植入，或存在先前的 CS 瘢痕导致增生或穿透性胎盘。更严重病例可导致原发性或继发性 PPH、感染、子宫切除甚至孕产妇死亡。

发生率及现状

- 阴道分娩胎盘残留发生率高达 3%（AAFP，2012）。
- NICE（NICE，2014）对第三产程延长（不一定是胎盘残留）定义为，经过 30 分钟的积极处理或 60 分钟的期待管理后胎盘未能娩出。
- 如果 60 分钟的期待管理未能成功，建议采取积极处理（NICE，2014）。只有在进一步使用更多的干预程序积极处理不成功后，"胎盘残留"的诊断才是合适的。
- 在紧急情况下，如果缺少医疗团队的支持，人工剥离胎盘可由助产士来操作（NMC，2012）（框 16-2）。

框 16-2　人工剥离胎盘和双手按摩

人工剥离胎盘：仅在极端紧急情况下才能由助产士进行（NMC，2012）
人工剥离胎盘对于产妇来说非常痛苦，并且如果操作太粗暴，可能会发生感染和子宫破裂。应该给产妇氧化亚氮镇痛。向产妇及家属做好解释，家属可以选择留下提供支持或离开房间。

- 戴无菌手套。
- 将外侧手放在宫底上，以防止子宫移动。
- 手插入阴道，穿过宫颈口并沿着脐带找到胎盘。
- 找到胎盘边缘并左右移动轻轻地将胎盘从子宫上剥下来，将断裂的胎盘小叶置于掌心从子宫上抠除。
- 操作目的在于完整地娩出胎盘。
- 通过脐带牵引娩出胎盘需一次完成，禁止反复牵引。
- 将手放在子宫内，轻轻地在胎盘附着部位探查，并移除遗留下来的碎片。

双手按摩
可能非常痛苦，只有在出血继续、所有的医疗处理很难见效的情况下才能进行。用置于宫底部位的体外的手按揉子宫促进收缩。插入另一只手，握紧成拳头形状，向上推抵住前方的阴道穹窿，同时外面的手按下，从而将子宫壁按压在一起。

胎盘粘连 / 植入 / 穿透性植入

胎盘粘连 / 植入是胎盘附着异常，根据入侵深度定义为：

- **粘连**：绒毛膜绒毛附着在子宫肌层，而不是通常的底蜕膜，这是目前为止最常见的形式。
- **植入**：绒毛膜绒毛侵入子宫肌层。罕见。
- **穿透性植入**：绒毛膜绒毛穿透子宫肌层。极少。

治疗

- 紧急人工剥离胎盘（MROP）是手术指征，往往会导致不良结果，包括孕产妇死亡（MBRRACE，2014）。这种风险很高的情况应该由产科医师、麻醉师，有时包括血液科医师共同管理确保最佳结果。输血前应该交叉配血，备好监护床（RCOG，2011b，2016）。
- 极为罕见，非出血性胎盘植入 / 穿透性植入可以行保守治疗，将其留在原位进行重吸收。这可以降低人工剥离胎盘的风险。
- 胎盘完全粘连，出血可能最少，但部分粘连会随着粘连面积的增加造成出血增加。

助产士在照护胎盘滞留产妇中的作用

如果失血量正常，助产士可以尝试以下方法：

- **观察生命体征**：脉搏、血压、呼吸、阴道失血量、面色和一般状况。
- **母乳喂养和乳头刺激**。可以刺激机体产生天然的催产素，帮助子宫收缩。然而 Cochrane 评价发现乳头刺激治疗 PPH 的好处证据不足（Abedi et al.，2016）。
- **确保膀胱排空**。通过鼓励产妇排尿或用导尿管排空尿液。
- 如果胎盘通过生理性第三产程未娩出，给予**积极处理**。NICE（2014）建议生理性管理 60 分钟后给予积极处理，然而，一些助产士可能质疑证据的力度，如果产妇没有出血并且很乐意继续，那么可以等待更长时间。
- **有控制的脐带牵拉**。如果已使用缩宫素，则尝试通过应用脐带牵引娩出胎盘。子宫牵引力度适当，以尽量减少子宫反转的风险。
- **母亲的体位**。协助母亲保持直立，例如蹲下、跪坐在马桶或便盆上。

- **鼓励主动运用腹压**。产妇可能会出现周期性的宫缩痛，可能不频繁。鼓励她宫缩痛时运用腹压。倡导这种方法的助产士报告说可能需要一些时间多次尝试，但通常是成功的。

- **执行 VE**，以确定剥离的程度（如果有的话），有时候是胎盘剥离后停留在阴道或宫颈。产后 VE 疼痛剧烈应该提供足够的镇痛。

- **建立 IV 通路**。使用缩宫素输注以促进胎盘娩出，此操作不常规使用（NICE，2014），但是如果有活动性出血或产妇从家中、分娩中心转运应该立即开始使用。如果胎盘仍无法娩出，请告知产科医师。

- **尝试通过压宫底或脐带牵引娩出**。如果产妇很痛苦，检查必须停止；还有子宫检查（涉及插入整个手）或尝试 MROP 必须只能在麻醉下进行（NICE，2014）。有时助产士必须介入阻止一个过分热心的同事。

- 如果不成功，请在**手术室内**充分的局部（偶尔全身）麻醉下行**人工剥离胎盘（MROP）**。操作完成后推荐静脉输注缩宫素，预防性应用抗生素和密切观察 PPH 或感染的迹象（NICE，2014）。

- 不建议注射脐静脉药物（NICE，2014）。Cochrane 评价没有足够的证据推荐应用前列腺素（例如米索前列醇）治疗胎盘滞留（Grillo-Ardila et al.，2014）。

小结

明显的产前出血

- 监测生命体征、疼痛、子宫张力和胎心率。
- ABC 方法。
- IV 通路和补液。
- 如果很严重，准备紧急分娩，可能是 CS。
- 警惕出生后 PPH 的风险。

产后出血

- **张力**（子宫收缩乏力）。
- **组织**（部分或完全胎盘滞留）：
  - ABC 方法。
  - IV 通路和补液。

- ○ 缩宫药物（胎盘娩出前避免使用麦角新碱）。
- ○ 按摩促进收缩，置导尿管。
- ○ 尝试娩出胎盘，检查完整性。
- ○ 考虑双手按摩。
- ○ 其他药物：TXA 氨甲环酸（通常为 IV），米索前列醇（直肠）或卡前列素（欣母沛）（IM）。

- **创伤**（撕裂 / 血肿）:
  - ○ 在出血点施加压力。
  - ○ 夹住并结扎出血血管。
  - ○ 考虑会阴部血肿的可能。
  - ○ 严重创伤 / 血肿的产妇送往手术室处置。

- **易栓症 / 凝血问题:**
  - ○ 罕见的出血原因。
  - ○ 穿刺部位出血；血液不凝。
  - ○ 治疗潜在疾病并尽早邀请血液科医师参加诊治。

- **胎盘滞留:**
  - ○ 相比完全粘连，部分粘连出血更严重。
  - ○ 根据各单位医疗方案考虑使用缩宫素（通常仅用于转运中；避免使用麦角新碱）。
  - ○ IV 输液和导管。
  - ○ 助产士在极端紧急情况下 MROP。

（刘珊珊　译　朱玮　校）

参考文献

AAFP (American Academy of Family Physicians). (2012) *Advanced Life Support in Obstetrics (ALSO). Course Syllabus Manual, Revised.* AAFP, Leawood, KS.

Abedi, P., Jahanfar, S., Namvar, F., et al. (2016) Breastfeeding or nipple stimulation for reducing postpartum haemorrhage in the third stage of labour. *Cochrane Database of Systematic Reviews*, Issue 1.

Grillo-Ardila, C.F., Ruiz-Parra, A.I., Gaitán, H.G., et al. (2014) Prostaglandins for management of retained placenta. *Cochrane Database of Systematic Reviews*, Issue 5.

Mawhinney, S., Holmon, R. (2007) Puerperal genital haematoma: a commonly missed diagnosis. *The Obstetrician and Gynaecologist* 9(3), 195–200.

MBRRACE (Mothers and Babies: Reducing Risk through Audits and Confidential Enquiries across the UK). Knight, M., Kenyon, S., Brocklehurst, P., Neilson, J., Shakespeare, J., Kurinczuk, J.J. on behalf of MBRRACE-UK. (2014) *Saving Lives, Improving Mothers' Care — Lessons Learned to Inform Future Maternity Care from the UK and Ireland Confidential Enquiries into Maternal Deaths and Morbidity 2009–12*. NPEU, Oxford. https://www. npeu. ox.ac.uk/downloads/files/mbrrace-uk/reports/Saving%20Lives%20Improving% 20Mothers%20Care%20report%202014%20Full.pdf

MBRRACE. Knight, M., Nair, M., Tuffnell, D., Kenyon, S., Shakespeare, J., Brocklehurst, P., et al. on behalf of MBRRACE-UK. (2016) *Saving Lives, Improving Mothers' Care — Surveillance of Maternal Deaths in the UK 2012–14 and Lessons Learned to Inform Maternity Care from the UK and Ireland Confidential Enquiries into Maternal Deaths and Morbidity 2009–14*. NPEU, Oxford. https://www.npeu.ox.ac.uk/downloads/files/mbrrace-uk/ reports/ MBRRACE UK%20Maternal%20Report%202016%20-%20website.pdf

Mousa, H.A., Blum, J., Abou El Senoun, G., et al. (2014) Treatment for primary postpartum haemorrhage. *Cochrane Database of Systematic Reviews*, Issue 2.

Neilson, J.P. (2012) Interventions for treating placental abruption (Review). *Cochrane Database of Systematic Reviews*, Issue 2.

NICE (The National Institute for Health and Care Excellence). (2008) *Clinical Guideline 62: Antenatal Care: Routine Care for the Healthy Pregnant Woman*. RCOG Press, London.

NICE. (2011) *Clinical Guideline 132: Caesarean Section*. NICE, London.

NICE. (2014, updated 2017) *Clinical Guideline 190: Intrapartum Care for Healthy Women and Babies*. NICE, London.

NMC (Nursing and Midwifery Council). (2012) *Midwives Rules*. www.nmc-uk.org

NPSA (National Patient Safety Agency). (2010) *Reducing the Risk of Retained Swabs after Vaginal Birth and Perineal Suturing*. NPSA, London. www.npsa.nhs.uk

PROMPT (PRactical Obstetric Multi-Professional Training). (2012) *PROMPT Course Manual*, 2nd edn. RCOG, London.

RCOG. (2008, updated 2017) *Guideline 13: Caesarean Section*. RCOG, London.

RCOG. (2011a) *Green-top Clinical Guideline 56: Maternal Collapse in Pregnancy and the Puerperium*. RCOG, London.

RCOG. (2011b) *Green-top Clinical Guideline 27: Placenta Praevia, Placenta Accreta and Vasa Praevia: Diagnosis and Management*. RCOG, London.

RCOG. (2011c) *Green-top Clinical Guideline 63: Antepartum Haemorrhage*. RCOG, London.

RCOG. (2016) *Green-top Clinical Guideline 52: Prevention and Management of Postpartum Haemorrhage*. RCOG, London.

WHO. (2012) *WHO Recommendations for the Prevention and treatment of Postpartum Haemorrhage*. WHO, Geneva.

第17章 分娩急症

汉娜·贝利 *Hannah Bailey*

脐带脱垂和脐带先露	362
羊水栓塞	365
子宫破裂	366
肩难产	368
子宫内翻	378
败血症	380
孕妇衰竭/休克	382
附录17-1 肩难产的记录	388

引言

有少数但是一定比例的产妇会在孕期出现并发症，威胁自身或胎儿的生命。紧急情况可能会带来压力，并引发所有相关人员出现一系列的情绪反应和后果。急诊场所需配备全面的、多学科的设施来快速应对产科急症。在分娩中心和家庭分娩过程中，助产士需负责急症处理和迅速转移。

清晰且冷静的解释能够减少产妇和家属的焦虑。尊重产妇的尊严，意识到她的选择范围可能会缩小，认同她的恐惧，并随时对她的需要做出反应。

即使在发生严重的紧急情况时，助产士也可以做很多事情来创造一个尊重产妇的环境，让她成为一个有感情和情感的人，而不是一个被匆忙推到手术室的物品。（Weston，2001）

一些报道回顾分析一些危急重症的抢救过程或孕产妇/新生儿实际发病率、死亡率，对于提高实践经验是很重要的（见第22章）。

脐带脱垂和脐带先露

脐带先露是指无论胎膜是否破裂，脐带出现在胎先露和宫颈之间。

脐带脱垂的定义是胎膜破裂后，脐带经宫颈脱出，可以是隐性脐带脱垂（脐带位于胎先露旁边），也可以是更危险的显著性脐带脱垂（脐带在胎先露下方），甚至可以在阴道外看到脐带。窒息可能是由于脐带压迫和血管痉挛导致的胎儿血液流动不良所致（RCOG，2014）。

发生率及现状

- 脐带脱垂发生率为 0.1%～0.6%，占围生儿死亡率的 9%（RCOG，2014）。出生体重小于 2 500 g 的胎儿预后较差（Gannard-Pechin et al.，2012）。
- 一项为期 23 年的研究发现，脐带脱垂病例 19.4% 为双胎妊娠，41.9% 为臀先露，66.7% 为多产妇，孕周＜ 37 周占 34.4%（Gannard-Pechin et al.，2012）。
- 50% 脐带脱垂发生在产科处理后，包括人工破膜术后（RCOG，2014）。
- 尽管存在相关的风险因素（表 17-1），但脐带脱垂是不可预测的，实际上大多数脐带脱垂发生在低风险的足月分娩时（Behbehani et al.，2016）。
- 几项研究发现，无论是在医院（Khan et al.，2007；Gannard-Pechin et al.，2012）还是在家（Smith et al.，2014）中发生的脐带脱垂，延迟的"诊断

表 17-1 脐带脱垂危险因素（RCOG，2014）

分　娩　前	分　娩　时
多胎分娩	胎先露较高时的人工破膜术（如双胎的第二胎儿）
低出生体重，早产	胎足内倒转
胎儿先天性畸形	子宫压力传感器的插入
胎膜早破（PROM）的期待治疗	双胎时第二胎儿的分娩
臀先露	
横位、斜位或不稳定胎产式的外倒转术	
先露部位不衔接	
低置胎盘，胎盘异常	

改编自英国皇家妇产科学院（2014）。

到分娩时间间隔"（DDI）和不良胎儿结局不一定相关。证据表明大多数低 Apgar 评分胎儿 DDI 处于平均时间范围（Khan et al.，2007）。

脐带脱垂的诊断

- 阴道检查（VE）是可以看到（脐带脱出到下面或通过窥器）或触及的，有时可感受到脐带搏动。
- 可能发生胎心率（FHR）减慢 / 心动过缓，特别是胎膜破裂后。

处理

- **呼救：**
  - 在急救单位，迅速召集一位高级助产士、产科医师、麻醉师、手术室和新生儿科专业人员到场。
  - 如果在家或分娩中心，请召集额外的工作人员（如果条件允许包括一名掌握胎吸的助产士）并打电话给急救单位，说明实施 SBAR 的评价（环境、背景、评估、建议）。
- **减少受压：**目的是通过减轻脐带上方先露部的压力来缓解胎儿缺氧。
  - **立即停止使用缩宫素**（如果有相关性）。
  - 最好让产妇处于胸膝位（图 17-1）。注意这会让产妇感到不舒服且没有尊严，所以要遮住产妇的下半身。另外，可以替代的姿势有：
    - **Trendelenburg 体位**（头低脚高位）：患者处于仰卧位，并保持头低30°，使用侧卧防止腹主动脉受压。
    - **夸张 Sims 体位**（侧俯卧位）：产妇面向左边侧躺，右腿弯曲呈90°，膝盖朝向床，最好用一个枕头垫在身体下方抬高子宫。在用救护车转运时该体位较为安全。
  - 将手指或手置入阴道**人为抬高**脐带上的先露部位，并在救护车转移或向手术室转移的过程中一直保持该姿势。这对产妇和助产士来说都是非常疲倦和不舒服的。不要试图将脐带拉到胎先露之外。如果脐带暴露在外，尽量减少干预以防止血管痉挛。
  - 注意**充盈膀胱**：这可能会抬高先露部位从而远离脐带，并且如果手术延迟可以通过抑制宫缩来争取时间（RCOG，2014）。采用膀胱内留置导管，然后采用静脉（IV）给药装置：注入膀胱 500～750 ml 0.9% 氯化钠并夹闭导尿管（AAFP，2012）。确保在分娩前排空膀胱，避免长时间的膀胱充盈。（由于这是不常见的方法，模拟练习可能有助于助产士熟悉设备和技术。）

- ○ 注意**宫缩**：如果手术延迟，人为抬高先露的情况下胎心率依然会发生减速，可皮下注射特布他林 0.25 mg，以抑制宫缩，减轻胎儿缺氧（RCOG，2014）。
- **监护**：如果条件允许可以使用电子胎心监护仪（EFM），但前提是不干扰快速转运和分娩（RCOG，2014）。
- **沟通**：向产妇及家属解释现在的情况，并告诉他们现在应该做什么。尽管助产士处于压力之下，但是处理压力的理想方法是提供解释和积极安抚。
- **紧急分娩**：除非即将分娩，否则建议剖宫产。阴道分娩时宫口开全（尤其是初产妇通常需要器械助产）通常会减少胎儿损伤，改善新生儿结局（RCOG，2014；Behbe-Hani et al.，2016）。1/3 的脐带脱垂会经阴道分娩，与剖宫产相比，其显著减少了分娩延迟。如果宫口开全，75% 产妇会经阴道分娩（Gannard-Pechin et al.，2012）。需要注意的是，宫口开全、即将分娩时随着臀部迅速下降而出现的一圈脐带脱出与宫口开到 5 cm 时出现的脐带脱垂是完全不同的两种情况，后者才是真正紧急的情况。臀位中发生脐带脱垂的相关统计数据并没有区分这些非常特殊的情况。
- **尽快复苏**：要求有经验的医师接生。延迟脐带夹闭可能仍然可行且有益，但复苏是优先需要做的（RCOG，2014）。如果可能，进行脐带血气分析。

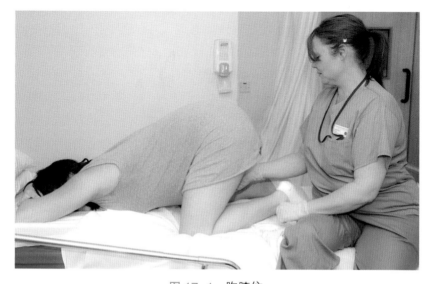

图 17-1　胸膝位

羊水栓塞

羊水栓塞（AFE）是一种罕见的极其危险的并发症。它通常无法预测、无法预防、进展迅速，且往往是致命的（AAFP，2012；MBRRACE，2014）。AFE 是因羊水、胎儿细胞、头发或其他碎片进入母体血液循环产生的过敏反应（AAFP，2012）。这将导致母体左心衰竭和肺血管痉挛，造成急性肺损伤。凝血因子通常也会随着弥漫性血管内凝血（DIC）的出现而激活。产妇可能会经历急性呼吸窘迫、衰竭、癫痫发作或心脏骤停，但通常不能及时或明确诊断（RCOG，2011）。AFE 通常恶化迅速，甚至会发生死亡，这对医务人员来说是极度紧张的情况。但高质量、快速多学科处理可以提高生存率并改善预后。

发生率及现状

- 英国 AFE 发病率为 1.7/10 万，孕产妇死亡率为 0.68/10 万。每年约有 10 名孕产妇死亡（MBRRACE，2014，2016；O'Connor et al.，2015）。
- 存活率已从 1979 年的 30% 提高到目前的 80% 左右（MBRRACE，2014；O'Connor et al.，2015）。
- 围产儿死亡率很高，约 60% 胎儿将出现神经系统损伤（Knight et al.，2010；AAFP，2012）。
- 危险因素包括高龄产妇、胎盘异常、手术分娩、子痫、羊水过多、子宫破裂、多胎妊娠和引产（AAFP，2012；O'Connor et al.，2015）。

羊水栓塞的症状和体征

见框 17-1。

框 17-1 羊水栓塞的症状和体征

- 低血压、呼吸急促、发绀（休克）
- 胎儿窘迫
- 肺水肿
- 凝血障碍
- 呼吸困难
- 惊厥发作
- 心跳呼吸骤停

症状可能是非特异性的，并与其他疾病同时出现，如肺栓塞、子痫、DIC、出血、败血症或过敏性休克。产妇会出现呼吸困难并很快会发生休克，并且症状会随着缺氧 / 中毒的水平而改变，最后出现衰竭和心脏骤停。

处理

羊水栓塞的诊断只能是假设性的，因为没有确定性的证据。无论最初衰竭的诊断是什么，都应立即进行全面有效的复苏。

- **打电话求助或转运至医院。**
- **准备实施** ABC 气道（Airway）、呼吸（Breathing）和循环（Circulation）（见框 17-4 和第 18 章）。
- **早期处理**需要复苏团队和麻醉师、产科医师和血液内科医师的合作。建议快速转运至重症治疗病房（ITU），可能会提高生存率（RCOG，2011）。
- 在孕妇心脏骤停时，尽快进行剖宫产**娩出胎儿**（Moet，2014）。
- **产后护理**：产妇需要重症护理和支持治疗。
- 若产妇死亡，应进行包括免疫化学 / 组织化学在内的**尸检**。在产妇的肺血管中发现胎儿的鳞状上皮和胎毛可确诊。
- 所有 AFE 病例，无论结局如何，都应向英国产科监护系统（UKOSS）AFE 登记处报告。

子宫破裂

子宫不全破裂是指子宫肌层裂开，但有完整的浆膜层（外层）。

子宫破裂是子宫肌层和浆膜层的全层断裂。它会导致严重的子宫出血、胎儿缺氧、婴儿部分 / 全部排出和 / 或胎盘进入腹腔。需要立即进行剖宫产，进行子宫修补或子宫切除术。最初的症状通常是非特异性的，常常延误诊断和缺乏紧急应对措施。

发生率及现状

- 子宫破裂很罕见：每 10 000 例妊娠中有 2 例发生子宫破裂，其中 14% 孕妇没有剖宫产史（CMACE，2011；UKOSS，2014）。
- MBRRACEC（2016）报道中未发现孕产妇死亡，但是其他发病率明显升高，如大出血、胎儿缺氧，或两者均有。

- 早期诊断和处理有助于改善结局（AAFP，2012；UKOSS，2014；RCOG，2015）。

相关风险因素

既往有剖宫产史、引催产时使用前列腺素 / 缩宫素不当、年龄＞ 40 岁、肥胖、巨大儿、高位产钳、臀位人工助产、人工剥离胎盘、交通事故碰撞或其他钝性创伤，包括身体攻击（Kroll and Lyne，2002；RCOG，2015）。

子宫破裂的症状和体征见框 17-2。

框 17-2　子宫破裂的症状和体征

疼痛
- 持续、不能缓解的腹痛，或伴随宫缩。
- 瘢痕处、胸口或肩胛端的疼痛，通常突然发作。
- 一种"濒死感"。
- 产妇可能会感到子宫触痛。
- 子宫破裂后疼痛可能会减轻。

子宫 / 宫缩
- 子宫坚硬、强直或者子宫形态异常。
- 宫缩可能减弱或停止。

胎儿
- 异常胎心率曲线（CTG），胎儿心动过缓。
- 胎先露回缩或耻骨联合上凸起。
- 容易触及胎儿身体。

休克
- 心动过速，低血压。
- 突然出现的呼吸急促。

出血
- 新鲜的阴道出血或血性羊水。
- 血尿。
- 分娩后破裂的子宫可能会因充血而位置升高。

产妇可能出现
- 湿冷。
- 不安、焦虑、沮丧。
- 说自己很害怕，总感觉不对劲。
- 呕吐。

没有一个单独的特征可以确诊子宫破裂；通常最终在剖宫产中确诊。

处理

助产护理：

- 打电话紧急求助或转运至医院。
- **停止使用任何缩宫素。**
- **ABC（气道、呼吸、循环）理论：**
  ○ **气道（Airway）：** 给予 100% 氧气。
  ○ **呼吸（Breathing）：** 全程监测产妇的呼吸。
  ○ **循环（Circulation）：** 两个大口径静脉导管开放静脉，快速注入液体。密切监测生命体征是否出现恶化。
- 准备新生儿复苏，并呼叫有经验的医师。

产科医师需要做：

- 使用器械助产或采取紧急剖宫产。
- 立即进入手术室修补子宫。若大量出血无法控制，可能需要切除子宫。

产后护理

密切监测剖宫产术后产妇，因为此时有产后出血（PPH）的风险。分娩后建议静脉滴注缩宫素。产后母亲和新生儿可能需要重症监护。围生儿死亡率/发病率增加，在子宫破裂后胎儿完全进入腹腔的情况下这些并发症更常见。

肩难产

肩难产是最严重的分娩急症之一。胎头娩出后，胎儿前肩卡在孕妇耻骨联合上方，或偶尔后肩卡在骶骨角，延迟胎体的娩出。常规轻柔（即与婴儿脊柱保持一致，从不横向）的轴向牵引力是不够的，需要进行操作来帮助胎肩娩出。除非在几分钟内娩出胎儿，否则可能发生脐带受压导致胎儿缺氧。

发生率及现状

- 肩难产在阴道分娩时发生率为 0.58%～0.7%，在出生体重 4 000～4 500 g 的胎儿中发生率为 5%～9%，但有近 50% 病例发生在出生体重小于 4 000 g 的胎儿中（AAFP，2012；RCOG，2012）。
- 新生儿并发症包括臂丛神经损伤（BPI），发病率高达 16%（0.38/1 000），其中 1%～2% 是永久性损伤（AAFP，2012；RCOG，2012；NICE，2014）。有时会发生缺氧、锁骨 / 肱骨骨折、擦伤和软组织损伤，严重者可导致胎儿死亡。

- 孕产妇并发症包括出血、严重的会阴裂伤、创伤后应激障碍和产后抑郁症。
- 对于最佳胎头 - 胎体分娩时间间隔目前没有达成共识。对于已经处于缺氧状态的胎儿时间是非常紧迫的，短时间内会出现损伤，而对于储备良好的胎儿可以耐受相对较长时间的时间间隔。皇家妇产科学院（RCOG，2012）建议 ≤ 5 分钟，但是也有个别报道胎儿在经历了更长时间的分娩时间间隔后毫发无损。
- 特别是臂丛神经损伤可能会带来诉讼。NHS 诉讼机构（NHSLA，2012）在 46% 的肩难产案例中判定医疗不合格。
- 模拟培训课程，例如实用产科多学科训练（PROMPT）、产科高级生命支持（ALSO）或产科急症和创伤处理（MOET），提高肩难产处理的应对方法和结局（RCOG，2012）。

相关风险因素

相关风险因素在临床实践中的预测价值较低（RCOG，2012）。

产前相关风险因素

- 孕产妇糖尿病：2～4 倍的风险（RCOG，2012）。
- 肥胖：3 倍的风险（Cedergren，2004），巨大儿。
- 过期妊娠和引产。
- 既往肩难产。

产时相关风险因素

- 第一或第二产程延长。
- 缩宫素引产。
- 器械助产。

肩难产的诊断

肩难产通常发生在胎头缓慢"摆动"娩出之前，然后胎儿的下巴在会阴部暴露又回缩即"乌龟症"（AAFP，2012）。胎头可能无法复位。下次宫缩来临时胎儿不能分娩，因为其前肩卡在耻骨联合（或后肩被卡在骶骨岬）。

有时临床医师在胎头娩出后仅 1～2 分钟就开始担心，要耐心一点。在产妇下次宫缩前胎儿不会分娩，允许发生复位。没有宫缩的情况下过早牵拉会给人发生难产的错觉，并对身体／心理造成创伤，包括影响下次妊娠的处理。

站立位分娩的优点

站立位有助于调整活动的骨盆，可以改善骨盆形状和容量，优化婴儿和骨盆之间"良好匹配"的机会（Gupta et al.，2012；Simpkin and Ancheta，2017）。任何有肩难产风险的产妇都不鼓励以半卧位分娩。第二产程的最佳体位如蹲坐位或四肢着床位（可被称为"生理性屈大腿法"），可扩大骨盆直径（见第 1 章），从而潜在地减少肩难产的机会。证据上，四肢着床位在处理肩难产方面非常有效（Kovavisarach，2006），沃尔什（Walsh，2007）建议应该将其作为第一选择。

肩难产的标准化处理

标准化体位的目标：

- 增大骨盆的功能尺寸。
- 减小双肩（胎肩）直径，从而：
- 改变肩峰间径与骨盆的关系。

RCOG 程序（图 17-2）是处理肩难产的标准化方法（PROMPT，2012；RCOG，2012）。这是一份有帮助的记录，但不应作为诊疗规范。尽管它建议了分娩体位的顺序：从屈大腿法（McRoberts 法），到耻骨联合上加压法，然后是内旋转手法。但是美国家庭医师学会（AAFP，2012）建议医师应根据自己的判断决定操作顺序，做好每一个体位比遵循特定的顺序更重要。RCOG 也意识到了这一点，如"医务人员应根据当时的情况，决定是否在尝试阴道内手法和后肩娩出之前或之后试着采用四肢着床法"。

同样，人们也认识到一些动作可叠加使用并相互补充（例如，在尝试阴道内手法的同时进行耻骨联合上加压／摇摆）。多数人认为，30 秒是尝试每一次体位的理想时间，尽管 RCOG（2012）没有发现这方面的证据。若分娩未完成，所有的体位均可重复尝试。

建议首先尝试那些成功率高、损伤概率低的方法，如先使用 McRobets 法和／或四肢着地法（如果合适），然后是耻骨联合上加压，接下来是阴道内手法，最后是尝试分娩后臂（可能会造成骨折）。

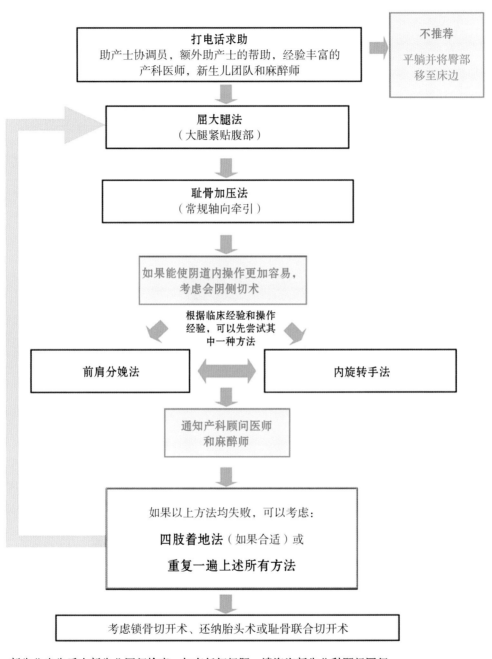

图 17-2　肩难产的处理
经英国皇家妇产科协会（RCOG，2012）允许制作。

McRobets 法（屈大腿法）

是独立的最有效、损伤最小的方法，成功率高达 90%。如果可能，先采用该法（RCOG，2012）。

产妇仰卧位，臀部位于床尾（图 17-3）。双腿屈曲尽量靠近胸部，并向外打开。这样能让骨盆朝向头部，拉直尾骨和腰骶角，增加骨盆前后径。还可以通过增加子宫压力来加强宫缩的效应（Buhimschi et al.，2001）。使用常规牵引方法，检查肩部是否放松。避免过度牵引，这样并不能娩出嵌顿的胎肩，反而会造成损伤。

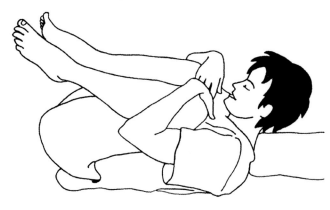

图 17 -3 McRoberts 法（侧视图）
鼓励产妇将双腿固定在胸部并尽量打开。

耻骨上加压法

利用耻骨上加压法（图 17-4）和 McRoberts 法来提高成功率。站在胎背的同侧（如果知道的话），向下面和侧面推。不要直接压在耻骨上，因为这样随后会影响胎肩。这样做的目的是将胎儿的前肩从后面推向胸部。该方法可以减小双肩径，将胎肩旋转进入骨盆斜径并释放。随后在常规牵引下，胎肩可以滑到耻骨

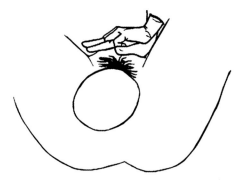

图 17-4 耻骨上压法
站在胎背同侧，向胎肩后方、耻骨上方施加向下和侧向压力或摇摆。也可以双手交叉、采用"心脏按压"的手法［在枕前位（LOA）位，产妇半卧位］。

联合下（过度牵引不能释放嵌顿的胎肩，并造成损伤）。没有证据表明"摇摆"的动作比持续施压更有效（RCOG，2012）。若失败，下一步采用四肢着地法或阴道内手法（RCOG，2012）。

四肢着地法

如果产妇行动方便，助产士可能会在采用更具干预性的操作前考虑运用该体位，因为成功率高达 83%（Walsh，2007；AAFP，2012；RCOG，2012）。四肢着地（图 17-5），有时也被称为 Gaskin 手法，通过让骨盆包括尾骨不受限制的运动，可以使嵌顿的胎肩移动。胎儿的重量作用于耻骨联合有助于扩大骨盆前后径。此时，胎儿的后肩（位于最上方）通常首先娩出。对于超重产妇或使用硬膜外麻醉的产妇无法采用四肢着地法。

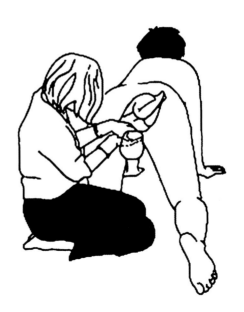

图 17-5　四肢着地法
助产士检查恢复位情况并尝试分娩后肩。
采用该体位时，后肩处于最高点。

阴道内操作

有 2 种方法：

- 内旋转法。
- 后臂分娩法。

没有证据表明哪种手法更加有优势或应该优先采用。PROMPT（2012）推荐所有阴道内操作都从相同的动作开始：做一个"普林格莱斯手法"的动作（图 17-6），

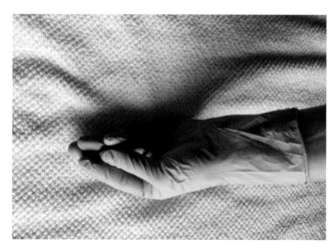

图 17-6　普林格莱斯手法

然后将整只手向后插入骶骨凹处。因为这是骨盆最宽敞的部分，能更加容易进入阴道。随后尝试内旋转法或后臂分娩法。然而，这种方法在理论上是可行的，但有时空间过小。尽管 PROMPT 强烈主张将所有手指（包括拇指）都插入阴道内，但如果无法进行，可尝试用 2 根、3 根或 4 根手指，而不是放弃。

　　阴道内操作通常是让产妇处于半卧位，该体位有更多的空间让手插入，沿着骶骨曲线将后肩娩出。助产士也应该能够在女性处于四肢着地体位时完成阴道内操作。

　　会阴侧切术有用吗？ 它不能解决骨性嵌顿，可能浪费宝贵的时间。RCOG（2012）指出会阴侧切术可以增加阴道内操作的空间。然而在胎头娩出后用剪刀进行会阴切开几乎是不可能的。手术刀可能会更容易操作，但盲切可能会伤害到胎儿或割断脐带。

内旋转法

　　其目的是将胎肩移出母体骨盆最窄的直径（前后径），进入向骨盆斜/横径。另一名同事可同时行耻骨上加压法来协助内旋转。

　　最简单的方法是从胎儿后肩（最低点）的后面或前面按压。从后面按压最佳，因为可以通过向内将后肩挤压至最宽的骨盆直径来减小胎肩的直径，从而采用常规轴向牵引进行分娩（图 17-7a），而从肩膀前面按压（图 17-7b）则会不自然地（有时不成功地）向后挤压肩膀。

　　如果无效，试着将手/手指向上滑动到前肩的后部（图 17-8）并向前推，从而到达前肩（最高点）。这其实更加困难，因为前肩很难触到。

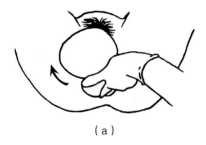

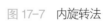

（a）

图 17-7 内旋转法

（a）从胎儿的后肩（最低点）的后面向内将挤压后肩（枕左前位，产妇半卧位）。

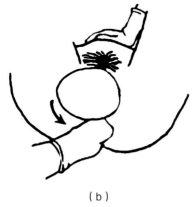

（b）

（b）或者从前面按压后肩，将其向后推（枕左前位，产妇半卧位）。

图 17-8 向前臂的后方加压（左枕前位，产妇半卧位）

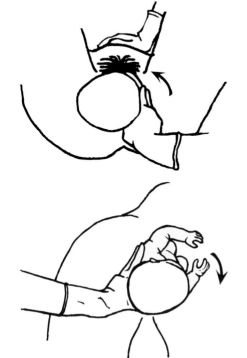

图 17-9 四肢着地法时内旋转

● 从后方接近后肩。

● 将其推向胎儿胸部，减少肩部阻力。

● 若不成功，考虑从前面接近（即后肩的前面）并向后推后肩。

如果不成功，尝试将胎儿内旋转 180°（以前的 Woods 动作）。这个动作将前肩代替后肩。

所有的内旋转手法对于半卧位的产妇来说都是非常困难的——四肢着地法会更加容易（图 17-9）。

后臂分娩法

后臂分娩会减小胎肩的直径，通常为解决肩难产提供了足够的空间。

胎儿仰卧位时通常双臂交叉在胸前，因此在进入阴道后，可以感觉到胎儿后臂的手和前肢。因此可以轻轻地抓住胎儿的手腕，让手臂越过胸部，使手臂处于纵轴（图 17-10a，b），然后施加常规的轴向牵引力来分娩胎儿。

如果胎儿手臂与身体平行（军人姿势），则移动后臂就比较困难，最好先尝试内部旋转动作。如果不成功，则沿着手臂向下到达肘部，将拇指放在肘关节前

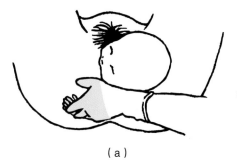

（a）

（a）半卧位体位的后臂分娩（胎儿左枕前位）。
- 将润滑好的手插入阴道后部（骶骨凹）。
- 定位手臂并弯曲肘部，将手臂由胎儿胸前娩出。

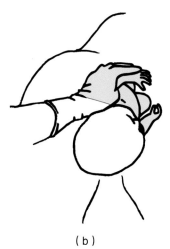

（b）

（b）四肢着地体位的后臂分娩（胎儿左枕前位）。
- 将润滑好的手插入阴道后部（骶骨凹）。
- 定位手臂并弯曲肘部，将手臂由胎儿胸前娩出。

图 17-10　后臂娩出

窝（即肘关节内侧），手指放在肘关节后部，使手臂弯曲。然后抓住手腕，像前面描述的方法一样娩出手臂（PROMPT，2012）。

2%～12% 的后臂分娩会导致肱骨骨折（RCOG，2012），但发生该并发症要好过胎儿死亡。

不得已的方法

这些方法虽然令人不快，但比致命要好。按成功的可行性 / 可能性及将发病率减至最低排列如下。

- **锁骨骨折（锁骨切开术）**。在锁骨中心上方按压（AAFP，2012）；试着用两个手指放在锁骨上，并用拇指在两个手指之间按压。这样骨头应该很容易折断，随后肩膀就可以娩出。
- **还纳胎头术（Zavanelli 法）**。将胎头转至枕前或枕后（取决于胎儿最初的分娩位置）。弯曲胎头，将其还纳至阴道，然后立即进行剖宫产。这种方法成功率参差不齐，可能不会减少缺氧损伤（RCOG，2012）。
- **耻骨联合切开**。这个极端而有争议的方法是切断产妇的耻骨联合软骨，以分离耻骨。这可能会让她无法正常行走或再次感到疼痛。由于产妇和新生儿死亡率高，RCOG（2012）建议谨慎采用该方法，尤其是没有接受过相关技术培训的临床医师。

出生后立即需要做的

准备好产后出血的处理、严重的会阴创伤修补和新生儿复苏抢救（PROMPT，2012）。

产后护理

心理支持：这对夫妇在适当时候分享他们的经历会对他们更有益（Mapp，2005）。他们可能更愿意与分娩时在场的人讨论这个问题，也可能希望见到产科医师讨论一些远期影响和未来再次妊娠的情况。RCOG（2013）有一份有用的肩难产患者信息表。

文档：做好表格记录（如附录 17-1）。一名人员在整个过程中担任记录员，有助于做好记录。良好的实践和文件有助于防止伤害和诉讼。

子宫内翻

这是第三产程中罕见但危及生命并发症，包括出血、休克和剧烈的盆腔疼痛。

不完全性子宫内翻：子宫底部翻入宫腔，达到宫颈口，杯状形的子宫在下腹部分可触及。

完全性子宫内翻：子宫内翻穿过宫颈进入阴道，下腹触不到明显的子宫。

发生率

- 英国分娩中的发病比例为 1：1 500～1：20 000（Milenkovic and Kahn，2005）。

相关风险因素

- 主要与过度的脐带牵引和 / 或不适当的宫底加压有关。
- 以前发生过子宫内翻。
- 结缔组织病。
- 急产，经产妇。
- 异常胎盘粘连或子宫异常，剖宫产后阴道分娩（VBAC）（因为胎盘附着于之前的瘢痕）。

症状和体征

见框 17-3。

框 17-3 子宫内翻的症状和体征

子宫

- 下腹无法触及子宫（WHO，2003）。
- 子宫突出在宫颈外或阴道内，可能可以看到发亮的蓝灰色肿块（AAFP，2012），但常常因大量出血导致视野模糊不清。

出血

- 最常见的症状是出血，但产妇衰竭的速度常与失血量不相称（AAFP，2012）。
- 重度休克。
- 产妇可能出现衰竭，有时出血量很少。迅速休克可能是由于卵巢和输卵管牵拉引起的血管迷走神经性反应（AAFP，2012）（见框 17-5）。

疼痛

- 大多数产妇都会经历卵巢和腹膜牵拉引起的剧痛，也可能是下坠感。仅偶尔有产妇感到轻微疼痛。

临床实践中的建议

- **打电话求助**和 / 或转运至医院。
- 如果可能，尽快**复位子宫**（见框 17-4）。
- 治疗休克（见框 17-5），包括迅速静脉输液。
- 若紧急复位子宫失败：
  - **准备手术**。
  - 如果可以，尽量把**子宫置于阴道中**，或者用手固定阴道，尽量减少对内部结构的牵拉。
  - **禁用缩宫素**直至子宫复位（PROMPT，2012）。
  - **使用强力镇痛剂**如吗啡。
- 必要时**开腹手术**，切除子宫是最后的选择。
- **密切关注失血情况**，因为复位的子宫在胎盘娩出后，90% 以上会出现子宫收缩乏力，导致产后出血（PROMPT，2012）。

框 17-4　子宫内翻的处理

迅速手法复位
- 子宫内翻可能是很痛的，手法复位会引起极度疼痛。若产妇病情稳定，则可以采用局部麻醉（PROMPT，2012）。如果不行，可采用笑气麻醉。
- 子宫复位和胎盘娩出**不要使用缩宫素**（PROMPT，2012）。
- 越早尝试手法复位，成功率越高。否则内翻的子宫可能会夹在宫颈口和 / 或水肿，从而导致复位失败。随后可能需要使用 β 受体激动剂（宫缩抑制剂）或全身麻醉（AAFP，2012）。
- 如果胎盘黏附于子宫，**不要试图取出胎盘**，会有大出血的风险（PROMPT，2012）。
- 将润滑良好的手轻轻插入阴道，顺着脐带到宫底，缓慢而稳定地将子宫从宫底中央通过过宫颈推入腹腔（内部朝脐的方向），以"复位"到正常位置。然后使用缩宫素。
- 手法保持在该位置至少 5 分钟，或等到一阵强有力的宫缩之后（Kroll and Lyne，2002）。如果大量出血，可能需要双手按压。
- Bakri 球囊可将子宫固定在适当的位置，防止再次内翻（Ida et al.，2015）。

胎盘
- 只有在子宫复位后才能使用缩宫素并小心分娩胎盘——通常是在手术室内进行，因为极有可能发生产后出血（PROMPT，2012）。

产后护理

- **静脉使用抗生素**，因为手法复位胎盘后感染风险增加。
- **静脉使用缩宫素**，因为产后出血风险增加。
- **留置导尿管** 24 小时可避免膀胱扩张。
- **参考物理疗法**，讨论盆底肌护理和提升 / 紧致盆底肌的策略。
- **支持和建议**。大多数产妇恢复得很好。产妇本人可能不记得当时的情况，但她的伴侣会看到当时紧急发生的事情。应为这对夫妇提供机会，与产科医师讨论当时的情况，包括一些远期影响和今后再次妊娠。强烈建议再次妊娠时对第三产程进行积极处理（PROMPT，2012）。

败血症

败血症（或称内毒素 / 细菌性休克）是严重的感染迅速蔓延到全身。如果治疗不及时，身体应激反应会导致重要器官坏死，导致多器官衰竭和死亡。它是全世界孕产妇死亡的关键原因，并且仍然是英国孕产妇死亡的重要原因。近期英国孕产妇败血症死亡人数有所下降，主要是由于流感死亡人数明显下降（MBRRACE，2016）。

分娩中的感染对产妇和胎儿都是非常危险的，如果处理可能会进一步恶化。常规的分娩护理往往侧重于妊娠相关感染，如尿路感染或宫内感染，但应该认真对待任何分娩时感到不适的产妇，即使这种疾病与妊娠无关，如呼吸系统疾病 / 消化系统疾病。

如果及时发现败血症并采取行动，治疗是较简单的。可从英国败血症信托基金（2016）获得官方流程，以帮助诊断和处理败血症，并遵循英国国家卫生与临床优化研究所（NICE，2016）的败血症指南。

败血症的风险因素：

- 肥胖。
- 免疫系统受损。
- 糖尿病。
- 长时间胎膜破裂。
- 早产。
- 剖宫产或近期有创操作。

- 妊娠组织残留。
- 伤口血肿。

但是请记住，任何没有危险因素的产妇都可能发生败血症。在分娩过程中要警惕任何感染的先兆，例如恶露不尽、腰痛、子宫压痛等，任何症状轻微的感染可能迅速恶化。

败血症的症状：

- 发热＞ 38℃或体温过低＜ 35℃。
- 心动过速、呼吸暂停、呼吸困难。
- 头晕、寒战、烦躁。
- 意识不清、说话含糊、失去知觉。
- 严重的肌肉酸痛。
- 皮肤湿冷、苍白、花斑。
- 恶心呕吐。
- 低血压。
- 少尿。
- 氧饱和度＜ 95%。

败血症的治疗并不困难。英国败血症信托基金（2016）提出了六项关键措施，即**败血症治疗六项**（见框 17-5）。

败血症是一个长期的发病过程，一旦产妇从急性期恢复，可能需要病情分析或咨询。

框 17-5 败血症治疗六项

- **寻求帮助：**需要高级助产士和产科医师进行紧急检查。
- **气道，呼吸，循环：**
  - **气道（A–Airway）：**监测并保持气道通畅。
  - **呼吸（B–Breathing）：**必要时提供高流量吸氧。
  - **循环（C–Circulation）：**开放静脉（两个大口径套管）并开始输液（20 ml/kg 的晶体作为起始剂量）。如果产妇患有子痫前期，请咨询高级麻醉师。
- **及时静脉使用抗生素：**这是非常必要的。不要因等待微生物实验结果而延误治疗。
- **严密监测产妇生命体征：**产妇可能随时恶化甚至发生败血症，监测尿量和生命体征可以早期发现器官功能障碍。

> - **微生物检测**：从所有可能的感染源中提取拭子和培养物，这对败血症治疗不是最紧急的，但一旦开始治疗微生物的培养很重要。如果最初使用抗生素不能改善产妇的病情，血培养结果可能是至关重要的。
> - **进行血液检测**：监测器官功能，确诊后立即抽血，治疗过程中定期抽血。包括全血计数，肾肝功能，凝血功能和血清乳酸（见第 23 章）。高乳酸血症（＞2 mmol/L）预示着严重的败血症或败血症性休克，并有助于决定进一步的治疗，如转入重症护理病房。

孕妇衰竭 / 休克

休克的特征是血液循环衰竭，无法维持重要器官的血流灌注（WHO，2003）。血液循环优先供应重要的器官，外周血循环停止，如果不及时纠正，病情会迅速恶化。由于妊娠期血液循环容量的增加，休克初期可以代偿，但发生低血压、心动过速和呼吸过速时情况就很严重了。

妊娠期或产后休克 / 衰竭大致可分为以下两类。

出血

- 严重的产前 / 产后出血（产后出血是休克最常见的原因）。
- 子宫内翻或破裂。

非出血

- 肺或冠状动脉血栓形成。
- 败血症。
- 低血压（如局部麻醉）。
- 过敏反应（通常是药物过敏）。
- 心源性（心肌梗死或心力衰竭）。
- 神经性（对疼痛的应激，如子宫内翻）。
- 张力性气胸。
- 低体温。
- 羊水栓塞或空气栓塞。
- 低血糖或低钾 / 高钾血症。

可能的休克症状和体征：

- 苍白、发绀、中心性发绀，四肢寒冷。
- 心动过速伴或不伴低血压。
- 焦虑和兴奋，有时呕吐。
- 喘气（"深大呼吸"）。
- 嗜睡或失去意识。
- 迅速发生心脏骤停。

治疗方案取决于休克的原因，但基本的治疗原则是一致的：建立良好的气道和氧合；及时扩容；密切监测生命体征（RCOG，2011）。查找原因，如 PPH（见第 16 章），尽快进行治疗。针对感染性休克采用抗生素治疗和微生物检测，除此之外**败血症六项原则**（框 17-5）是治疗孕产妇休克的良好理论基础。但是，休克通常都考虑与败血症相关。

产妇心脏骤停见第 18 章。

小结

脐带脱垂

- 寻求帮助。
- 冷静地向产妇解释发生的并发症及原因。
- 向先露部位加压使其远离脐带直至分娩完成。
- 停止输注任何缩宫素。
- 产妇采用四肢着地法或胸膝位、夸张的 Sims 法或 Trendelenburg 姿势。
- 如果条件允许可使用胎心监护，但不要影响分娩。
- 如果有延迟，考虑用 500～750 ml 生理盐水填充膀胱和 / 或考虑抑制宫缩。
- 紧急分娩：如在第一产程立即进行剖宫产；如在第二产程进行器械助产。

羊水栓塞

- 寻求帮助。
- 治疗衰竭：运用 ABC（气道、呼吸、循环）。
- 紧急分娩以提高存活率。

- 及早进行多学科治疗至关重要，降低围生期死亡率。

子宫破裂

- 寻求帮助：准备好手术室和新生儿复苏。
- 停止使用缩宫素。
- 监测生命体征，控制出血。
- 立即剖宫产：在手术室进行子宫修补。

肩难产

- 寻求帮助。
- 按照次序进行：参照流程（RCOG，2012），且时刻记住四肢着地法的作用！
- 屈大腿法。
- 耻骨上加压。
- 阴道内操作：内旋转法或后肩娩出法。
- 最后的办法：锁骨切开术、还纳胎头术、耻骨联合切开术。

子宫内翻

- 寻求帮助。
- 尽快复位子宫。
- 治疗休克。
- 如果短期内子宫复位失败：
  ○ 准备手术室。
  ○ 将子宫置入阴道或接近阴道。
  ○ 子宫复位前禁止使用缩宫素。
  ○ 使用强力镇痛剂。
  ○ 必要时开腹手术，可能需要切除子宫。

败血症

- 寻求帮助。
- 严密监测：病情可能迅速恶化。
- 运用 ABC（气道、呼吸、循环）。
- 及早静脉使用抗生素。

- 感染原检测：血液、培养物和拭子。

产妇衰竭 / 休克

- 寻求帮助。
- 运用 ABC（气道、呼吸、循环）。
- 明确诊断，尽快寻找原因。
- 静脉扩容血液检测。
- 心脏骤停：呼叫复苏小组，短期内在无菌条件下行剖宫产术。

（何碧薇　译　刘小华　校）

参考文献

AAFP (American Academy of Family Physicians). (2012) *Advanced Life Support in Obstetrics (ALSO). Course Syllabus Manual.* AAFP, Leawood, KS.

Behbehani, S., Patenaude, V., Abenhaim, H.A. (2016) Maternal risk factors and outcomes of umbilical cord prolapse: a population-based study. *Journal of Obstetrics and Gynecology Canada* 38(1), 23−28.

Buhimschi, C.S., Buhimschi, I.A., Malinow, A., et al. (2001) Use of McRoberts position during delivery and increase in pushing efficiency. *Lancet* 358(9280), 470−471.

Cedergren, M.I. (2004) Maternal morbid obesity and the risk of adverse pregnancy out-come. *Obstetrics and Gynaecology* 103(2), 219−224.

CMACE (Centre for Maternal and Child Enquiries). (2011) *Saving Mothers' Lives. The Eighth Report of Confidential Enquiries into Maternal Deaths in the United Kingdom.* RCOG Press, London. http://onlinelibrary.wiley.com/doi/10.1111/j.1471-0528.2010.02847.x/pdf

Gannard-Pechin, E., Ramanah R., Cossa, S., Mulin, B., Maillet, R., Riethmuller, D. (2012) Umbilical cord prolapse: a case study over 23 years. *Journal de Gynécologie Obstétrique et Biologie de la Reproduction (Paris)* 41(6), 574−583.

Gupta, J., Hofmeyr, G., Shehmar, M. (2012) Position in the second stage of labour for women without epidural anaesthesia. *Cochrane Database of Systematic Reviews*, Issue 5.

Ida, A., Ito, K., Kubota, Y., Nosaka, M., et al. (2015) Successful reduction of acute puerperal uterine inversion with the use of a Bakri postpartum balloon. *Case Reports in Obstetrics and Gynecology* 2015, 424891.

Khan, R.S., Naru, T., Nazami, F. (2007). Umbilical cord prolapse: a review of diagnosis to delivery interval on perinatal and maternal outcome. *Journal of the Pakistan Medical Association* 57(10), 487−491.

Knight, M., Tuffnell, D., Brocklehurst, P., et al. (2010) Incidence and risk factors for amniotic-fluid embolism. *Obstetrics and Gynaecology* 115(5), 910−917.

Kovavisarach, E. (2006) The 'all-fours' manoeuvre for the management of shoulder dysto- cia. *International Journal of Gynaecology and Obstetrics* 95(2), 153−154.

Kroll, D., Lyne, M. (2002) Uterine inversion and uterine rupture. In: Boyle, M. (ed.), *Emergencies Around Childbirth — A Handbook for Midwives*, pp. 89−95. Radcliffe Medical Press, Oxford.

Mapp, T. (2005) Feelings and fears post obstetric emergencies. *British Journal of Midwifery* 13(1), 36−40.

MBRRACE (Mothers and Babies: Reducing Risk through Audits and Confidential Enquiries across the UK). Knight, M., Kenyon, S., Brocklehurst, P., Neilson, J., Shakespeare, J., Kurinczuk, J.J. on behalf of MBRRACE-UK. (2014) *Saving Lives, Improving Mothers' Care — Lessons Learned to Inform Future Maternity Care from the UK and Ireland Confidential Enquiries into Maternal Deaths and Morbidity 2009−12*. NPEU, Oxford. https://www. npeu. ox.ac.uk/downloads/files/mbrrace-uk/reports/Saving%20Lives%20Improving% 20Mothers%20Care%20report%202014%20Full.pdf

MBRRACE. Knight, M., Nair, M., Tuffnell, D., Kenyon, S., Shakespeare, J., Brocklehurst, P., et al. on behalf of MBRRACE-UK. (2016) *Saving Lives, Improving Mothers' Care — Surveillance of Maternal Deaths in the UK 2012−14 and Lessons Learned to Inform Maternity Care from the UK and Ireland Confidential Enquiries into Maternal Deaths and Morbidity 2009−14*. NPEU, Oxford. https://www.npeu.ox.ac.uk/downloads/files/mbrrace-uk/reports/MBRRACE-UK% 20Maternal%20Report%202016%20-%20website.pdf

Milenkovic, M., Kahn, J. (2005) Inversion of the uterus: a serious complication at childbirth. *Acta Obstetricia et Gynecologica Scandinavica* 84, 95−96.

MOET (Managing Obstetric Emergencies and Trauma). (2014) *Course Manual* (eds Paterson Brown, S., Howell, C.). Cambridge University Press, Cambridge.

NHSLA (The NHS Litigation Authority). (2012) *Ten Years of Maternity Claims An Analysis of NHS Litigation Authority Data*. NHSLA, London. www.nhsla.com/Safety/Pages/Home.aspx

NICE (The National Institute for Health and Care Excellence). (2014, updated 2017) *Clinical Guideline 190: Intrapartum Care for healthy women and babies*. NICE, London. https://www. nice.org.uk/guidance/CG190

NICE. (2016) *Clinical Guideline 51: Sepsis: Recognition, Diagnosis and Early Management*. NICE, London.

O'Connor, M., Smith, A., Nair, M., et al. (2015) *UKOSS Annual Report 2015*. National Perinatal Epidemiology Unit, Oxford.

PROMPT (PRactical Obstetric Multi-Professional Training). (2012) *Practical Obstetric Multiprofessional Training Course manual*, 2nd edn. RCOG, London.

RCOG (Royal College of Obstetricians and Gynaecologists). (2011) *Green-top Guideline 56: Maternal Collapse in Pregnancy and the Puerperium*. RCOG, London.

RCOG. (2012) *Green-top Guideline 42: Shoulder Dystocia*. RCOG, London. RCOG. (2013) *Shoulder Dystocia: Information For You*. Patient information leaflet. RCOG, London. https:// www.rcog.org.uk/globalassets/documents/patients/patient-information-leaflets/ pregnancy/pi-shoulder-dystocia.pdf

RCOG. (2014) *Green-top Guideline 50: Umbilical Cord Prolapse*. RCOG, London.

RCOG. (2015) *Green-top Guideline 45: Birth After Previous Caesarean*. RCOG, London. Simpkin, P., Ancheta, R. (2017) *The Labor Progress Handbook*, 4th edn. Wiley-Blackwell, Oxford.

Smit, M.F., Zwanenburg, F., van der Wolk, S., Middeldorp, J., Havenith, B., van Roosmalen, J. (2014) Umbilical cord prolapse in primary midwifery care in the Netherlands; a case series. *The Practising Midwife* 17(6), 24−7.

UKOSS (UK Obstetric Surveillance System). (2014) *Surveillance of Uterine Rupture*. NPEU, Oxford. https://www.npeu.ox.ac.uk/research/ukoss-uterine-rupture-142

UK Sepsis Trust. (2016) *Clinical Toolkits*. http://sepsistrust.org/clinical-toolkit/

Walsh, D. (2007) Managing shoulder dystocia:'on your back' or 'all-fours'? *British Journal of Midwifery* 15(5), 254.

Weston, R. (2001) When birth goes wrong. *The Practising Midwife* 4(8), 10−12.

WHO (World Health Organization). (2003) *Managing Complications in Pregnancy and Childbirth: A Guide for Midwives and Doctors*. Integrated Management of Pregnancy and Childbirth. WHO, Geneva.

附录 17-1 肩难产的记录

日　期 ....

时　间 ....

填表人 .... 职　位 ....

签　名 ....

| 孕妇姓名 _____ |
| 分娩日期 _____ |
| 医院编号 _____ |
| 顾　问 _____ |

呼叫求助：	通过总机拨打紧急电话：			
胎头娩出时在场的工作人员	参加胎肩分娩的其他工作人员			
姓名	角色	姓名	角色	到场时间

助产的程序	人员	时间	次序	细节	未实施的原因
屈大腿法					
耻骨上加压				在产妇左侧 / 右侧 （适当旋转）	
会阴切开术				足够的尝试 / 撕裂程度 / 已经做过的（适当旋转）	
后肩娩出				左 / 右肩 （适当旋转）	
内旋转法					
旋转记录					
牵引记录	常规轴向（如正常阴道分娩）	其他		未常规轴向牵引的原因	
其他助产方法					

胎头分娩的方式	自然分娩		器械助产—胎吸 / 产钳	
胎头娩出的时间	胎儿娩出的时间		头—体分娩时间间隔	
难产时的胎位	胎头朝向母体左侧 胎儿前肩向左		胎头朝向母体右侧 胎儿前肩向右	
出生体重　　kg	Apgar 评分 1 分钟：	5 分钟：		10 分钟：
脐带血血气	动脉 pH：	动脉 BE 值：	静脉 pH：	静脉 BE 值：
向父母进行解释	是	通过	目标表格完成	是

是否呼叫新生儿科医师？是新生儿科医师到达时间 .... 姓名 ....
若未呼叫新生儿科医师或未到达现场，原因是 ....

出生后胎儿评估： 是否有四肢无力？ 是否有隐性骨折？ 胎儿是否进入重症监护室？ 评估人	是 是 是	否 否 否	是否有顾问新生儿科医师需要检查和跟进的地方

经英国皇家妇产科学院许可印刷。

第 18 章　母婴复苏

尼克·卡斯特 Nick Castle

围生期过渡 / 复苏	389
风险管理：预测	390
新生儿基本复苏	391
进一步复苏 / 并发症	394
孕产妇复苏	399

引言

　　大多数出生时呼吸困难的新生儿仅需简单的围生期过渡，而非完全的"复苏"，只有少数需要更积极的干预。然而，母亲心脏骤停却是一种罕见但却危重的情况。助产士必须精通孕产妇和新生儿的复苏流程，每年的常规培训也应包括标准的成人复苏内容。

围生期过渡 / 复苏

发病率和现况

- 在发达国家，5%～10% 的新生儿在出生时需要某种程度的干预，通常是积极的刺激。这一数字在发展中国家中更高，99% 的新生儿死亡发生在围生期（WHO，2011）。
- 1% 的新生儿需要广泛的复苏。新生儿偶尔会出人意料的"平稳"出生，但是仍有 0.2% 的"低风险出生儿"需要辅助通气，其中 90% 复苏效果好（Palme-Kilander，1992；Wyllie et al.，2015a）。
- 全球多达 2/3 的新生儿死亡可以通过低技术新生儿护理来预防（WHO，2011），主要是促进肺部通气的方法（Wyllie et al.，2015a）。
- 预估和团队合作是复苏最重要的方面，对于可疑的问题，应尽快调配设备和人员。采用系统的方法进行早期复苏可以节省时间，例如 F1 赛车进站法（Hayward，2016）。

风险管理：预测

许多情况下可能会导致新生儿需要接受积极的复苏（框 18-1），比如在社区或急诊的意外分娩，尽管这些情况通常是平安无事的。

框 18-1　复苏预测：危险因素

产前高危因素

- 母亲糖尿病
- 高血压 / 子痫前期
- 慢性母体疾病（如心血管、甲状腺、肺、肾、神经系统疾病）
- 既往死产或新生儿死亡
- 产前出血
- 羊水过少
- 宫内生长受限
- 胎动减少
- 酗酒或滥用药物
- 其他药物（如碳酸锂、镁、肾上腺素阻滞剂）
- 初诊

产时高危因素

- 早产
- 胎膜早破或感染（如绒毛膜羊膜炎）
- 胎儿心率异常（如心动过缓、心动过速、长时间减速）
- 羊水胎粪污染（尤其是颜色深的新鲜颗粒）
- 臀位或胎位不正
- 近期母亲接受阿片类镇痛（＜ 4 小时）或全身麻醉
- 前置胎盘 / 胎盘早剥
- 胎儿异常
- 产钳或剖宫产（尤其是急诊）

一旦确定了"高危"分娩，应在分娩前安排接受过新生儿复苏培训的临床医师（如儿科医师或高级新生儿医师）到场。在家中或分娩中心照护产妇的助产士应了解可能影响新生儿出生状况并可能需要转移的因素。社区助产士复苏设备清单见框 18-2。

框 18-2　家庭分娩复苏设备

婴儿复苏设备

- 带有抽吸导管（软导管和 Yankauer 导管）的抽吸装置，Guedal 通气管路。
- 自充气 500 ml 袋-面罩-阀（BVM），排气阀设置为 30～40 cmH₂O（早产儿为 25～30 cmH₂O）。不建议使用 240 ml 的 BVM 装置，它难以提供缓慢恒定的充气压力。
- 带可变流量计的氧气面罩和氧气瓶。
- 听诊器。
- 毛巾、帽子和食品级聚乙烯包装材料（如保鲜膜）。

孕产妇复苏设备

- 带有 Yankauer 导管的吸入装置。
- 氧气面罩（中等浓度）和带可变流量计的气缸。
- 带有单向阀和各种口腔气道的袖珍口罩。
- BVM 设备（可选——因为上述氧气袋面罩对基本生命支持有效）。

另见第 6 章。

新生儿基本复苏

2015 年欧洲复苏指南（Wyllie et al.，2015a）和英国复苏指南（Wyllie et al.，2015b）取代了之前发布的指南。成功的新生儿复苏是建立在预测、环境控制、评估、刺激、有效的通气和极少的心脏按压配合气管插管和药物治疗的基础上。复苏包括几个同时发生的过程。虽然最初的评估和刺激应该同时快速进行（图 18-1），但每个步骤都将单独考虑。

环境与早期管理

保暖对新生儿至关重要，因为低温会加剧酸中毒：36.5℃以下婴儿体温每下降 1℃ 死亡率增加 28%（Wylie et al.，2015b）。出生后迅速干燥和立即皮肤接触（SSC）对维持 / 提高新生儿体温有效（见第 1 章）。另一种做法是早产儿（尤其是 < 29/40）可以不擦干，而是用食品级的保鲜膜包裹后放在远红外辐射台上（Wylie et al.，2015b）。Cochrane 的一项研究也表明，母亲抱紧用保鲜膜包裹的早产儿或提供正常的皮肤接触都对早产儿有好处（McCall et al.，2010）。应该配备一个头顶加热器，通常是复苏器。如果无法使用（例如在家），助产士应尽量减少受潮、加热分娩区域并备好热毛巾。去除与身体接触的湿毛巾。尽管这是常

识，但在复苏的最初阶段通常会忘记一些简单的程序。

评估

对新生儿哭声、皮肤颜色、呼吸频率和心率快速评估，当预感有异常时就可进行干预。在评估新生儿时建议采用逐步进行法，包括主动刺激和开放气道。

新生儿复苏 ABC

（A）**气道（Airway）**。新生儿平放在硬质平面上，头部放在中间位置。新生儿头大颈小的构造可导致气道阻塞。轻轻抬起下巴或双手托颌法有助于开放气道。

（B）**呼吸（Breathing）**。评估通气速度、节律和深度。如果有呼吸暂停可进行 5 次正压通气（图 18-1）。不推荐给足月新生儿立刻吸氧，因为婴儿在空气中能更快建立自主呼吸，过早开始吸氧对缺氧组织有毒性反应。如果需要吸氧，则最好根据脉搏血氧仪（SpO_2）的读数进行操作（Wyllie et al., 2015a，b）。最佳氧饱和度（SpO_2）如图 18-1 所示。

（C）**循环（Circulation）**。观察新生儿的肤色：如果皮肤松软苍白提示新生儿血液循环不足。记录心率，如果心率低于每分钟 100 次最好使用听诊器听诊，使用脐带触诊是不可靠的（Owen and Wyllie，2004）。如果心率低于 60 次 /min 可进行胸部按压。

刺激

干燥和温暖能对新生儿产生有益的刺激，同时防止热量损失，但如果新生儿没有反应则应启动复苏程序（图 18-1）。更激烈的刺激并不能产生积极效果，也不能代替主动复苏。

清理呼吸道

即使有胎粪污染也不必常规使用吸引器，因为它会延迟通气、造成气道创伤，并可能导致迷走神经诱发的心动过缓（Wyllie et al.，2015a）。只有在换气不成功的情况下，才用压舌板或喉镜检查口腔，使用大口径儿科专用吸引器清除可见的阻塞物（如颗粒状胎粪）（Wyllie et al.，2015a，b）。

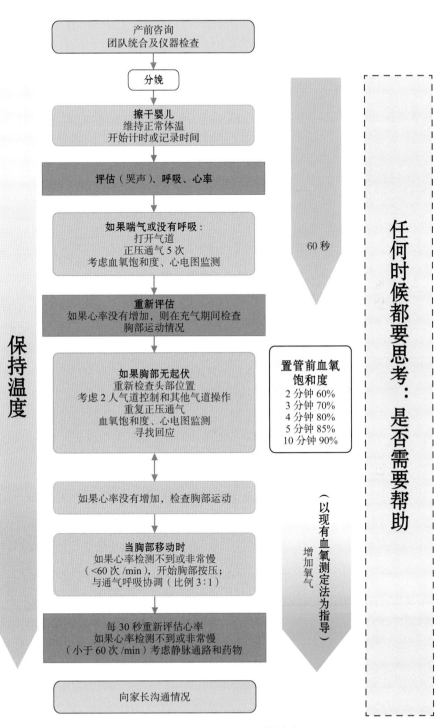

图 18-1　新生儿生命支持算法

最初的五次呼吸

新生儿起始的"充气呼吸"能有助于肺部充气扩张、去除肺部羊水（Wylie et al.，2015a，b）。如果分娩进展顺利，这些最初的呼吸可以过渡到自主呼吸。每一次呼吸缓缓保持 2～3 秒，足月儿使用 30 cmH$_2$O、早产儿 20～25 cmH$_2$O 的恒压。因此使用 BVM 设备很难模拟相同的状态，而 T 形件设备（如 Tom Thumb）可能更有效。尽可能使用 4～5 cmH$_2$O 的呼气末正压（PEEP），这有助于在呼吸之间保持肺部充气。对充气呼吸有效通常在 60 秒内出现反应；如没有反应通常是由于技术不佳，例如快速呼吸（表 18-1）。

足月儿可使用空气进行初始呼吸，但如果是早产儿则使用 21%～30% 的氧气（Wyllie et al.，2015a，b）。

新生儿呼吸会呈现的 3 种类型：① 自发呼吸；② 呼吸暂停（或无呼吸 / 喘息），但心率＞ 60 次 /min；③ 呼吸暂停，心率＜ 60 次 /min。

进一步复苏 / 并发症

维持通气

如果仍有呼吸暂停（或无呼吸 / 喘息）的情况，继续以更快的频率通气即每分钟 30 次：吸气 1 秒，呼气 1 秒。可使用经皮氧监测仪，并按照氧饱和度的数值调节用氧（参考的氧饱和度值见图 18-1）。每隔 30 秒重新评估呼吸和心率。

表 18-1　对辅助通气无反应的原因

问　　题	可能的原因	措　　施
技术不佳	通气过快	降低频率：在 2～3 s 内进行第一次呼吸，然后以 30 次 /min 的速度进行后续呼吸
胸部未抬高	密封不良 BVM 设备或面罩的尺寸错误 气道阻塞	重新调整面罩位置 使用 500 ml BVM：重新测量面罩的尺寸 重新定位头部：轻轻抬起下巴 / 双手托颌法 使用口腔气道，如古德尔管 吸除气道内可见的阻塞物

续　表

问　　题	可能的原因	措　　施
开启泄压阀（此阀可降低肺部气压性损伤风险）	气道阻塞 通气太快	如上所述：重新定位头部，考虑抽吸和 / 或使用口腔气道 减速（见上文"技术不佳"）

BVM，呼吸面罩。

胸部按压

如果心率仍低于 60 次 /min，则开始心脏按压，但必须在有效通气后进行，否则会失败。心脏按压和通气比为 3：1。一人很难同时兼顾心脏按压和有效的通气，受过培训的两人操作可以提高成功率。如果胸部按压时需要用氧，最好参考氧饱和度数值给予吸氧。气管内插管有助于非同步的按压和通气，从而改善冠状动脉灌注，但一般较少会用到该项操作，且实施必须由有经验的置管者操作。

胸部按压技术

- **两指法**（图 18-2）：将 2 个重叠的手指尖放在婴儿胸部中心乳头线下方，这是助产士单手操作的首选手法。
- **拇指法**（图 18-3）：双手环绕婴儿的胸部，将两个拇指放在婴儿乳头下方的胸部中央。双拇指技术是所有小于 1 岁婴儿复苏的首选方法（Maconochie et al.，2015）。

所有的助产士都应该能够操作 2 种复苏技术。

脐带

延迟 1~5 分钟或脐带搏动消失后断脐（DCC）对足月儿均有利（NICE，2014）；虽然延迟 3 分钟断脐会略微增加早产儿光疗的发生，但对健康出生的早产儿仍有益处，能升高血压、减少出血（特别是脑室内出血）和坏死性小肠结肠炎发生的风险（AHA，2010/2015；Wyllie et al.，2015b）；NICE（NICE，2015）也建议早产儿延迟 30 秒至 3 分钟断脐。

然而，任何呼吸暂停婴儿的首要任务是早期复苏。Wyllie 等（2015b）对婴儿的延迟断脐持谨慎态度，认为证据不足，尽管"这可能是由于对延迟时间的定

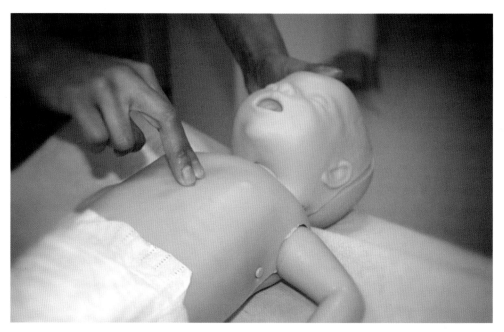

图 18-2　胸部按压：单人双指法

转载自 Jevon，P.（2012），《儿科高级生命支持》，第二版，经 John Wiley 和 Sons 同意。

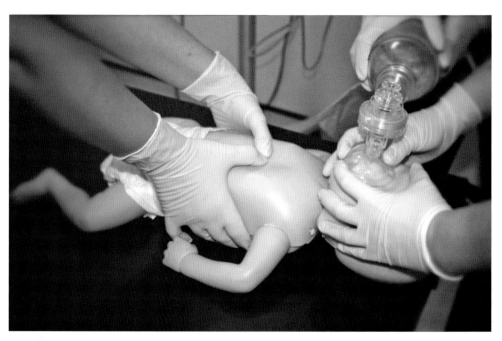

图 18-3　胸部按压：双拇指法（首选方法，但需要 2 个人）

转载自 Jevon，P.（2012），《儿科高级生命支持》，第二版，经 John Wiley 和 Sons 同意。

义不明……也许在婴儿开始呼吸（或肺部通气）之前不应该夹闭脐带"。主要关注的是延迟夹闭脐带会导致复苏延迟，越来越多的人认识到，在呼吸开始之前，脐带是唯一的氧气来源。在英国临床实践正迅速发生变化来解决这一问题：延迟夹闭脐带进行简单的床边复苏（例如，长颈鹿暖箱）越来越多地被用于初次复苏。即使是保暖的早产儿也有可能做到这一点；有关早产儿延迟断脐的更多详细信息（见第 13 章）。但是，如果有任何东西（如短脐带、空间限制）干扰了有效复苏的进行，则不应再执着于延迟的问题，而是切断脐带并将婴儿移至适当的地方进行复苏。世界卫生组织（WHO，2012）指出，"如果有经验提供有效的正压通气而不切断脐带，那么可以在断脐之前开始通气"，尽管并非所有工作人员都有这样的信心。

NICE（2014，2015）推荐将脐带挤向婴儿的做法可能有助于需要尽早剪断脐带的婴儿，虽然 Wyllie 等（2015b）对这一做法持谨慎态度。

切割脐带时确保脐带动静脉通路的长度 ≥ 3 cm。对应的脐带血气能提供更多关于婴儿出生前气体交换状态的信息（NICE，2014）。记录脐带夹闭的时间，因为脐带延迟夹闭可能会影响检测结果。

插管

临床上很少需要插管。该操作比较复杂也难以维持，因此，应重点放在有效通气上。使用声门上气道（例如喉罩气道）或 CPAP 可提供有效的替代方案（Wylie et al.，2015a，b）。但插管仍然有助于：

- 延长通气 / 通气困难。
- 使用表面活性剂（降低肺泡表面张力，辅助呼吸）。
- 特殊情况，如膈疝。

药物和液体

药物在新生儿复苏中的作用有限，这一阶段的效果通常较差（表 18-2）。

生理盐水是静脉注射（IV）液体的首选，尽管并不推荐常规输液，因为它与不良反应相关（Wyllie 2015a）。如果有出血，可考虑输血。

纳洛酮（用于拮抗阿片类药物）出于安全考虑目前几乎从未用于新生儿，即使是由于母亲使用阿片类药物引起的疑似呼吸抑制。它也可能导致阿片类药物成瘾母亲的新生儿癫痫发作（Perelman et al.，2010）。

表 18-2　新生儿复苏药物（AHA, 2010/2015; Wyllie et al., 2015a）

药　物	剂量 / 浓度	给药方式	常规剂量	给药指征
肾上腺素	1:10 000 的肾上腺素 10～30 µg/kg 0.1～0.3 ml/kg	首选静脉内给药（脐静脉或插管或骨髓腔）；很少经气管导管使用，缺乏有效性证据并且可能导致延迟通气	1:10 000 肾上腺素 0.3～0.9 ml	有效通气和心脏按压下，心率 <60 次 /min
碳酸氢钠	4.2% 碳酸氢钠 1～2 ml/kg	仅静脉内给药	4.2% 碳酸氢钠 2～4 ml	纠正疑似酸中毒：仅用于延长对其他治疗无反应的停药间期，并且仅在建立充分的通气和循环（胸部按压）后使用
0.9% 生理盐水	10～20 ml/kg	仅静脉内给药	10～50 ml	低血容量可能
10% 葡萄糖	2.5 ml/kg	仅静脉内给药	5～7.5 ml	低血糖 / 低血糖可能：仅在对其他药物无反应时考虑使用

极早产儿

是否要对极小胎龄的早产儿实施复苏其实是一个情感问题，因为新生儿重症监护的运用确实对极早产儿的预后有所改善。具体可参考所在地方关于极低出生体重婴儿和 24 周左右出生的婴儿的政策。如有疑问，可先实施复苏，因为估计的预产期可能并不准确。

分娩孕周小于 28 周的婴儿在出生时应采取不同的管理方法。不要擦干新生儿身体，而是使用"食品级"塑料保鲜膜包裹婴儿身体至颈部或者覆盖在头部上同时将脸暴露在外，然后安放在远红外辐射台上维持体温（Wyllie et al.，2015a）。在儿科医师检查之前，将婴儿包裹好。有关早产的更多信息，请参见第 13 章。

新生儿复苏的终止

新生儿生命支持超过 10 分钟其神经系统预后佳的可能性极低（Haddad et al.，2000），因此在这个时候通常考虑终止对无生命迹象新生儿的进一步复苏抢救（Wyllie et al.，2015a）。

孕产妇复苏

发病率及现况

- 妊娠期心脏骤停发生比例为 1 : 30 000。
- 在英国，在剖宫产手术中发生比例为 1 : 170 000；道路交通事故是最常见的原因（Whitten and Montgomery，2000）。其他原因包括心血管疾病（孕产妇死亡的主要原因）、败血症和出血（MBRRACE，2016）。
- 英国约 20% 的孕产妇死亡发生在救护车或急诊室（MBRRACE，2016）。

基本生命支持

基本生命支持（BLS）的重点是心脏按压和辅助通气。妊娠期间的解剖和生理变化增加了复苏的难度（框 18-3）。由于妊娠子宫巨大，呼吸道吸入 / 反流的风险增加，亟须大量压缩供氧或启用呼吸机进行气道管理，因此需要改变复苏程序（Truhl et al.，2015）。

孕妇复苏 ABC

参考图 18-4。

（A）**气道（Airway）**。检查是否有异物，并通过"头部倾斜-下颌提升"操作打开气道。下颌推力操作可与气道附件（如口咽气道）结合使用，以促进有效的通气。

（B）**呼吸（Breathing）**。呼吸应在 1 秒内完成，降低发生胃扩张的风险（Handley and Colquhoun，2010），并尽量避免发生按压延迟。喘息或哼声可能会引起误导而使复苏延迟，应与呼吸暂停治疗相同。

（C）**循环（Circulation）**。插管前的按压通气比为 30 : 2，按压频率为每分钟 100～120 次。插管后以每分钟 100～120 次按压（Truhl et al.，2015）配合每分钟 10～12 次呼吸频率进行通气和心脏按压。

框 18-3　影响孕妇复苏的妊娠因素

插管困难
- 牙列完整。
- 乳房增大。
- 胸廓抬高或肋骨张开。

续　框

- 颈部肥胖 / 水肿。
- 声门上水肿。

胸部按压困难
- 怀孕子宫使下腔静脉回流受阻。
- 胸腔外展。
- 膈膜凸起。

呼吸系统
- 潮气量和氧气需求增加。
- 胸部顺应性降低。
- 功能残气量降低。

心血管
- 胃食管括约肌功能不全。
- 腹内压升高。
- 反流风险增加。

左倾子宫或手动移位

妊娠 20 周后（多胎妊娠早期），妊娠子宫压迫下腔静脉（IVC）会降低胸外按压的效果。欧洲复苏委员会（Truhl et al.，2015）现建议用单手或双手将子宫向左移位，而不是将孕妇置于左侧倾斜位置。但是，如果孕妇在坚硬的表面上，例如带有倾斜机构的手术台或脊椎板，则要向左倾斜至 15°～45°（理想情况下为 30°）。无论采用何种移位技术，只要循环没有及时恢复，重点都是迅速胸部按压、早期除颤和紧急剖宫产（Truhl et al.，2015）。

进一步生命支持

进一步生命支持技术（图 18-4）和药物应用（表 18-3）无论妊娠与否都是一致的，但在妊娠 20 周后，应考虑濒死或死后的紧急剖宫产（Truhl et al.，2015）。药物治疗的疗效次于高质量的胸外按压、快速除颤和有效的气道管理。

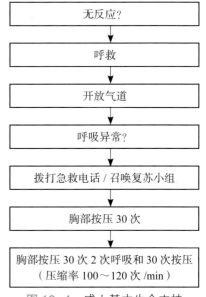

图 18-4　成人基本生命支持

表 18-3　成人复苏药物

药　　物	剂量 / 给药途径	作用机理	用药频率
肾上腺素（肾上腺素）	1 mg 1∶10 000 静脉注射或 2 倍剂量气管内给药	改善大脑和冠状动脉灌注	每 3 分钟 1 mg
胺碘酮	300 mg 静脉推注，如需要，可追加 150 mg	增加除颤后 VF 或 VT 的逆转	如症状持续，重复给药 1～2 次
氯化钙	10 ml/10% 溶液仅可静脉推注	保护心脏免受高钾血症或镁过量	直到 QRS 波变窄
碳酸氢钠	1 mmol/kg（1 ml/kg 8.4%），一般为 8.4% 50 ml 静脉注射	长期心脏停搏患者插管期间酸中毒的治疗、高钾血症的治疗和三环抗抑郁药过量的治疗	视临床情况而定

进一步气道管理

孕产妇复苏过程中的气道保护对于降低肺吸入的风险至关重要。怀孕会增加插管的难度（框 18-3），因此为置管失败患者提供有经验的插管医师和设备是非常必要的。

除颤

立即除颤以逆转心室颤动（VF）或无脉冲室性心动过速（VT）仍至关重要，因为没有其他干预措施能成功恢复正常的心律。对胎儿的风险极低，而且对母亲相当有利。

紧急剖官产

紧急围生期剖宫产（即心脏停搏期间或之后的剖宫产）的目的是抢救母亲（Whitten and Montgomery，2000）。在晚期妊娠中，如不紧急剖宫产几乎不可能进行成功复苏。如果在心脏停搏 4 分钟内进行，也可能挽救新生儿的生命（Boyle，2002）。应在心脏停搏当下立即进行剖宫产，避免因搬运至手术室而造成手术延迟；否则，就没法做到在 4 分钟内进行剖宫产（Truhl et al.，2015）。

小结

为了使助产士能够安全有效地对母亲和新生儿进行复苏，接受培训、掌握临床技能、识别和治疗高危母婴的能力是至关重要。

新生儿复苏

- 对问题的预判有助于做好准备。
- 温暖、无风的环境。
- 用于擦干新生儿的毛巾。
- **气道**
  ○ 将婴儿放在坚实的平面上，打开气道。
- **呼吸**
  ○ 前 5 次呼吸（2～3 秒）：缓慢、恒定的压力使肺部充气。
  ○ 只有在有可见物质阻塞气道时才考虑抽吸。
- **循环**
  ○ 有效通气后心率 < 60 次 /min 时胸部按压。
  ○ 压缩比例 3∶1，最好使用拇指法。
  ○ 很少需要插管，只能由经过培训的员工进行。

孕产妇复苏

- 紧急 CS 有助于产妇复苏，也可能挽救婴儿。
- 手动移动子宫或将产妇置于左侧倾斜位置。
- 气道：头部倾斜和下颌抬高。
- 呼吸：治疗呼吸困难的方法同呼吸暂停。
- 心脏按压通气比例为 30∶2。

（秦安 译 朱玮 校）

参考文献

AHA (American Heart Association). (2010/2015) Part 13: Neonatal Resuscitation. Web-based Integrated 2010 & 2015 American Heart Association Guidelines for Cardiopulmonary

Resuscitation and Emergency Cardiovascular Care. AHA, Dallas, TX. https://eccguidelines. heart.org/index.php/circulation/cpr-ecc-guidelines-2/part-13-neonatal-resuscitation/

Boyle, M. (2002) Emergencies Around Childbirth: A Handbook for Midwives. Radcliffe, Abingdon.

Haddad, B., Mercer, B., Livingstone, J., Sibai, B. (2000) Outcomes after successful resuscitation of babies born with Apgar scores of 0 at both 1 and 5min. American Journal of Obstetrics and Gynecology 182, 1210−1214.

Handley, H., Colquhoun, M. (2010) Adult Basic Life Support Guidelines. Resuscitation Council (UK), London. https://www.resus.org.uk/pages/bls.pdf

Hayward, R. (2016) Formula One Pitstop Techniques to Help in the Resuscitation of Newborn Babies.Health in Wales. http://www.wales.nhs.uk/news/41327

Maconochie, I., Bingham, B., Skellett, S. (2015) Paediatric Basic Life Support. Resuscitation Council (UK), London. https://www.resus.org.uk/resuscitation-guidelines/paediatric- basic-life-support/

MBRRACE (Mothers and Babies: Reducing Risk through Audits and Confidential Enquiries across the UK). Knight, M., Nair, M., Tuffnell, D., Kenyon, S., Shakespeare, J., Brocklehurst, P., et al. on behalf of MBRRACE-UK. (2016) Saving Lives, Improving Mothers' Care — Surveillance of Maternal Deaths in the UK 2012−14 and Lessons Learned to Inform Maternity Care from the UK and Ireland Confidential Enquiries into Maternal Deaths and Morbidity 2009−14. NPEU, Oxford. https://www.npeu.ox.ac.uk/downloads/ files/mbrrace-uk/reports/MBRRACE UK%20Maternal%20Report%202016%20-% 20website.pdf

McCall, E.M., Alderdice, F., Halliday, H.L., et al. (2010) Interventions to prevent hypothermia at birth in preterm and/or low birthweight infants. Cochrane Database of Systematic Reviews, Issue 3.

NICE (The National Institute for Health and Care Excellence). (2014, updated 2017) Intrapartum Care for Healthy Women and Babies. NICE, London.

NICE. (2015) Clinical Guideline 25: Preterm Labour and Birth: NICE, London.

Owen, C., Wyllie, J. (2004) Determination of heart rate in the baby at birth. Resuscitation 60, 213−217.

Palme-Kilander, C. (1992) Methods of resuscitation in low Apgar score newborn infants — a national survey. ActaPaediatrica 81, 739−744.

Perelman, J.M., Wyllie, J., Kattwinkel, J., et al. (Neonatal Resuscitation Chapter Collaborators). (2010) Neonatal resuscitation: 2010 international consensus on cardiopulmonary resuscitation and emergency cardiovascular care science with treatment recommendations. Pediatrics 126(5), e1319−344.

Truhlář, A., Deakin, C.D., Soar, J., et al. (2015) European Resuscitation Council guidelines for resuscitation.Section 4. Cardiac arrest in special circumstances. Resuscitation 95, 147−200.

Whitten, W., Montgomery, L. (2000) Postmortem and perimortem caesarean sections: what are the indications? Journal of the Royal Society of Medicine 93, 6−9.

WHO (World Health Organization). (2011) Newborn Death and Illness: Millennium Development Goal 4.The Partnership for Maternal, Newborn & Child Health.WHO, Geneva. https:// www. who.int/pmnch/media/press_materials/fs/fs_newborndealth_illness/en/

WHO.(2012) Guidelines on Basic Newborn Resuscitation.WHO, Geneva.https://www.who. int/ maternal_child_adolescent/documents/basic_newborn_resuscitation/en/

Wyllie, J., Bruinenberg, J., Roehr, C.C, Rüdiger, M., Trevisanuto, D., Urlesberger, B. (2015a) European Resuscitation Council guidelines for resuscitation. Section 7: resuscitation and support of transition for babies at birth. Resuscitation 95, 249−263.

Wyllie, J. Ainsworth, S., Tinnion, R. (2015b) Resuscitation and Support of Transition of Babies at Birth. UK Resuscitation Council, London. https://www.resus.org.uk/resuscitation-guidelines/resuscitation-and-support-of-transition-of-babies-at-birth/and https://www. resus. org.uk/resuscitation-guidelines/g2015-video-summaries/

第 19 章　引产

凯茜·查尔斯 *Cathy Charles*

引产指征	406
过期妊娠的引产	407
风险及不良反应	408
提供的信息和知情同意	409
宫颈评估	410
引产方式	410
引产的护理	414

引言

　　尽管引产是一常见的操作，但对于孕产妇及临床医师仍有巨大的挑战。对于大部分计划正常分娩的孕产妇而言，引产的建议可能会让她们感到担忧。如果她们的分娩地点由原来的家 / 分娩中心改为不熟悉的上级医院时，也会感到失望和失控。助产士能很好地为孕产妇提供引产相关的咨询以及提供资料，以便孕产妇在知情的情况下决定是否 / 何时同意引产、适当干预和分娩中提供支持。

　　一旦孕妇过了预产期，她们会感到沮丧、焦虑和无助，从而更容易接受引产的建议。助产士在这段时间可以提供很大支持，鼓励积极的想法和提供自然方法引产。

定义

　　引产是指被人为地启动分娩的过程与干预，而不是让分娩自然地开始。虽然可以采用自然的引产方法，但本章节所提及的引产方式是通过手术、机械和 / 或药物等方法。

发病率

- 英国约 25% 的孕妇需要引产（Birth Choice UK，2015）。

- 超过 50% 引产的女性表示，她们比较重视引产的原因和过程（Jay，2015）。
- 相比于自然分娩，引产过程更疼痛，并且易导致更多的助产技术（NICE，2008）。引产也会增加剖宫产率，尤其是在缩宫素引产后，尽管部分证据尚不支持。对于初产妇，41 周后引产在不增加剖宫产率的同时，降低了围生儿死亡率（NICE，2008）。

引产指征

引产常推荐用于继续妊娠的风险大于干预风险时。要列一个简单的引产指征是不可行的，所以此章节并非对每一个引产指征都进行了详细说明。包括如下：

- **过期妊娠**：详见下文的阐述。
- **胎动减少**：死产的高危因素。
- **可疑胎儿生长过限**：另一死产的高危因素。
- **可疑巨大儿**：一项来自科克伦的回顾性研究发现对于可疑巨大儿进行引产并不改善妊娠结局（Boulvain et al.，2016）。对于孕产妇及围生儿，通过严格的调查研究，随着死胎风险的降低，死产的风险却会上升，巨大儿与其他高危因素相关，如增加过多的体重指数、糖尿病等。然而，巨大儿难以在孕前进行明确诊断。国家健康护理研究所（NICE，2008）表示"在无明确引产适应证时，可疑的大于胎龄儿并非引产指征"，但在 2017 年 1 月 NICE 则表明此议题尚处于研究中。
- **胎膜早破时间 > 24 小时**发生于 8%～10% 的足月妊娠中：86% 孕妇在胎膜早破后 24 小时内自然临产，而后每日增加 5% 自然分娩率（NICE，2008）。胎膜早破后 24 小时引产可降低绒毛膜羊膜炎或子宫内膜炎发生率，但剖宫产率、孕产妇或围生儿死亡率无显著性差异（NICE，2014；Middleton et al.，2017）。新生儿败血症发生率可显著性降低（低级别证据）。对于 B 族链球菌感染的胎膜早破者，应在胎膜早破后尽可能早地进行引产（RCOG，2017）。
- **孕周 > 38 周的 I 型糖尿病**：降低巨大儿和死产发生风险。
- **39～40 周高龄孕妇（> 40 周岁）**：英国皇家妇产科学院（RCOG，2013）建议高龄孕妇（占英国孕妇的 3.6%）在 39～40 周时提供引产可降低死产风险及母体并发症，如子痫前期。MBRRACE（2015a）建议若存在其他高危因素，宜尽早引产。

- **妊娠期胆汁淤积症**：降低死产风险和母体肝脏损害。
- **产前出血**。
- **既往曾有死胎或死产者**：引产对于后者并不提供保护因素，但能安抚部分焦虑孕妇。
- **剖宫产后阴道分娩（VBAC）**：引产是有争议的，主要取决于个人情况，并且尚无明确的最佳引产方式（Jozwiak and Dodd，2013；RCOG，2015a）。缩宫素的应用尤其有风险（MBRRACE，2015b）（见第 12 章）。
- **双胎妊娠**：NICE（2011）推荐双绒毛膜双胎 37 周后计划分娩，三绒毛膜三胎 35 周后计划分娩，对于单绒毛膜双胎 / 其他类型多胎的计划分娩实际尚不明确。
- **社会 / 精神因素**：孕妇应更多关注与 41/40 周前自然分娩相比较，非医学指征的引产所导致的风险，即剖宫产的增加，硬膜外麻醉和生后母儿并发症（Grivell et al.，2012）。当有合理的精神或社会因素时，足月后孕妇要求的引产可以考虑在内，尤其是宫颈条件已成熟者。当存在引产禁忌证或存在人员 / 设备问题时，社会因素的引产不宜进行。

引产常为多因素的，对孕妇进行全面评估，并将临床安全、孕妇意愿考虑在内，制订个体化引产方式。

过期妊娠的引产

NICE（2008）推荐为了避免过期妊娠的风险，在 41～42 周进行引产，同时需将孕妇的意愿和环境考虑在内。

若不进行引产：

- 58% 孕妇在孕 40 周前分娩。
- 74% 孕妇在孕 41 周前分娩。
- 82% 孕妇在孕 42 周前分娩。
- 18% 孕妇在孕 42 周后仍未分娩。

足月后死胎的发生风险随着孕周增加而增加（NICE，2008）：

- 37 周：1∶3 000。
- 42 周：3∶3 000。
- 43 周：6∶3 000。

目前尚无明确证据表明对于无妊娠并发症的孕妇在孕 41 周前引产可以改善母儿结局，但已有证据表明在孕 41 周后引产可最低限度地降低死胎和新生儿死亡的发生率（NICE，2008；MBRRACE，2015a）。

Gulmezoglu 等（2012）在 Cochrane 综述中指出：孕 41 周以后的围产儿死亡率略有增加，并指出"绝对风险非常小"，应就相对和绝对风险向女性提供咨询。为预防一名围生儿死亡，采用引产治疗获益的人数（NNTB）为 410 人。

然而 MBRRACE（2015a）指出在足月后识别危险因素的重要性，并回应：

有一种已知的干预措施在防止死胎方面非常有效，同时又不会增加新生儿死亡或严重发病率的风险，即引产。未能对足月确定或对与死胎风险有关的产前高危因素作出反应，就可能失去预防死亡的机会。

胎儿宫内生长受限（IUGR）/ 巨大儿和持续性胎动减少是 MBRRACE 在研究中特别关注的问题，最近推出的拯救婴儿生命护理包（见第 22 章）旨在解决这一问题。

风险及不良反应

引产作为"常规"的概念是危险的，对待它应始终保持谨慎。对于具有高危因素的孕妇，引产不应在产前病房内进行，而应在产房中进行，以便对孕妇和胎儿进行更密切的监测。这推荐用于有相对高危因素的孕妇，如剖宫产后阴道分娩和多产孕妇。

引产的一个不易测量的风险可能是对孕妇控制感的影响。一旦最初孕妇同意接受引产，在接下来的"不可避免"的治疗过程中，她可能就没有什么选择了，这将导致一系列的干预措施。

通常你会看到"提议"这个词，引产是被"提议"的，但实际上并非"被提供的"，我的意思是，如果有提议，人们会假设某人有机会说"哦，非常感谢你，或者说我不会感谢你"，但实际上并非如此。（Birthrights，2013）

焦虑和失控可能会导致压力水平增加，这可能会对分娩产生生理性结局（见第 1 章）。长时间的怀孕也会带来压力，所以对于一些孕妇来说，引产实际上给了她们一种解脱感。

其他风险 / 问题

- 剥膜可能引起少量出血，但不会增加膜破裂或感染风险。（NICE，2008）
- 反复阴道检查（VE）会很痛苦，所以只有在必要时才做。不推荐在阴道检查中使用维 A 酸，因其含有氯己定，会引起疼痛。
- 前列腺素制剂（PGE2，欣普贝生）有时可能会引起阴道疼痛；虽然没有明确证据表明前列腺素诱发的分娩比自发性临产更痛苦，但许多坊间传闻认为并非如此（Jay，2015）。静脉缩宫素的应用似乎会引起更痛苦的宫缩（Alfirevic et al.，2009），这可能是因为它们的反应更剧烈，因此多数处于这种情况的孕妇会选择硬膜外麻醉。
- 缩宫素和 / 或前列腺素引起的高张性子宫收缩可导致胎儿缺氧、子宫破裂和孕产妇 / 围生儿死亡。因此，密切监测胎儿和母体情况是至关重要的。对于多产、多胎妊娠、羊水过多、有早产史或既往剖宫产史的孕妇，即使在没有高张性宫缩的情况下，也存在明显的子宫破裂风险（见第 12 章）。
- 前列腺素和缩宫素的反应是不可预测的。助产士应观察孕妇是否存在过度刺激或不良反应（见表 19-1 和表 19-2）。
- 剖宫产的风险因素是存在争议的。我们知道在引产过程中使用缩宫素会增加剖宫产的风险，两者之间的关系是复杂的，因为更为复杂 / 缓慢的产程往往需要缩宫素引产（见第 9 章）。美国的一项大型研究发现，在无合并症的足月妊娠中，引产的剖宫产风险增加了 1 倍，对于宫颈非成熟的初产妇风险最高（Ehrenthal et al.，2010）。然而，Cochrane 分析（Gulmezoglu et al.，2012）和 NICE（2008）指出：妊娠 41 周后引产和期待治疗相比在剖宫产率方面无明显差异。

提供的信息和知情同意

助产士作为一个特殊的职位，应回答孕妇及其伴侣可能提出的所有问题，并作对引产充分解释。NICE（2008）在其引产指南中提供了在线引产信息。大多数都会提供包含联系电话号码的信息传单，以便获得进一步的建议。

产科医师推荐的引产难以被拒绝，但孕妇应该知道他们有拒绝的权利。NICE（2008）明确指出，如果孕妇选择不接受引产，她的决定应该得到尊重。Jay（2015）发现，接受引产的孕妇很少能回忆起被给予了多少信息：

……在很多情况下，这是一个当场的决定，因为感觉这是为了孩子的利益而做的正确的事情……助产士和医师很少把引产作为一种选择，而不是一种不可避免的事情，并事先征得同意。

然而，Hay（2015）也发现有一些不想知道太多的孕妇，承认她们没有阅读发给她们的传单，从而控制自己的信息来源。

如有孕妇拒绝过期妊娠后引产，则应基于期待治疗，即孕妇对胎动保持警惕，每周两次进行胎心监护和羊水量检测。

宫颈评估

宫颈 Bishop 评分是一种结合宫颈容受度、质地、位置、扩张、先露位置的阴道检查方式。评分 > 6 分的为成熟宫颈。Cochrane 综述指出，经阴道超声评估引产前宫颈成熟度并不比宫颈 Bishop 评分好（Ezebialu et al.，2015）。

引产方式

自然 / 互补的方式

一旦预产期到了，孕妇们似乎愿意接受自然或其他方式进行引产。NICE（2008）提出，孕妇应该被告知"现有证据不支持"服用中草药、针灸、顺势疗法、蓖麻油、热水浴、灌肠或性交进行引产。这主要是因为缺乏研究，而不是因为他们已经被证明是无效的。例如，Cochrane 的综述中指出，针灸仍需进行随机对照研究。然而，Cochrane 的另一篇综述（Kavanagh et al.，2005）指出，乳房 / 乳头刺激对引产有效，对产后出血（PPH）也有效，尽管建议高危人群慎用。通常情况下，孕妇会把集中方法结合起来，以避免医源性引产。大多数至少不会造成伤害。

到目前为止，最有效的"自然"方法是剥膜。NICE（2008）推荐从足月后开始使用这种方法，认为它是一种安全、有效的方法，可以减少低风险孕妇的过期妊娠。助产士轻轻地将一根手指插入宫颈并旋转 360°，将子宫内膜与子宫下段分开。这是为了增加前列腺素的分泌量。无论宫颈 Bishop 评分多少，每 48 小时进行一次连续剥膜可降低过期妊娠的发生率（Boulvain et al., 2005）。尽管剥膜过程很不舒服，但孕妇对此普遍满意度较高，并愿意在未来再次接受（deMiranda et al., 2006）。事实上，它可以用于许多高危妊娠中，有时在早期足月妊娠中也会应用（例如，自 37 周起）。Cochrane 综述建议，尽管在 37～40 周内进行剥膜的风险很低，但"几乎没有理由"向低风险孕妇提供这种服务。

手术 / 机械性 / 药物方法

- 人工破膜（ARM）。
- 机械性方法。
- 前列腺素制剂 / 合成类固醇。
- 静脉用缩宫素。

人工破膜

人工破膜风险低，对分娩有明确反应。见第 2 章风险、利益和禁忌证。

- 人工破膜，单独或联合缩宫素应用，不应作为主要的引产方式，除非有特定的临床因素不宜使用前列腺素制剂，如存在宫缩过频的高危因素（NICE，2008）。然而，一部分认为宫颈成熟者对于人工破膜有积极反应，为防止进一步的干预，基于这个理论，有时也可提供人工破膜。
- 如果一切正常，在人工破膜后，不需要进行胎心监护，也不禁止水中分娩。
- 在使用前列腺素制剂后，若产妇有宫缩且阴道检查有进展的，人工破膜不宜进行。

机械性方法

机械性方法（MMs）是最早的引产方法，并重新应用于临床中。它们的目的是通过直接扩张宫颈管和 / 或间接刺激前列腺素或缩宫素的分泌使宫颈成熟。NICE（2008）认为机械性方法"不宜作为引产的一种常规方法"。

球囊引产是一种最常见的方式。它通常通过窥阴器放入子宫颈，再向水囊内注水。导管可能会脱落，通常是在宫颈扩张的时候，或者可以稍后取出。可以使用简单的 Foley 导管（最便宜的选择），也可以使用更复杂的方法，如 Cook 双球囊导管，从子宫颈上方和下方施加宫颈压力，并可以逐渐膨胀（见 http://www.cookmedical.com/products/wh_jcrb184_webds/）。

通常夜间放置宫颈球囊，次日清晨取出，放置时间不可超过 12 小时。部分医院鼓励产妇携带宫颈球囊回家过夜。

无法自然分娩是一个巨大的打击，但我相信 Foley 导管可以让我顺产。如果我需要的话，我会再选择一次的。（Sarac，2017）

Cochrane 指出，使用机械性方法可以在引产开始后 24 小时内分娩，其效果与欣普贝生相当，甚至比缩宫素更有效，还能降低高张性宫缩的风险。费用上比其他方式更便宜。在助产分娩 / 剖宫产分娩和孕产妇 / 新生儿结局上无差异（Jozwiak et al.，2012）。产妇对于机械性引产的满意程度与前列腺素制剂相似，部分产妇的疼痛感较轻。有些人知道没有使用药物引产后也感到更加放松。

前列腺素制剂 / 合成类固醇

- 前列腺素阴道片剂、凝胶或可释栓剂使宫颈软化 / 成熟。
- 与预期分娩相比，它们增加了 24 小时内阴道分娩的成功率，但可能会导致宫缩过频和胎儿心动过速。然而，剖宫产率并没有增加，甚至可能减少（Thomas et al.，2014）。
- 不同制剂虽成本不同，但均有相似的功效（NICE，2008）。阴道内缓释栓剂，如欣普贝生（表 19-1），当发生宫缩过频时，可以从阴道内取出的优势。
- 在人工破膜前给予前列腺素可提高其疗效（NICE，2008）。
- 前列腺素（阴道 / 宫颈内）引起的疼痛较轻，比静脉缩宫素引产更可能在 24 小时内分娩（Alfirevic et al.，2009）。在引产过程中可随意行动可能是其中一个原因。
- 米索前列醇可以在美国广泛使用，但在英国未经许可，Cochrane 的一项研究表明，口服米索前列醇（女性更易接受此法）和阴道给药一样有效，且比地诺前列酮或缩宫素所导致的剖宫产率更低（Alfirevic et al.，2014）。NICE（2008）认为尚无依据，目前只推荐在胎死宫内或在临床试验的背景下使用米索前列醇。
- 一旦临产，建议定期胎心听诊（IA），除非有其他高危因素，否则不进行连续胎心监护（EFM）（NICE，2008）。

表 19-1 地诺前列酮（E2）/ 前列腺素 PGE2/ 普贝生

引产剂量：根据宫颈成熟度和胎次不同
前列腺素 E_2 阴道凝胶和阴道栓剂不是生物等效剂量（BNF，2017）

前列腺素 E_2 阴道凝胶	前列腺素 E_2 阴道栓剂	普贝生（阴道栓剂）
地诺前列酮 400 µg/ml： 2.5 ml（1 mg）£13.28 800 µg/ml：2.5 ml（2 mg）£13.28 1 mg 或 2 mg（初产妇宫颈未成熟 2 mg） 6 小时后如有必要可以重复使用 1～2 mg	地诺前列酮 3 mg £13.27 3 mg 首剂量 6～8 小时后如有必要可以重复使用 3 mg **最大阴道栓剂剂量** 6 mg（对所有孕妇）	地诺前列酮 10 mg £30.00 24 小时内缓慢释放 10 mg **最大剂量** 不可重复使用 注意需在宫颈成熟后、缩宫素应用前 30 分钟、24 小时后无效时需取出。

位置	阴道后穹窿：避免宫颈管
禁忌证	急性心肺、肝肾疾病 前置胎盘、妊娠期不明原因的阴道出血、头盆不称、胎位异常 胎膜已破、胎儿窘迫、经产妇、多胎妊娠、前次剖宫产或子宫手术史（然而，在剖宫产后阴道分娩中也可谨慎地使用）
不良反应	恶心、呕吐、腹泻、发热、背痛；阴道症状（温暖、恼怒、疼痛） 宫缩过强 / 严重的子宫收缩、子宫破裂、胎盘早剥、胎窘、心脏骤停、低 Apgar 评分，死胎 / 新生儿死亡
注意点	既往有哮喘、癫痫、青光眼 / 眼压升高、肝肾损害、子宫瘢痕 / 破裂、DIC 危险因素

- 对于死胎，见第 21 章。MBRRACE（2015b）指出对于死胎，缺乏以基于全国性临床试验为基础的引产指南。
- 对于剖宫产后阴道分娩的引产，见第 12 章节。

缩宫素

- 如果前列腺素和人工破膜均没有取得良好的引产进展，应采用静脉滴注缩宫素刺激宫缩。人工破膜后不能只使用缩宫素（NICE，2008）。
- 与预期管理相比，缩宫素引产增加了 24 小时内的分娩率，但导致了更多的硬膜外麻醉（由于疼痛感增加）和剖宫产率（Alfirevic et al.，2009）。

- 使用过前列腺素制剂的产妇可能会对缩宫素产生剧烈反应，经历更严重的宫缩。在缩宫素引产过程中，推荐使用胎心监护观察宫缩和 / 或胎心变化（NICE，2008）。缩宫素的使用已被确定为分娩肛门括约肌损伤的一个独立高危因素，甚至是正常体重婴儿的自然分娩（见第 4 章）。

引产的护理

就引产而言……制度的需求往往优先于个人护理，这一点可以从顽固的政策和常规中得到证实。而工作人员不足和工作人员过度紧张加剧了这种情况……大多数人愿意接受个人护理，但医疗机构往往无法提供。（Jay，2015）

虽然引产是正常分娩过程的一个重要干预措施，助产士可以做许多事情来支持产妇希望正常分娩的愿望。一旦理解了引产的原因，并且所有人都同意这是可取的，确定产妇对这一过程的理解是重要的。必要时应探讨到底产妇对于引产过程有多想了解，并提供进一步的解释和书面信息。请注意，产妇可能处于高度焦虑状态，尤其是因胎儿因素引产时。

需向产妇解释引产过程所需的时间，有时需要数日，这对于产妇来说常常是意外的（Jay，2015）。如果引产因繁忙的产房而不得不推迟（有时甚至在引产开始之后），需对产妇及其伴侣作出进一步解释和支持。助产士们很熟悉那些为引产做好心理准备并迫切想要生孩子的痛苦产妇，需要更多的敏感性来帮助她们处理延迟引产。

只要有可能，包括伴侣和生育支持者在内的"生育团队"的所有成员就可以一起工作，为产妇带来满意的体验。对分娩地点的熟悉，对合适的衣物、点心、膳食和休息提供意见，将有助于增加分娩体验。在可能的情况下，产妇不应该脱离支持。任何时候，如果她独自一人，她的助产士应该给予额外的支持。

对于高危妊娠者的引产可在产房，对于低危妊娠者的引产可在产前病房或门诊（NICE，2008）。科克伦的一项研究发现，产妇更喜欢早上而不是晚上进行引产，尽管两者间的妊娠结局无差异（Bakker et al.，2013）。

一般的分娩护理与自然分娩一样适用。知情同意的问题同样重要，即使产妇同意引产，她对于之后的阴道检查和干预措施的知情同意也同样重要。助产士应在文件中详细记录引产过程中的护理计划、分娩进度和所需药物。

助产士的引产护理

- 检查病历以确定预产期和胎盘位置，并排除禁忌。如果该产妇在产前使用肝素，需确保在分娩前 24 小时已停止使用（RCOG，2015b）。

- 应与产妇及其伴侣讨论引产过程并获得同意。有充分时间来回答任何问题，并就应对"前列腺素疼痛"/提前分娩提出建议，比如使用热敷、热水澡或散步。
- 确保引产已得到知情同意。使用前列腺素制剂必须有医师处方，尽管许多医疗机构会使用患者群体指南（PGDs）来确保助产士在没有处方的情况下，在引产后期时使用前列腺素制剂。助产士有责任确保正确的剂量是安全的。
- 告知产妇排空膀胱。
- 保护产妇的隐私。
- Bishop 评分评估宫颈成熟度。
- 根据宫颈 Bishop 评分选择合适的前列腺素制剂的剂量或人工破膜。
- 在阴道后穹窿放置前列腺素制剂的凝胶或阴道栓剂。应根据当地的引产指南，但 NICE 建议：
  ○ 阴道给予前列腺素片或凝胶 1 枚，如未分娩，6 小时后可服第 2 剂（每天最多 2 剂）。
  ○ 阴道放置前列腺素制剂缓释栓剂：一次放置时间至少 24 小时，见表 19-1 中前列腺素剂量。
- 持续胎心监护，直到完全正常（通常 30～60 分钟），但是一旦分娩，缺乏高危因素的前列腺素引产要使用 IA。
- 如果继续引产延迟，确保实施母儿监护。
- 告知产妇注意不良反应，若出现非常强烈、频繁、痛苦的宫缩，突然恶心/呕吐或任何令她担心的事情，及时告知。
- 若胎心监护正常，间歇性监测完全可以接受（NICE，2008）。水中分娩是一种选择，可以缓解产妇所经历的"前列腺素相关疼痛"（见第 7 章）。

我总是鼓励那些宫缩疼痛的产妇去洗澡，远离病房也可以很安静，如果疼痛，为什么不在深水中放松呢？（Vicky Chapman，2017）

- 如果有任何问题，通知产科医师。
- 一旦临产，要像对待其他产妇一样对待她们（见第 1 章）。
- 与非引产产妇相比，引产产妇更可能需要保持半卧位。同时也鼓励活动，以加强宫缩，缩短分娩时间和减少助产分娩/剖宫产。

持续引产：静脉应用缩宫素的护理

如果产妇没有临产，她自然会感到失望。她可能在2～3天内多次使用前列腺素制剂，会感到疲倦和沮丧。下一个要讨论的是缩宫素，她仍然可能选择减少缩宫素应用。有时鼓励产妇回家，几天后自然临产或在需要进一步引产时返回。

- 在引产过程的每个阶段，都要征求产妇的意愿和同意。清晰的解释和支持是至关重要的。

- 确保缩宫素得到批准和处方。由于联合应用的子宫收缩作用，避免在前列腺素制剂应用后6小时内使用缩宫素（NICE，2008）。

- 在开始注射缩宫素之前产妇可能会很痛苦：NICE（2014）建议为接受缩宫素引产的产妇提供硬膜外麻醉，产妇们可能很乐意如此。

- 缩宫素使用差异较大（表19-2）。产妇必须受到密切监测：
  - 开放静脉。
  - 以推荐的速度开始缩宫素输注（建议使用微量泵），每隔30分钟增加1次（NICE，2008）。
  - 使用尽可能少的剂量：目标是每10分钟收缩4～5次，如果宫缩过频，减少剂量（NICE，2008）。
  - 推荐连续胎心监护（NICE，2008）。
  - 对于强直性宫缩或可疑胎儿窘迫，应立即停止补液，建议产妇采用左侧卧位，并立即呼叫产科医师。如果状态未解决，宫缩抑制剂可以考虑

表 19-2　静脉滴注缩宫素

引产时的静脉滴注	1～2 mU/ml，每隔30分钟增加1次，直到收缩3～4次/10 min
禁忌证	高张性子宫收缩，胎儿窘迫避免长期服用缩宫素
不良反应	恶心、呕吐、心律失常、头晕 子宫痉挛（低剂量）和子宫过度刺激（通常过量），导致剧烈收缩、子宫破裂、软组织损伤、胎盘早剥、羊水栓塞、胎儿窘迫/窒息/死亡，很少出现过敏反应（呼吸困难、低血压、休克）
注意	**胎儿：**心律失常、窒息、胎死宫内 **母体：**合并轻/中度高血压、心脏病。孕周＞35周且有前次剖宫产史者 大剂量大溶液输注可引起中毒，麻醉时相互作用引起严重低血压和心律失常

使用以加速产程（NICE，2008）。虽然未经许可用于产科，但 β-交感神经类药物沙丁胺醇（吸入）和特布他林（0.25 mg 皮下注射）可以使用，并在逆转缩宫素作用中是有效的。

小结

- 25% 的孕妇需接受引产。
- 许多产妇都愿意尝试自然 / 其他引产方式。
- 药物 / 人工破膜引产存在风险，它从来都不是"例行公事"。
- 引产可能需要几天的时间，所有相关人员都会疲倦。
- 引产过程中的知情同意是至关重要的。
- 机械性引产方法越来越受欢迎。
- 药物性引产通常比自然分娩更加痛苦。
- 前列腺素制剂和缩宫素最常见的风险是强直性宫缩和胎儿窘迫。
- IA 对于前列腺素制剂引产是适宜的（在胎心监护正常时），除非存在其他问题。
- 推荐在缩宫素引产时进行连续胎心监护。
- 如果存在宫缩过频或可疑胎儿窘迫，应立即停用缩宫素。

（陈莎　译　刘小华　校）

参考文献

Alfirevic, Z., Kelly, A.J., Dowswell, T. (2009) Intravenous oxytocin alone for cervical ripening and induction of labour. *Cochrane Database of Systematic Reviews*, Issue 4.

Alfirevic, Z., Aflaifel, N., Weeks, A. (2014) Oral misoprostol for induction of labour. *Cochrane Database of Systematic Reviews*, Issue 6.

Bakker, J.J., van der Goes, B.Y., Pel, M. (2013) Morning versus evening induction of labour for improving outcomes. *Cochrane Database of Systematic Reviews*, Issue 2.

BirthChoiceUK. (2015) *Index of National Maternity Statistics: Induction.* BirthChoiceUK. http://www.birthchoiceuk.com/Professionals/index.html

Birthrights. (2013) *The Dignity Survey: Women's and Midwives' Experiences of UK Maternity Care.* Birthrights Dignity in Childbirth Forum. http://www.birthrights.org.uk/wordpress/ wp-content/uploads/2013/10/Birthrights-Dignity-Survey.pdf

BNF (British National Formulary).(2017) BNF online.www.bnf.org/products/bnf-online/

Boulvain, M., Stan, C., Orion, O. (2005) Membrane sweeping for labour. *Cochrane Database of Systematic Reviews*, Issue 1.

Boulvain, M., Irion, O., Dowswell, T., et al. (2016) Induction of labour at or near term for suspected fetal macrosomia. *Cochrane Database of Systematic Reviews*, Issue 5.

de Miranda, E., Van Der Bom, J.G., Bonsel, G.J., et al. (2006) Membrane sweeping and prevention of post-term pregnancy in low-risk pregnancies: arandomised controlled trial. *BJOG* 113(4), 402-408.

Ehrenthal, D.B., Jiang, X., Strobino, D.M. (2010) Labor induction and the risk of a cesarean delivery among nulliparous women at term. *Obstetrics and Gynecology* 116(1), 35-42.

Ezebialu, I.U., Eke, A.C., Eleje, G.U., et al. (2015) Methods for assessing preinduction cervical ripening. *Cochrane Database of Systematic Reviews*, Issue 6.

Grivell, R.M., Reilly, A.J., Oakey, H., et al. (2012) Maternal and neonatal outcomes following induction of labor: a cohort study. *Acta Obstetriciaet Gynecologica Scandinavica* 91(2), 198-203.

Gulmezoglu, A., Crowther, C., Middleton, P. (2012) Induction of labour for improving birth outcomes for women at or beyond term. *Cochrane Database of Systematic Reviews*, Issue 6.

Jay, A.M. (2015) Women's experiences of induction of labour: a qualitative study. Doctoral dissertation. University of Hertfordshire, Hatfield, UK. http://researchprofiles.herts.ac.uk/ portal/files/10116260/Thesis._Dr_Annabel_Jay_2016.pdf

Jozwiak, M., Dodd, J.M. (2013) Methods of term labour induction for women with previous CS. *Cochrane Database of Systematic Reviews*, Issue 3.

Jozwiak, M., Bloemenkamp, K.W.M., Kelly, A.J., et al. (2012) Mechanical methods for induction of labour. *Cochrane Database of Systematic Reviews*, Issue 3.

Kavanagh, J., Kelly, A., Thomas, J. (2005) Breast stimulation for cervical ripening and induction of labour. *Cochrane Database of Systematic Reviews*, Issue 3.

MBRRACE (Mothers and Babies: Reducing the Risk through Confidential Enquiries). Draper, E.S., Kurinczuk, J.J., Kenyon, S. on behalf of MBRRACE-UK. (2015a) *MBRRACE-UK Perinatal Confidential Enquiry: Term, Singleton, Normally Formed, Antepartum Stillbirth.* University of Leicester, Leicester. https://www.npeu.ox.ac.uk/downloads/files/mbrrace-uk/ reports/MBRRACE-UK%20Perinatal%20Report%202015.pdf

MBRRACE. Knight, M., Tuffnell, D., Kenyon, S., Shakespeare, J., Gray, R., Kurinczuk, J.J. on behalf of MBRRACE-UK. (2015b) *Saving Lives, Improving Mothers' Care — Surveillance of Maternal Deaths in the UK 2011-13 and Lessons Learned to Inform Maternity Care from the UK and Ireland Confidential Enquiries into Maternal Deaths and Morbidity 2009-13.* NPEU, Oxford. https://www.npeu.ox.ac.uk/downloads/files/mbrrace-uk/reports/MBRRACE- UK%20Maternal% 20Report%202015.pdf

Middleton, P., Shepherd, E., Flenady, V., et al. (2017) Planned early birth versus expectant management for prelabour rupture of membranes at term. *Cochrane Database of Systematic*

Reviews, Issue 1.

NICE (The National Institute for Health and Care Excellence). (2008, updated 2017) *Clinical Guideline 70: Inducing Labour*. NICE, London. https://www.nice.org.uk/Guidance/cg70

NICE. (2011, updated 2017) *Clinical Guideline 129: Multiple Pregnancy: Antenatal Care for Twin and Triplet Pregnancies*. NICE, Manchester.

NICE. (2014, updated 2017) *Clinical Guideline 190: Intrapartum Care for Healthy Women and Babies*. NICE, London. https://www.nice.org.uk/guidance/CG190

RCOG (Royal College of Obstetricians and Gynaecologists). (2013) *Scientific Impact Paper 34: Induction of Labour for Older Mothers*. RCOG, London. https://www.rcog.org.uk/globalassets/documents/ guidelines/scientific-impact-papers/sip_34.pdf

RCOG. (2015a) *Green-top Guideline 45: Birth After Previous Caesarean Birth*. RCOG Press, London.

RCOG. (2015b) *Green-top Guideline 37a: Thrombosis and Embolism during Pregnancy and the Puerperium: Reducing the Risk*. RCOG, London. https://www.rcog.org.uk/globalassets/documents/guidelines/gtg-37a.pdf

RCOG. (2017) *Green-top Guideline 36: The Prevention of Early-onset Neonatal Group B Streptococcal Disease*. RCOG, London.

Sarac. (2017) *Any Foley Catheter Induction Experiences?* http://boards.hellobee.com/topic/any-foley-catheter-induction-experiences

Smith, C.A., Crowther, C.A., Grant, S.J. (2013) Acupuncture for induction of labour. *Cochrane Database of Systematic Reviews*, Issue 8.

Ten Eikelder, M.L., Van der Meent, M.M., Mast, K., Rengerink, K.O., et al., et al. (2016) Women's experiences with and preference for induction of labor with oral misoprostol or Foley catheter at term. *American Journal of Perinatology* 34(2), 138−146.

Thomas, J., Fairclough, A., Kavanagh, J., et al. (2014) Vaginal prostaglandin (PGE2 and PGF2a) for induction of labour at term. *Cochrane Database of Systematic Reviews*, Issue 6.

第 20 章　子痫前期和糖尿病

安妮特·布里利 *Annette Briley*

子痫前期	421
症状和体征	423
产时护理	425
产时血压管理	426
治疗重度高血压的药物	428
子痫	429
子痫的护理	430
HELLP 综合征	433
糖尿病	434

子痫前期

引言

　　子痫前期是妊娠特有的病症，其特征是血压升高和蛋白尿，可导致抽搐（子痫）和多器官衰竭。胎儿并发症包括小于胎龄儿（SGA）、早产、胎盘早剥和围生期死亡（NICE，2010；MBRRACE，2016）。

　　子痫前期的病理生理尚不清楚，与妊娠早期胎盘异常相关，其次是全身炎症和进行性血管损伤，导致高血压和胎盘灌注不良。

　　子痫前期是全球孕产妇死亡的主要原因。近年来医疗和护理质量的提高使英国的死亡人数显著降低，取得了重大的胜利。

　　科学研究对高血压疾病患者的护理起了强大的推动作用。英国以研究为依据制订了指南并实施高质量产前和产后护理（MBRRACE，2016）。

发生率及现状

　　受人群和子痫前期的定义不同的影响，子痫前期发病率报道各不相同

（Briley et al.，2006；Duley et al.，2009）。妊娠期高血压的定义见框 20-1。

- 在大多数人群中，子痫前期发病率约为 5%，全球最高可达 10%（WHO，2011）。
- 高达 20% 的孕妇孕期会出现某种形式的高血压。其中不到 10% 患严重疾病。
- 英国孕妇中死于高血压疾病的比率不足 0.1/100 000。但在世界范围内，这仍然是主要的可以预防的死因：每天有 100 名孕妇死亡（WHO，2011；MBRRACE，2016）。
- 英国因子痫前期死亡的孕产妇 25% 为外籍人士，这与英国本土的死亡率相似，这说明子痫前期不分地域，管理更重要（Shennan et al.，2017）。
- 在英国，非先天性异常发生死产的病例中，1/20 为子痫前期（MBRRACE，2016）。
- 50% 子痫前期孕妇胎儿早产分娩（NICE，2010）。
- 由于胎盘功能不全，SGA 很常见：20%～25% 的孕妇早产，有子痫前期且足月分娩的孕妇中，14%～19% 是 SGA（MBRRACE，2016）。

框 20-1　妊娠期高血压疾病定义（NICE，2010）

- **轻度高血压**：舒张压 90～99 mmHg，收缩压 140～149 mmHg。
- **中度高血压**：舒张压 100～109 mmHg，收缩压 150～159 mmHg。
- **重度高血压**：舒张压 ≥ 110 mmHg，收缩压 ≥ 160 mmHg。
- **妊娠期高血压**是妊娠 20 周后出现的高血压，无明显蛋白尿。
- **子痫前期**是指妊娠 20 周后新发高血压，并有明显蛋白尿。
- **重度子痫前期**是伴有重度高血压和 / 或症状的子痫前期，可有生化和 / 或血液学损伤。

相关风险因素

- 首次怀孕。
- 子痫前期病史（与同一伴侣再次怀孕后通常不那么严重，发病时间也会比上次晚 2～4 周）。
- 与新伴侣、短期性伴侣同居后立即怀孕。
- 多次怀孕和 / 或卵子捐赠（风险高 2～3 倍），特别是合并肥胖（Fox et al.，2014）。
- 有慢性高血压、糖尿病、肾脏疾病或器官移植的病史。

- 肥胖（BMI ≥ 30）。
- 家族史有一定作用，例如母亲、姐妹甚至是伴侣的家族有子痫前期的相关经历。

症状和体征

有关子痫前期和重度子痫前期的症状和体征见框 20-2 和框 20-3。

NICE（NICE，2010）指出对重度高血压控制失败是导致致命性颅内出血的原因。

- 向孕妇解释子痫前期的症状以及如何寻求帮助。
- 每次产前检查，所有孕妇都应常规检查血压和尿液（MBRRACE，2016）。
- 第二次怀孕中期发生的上腹部疼痛应归因于子痫前期，除非证明有其他原因。
- 仅血压高和蛋白尿不足以诊断子痫前期。许多子痫前期女性既往没有高血压或蛋白尿。
- 一般助产士担心舒张压，但收缩压也同样重要（NICE，2010；MBRRACE，2016）。
- 有关血液检查结果请参见框 20-3 和第 23 章。子痫前期表现为尿酸 / 尿酸盐水平升高，肝功能异常和 / 或血小板减少。
- 新的血液检测指标包括对怀孕 20 ～ 35 周的孕妇进行胎盘生长因子（PlGF）测试（NICE，2016），尽管目前这一点在 NHS 中的可用性有限，研究仍在进行中（Chappell and Shennan，2016）。

框 20-2　子痫前期的症状和体征

- 血压升高（框 20-1）。
- 蛋白尿。
- 剧烈头痛。
- 视力问题，例如眼前模糊或眼冒金星。
- 肋骨下方的严重疼痛（上腹部疼痛）。
- 呕吐。
- 脸部、手部或脚部突然肿胀。
  对宫内生长受限的孕妇也应考虑此诊断。

改编自 NICE（2010 年）。

框 20-3　　重度子痫前期的症状和体征

BP
- 收缩压 > 160 mmHg 或舒张 ≥ 110 mmHg 或平均动脉压（MAP） > 125 mmHg（NICE，2010）。

平均动脉压（MAP）
- MAP 在 125 mmHg 和 140 mmHg 之间，超过 45 分钟需要医疗转诊和治疗。
- MAP ≥ 140 mmHg 持续超过 15 分钟需要紧急医疗转诊和治疗。
- MAP > 150 mmHg 代表有脑自动调节功能障碍和继发脑出血的严重风险。

显著的蛋白尿
- 24 小时尿蛋白 ≥ 300 mg。
- 两次"清洁中段尿"或间隔 ≥ 4 小时尿管取尿标本，测量 ≥ ++。
- 尿蛋白与肌酐比值 > 30 mg/mmol。

其他可能的症状或测试结果：
- 头痛。
- 视觉障碍。
- 上腹疼痛。
- 轻微抽搐或阵挛。
- 血小板计数 < 100（×10⁹/L）。
- 尿酸 / 尿酸盐水平升高。
- 天冬氨酸转氨酶（AST）或丙氨酸转氨酶（ALT） > 50 IU/L：超过 150 IU/L 时产妇发病率显著增加。

改编自 NICE（2010 年）。

血压测量

血压测量至关重要。证据表明血压测量操作往往不理想。

- **设备**。大多数自动化设备会低估子痫前期患者的血压。水银血压计测量仍然是"黄金标准"。如果可以的话，或有任何不确定，都用水银血压计测量一遍。任何自动化设备都应该经过验证后供孕妇使用。
- **袖带：** 使用合适的尺寸。标准的 23 cm × 12 cm 对于至少 25% 的孕妇来说太小。下肢袖带可能会高估血压超过 10 mmHg，上肢袖带可能会低估超过 5 mmHg。
- **数字偏好：** 操作者倾向于不恰当地将最后一位数字四舍五入为 0 或避开需要采取干预的数字，例如舒张压记为 88 而不是 90。

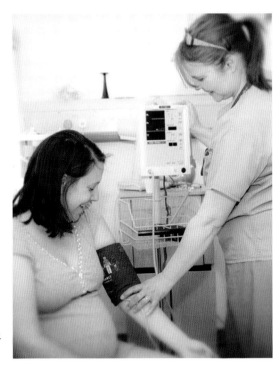

图 20-1　血压测量
注意自动化血压机器在测量子痫前期血压时偏低。

- **Korotkoff 音**（科罗特科夫音，测血压时放松袖带听到的声音）。由于重复出现的问题，不再推荐使用 Korotkoff 4（声音衰减 / 改变），NICE（2008）现在推荐使用 Korotkoff 5（声音消失）。将袖带以 2～3 mmHg/ 秒的速度放气，防止引起舒张期高血压的过度诊断。

产时护理

对于中度 / 重度子痫前期的孕妇，必须有明确的观察和记录计划。分娩时机和方式取决于孕产妇及胎儿的情况、孕龄和孕妇的意愿。建议在有新生儿急救病房、高级产科和麻醉医师的多学科团队的医疗机构分娩（NICE，2010；MBRRACE，2016）。一对一的助产照护至关重要：助产士应该有高风险护理的经验，包括药物制度，或者有经验丰富的同事支持。如果助产士对初级医师的管理存在担忧，应该有政策支持助产士寻求高级产科医师的建议（MBRRACE，2016）。

引产是常用的。有证据表明满 37 周后子痫前期的引产是有益的（Koopmans et al.，2009；NICE，2010），但何时分娩对产妇和新生儿结局最佳的研究仍在进行中（Chappell and Shennan，2016）。

重度子痫前期孕产妇死亡的主要原因是脑出血和急性呼吸窘迫综合征。因此，分娩管理重点在于控制血压和维持液体平衡。改良早期产科预警评分表（MEOWS）和液体平衡图表可以快速识别和及时治疗（MBRRACE，2016）。

早产

子痫前期是早产（通常是医源性的）的主要原因，占所有早产的 8%～10%，其中 20%～25% 是 SGA（NICE，2010）。子痫前期孕妇分娩的婴儿将被收入新生儿科。如果妊娠 < 34 周，孕妇应给予皮质类固醇激素以减少新生儿呼吸道问题的发生，给予硫酸镁用于保护脑神经（NICE，2010，2015a）。

如果时间允许，让产妇及其家人和新生儿科联络；包括访视或工作人员会议。有些患儿可能需要转介给新生儿科专科医师，这对产妇和她的家人来说可能是紧张担忧的。如果分娩迫在眉睫，又无新生儿抢救设备，婴儿可能需要分娩后紧急转院。向患儿家属解释病情及病因可以缓解家属的部分焦虑。

有关早产，更多详细信息请参见第 13 章。

心理支持

由于在分娩期间需要严密监测和较多的干预，助产士很可能容易专注于产妇的身体状况而忘记她的情感需求。

如果产妇希望分娩是自然发动和最小干预，但却不得不放弃家庭分娩或由助产士主导的单位而转到危重病房，她可能会特别失望。轻松的环境可能具有稳定身心的作用，压力对产妇的病情并无帮助。光线柔和安静的环境营造一种平静的氛围。产妇如果病情稳定，可能还有选择机会。

患有子痫前期随时可能有生命危险，这让产妇和她的家属非常担心。需要清楚、冷静地给他们解释病情，提供干预措施，并给予必要的安慰。虽然在紧急情况下的选择并非总是明智的，但情感支持却是必不可少的。

产时血压管理

- 轻度 / 中度高血压每小时测量；重度高血压应持续监测（NICE，2010），通常每 15 分钟 1 次。
- 许多分娩病房（加护病房）使用平均动脉压（MAP）进行血压管理（框

20-3）。

- 继续产前抗高血压治疗。

液体平衡管理

所有中重度子痫前期的产妇均应使用静脉（IV）管路管理液体和用药。

子痫前期产妇毛细血管通透性增高，容易发生低白蛋白血症，因此，如果液体过量疏于监测容易发生肺水肿。MBRRACE（2016）报道显示有不适当的补充液体的情况，但没有子痫前期孕产妇因肺水肿死亡。

一般准则包括：

- 维持严格的液体平衡。
- 极度危险的产妇分娩中不宜进食，但大多数产妇需要进水。
- 限制液体摄入，以 80 ml/h 的速度维持，除非有其他持续的液体流失，例如出血（NICE，2010）。
- 导尿管可精确地记录尿排出量和获取清洁尿来检测蛋白尿。
  - 记录每小时尿量：4 小时内 100 ml 足以维持肾功能，虽然没有证据表明维持特定尿排出量可预防肾功能衰竭。
  - 少尿是常见的，但随着病情的改善问题会得以解决。

生化/血液学测试。分娩时，继续使用同产前相同的标准进行检测（NICE，2010）（见第 23 章）。

子痫前期的产妇由于剖宫产（CS）风险增加，通常建议使用**抗酸剂**。

胎心率（FHR）监测。建议使用 CTG（NICE，2014）。抗高血压药和硫酸镁可能会影响 FHR，减少变异和波动，因此很可能出现异常图形。

镇痛。通用的促进舒适的措施包括口头安慰、触摸、按摩和舒适的体位（在监控设备的有限范围内）。推荐使用硬膜外麻醉，是因为麻醉会导致血管扩张，从而降低血压并减少波动。如果有器械助产或 CS 分娩指征，麻醉也是有利的，但也要尊重产妇的决定。患有重度子痫前期的产妇在建立硬膜外或脊髓镇痛前不建议预先静脉输液（NICE，2010，2014）。各地的政策不同，但如果血小板计数 ≤ 80，硬膜外麻醉可能是不可取的。

第二产程

- 根据母胎情况进行管理。如果两者状况允许，自发的阴道分娩为首选。中

度 / 重度子痫前期加速分娩的干预指征很低，特别是在血压继续增高的情况下。

- 分娩中确保一对一的助产士照护并提供适当的医疗援助。

- 密切监测血压：每次宫缩后检查 BP 可能不现实，但重度子痫前期每隔 5～10 分钟监测是必要的。

- 如果血压保持在目标范围内，则第二产程的持续时间不应受到限制。（NICE，2010）。

- 不反对但也不鼓励在胎头可见之前不自觉地运用腹压。

- 中 / 重度子痫前期禁止主动运用腹压，因为长时间用力屏气和往下用力会改变心率并增加每搏输出量。

- 避免仰卧位：会压迫远端主动脉、减少流向子宫的血流、延长第二产程，还会导致循环中缩宫素的减少，减少宫缩的频率和强度，导致 FHR 异常（Gupta et al.，2012）。最好采用侧卧和其他可选择的体位。

- 重度子痫血压控制不满意，建议器械助娩（NICE，2010）。

- 建议积极处理第三产程，缩宫素 10 u 静脉或肌内给药。禁止应用含有麦角新碱的产品，因为会进一步提高血压。

- 避免全身麻醉（GA），因为插管会导致高血压和喉部水肿，有颅内出血和产妇死亡的风险（MBRRACE，2016）。即便有令人信服的理由，麻醉师也不应强行行 "快速 GA"。母亲的情况必须优先于婴儿。

治疗重度高血压的药物

收缩压 > 150 mmHg 或舒张压 > 110 mmHg 的产妇应进行降压治疗，如有其他症状应尽早开始。整个分娩期间任何产前处方药都应继续服用（NICE，2010）。

NICE（2010）建议患有重度高血压的女性在孕期和产后采取以下措施时都需要严密监护：

- **拉贝洛尔**（口服 / 静脉注射）
  - 快速起效：BP 应在 30 分钟内降低。
  - 初始口服剂量 200 mg，如有必要，再次服用。
  - 静脉推注 50 mg 大于 1～5 分钟（10 分钟内有效）。

　　○ 静脉输注：未稀释的 5 mg/ml 以 4 ml/h（即 20 mg/h），通常最大剂量为 180 mg/h。每 30 分钟加倍 1 次，直到 BP 稳定。

　　○ 可引起严重的心动过缓，给予静脉注射阿托品处理。

- **硝苯地平（口服）**

　　○ 可与拉贝洛尔联合使用。

　　○ 口服 10～30 mg（禁止舌下含服用药，因为可能导致急性低血压）。

　　○ 每 30 分钟重复 1 次，最大剂量 50 mg。

　　○ 与硫酸镁同用，会增加毒性。

- **肼屈嗪（Ⅳ）**

　　○ 如果拉贝洛尔 / 硝苯地平禁忌或无效时可用。

　　○ 初始剂量 5 mg 静脉给药，然后每隔 20 分钟 5 mg 静脉注射。

　　○ 最大剂量 20 mg（5 mg 静脉注射 4 次，时间累计超过 80 分钟）。

预防或治疗抽搐的方法

　　硫酸镁已被证明可以降低抽搐的风险，并且是重度子痫前期的首选药物，在产前和产后用来预防抽搐（通常已决定结束分娩）或治疗癫痫（子痫）（Duley et al.，2010）。请参阅本章后面的硫酸镁管理。

重度高血压接受药物治疗产妇的护理

- 密切监控，确保血压逐渐下降。快速降压会影响子宫胎盘循环导致胎儿缺氧。

- 请注意，FHR 受药物影响会减少变异，加速反应减少或消失（"平迹"）。

子痫

　　子痫前期发生抽搐称为子痫。虽然与其他类型的抽搐不同（例如癫痫发作），但 ABCD 复苏的基本原则是适用的（气道、呼吸、循环、药物）。

　　产前子痫发作时，稳定孕妇很重要。助产士向产妇和陪伴者解释清楚病情和处理非常重要。

　　值得注意的是如果子痫前期的孕妇出现半昏迷或昏昏欲睡，并没有抽搐症状，那么提示很可能是子痫的前驱症状。但是，如果没有抽搐的既往病史，孕期抽搐及其他原因引起的抽搐往往会假设为子痫。

现况

- ≤ 1% 的子痫前期孕妇会发生子痫（Shennan and Chappell，2001）。
- 18% 的子痫发生在分娩期间（APEC，2014）。

预示着子痫发作的症状和体征，请参见框 20-4。

框 20-4　子痫发作前的症状和体征

通常没有征兆，孕妇可能会有以下症状：
- 全身不适。
- 头痛。
- 上腹疼痛，恶心 / 呕吐。
- 视力模糊 / 眼前闪烁金星。
- 混乱、烦躁、迷失方向。

检查可能有以下异常：
- 抽搐 ≥ 3 次。
- 视盘水肿（视神经肿胀）。
- 肝区疼痛。
- 肝酶异常（天冬氨酸转氨酶（AST）或丙氨酸转氨酶（ALT）上升至 > 70 IU/L）。
- 血小板计数降至 < 100×10^9/L。
- HELLP 综合征（见本章后面部分）。

子痫的护理

- 寻求帮助；不要留孕妇独自 1 人。
- 考虑 ABCD：气道，呼吸，循环，药物。
- 确保孕妇处于安全的环境中：
  - 移除显而易见的危险物品。
  - 不要约束孕妇或在嘴里放任何东西。
- 一旦发作结束，将孕妇置于左侧卧位并给予面罩吸氧；这些措施可以使子宫胎盘血流量增至最大。
- 注意发作的时间和持续时间。大多数发作是自限型，偶尔很难控制或反复发作。

当发作停止时：

- **观察孕产妇：**
  - 评估气道和呼吸。
  - 监测生命体征，使用脉搏血氧仪。
  - 评估蛋白尿（如果合适的话，通过导尿管取样本）。
- **建立 IV 通路**（理想情况下为 2 条静脉通路）以方便 IV 药物管理和血液采样。
- **听诊 FHR**：如果可能，行 CTG。一般发作后最初 FHR 不理想。
- **导尿**监测尿量。少尿可能预示着肾脏受损。
- **安慰：**
  - 整个发作期间轻柔镇定地与孕妇讲话，然后再安慰她，即使她可能出现半昏迷。
  - 安慰孕妇的伴侣 / 亲属，减轻他们的恐惧。
- **计划分娩**。一旦病情稳定，除非有胎儿心动过缓，否则不会紧急分娩，留出几个小时以确保提供最佳护理。评估孕妇的情况总是优先于胎儿状况。
- 积极处理第三产程，给予缩宫素 10 u（IM 或 IV）。禁用麦角新碱，因为会进一步升高血压。
- **记录**。准确记录所有事件的时间和发作持续时间。

子痫的药物治疗：硫酸镁抗惊厥治疗

硫酸镁是控制抽搐的首选治疗方法，与地西泮和苯妥英钠相比，可以减少肺炎、减少人工通气使用和入院强化治疗，因此地西泮和苯妥英钠不应再作为一线药物（NICE，2010）。IV 输注的不良反应较少。

- 通过推注或输液泵在 5～10 分钟内使用 4 g 剂量。
- 在抽搐后或分娩后 24 小时，以 1 g/h 速度维持 24 小时。

随后的抽搐应根据当地医疗处置方案进行处理：
- 2 g 推注或将输液速度提高至 1.5 g/h 或 2 g/h。

如果持续抽搐，需要气管插管保持气道通畅维持氧饱和度，并进行强化治疗。

硫酸镁输注护理

监测硫酸镁毒性，如下：

液体平衡。每小时监测尿量。硫酸镁大多通过尿液排出体外。如果尿量＜ 20 ml/h 则停止用药。

反射。硫酸镁毒性导致深部腱反射的丧失。如果膝反射消失则停止输液。

症状观察。观察有无恶心、潮热、困惑、虚弱、视力模糊、讲话含糊不清。

呼吸。每小时监测呼吸频率。如果＜ 14 次 /min 和 / 或脉搏血氧饱和度＜ 95% 应停止输液。如果发生呼吸抑制给予葡萄糖酸钙 1 g（10 ml）静推＞ 10 分钟。

血液中药物水平。开始维持剂量后 1 小时采血检测血镁水平并每 6 小时重复一次。治疗范围血镁浓度为 2～4 mmol/L。

- 如果血清尿素＞ 10 mmol/L 或血镁＞ 4 mmol/L，需要减少剂量。
- 如果血镁＜ 1.7 mmol/L，需要增加剂量。

子痫前期或子痫孕妇产后血压管理

患有重度子痫前期或子痫的孕妇分娩后需要密切观察，不要错误地认为婴儿出生后大部分危险就过去了。

通常血压在分娩后下降，但是产后 24 小时左右也会再次上升。据报道，虽然出生后 4 天发病率急剧下降，但发作时间最长可到出生后 4 周。大多数重度子痫前期或子痫产妇都需要持续住院治疗直至产后 4 天。

未经治疗的高血压产妇住院期间应每天监测 4 次血压，产后第 3～5 天，至少每天测 1 次血压。如果血压升高，隔天复查直至正常；如果血压＞ 150/100 mmHg，开始使用抗高血压药物（NICE，2010）。

- 产前接受抗高血压药物治疗的，住院期间每天测 4 次血压，然后每 1～2 天 1 次直到产后 2 周，血压正常后停止治疗（NICE，2010）。
- 产后出现子痫前期症状的产妇，即使没有任何子痫前期病史都必须仔细监测并转诊治疗。

目前，没有足够的证据推荐产后应用哪种抗高血压药物。肼屈嗪、依那普利、卡托普利、阿替洛尔和美托洛尔对母乳喂养似乎都是安全的（NICE，2010），而血管紧张素受体阻滞剂（ARBs）和氨氯地平的证据较少。

甲基多巴由于存在产后抑郁症的风险，最好避免产后应用，所以如产前应用者应当在分娩后 2 天内停止（NICE，2010）。

告知和提醒患有子痫前期或慢性高血压的产妇再次妊娠患妊娠期高血压的风

险为 13%～55%，取决于本次妊娠的发病时间和严重程度。建议从怀孕 12 周起服用阿司匹林 75 mg/ 天（NICE，2010），并且随着年龄的增长患心血管疾病的风险增高，每年至少要检查一次血压。

HELLP 综合征

HELLP 综合征（H= 溶血，EL= 肝酶升高，LP= 血小板降低）是子痫前期的一个严重并发症。 HELLP 综合征的严重程度不取决于高血压的严重程度。在血压正常的女性中也发现有 HELLP 综合征。血象和病理生理学变化见第 23 章。

发生率

- HELLP 在所有妊娠中的发病率是 0.2%，但在重度子痫孕妇中的发生率为 25%（Pre-eclampsia Foundation，2017）。
- 据报道全球死亡率为 25%（Pre-eclampsia Foundation，2017），在英国，由于良好的管理，死亡率 < 1%（MBRRACE，2016）。
- 围产儿死亡率高：5%～60%，取决于妊娠过程（Pre-eclampsia Foundation，2017）。
- 30%HELLP 综合征发生在产后 1～7 天，这种往往很严重（Barton and Sibai，2004）。

HELLP 的症状和体征

- 非特异性：通常是标准的子痫前期症状，上腹部、肩部或吸气性疼痛，恶心和呕吐。
- 出血过多（例如静脉注射部位），血液不能凝结。
- 通常在研究子痫前期血液检查结果时诊断（见第 23 章）。

HELLP 综合征患者的护理

一旦 HELLP 综合征病情严重，需要紧急分娩。但是，有以下问题需要注意：

- 由于血小板低，禁止区域性阻滞麻醉。
- 由于插管增加血压，全麻有风险。
- 由于凝血功能障碍、血容量减少，产后出血是个重要的问题，特别是在 CS 产妇中。

处理包括：

- 放宽置入中心静脉压（CVP）导管的指征。
- 精确的液体平衡。
- 偶尔输注血液制品，例如新鲜冰冻血浆。
- 皮质类固醇可能会增加血小板数，但证据不足（Woudstra et al.，2010）。地塞米松或倍他米松治疗 HELLP 综合征无效（NICE，2010）。

糖尿病

糖尿病是一种葡萄糖代谢紊乱疾病（见第 23 章）。糖尿病孕妇产时并发症的风险增高。有糖尿病风险因素的女性都应在妊娠 26～28 周进行口服葡萄糖耐量试验（OGTT）。

发生率及现状

- 英国孕妇糖尿病的发病率为 2%～5%，包括糖尿病合并妊娠或妊娠期糖尿病两种，而且这个数字仍在上升。
- 先前确诊的 1 型或 2 型糖尿病的孕妇（占糖尿病孕妇 22%）或 GDM 患者，新生儿低血糖、呼吸窘迫和死产的风险较高，尤其是血糖控制不良的孕产妇（NICE，2015b）。
- 大于胎龄儿（LGA）是与葡萄糖水平直接相关的常见新生儿并发症：巨大儿可增加手术分娩、肩难产、产伤和新生儿不良结局（Mitanchez et al.，2015）。
- 目前建议对先前确诊的 1 型或 2 型糖尿病的孕妇在孕 37～39 周之间进行选择性 IOL 或 CS 分娩，有证据表明可以改善分娩结局（NICE，2015b）。
- 建议 GDM 孕妇在孕 41 周前分娩（NICE，2015b）。引产失败和不必要的CS 发生率的增加与对婴儿的益处相抵消。
- 不足 50% 的糖尿病孕妇从 36 周开始进行产前乳房按摩（ABE）（Soltani，2012），关于此干预的有效性证据尚不明确（Chapman et al.，2013）。
- GDM 孕妇可能会发展为 2 型糖尿病或在随后的怀孕中再次复发 GDM（Kim，2014）。
- GDM 孕妇分娩的后代患肥胖症以及 1 型和 2 型糖尿病的风险增加。

临产照护

建议糖尿病产妇在产科分娩。糖尿病本身不应该作为 VBAC 禁忌证（NICE，2015b）。

对于糖尿病孕妇来说，临产和分娩的压力很大，需要更多的支持。基本分娩照护与其他分娩相同，但需要额外监测产妇血糖。关键问题是控制血糖、预防代谢紊乱（酮症酸中毒）和血流动力学控制（尤其是低血压预防）。临产和分娩做决定时必须考虑到这些，而且产妇自己的意愿也应包含在内。

临产 / 分娩时血糖监测（NICE，2015b）：

- 每小时监测 1 次末梢血糖：正常为 4～7 mmol/L。
- 对于患有 1 型糖尿病或血糖不在正常范围的产妇，临产开始时应考虑静脉注射葡萄糖和胰岛素。
- 液体和清淡的饮食对病情稳定的糖尿病产妇是有益的。
- GA 需要每 30 分钟监测 1 次血糖直到产妇意识恢复（NICE，2015b）。

对孕期评估为巨大儿的分娩时保持警惕，需要必要的干预减缓产程进展。

分娩时，母儿皮肤与皮肤接触对糖尿病母亲和婴儿极为有利，因为它会促进生理转变和母乳喂养。

分娩后

- 理想情况下，婴儿应在出生后 30 分钟内喂养，然后每 2～3 小时 1 次（UNICEF，2013；NICE，2015b）。许多产妇发现这种指令性的制度难以遵循，因为一次喂养后很快地进入另一次。众所周知，许多婴儿在初次进食后自然地进入长时间睡眠，这会给不忍心吵醒婴儿的产妇造成很大的压力。在拉莱切联盟（La Leche League GB）（2016）中，产妇可能会找到关于糖尿病和母乳喂养的具体有用的建议。
- 出生后 2 小时内的新生儿血糖估计是无参考意义的，只反映母体血糖水平。此后血糖可能急剧下降直到开始反向调节（UNICEF，2013）。
- 除非有具体 NICU 入院指征，糖尿病产妇应与其婴儿待在一起（NICE，2015b）。新生儿血糖监测应征得家属同意并在分娩后 2～4 小时内完成。正常血糖水平大于 2.0 mmol/L。

接受胰岛素治疗的既往糖尿病产妇分娩后应立即减少胰岛素用量，并仔细监测血糖水平以调整适当剂量。分娩后，糖尿病产妇患低血糖的风险增加，母乳喂养困难可能会加剧这种情况，尽管母乳喂养实际上可能有助于调节胰岛素水平（Kjos et al., 1993）。

婴儿必须监护 24 小时以上，并且只有在喂养良好、血糖正常情况下才能出院到社区照护（新生儿管理见第 5 章）。

小结

- 重度子痫前期的症状和体征可能包括以下任何一种：
  - BP ≥ 160/110 mmHg 或 MAP ≥ 125 mmHg。
  - 显著的蛋白尿。
  - 头痛、恶心、精神错乱、视力模糊、上腹部疼痛、反应过激和抽搐。
  - 血小板 < 100×10^9/L 和 / 或 ALT/AST > 50 IU/L。
- 降压治疗药物可能包括拉贝洛尔、硝苯地平、肼屈嗪和硫酸镁。

重度子痫前期产妇第一产程护理

- 第一产程每 15～20 分钟检查 1 次血压；第二产程更频繁。
- 注意 MAP 而不是收缩 / 舒张压。
- 严格注意液体平衡：
  - 每小时尿量（100 ml/4 h）。
  - 限制液体摄入（约 80 ml/h）。
- 可能的静脉通路护理。
- 每 4 小时 1 次抗酸剂。
- 建议使用 CTG 监测胎心。
- 硬膜外 / 脊柱麻醉可能有助于降低血压，但不要使用静脉输液预负荷。
- 对产妇和伴侣给予心理支持。

重度子痫前期产妇第二产程护理

- 每 5～10 分钟检查 1 次血压。
- 避免主动（持续屏气）运用腹压和仰卧姿势。
- 降低器械助产的指征。

- 避免使用 GA。

子痫发作

- 子痫是加速分娩的指征，但不是紧急情况，除非怀疑胎儿宫内窘迫。
- 行动：寻求帮助、思考 ABC、给予氧气、移除危险物品，等待发作过去。
- 发作后：观察孕妇、静脉注射、CTG 监测胎心和置入导管。
- 优先评估和处理孕妇的状况。

糖尿病

- 确认具有已知危险因素的孕妇是否在产前接受了 OGTT 检查。
- 查看有关估计胎儿体重的超声数据。
- 分娩时维持末梢血糖 4～7 mmol/L。
- 1 型糖尿病孕妇或有血糖异常者按情况调整胰岛素用量。
- 瘢痕子宫糖尿病孕妇可行 VBAC 试产。
- 如果需要全麻，每 30 分钟监测 1 次血糖直到清醒。
- 分娩后 2 小时内测量新生儿血糖没有意义。
- 建议初生新生儿住院 24 小时观察进食情况和血糖。

有用的资源

Action on Pre-EClampsia (APEC). An elearning training package is available. http://action-on-pre-eclampsia.org.uk/E-learning/Elearning_Oct2014.pdf

ISSHP (International Society for the Study of Hypertension in Pregnancy). (2014) *Guidelines Regarding Care of Women with Hypertensive Disorders in Pregnancy.* http://79.170.40.175/isshp.com/wp-content/uploads/2011/08/Revised-statement-ISSHP-2014.pdf

La Leche League GB. (2016) *Diabetes and Breastfeeding.* La Leche League GB, Nottingham. https://www.laleche.org.uk/diabetes-and-breastfeeding

Pre-eclampsia Foundation (includes HELLP). www.preeclampsia.org

WHO (World Health Organization). (2011) WHO *Recommendations for Prevention and Treatment of Pre-eclampsia and Eclampsia.* WHO, Geneva. http://whqlibdoc.who.int/publications/2011/9789241548335_eng.pdf

（刘珊珊　译　朱玮　校）

参考文献

APEC (Action on Pre-EClampsia). (2014) *Pre-eclampsia Diagnosis and Management*. APEC, Evesham. http://action-on-pre-eclampsia.org.uk/E-learning/Elearning_Oct2014.pdf

Barton, J.R., Sibai, B.M. (2004) Diagnosis and management of hemolysis, elevated liver enzymes, and low platelets syndrome. *Clinical Perinatology* 31(4), 807−833.

Briley, A.L., Poston, L., Shennan, A.H. (2006) Vitamin C and E and the prevention of preeclampsia. *The New England Journal of Medicine* 355(10), 1065.

Chapman, T., Pincombe, J., Harris, M. (2013) Antenatal breast expression: a critical review of the literature. *Midwifery* 29(3), 203−210.

Chappell, L., Shennan, A. (2016) *PHOENIX — Pre-eclampsia in HOspital: Early iNductIon or eXpectant management*. NPEU, Oxford. https://www.npeu.ox.ac.uk/phoenix

Duley, L., Henderson-Smart, D.J., Walker, G.J.A. (2009) Interventions for treating preeclampsia and its consequences: generic protocol. *Cochrane Database of Systematic Reviews*, Issue 2.

Duley, L., Gülmezoglu, A.M., Henderson-Smart, D.J., et al. (2010) Magnesium sulphate and other anticonvulsants for women with pre-eclampsia. *Cochrane Database of Systematic Reviews*, Issue 11.

Fox, N.S., Roman, A.S., Saltzman, D.H., et al. (2014) Risk factors for preeclampsia in twin pregnancies. *American Journal of Perinatology* 31(2), 163−166.

Gupta, J., Hofmeyr, G., Shehmar, M. (2012) Position in the second stage of labour for women without epidural anaesthesia. *Cochrane Database of Systematic Reviews*, Issue 5.

Kim, C. (2014) Maternal outcomes and follow-up after gestational diabetes mellitus. *Diabetic Medicine* 31(3), 292−301.

Kjos, S.L., Henry, O., Lee, R.M., et al. (1993) The effect of lactation on glucose and lipid metabolism in women with recent gestational diabetes. *Obstetrics and Gynecology* 82, 451−455.

Koopmans, C.M., Bijlenga, D., Groen, H., et al. (2009) Induction of labour versus expectant monitoring for gestational hypertension or mild pre-eclampsia after 36 weeks' gestation (HYPITAT): a multicentre, open-label randomized controlled trial. *Lancet* 374, 979−988.

La Leche League GB. (2016) *Diabetes and Breastfeeding*. La Leche League GB, Nottingham. https://www.laleche.org.uk/diabetes-and-breastfeeding

MBRRACE (Mothers and Babies: Reducing Risk through Audits and Confidential Enquiries across the UK). Knight, M., Nair, M., Tuffnell, D., Kenyon, S., Shakespeare, J., Brocklehurst, P., et al. on behalf of MBRRACE-UK. (2016) *Saving Lives, Improving Mothers' Care — Surveillance of Maternal Deaths in the UK 2012−14 and Lessons Learned to Inform Maternity Care from the UK and Ireland Confidential Enquiries into Maternal Deaths and Morbidity 2009−14*. NPEU, Oxford. https://www.npeu.ox.ac.uk/downloads/files/mbrrace-uk/reports/MBRRACE-UK% 20Maternal%20Report%202016%20-%20website.pdf

Mitanchez, D., Yzdorczyk, C., Simeoni, U. (2015) What neonatal complications should the pediatrician be aware of in case of maternal gestational diabetes? *World Journal of Diabetes* 6(5), 734−743.

NICE (The National Institute for Health and Care Excellence). NICE (2008, updated 2017) *Clinical Guideline 62: Antenatal Care for Uncomplicated Pregnancies*. NICE, London. https:// www.nice.org.uk/guidance/cg62

NICE. (2010, updated 2017) *Clinical Guideline 107: Hypertension in Pregnancy: Diagnosis and Management*. NICE, London. https://www.nice.org.uk/guidance/cg107/chapter/ 1-guidance

NICE. (2014, updated 2017) *Clinical Guideline 190: Intrapartum Care*. NICE, London.

NICE. (2015a) *Clinical Guideline 25: Preterm Labour and Birth*: NICE, London.

NICE. (2015b) *Clinical Guideline NG3: Diabetes in Pregnancy: Management from Preconception to the Postnatal Period*. NICE, London. https://www.nice.org.uk/guidance/ng3

NICE. (2016) *Diagnostics Guidance 23: PlGF-based Testing to Help Diagnose Suspected Preeclampsia*. NICE, London. https://www.nice.org.uk/guidance/DG23

Pre-eclampsia Foundation (2017). *What is HELLP Syndrome?* Pre-eclampsia Foundation, Melbourne, FL. https://www.preeclampsia.org/health-information/hellp-syndrome Shennan, A.H., Chappell, L.C. (2001) Preeclampsia. *Contemporary Clinical Gynaecology and Obstetrics* 1, 353−364.

Shennan, A.H., Green, M., Chappell, L.C. (2017) Maternal deaths in the UK: pre-eclampsia deaths are avoidable. *Lancet* 389, 582−584.

Soltani, H. (2012) Antenatal breast expression in women with diabetes: a summary of evidence. *MIDIRS* 22(3), 376−377.

UNICEF (United Nations Children's Fund). (2013) *Guidance on the Development of Policies and Guidelines for the Prevention and Management of Hypoglycaemia of the Newborn*. UNICEF UK Baby-Friendly Initiative, London. https://www.unicef.org.uk/babyfriendly/ wpcontent/ uploads/sites/2/2010/10/hypo_policy.pdf

WHO. (2011) *WHO Recommendations for Prevention and Treatment of Pre-eclampsia and Eclampsia*. WHO, Geneva. http://whqlibdoc.who.int/publications/2011/9789241548335_ eng.pdf

Woudstra, D.M., Chandra, S., Hofmeyr, G.J., et al. (2010) Corticosteroids for HELLP syndrome in pregnancy. *Cochrane Database of Systematic Reviews*, Issue 9.

第 21 章　死产和新生儿死亡

凯茜·查尔斯 *Cathy Charles*

定义（MBRRACE，2016）	442
围生儿死亡的原因及诱发因素	442
胎儿死亡诊断与决策	444
死胎引产的助产护理	447
新生儿死亡和出生后意外死亡	450
死产的即时护理 / 新生儿死亡：与婴儿共度的珍贵时刻	451
产后延续护理	453
员工支持	459
附录 21-1：妊娠 24 周后流产核查表	463

引言

他们从来没有告诉我生与死就是一息之隔……某一天我会出现在助产士工作站的婴儿床边，手放在一个刚出生的女孩的胸口上。她穿着整齐，裹着一条粉红色的毯子，长长的睫毛停留在脸颊上，但已不再呼吸。（Glasgow，2017）

死亡不是怀孕的预期结果，父母可能会感到震惊。他们不仅要面对失去自己的孩子，还要面对自己的希望和梦想的破灭。他们会经历强烈的悲伤反应，包括震惊、麻木、不相信、空虚、失败感、愤怒和内疚，也可能会激发起曾经经历的任何与失去相关的情感。虽然每一次悲伤的经历都是个人的和强烈的，但是为一个失去的婴儿悲伤是正常的健康反应。

助产士在父母悲伤的早期阶段应提供支持，在这个阶段，否认、内疚和愤怒可能是最明显的表现。这是一个困难和艰巨的时刻：专业人士的言行至关重要。他们的言行在未来的几年里经常被父母记住，并可能影响他们的记忆和悲伤。

定义（MBRRACE，2016）

- 死产是指妊娠 20 周后出生的死婴，不管死亡发生在什么时候。死产率是指出生 1 000 个新生儿中死产的数量。
- 新生儿死亡（NNDs）是指出生妊娠 > 20 周以上的活产婴儿在出生后第一个月内的死亡（如果孕周不详则以出生体重大于 400 g 计算）；分为早期新生儿死亡（出生 7 天内）和晚期新生儿死亡（出生 7～28 天）。
- 围生儿死亡率是每 1 000 名活产婴儿中死产和早期新生儿死亡的数量。

发病率和现况

- 英国的死产率是 4.5‰；10 年内减少了 17%。更简单地说，每 200 个分娩的婴儿中就有 1 个是死产（MBRRACE，2015；ONS，2016）。
- 英国新生儿死亡率为 1.7‰（MBRRACE，2016）。
- 尽管死产率超过许多欧洲高收入国家，英国围生期和分娩相关的死亡已经有所下降（MBRRACE，2016）。
- 英国政府的目标是到 2020 年将死产和新生儿死亡率减少 20%，到 2030 年减半（MBRRACE，2016）。
- 安抚经历丧亲之痛父母的工作人员应接受基本的服务培训，并应配备具有资质能提供此项服务的助产士（NMSF，2009；MBRRACE，2015；SANDS，2016）。Mothers and Babies：Reducing the Risk through Confidential Enquiries（MBRRACE，2015）指出："我们很高兴看到已有良好的丧亲方面的关怀开始实施。"
- 在孕中期后期流产的产妇应在产房而不是妇科病房接受护理，以便获得足够的支持（SANDS，2010）。

围生儿死亡的原因及诱发因素

新生儿死亡（NND）：最主要的诱发因素是早产。其他因素（框 21-1）通常很复杂。母亲和胎儿因素往往是相互关联的。一些因素具有社会性，很难解决；另一些是疾病特异性的因素，则相对容易给予干预，但许多诱发因素难以预估。

死产：因素也很复杂，25% 与脐带、胎盘异常或功能障碍相关。其他已知的原因包括先天性畸形（6.4%）和感染（3.1%）。然而 50% 的足月死产和 10% 的

框 21-1　死产和新生儿死亡的诱发 / 相关危险因素

产前因素
- 母亲年龄小于 18 岁或大于 40 岁。
- 社会贫困；住房或福利问题，不与伴侣生活。
- 酒精 / 物质滥用和吸烟。
- 家庭虐待。
- 不按时产检。
- 体重不足 / 超重。
- 前一次死产。
- 种族：非洲和亚洲裔女性的风险增加。
- 新移民（在英国不足 1 年）或寻求庇护者。
- 母亲阅读困难和 / 或英语不是她的第一语言。
- 胎盘问题，如前置胎盘、胎盘早剥，尤其是宫内生长迟缓。
- 母体疾病，如高血压病 /HELLP 综合征（见第 20 章）、感染、胆汁淤积，尤其是糖尿病。
- 过期妊娠。
- 多胎妊娠。
- 心理健康问题。
- 同种免疫。
- 胎儿活动少，产前出血。

分娩因素
- 脐带受压 / 意外情况。
- 子宫破裂。
- 出血 / 胎盘早剥。

新生儿因素
- 早产：到目前为止是主要原因。
- 低出生体重≤ 25 百分位数或巨大胎儿≥ 85 百分位数。
- 先天性畸形。
- 呼吸障碍。
- 出生创伤。
- 感染。
- 意外情况。

许多新生儿死亡没有明显的危险因素。

（NICE，2014a；MBRRACE、2105、2016）

新生儿死亡是找不到原因的（mbrrace，2016）。

最大的可处理的死产危险因素是母亲吸烟、SGA、漏诊的妊娠合并糖尿病、胎动减少以及未能从不良事件中吸取教训（MBRRACE，2016）。一项旨在减少死产的"拯救婴儿集束化护理"（Saving Babies Care Bundle）计划于 2016 年启动（NHS England，2016）。它有四个要素：

（1）减少孕期吸烟。

（2）胎儿生长受限的风险评估和监测。

（3）提高对胎动减少的认识。

（4）有效监测分娩中的胎儿［肉眼观察、胎心监测（CTG）、年度心电图培训］。

生长评估项目（GAP）的实施提高了小于胎龄儿的产前检测（Clifford et al.，2013）。北英格兰拯救婴儿项目（SaBiNE）由于增加了对小于胎龄儿的检测和扫描，使该地区的死产率显著下降（Turne rand Butler，2016）。

家庭分娩初产妇的死产风险略有增加（BECG，2011），但大多数在家分娩的死产 / 新生儿死亡都是突发性的分娩且都是早产。1/4 的计划外的家庭分娩是初产妇，而另一些则是由于分娩过快和无法及时赶到医院。

10% 的死产发生在肥胖女性（BMI > 35），这一现象已备受关注（MBRRACE，2016）。虽然这样的关注会让肥胖的女性感觉压力，但还是存在积极作用的。肥胖是另一个复杂的问题，与其社会经济地位、生活压力和总体健康有关，可能需要综合干预。

RCOG（RCOG，2015）推出了"每个婴儿计数"项目，旨在减少围生期死亡和足月分娩中的事故发生率。它正在收集和分析所有英国分娩机构的数据以确定经验教训，并计划给出建议，从国家层面提高临床实践。

胎儿死亡诊断与决策

悲伤过程的起源

胎儿或婴儿死亡时应立即告知父母。延迟沟通不可避免地会造成更大的压力。然而通常情况下，当助产士听不到胎心时（有时是在社区）会怀疑是不是发生了死胎，女性必须去医院检查 B 超。助产士可能不希望给母亲带来一些不必要的心理负担，因为这可能是一个错误的警报，但是诚实地对待任何怀疑通常是最好的策略。"我的胎心监护仪可能不能正常工作"并不是一个好的借口。

有经验的医师应进行实时超声检查，并在可能的情况下征求第二意见（RCOG，2010；MBRRACE，2015）。理想的情况是父母双方都在场。工作人员在这一创伤经历开始时所表现出的态度和同理心将影响父母的悲伤过程和记忆。良好的沟通和诚实是必不可少的。一听到死亡发生，震惊和麻木可能会暂时阻止父母情绪崩溃。工作人员在这个时候不知道该说什么去安慰家属。如果有其他家属在场，在他们面临痛苦的决定之前，最好能给予他们几分钟单独沟通的时间。为不同地方人员提供专业的翻译人员，提供的书面材料应针对使用不同语言的人群（SANDS，2016）。

记住，"内疚是一种常见的情绪……不一定要表达出来"（RCOG，2010）。识别和平复负面的臆想可以帮助父母开始处理悲伤情绪。

父亲的痛苦有时相对不被重视。他可能会因悲伤、愤怒、无助甚至内疚而心烦意乱（Bennett et al.，2005），并被伴侣的痛苦深深困扰。他可能会抑制这种情绪，觉得他不应该向工作人员，有时甚至是他的伴侣表达自己的悲伤，因为他担心这会进一步伤害到爱人。其实他也是一位失去亲人的父母：问问他的感受，让他也参与到信息沟通中来。

对存在畸形的胎儿有计划地实施终止妊娠可能对工作人员更容易接受，但对父母来说并非如此。他们仍然是失去亲人的父母，选择结束孩子生命的内疚感会加重他们的痛苦。决定放弃就是放弃所爱的家庭成员的生命（Sandelowski and Barrroso，2005）。

决策和选择

助产士所承担的最具挑战性的角色之一就是帮助悲伤的父母在难以忍受的悲伤和痛苦中做出重要决定。助产士应该有一种关心、敏感和非评判性的态度，理解他们悲伤。基本的咨询、倾听技巧非常有用。如果父母的决定与专业人士给予他们的建议不同，会让他们感觉到很大的压力，并难以选择。

由于强烈情绪的波动（极度震惊和难以置信），工作人员必须反复给予同样的信息，因为一次沟通往往并不能产生印象，尤其是当产妇处于疼痛的状态下。

分娩方式

尽可能提前讨论分娩方式的选择。通常推荐阴道分娩，而剖宫产仅适用于某些孕妇或是出于孕妇的主动选择（RCOG，2010）。

胎死宫内的孕妇可能会对顺产分娩感到震惊，害怕分娩出一个死婴。她的本能反应会要求进行剖宫产。耐心倾听和讨论她对顺产的担忧，温柔地告知她剖宫产对身心恢复和自我调适能力的可能影响。

诱导或预期管理

有些孕妇可能希望立即引产。然而，推迟出生在某种程度上可能会给一些父母时间做好心理调适，"我们感到幸运，我们能够将她的出生与我们被告知她的心脏停止跳动的麻木时刻分开"（Smith et al.，2011）。

是否引产、何时引产由父母决定，必须尊重和支持他们，除非胎儿死亡的原因威胁到母亲的生命，而一般孕晚期胎儿死亡很少对母亲的身体健康构成即时威胁。然而，RCOG（2010）指出，在败血症、子痫前期、胎盘早剥或胎膜破裂的情况下，"强烈建议孕妇立即采取分娩措施"。

如果母亲怀着死胎持续数周，有发生血管内凝血、感染、败血症和产后大出血的风险，但一般来说，自然分娩还是安全的。RCOG（2010）建议选择等待的孕妇每周进行两次 DIC 的血液检查。孕妇应知晓胎儿在子宫内的外观可能会恶化，而尸检的价值也会降低。他们应知晓胎儿仍可能发生被动运动（RCOG，2010）。那些回家等待的孕妇应该获得 24 小时的联系电话便于咨询和获取支持。

如死胎发生在早期妊娠，后续的死胎引产可能会存在更多技术上的难度。当然胎儿健康不再是一个需要考虑的问题，因此只要考虑与母亲相关的不良反应和并发症。

出生环境

虽然大多数孕妇会在产科接受死胎引产，但她们也可选择在其他地方进行，所以在任何地方都可能发生突发的紧急情况。

在被诊断出胎死宫内后有些孕妇可能会更愿意选择在家分娩。如有有经验的助产士陪伴在家中解决，远离所有的噪声和医院的侵扰可以带给父母积极的记忆和轻松感。

在助产士主导的分娩中心或家庭中，助产士在接产死胎方面可能缺乏一定经验，但从某种意义上说，这类分娩和其他分娩类似。产后很少有什么紧急情况，所以血液标本留取和病例书写通常可以慢慢进行。

任何尸检的同意书都必须由医师签字，但这并不一定要马上做。负责给予丧亲安抚的助产士在分娩前或分娩后就要从急诊室出发去帮助父母和工作人员。

如果在家或分娩中心发生意外死产或新生儿死亡，则可能需要在分娩后将产妇转移到产科。然而，父母的选择仍然是最重要的，转移并不是强制性的。这些事件对助产士来说会遭遇特别的压力，她们可能对所涉及的情绪和文书工作毫无准备。意外死亡将引发内部"突发意外事件"（SUI）调查。与在家或助产士主导下的分娩中心发生不明原因的胎儿死亡事件相比，产科病房中发生类似事件导致的即时批评可能往往要少得多。

医师或助产士仍然需要确认婴儿死亡。一些全科医师可能不愿意参与其中，尤其是新生儿死亡，因为他们不确定死亡原因是什么。很多案例中显示，当医师尽义务去通过警方报告这种技术上"无法解释的死亡"，可能会让事情进入到许多不必要的行政流程和痛苦中，而如果产科病房分娩则可以规避这些。如果要进行皮肤活检需要从婴儿身上取出标本，助产士、全科医师在这方面可能没有经验。

但这不应该成为阻止助产士支持选择在独立分娩中心或家中分娩的产妇的理由。

无论是在家庭或助产士主导的分娩中心还是产科单位，分娩环境都应该是私密和安静的，最好有一张双人床和隐私保护措施，并且远离其他产妇。

死胎引产的助产护理

同情心和个性化关怀

助产士需要给予产妇细心照护，她不会对产妇或她的婴儿感到恐惧，她尊重并把这个婴儿视为一个珍贵的、娇嫩的小人儿，所以产妇和助产士之间的信任至关重要。

必须了解产妇需求的多样性，例如触摸可以帮助一些经历死胎引产的产妇，但并非所有产妇。文化差异会影响产妇对这一事件的反应，切忌凭空假设。一些母亲可能不愿意看到或抱着她的孩子，因为某种特定的宗教或文化有这方面的禁忌。然而，虽然她可能在信仰上隶属于宗教团体，但从情感角度她会持有矛盾的观点，并不希望遵循任何严格的做法。

观察

父母可以选择引产（IOL），关于引产的观察和管理见第 19 章。框 21-2 是 IOL 方案。

如果胎儿已经死亡一段时间，取母体血液进行全血计数和凝血，以检测 DIC/ 感染（MERRACE，2015）。1/3 经历胎盘剥离和胎儿死亡的产妇会出现某种程度的凝血障碍（AAFP，2012）。

框 21-2　宫内死亡后引产（IOL）：推荐方案（MBrRACE，2015）

引产和分娩护理应关注产妇的健康和安全，同时考虑到她的偏好以及她的医疗和产科病史。

米非司酮和**前列腺素**是由 RCOG（2010）推荐使用的药物，但目前尚无统一的标准方案。MBRRACE（2015）强调了建立基于国家证据的胎儿宫内死亡后引产指南的必要性，包括前次剖宫产的孕妇。

- **米非司酮** 200 mg 适用于子宫无瘢痕的孕妇（RCOG，2010）。
- **前列腺素**：通常是米索前列醇，尽管它在这方面的使用没有标准。对于 27 周后子宫未破裂的孕妇，通常每小时 25～50 µg，最多使用 24 小时。

剖宫产后阴道分娩（VBAC）孕妇

鉴于子宫破裂是高危因素，因此关于引产没有统一的方案。RCOG（2010）建议使用高达 600 mg 的米非司酮（以尽量减少所需的米索前列醇剂量），并低于常规量（25～100 µg）的米索前列醇。（英国的米索前列醇以 200 µg/ 片的形式供应，低剂量的给药需要拆分片剂。）

由于胎儿不再需要考虑，因此不必给产前接种 B 组链球菌的产妇静脉注射抗生素。然而，如果怀疑母亲有任何形式的败血症，建议使用广谱抗生素（RCOG，2010）。

一旦分娩产程开始，整个观察同按正常分娩（见第 1 章）。

MBRRACE（2015）指出，"不能忽略长时间在困难和创伤环境下分娩所导致的潜在的短期和长期不良影响"。MBRRACE 发现：

- 有时助产士会过多地专注于同情和支持而忽略产妇生理的需求。
- 医务人员在助产士的呼叫后偶尔会较晚到达现场。
- 一些工作人员会犹豫是否要对死胎引产中进展缓慢的第二产程进行干预。这可能是一个错误的尝试，不要干预分娩或干扰产妇，因为婴儿的安危已经不需要考虑。此外，在繁忙的产房中正常怀孕分娩的产妇一般会被优先安排。

MBRRACE（2015）指出："……产科和助产士的工作……在质量和内容上应该与正常分娩的产妇没有区别，包括使用分娩图来监测分娩过程。"这种直白的说法忽略了一个关键事实：不需要再监测胎儿心率。没有胎儿心跳对母亲和助产士来说是一个痛苦和持续的提醒，这将是一个悲剧的结果。

镇痛

产妇分娩一个死婴，在心理上会很痛苦，因此会导致生理上更痛苦。这类人群应该享有与正常分娩产妇相同的镇痛选择（RCOG，2010）。

婴儿的出生

在这个极度悲伤的时刻给失去亲人的父母以安慰和支持，将有助于营造一种积极的分娩体验，但对助产士来说从情感的角度来说却并不容易。

缓慢而温柔的操作能使得分娩过程的伤害最小化：因为死胎的皮肤通常非常脆弱。一个在宫内已经夭折的婴儿可能已经浸泡了一段时间，温和地告知父母其面目的改变，提前给予父母心理上的准备。死亡的婴儿常常因为缺乏张力而导致整个分娩进展缓慢。臀位的早产儿分娩出头会比较缓慢。整个过程可能会让产妇很痛苦。可以提前和产妇做好沟通，在分娩后是否希望直接把孩子抱给她。如果不需要，也可以用小毛巾（不是纸，因为纸会粘在皮肤上）把它包起来。如果父母愿意的话，可以再交给他们抱着。网上可以找到针对小婴儿的"天使口袋"的编织图案。

此时，产妇和孩子的父亲可能会有非常戏剧性的反应。作者回忆说，当孩子出生时，孩子的父亲真的跪在地上，额头贴在地板上。产妇的恐惧和紧张瞬间爆发，大喊："把他（死婴）从我身边拿开！"后来她为此感到内疚。更多的时候，父母只有眼泪，有时是完全的沉默，因为每个人都意识到这时他们应该听到婴儿哭声。助产士无声地流着眼泪接生孩子恰恰是最真实的情感流露。

第三产程

如果死亡的胎儿在子宫内停留数周，或怀疑有胎盘早剥可能，母亲发生产后出血的风险会增加。如果确认胎儿已宫内死亡，则应通过血液检查评估感染和凝血指标，经确定产妇可能存在的特定的危险因素。在这种情况下，建议应积极管理第三产程，并建议预防性开放静脉。据报道胎盘粘连或胎盘残留在极早的妊娠分娩中更为常见。

出生后，胎盘应根据当地的指导原则进行组织学检查。这在医院之间有所不同；一些病理学家要求胎盘干燥，另一些则要求用甲醛处理。MERRACE（2015）说胎盘检查"是死产调查中最有用的一个组成部分……在所有情况下，无论是否进行了尸检，都应大力提倡检查。而最令人担忧的是，1/5 的死产没有病理检查的记录，既未接受尸检也未接受胎盘检查"。

有些父母可能希望胎盘与婴儿一起埋葬，这就需要安排好胎盘的交付。

新生儿死亡和出生后意外死亡

预期的婴儿死亡

一些孕妇在怀孕期间就会得知她们的婴儿将在出生时或出生后不久死于先天异常。他们可以为这个无比悲伤的出生提前做些准备，最好能远离新生儿的哭声。应尽一切努力减少任何干扰，让父母尽可能多地与孩子相处。如果婴儿活着出生，一些父母会希望助产士陪伴在左右，他们害怕婴儿会在他们怀中死去而周围没有任何工作人员，也有一些父母会更想独处。通常儿科医师或新生儿医师（NNP）将在一定程度上参与。父母可能希望得到专家的安慰：告诉他们孩子没有疼痛或痛苦。任何一个婴儿在任何阶段只要存在生命迹象，无论孕周如何，医师都要确认婴儿有生命，若非如此，就无法对婴儿死亡作出证明（只有医师可以出具新生儿死亡证明）并且将其转给验尸官。如果预期活产，助产士应事先告知父母并通知医师在分娩时或分娩后到场。儿科医师和新生儿医师通常非常擅长在婴儿死亡时帮助父母和工作人员，牧师和其他宗教顾问也是如此。

低沉的声音、轻柔的触摸和对婴儿的尊重都有助于减轻婴儿去世时的巨大痛苦。如同濒死前的陪伴一样，有时死亡来得太快，有时又拖得太久，延长了所有相关人员的痛苦。

意外死产或新生儿死亡

最可怕的情况之一是意外的产时死产或突然的新生儿死亡，这对每个人来说都是毁灭性的。

如果意外是突然发生的，例如在出生时，父母可能不得不看着工作人员努力拯救他们孩子的生命。如果可能，在婴儿进行复苏尝试时，安排一名工作人员与父母在一起。可以选择一名导乐助理或实习助产士，但不可避免的，他们可能会在事后承受非常大的压力。他们的压力来源并非是对父母做相应的解释，而是陪伴在父母身边。在危机中，父母们往往非常清楚，没人能告诉他们太多，他们只是睁大眼睛看着工作人员为他们的孩子做护理。婴儿可能被转移到 NICU 也可能在分娩室就被宣布死亡。

意外死亡的打击会影响到每个人。助产士在分娩时可能也协助了复苏抢救，然后又必须在当父母经历悲痛时给予支持。这对任何助产士来说都是一个很高的要求，必须要有强大的内心。

在应对糟糕情绪（或者充分的认识）的时候，分娩期间的照护在某种程度上是不理想的，因此助产士必须要有极大的敏锐性去发现父母的焦虑。请记住，员工之间没有必要互相责备。父母也可能对员工提出指责，无论对错，都可能导致相关的任何人员失去信心。

另见第 22 章关于不良事件后对父母的护理。

死产的即时护理 / 新生儿死亡：与婴儿共度的珍贵时刻

与宝宝见面和分离是一个独特的时刻。

近年来人们对此事的态度发生了一场革命性的变化。许多父母非常珍惜触摸和拥抱死去婴儿的机会（NICE，2014b；SANDS，2016）。他们应该被告知只要他们有意愿，可以有尽可能多的时间和他们的孩子在一起。然而，他们不应该被强迫去看、抱、爱抚或亲吻婴儿（SANDS，2016）。这是一个棘手的问题，以往的很多事例中许多产妇起初拒绝接触婴儿，但后来却又后悔没有得到更多信息而让她们就此错过最后的机会。医务人员可能会担心他们的表现给人以压迫感，但可以用温和的语言解释利弊。"没有人坐下来哪怕只花了 5 分钟的时间告诉我，有一天我会后悔没有抱着他"（Dimery，2010）。

如果父母想要抱着他们的孩子，事先告诉他们孩子的样子和感觉可以减少他们的恐惧，例如，一开始会觉得孩子软软的，头骨可能会有一些活动。不幸的是，随着死亡的来临，它可能会变得越来越僵硬。

如果婴儿被浸泡过或看起来很不正常，父母可能不适合见他。这是一个"非常人性化的判断"（SANDS，2017），必须在个人的基础上做出。有时，父母会关注一个被严重伤害的婴儿的一个完美特征，并从中看到美。爱并非总是要求完美。

创造记忆和纪念品

对于这些父母来说，没有圣诞节，没有生日，也没有开学第一天。他们所拥有的就是现在。（助产士，引自 SANDS，2010）

回忆有助于哀悼。问题是父母并没有多少时间见他们的孩子。尽量利用现有的资源为他们创造特别的记忆。

SANDS 表单是一份非常有用的检查表，但还应参照当地实践（参见附录21.1）。SANDS 还提供记忆盒或小册子作为纪念，存放包括头发、脚印和手印、姓名带、婴儿床卡、卷尺和婴儿的个人资料，例如体重和身长。开明的丧葬承办人也会有类似的纪念品包，以提供给那些认为自己的医院纪念品质量欠佳并希望重新准备的父母。照片也可以在后期重新制作。"因为助产士……经常面临压力……有时会错过机会。完成这些行动的时间是如此有限"（Hedges，2014）。然而随着时间的推移，婴儿的身体会腐化，助产士尽可能快地做到最好是非常重要的。

给父母复印产妇分娩记录，这样他们就有尽可能多的信息来证实他们孩子的存在。一些医务人员对复印表现出出奇地沉默，想象一旦所有的信息都交到父母手中供其研究可能会产生的一些医疗法律纠纷。这种恐惧很荒谬：产妇有权查看自己的医疗记录，这种坦诚的态度更容易被接受而非引发怀疑。

大多数父母在生产时都会带着相机或手机。如果没有，一些病房可以提供家长使用的相机。照片应该小心拍摄，因为它们将会被珍藏多年（Randall，2010）。医院的政策可能会建议在母亲的笔记里放一张照片。家长们应该被告知某些照片（现在很少使用）最终会褪色，尤其是暴露在光线下。

父母希望能给他们的孩子洗澡，穿上他们准备的衣服。这个过程可能会用比较长的时间，工作人员不应去催促他们。如果父母愿意，其他家庭或医务人员可以代替他们完成这些事情。

嗅觉可以是情感的触发器。如果父母愿意，可以在衣服、披肩和柔软的玩具上撒上婴儿爽身粉，放在塑料袋里保存多年，留下强烈的记忆。

在医院的纪念册上有一个条目可以给父母带来安慰：他们可以随后去医院的小教堂参观。

出于个人、文化或宗教原因，一些父母可能不希望有孩子的遗物。虽然这些观点似乎与缅怀悲伤的过程背道而驰，但它们不应被视为不正常或错误。除非有明确的文化原因，否则建议父母把这些纪念品拿走并归档到医疗记录中可能会更恰当，这样便于父母在以后需要的时候方便获得。一些父母可能需要时间来消化这种经历，然后会后悔当初没有留下任何遗物。

其他家庭成员，例如兄弟姐妹和祖父母，也可能希望看到婴儿，这样他们就可以创造自己的记忆并向它道别。父母需要诚实地面对那些孩子。对他们来说，这确实是一个令人无所适从的时刻。孩子们常常盼望着他们的弟弟或妹妹出生。

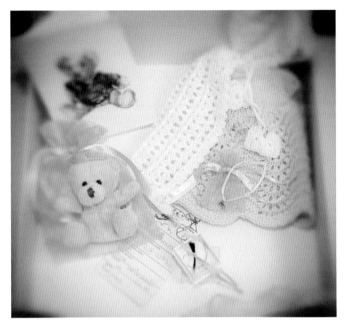

纪念盒子

他们有时会问一些意想不到的问题，诚实通常是最好的应对方式。如果孩子们能参与进来并与家人分享这些经历，他们就能自然地接受死亡的事实。

产后延续护理

核查表、检查和医疗记录

可以进行各种母体检查以便查明死胎的原因。不同医院提供的血液测试可能有所不同（见第 23 章）。也可做母系和父系的遗传检测，可能的话后续为父母提供遗传咨询。

核查的表单虽然比较有用（见附录 21-1），但有时使用并不灵活，因为它更注重目的而非满足父母需求的一种方式。专注于核查的表单会使处理缺乏人性化而且减少了与父母相处的时间。

尸检（解剖）

发生胎儿围生期死亡的家庭都应该对其进行尸检，但真正实施的只有 90%（MBRRACE，2016；SANDS，2016）。许多父母想知道他们孩子的死因，但是尸检的决定又让他们很痛苦。出于保护父母的角度，工作人员也不太愿意触及这个话题，然而这种想法往往是错误的。

　　最糟糕的事情发生了——我的孩子死了。你再也找不到比这更让我难过的事了。（Henderson，2006）

围生期病理学家供不应求，因此尸检可能只能在另一家医院进行。这种尴尬的现状可能会导致工作人员婉转地引导家长作出拒绝尸检的决定。尽管大多数英国足月死胎的尸检质量令人满意（CMACE，2011；MBRRACE，2015、2016），但尸检率却从 1993 年的 58% 降至 2014 年的 40%。

法医可要求进行尸检，特别是针对意外死亡或意外事故造成的死亡。如果怀疑非意外致死的则必须通知警方。

父母可能希望尸检能告诉他们孩子死亡的原因，但他们应该意识到事实往往并非如此。

尸检的问题必须温和地和父母进行讨论，提供清晰、公正的信息，并将书面材料交给父母。在不给父母带来负担和烦恼的情况下，提供完整的信息并获得完全的同意，这就是最佳的方式。与人类组织管理局（Human Tissue Authority）合作制作的 SANDS（2012）尸检知情同意资料涵盖敏感性资料且信息丰富，对专业人士和父母都非常有帮助。包括家长信息单及知情同意书（只适用于英国）。在英国其他地方适用其他规则——参见 https://www.hta.gov.uk/policies/sands-perinatal-post-mortem-consent-package）。

尸检可以是全面的，也可以是有限的。也可以提供侵入性较低的检测，如 X 射线、扫描和组织样本，尽管它们提供的信息较少。如果父母希望进行尸检或将任何主要组织样本（如大脑活检）送还与婴儿一起埋葬，他们应被告知，这会推迟葬礼的进行，可能会推迟几个星期。

如果助产士在笔记和病理申请表中记录了出生后发现的任何异常情况，例如脐带真结、脐带血管破裂或面色苍白、面部挫伤（可能伴随着脐带紧绷）也会有所帮助。许多这样的"异常"可能是偶然而没有一定的因果联系，但当时的观察可能会对诊断有所帮助。当病理学技术人员处理胎盘时，也许一块胎盘已被切除进行显微镜检查，一个关键的诊断例如血管中的一个小缺口可能已被掩盖。不要认为病理学家会观察到一切：他们会考虑临床医师当时的描述，这就是MERRACE（2015）所指的"清晰、简洁和循证的临床病理相关性"（即临床发现的总结，包括大体的和微观的发现来阐述导致死亡的病因）应体现在每个尸检和胎盘组织学报告中。

避免根据当时的观察对婴儿的死因进行推测，因为事情并不总是像它看起来的那样，例如，一根松弛的脐带可能是在婴儿死后绕在脖子上的，而许多健康的婴儿是脐带绕颈分娩的。没有根据的猜测会造成痛苦、误解和不当的指责。

MBRRACE（2015）指出："应该认识到，死胎的最终'原因'往往是基于主观意见。"因此，重要的是从多学科背景的角度去评估病例的整体情况，包括一名围生期病理学家的参与，以便对致病因素作出适当的解释，重点关注主要的影响因素，从而推动护理的改进。

记录婴儿的死亡

框 21-3 描述了埋葬或火化前登记婴儿死亡所需的各种证明。

框 21-3　登记婴儿死亡及安排葬礼

死产

死产证明由接生的助产士或医师填写。

父母需要在规定时间内把这个交到登记处：

- 苏格兰 3 周内。
- 英格兰和威尔士 6 周内。
- 北爱尔兰 3 个月内（或在英国其他地区的特殊情况）。

如果父母已经结婚，任何一方都可以登记死产。如果没有，并且父亲希望他的名字被记录下来，他们必须一起参加，或者父母中的一方可以带着另一方的法定声明参加。

新生儿死亡

死亡证明由医师或助产士填写。家长须于 5 个工作日内（在苏格兰 8 个工作日）将此表格交回注册办事处。他们也可以同时登记出生。

如出生前已登记，死亡可由父母一方 / 双方登记，不论双方是否已婚，或者其他亲属、死亡时在场的其他人或医疗专业人员均可登记死亡。如果出生之前没有登记，请参阅以上死产条件。

死胎和新生儿死亡的登记

- 根据父母的意愿，签发土葬或火葬证明书。
- 登记死产婴儿的名字。

父母将火葬证明书送至医院丧亲协调员 / 牧师或葬礼主管处。

谁都可以安排葬礼。死产婴儿的葬礼有时是免费的，可能就是一个由父母自主挑选的宗教主事或医院牧师主持的追悼仪式。大多数医院小教堂都提供一本可供纪念的小册子。

如果胎儿在怀孕不足 24 周时死亡，则不必在登记处登记。大多数医院都提供出生证明作为纪念品。

精神信仰和葬礼安排

尽管并非强制性的，对所有死产或出生后死亡的婴儿来说正式的埋葬或火葬是一项法律要求。对于在 24 周内死亡的婴儿来说，正式的埋葬或火化并不是强制性的，但是父母可能希望这样做。必须向医院的殡仪馆负责人提供一份表格，确认婴儿在出生之前没有生命迹象。

葬礼可以为悲伤的家庭提供一个哀悼的方式。参与婴儿出生的工作人员出席葬礼往往是家属和工作人员本人都很重视的事。

许多父母可能很少或根本没有接触过死亡，也从来没有想过要安排葬礼。瑞简（Rajan，1992）报道说，当被问到想如何"处置"婴儿时，女性受到了严重伤害。这是一个非常敏感的问题，应该予以高度重视。

在丧亲期间的精神信仰和宗教信仰往往变得更加重要。询问丧亲夫妇是否希望见到医院牧师或其他宗教人士，可能有助于他们作出决定并获得精神上的支持。如做一些事包括对婴儿进行洗礼或命名，尽管这可能并不适用于每个信仰和文化。医院牧师通常是信息和支持的极好来源。大多数人非常敏感，如果父母不愿意的话，他们也不会去讨论宗教问题。然而，即使是最无神论的父母也可能希望对他们的孩子说一些话来道别。牧师说的几句正式的话语可能会帮助父母们有一种告别的仪式感，并鼓励他们宣泄悲伤，如"我们今天为詹姆斯哭泣，为他将没有的生活，为我们对他的希望。我们很难过要和这个漂亮的男孩说再见。"

住在医院

许多女性发现看到新生儿、母亲或孕妇都会勾起她们的痛苦。许多人可能希望在死产或新生儿死亡后几个小时内就离开医院。

如果母亲想留下来或是身体不适不能离开，大多数急诊病房都有一个专门的房间供失去孩子的父母使用。理想情况下，应该是一间套房，有浴室和一张双人床，这样父亲就可以留下来了。父母能够有尽可能多的时间和孩子在一起。在产科病房里放一个丧葬冰箱或冷冻床、婴儿床会让这一切变得更容易（MBRRACE，2015）。

选择把孩子带回家

提供选择很重要。父母可能没有意识到他们可以在葬礼前把孩子带回家，让他们在告别前像家人一样度过宝贵的时光。助产士可能不推崇这种选择，一般会拒绝与父母讨论。"一位要求带孩子回家的家长被告知这不是一个好主意，因为孩子会很快'恶化'"（MBRRACE，2015）。然而，这个选择可能会带来巨大的安慰，不应该被视为古怪或怪异。

回家

出院时向父母提供适当的信息，包括葬礼的选择以及咨询和支持团体，如SANDS。告知父母只要他们愿意，他们可以在葬礼前随时回来看孩子。给他们一个联系电话，例如医院牧师。SANDS（2016）还建议助产士参与到丧亲支持的服务中来。在整个过程中这些助产士越来越多地给予父母指导，无论是在院内还是院外，常常提供或早或晚的产后探视。然而，这项工作目前还没有国家认可的工作规范，而且规定各有不同。

通知生育基金取消产后邮寄（SANDS，2010）。告知母亲她有权享受 8 周的儿童福利（如果她在 3 个月内提出要求）并确保她获得一份申领表格。

电话通知全科医师、健康随访员和社区助产士。告诉父母你所做的，让她们知晓社区助产士会在第二天联系他们。社区助产士通常是支持父母的理想人员，可以给父母时间和机会在私下里复述故事和表达悲伤。

告诉妈妈们，她们可能在产后几天感觉乳房肿胀，这些都是正常的反应，这种感觉可能会持续几周。对母亲来说分泌乳汁而没有宝宝来喂养是很痛苦的经历。建议采用简单的止痛处理和最轻微的乳房刺激。一些女性可能会珍惜"将母乳捐赠给母乳银行的机会，这让她们感觉从丧失亲人的处境中获得了一些积极的意义"（MBRRACE，2015）。尽管在药物的价值上存在一些专业上的分歧，但在回顾的病例中，MBRRACE 严重缺乏泌乳抑制的证据。溴隐亭目前很少使用，因为它的效果不好而且存在安全隐患。卡麦角林的耐受性更好（如果是子痫前期的女性则避免）（RCOG，2010）。

安排约 6 个星期的产科会诊时间。告诉父母会诊的目的是探讨孩子的死亡而非简单的产后检查。预约安排妇科而不是产科，这样可以避免与怀孕或产后的母亲一起等待。预约安排更长的会面时间（通常是 2 倍的）比较合适。尸检结果应该被提供。MBRRACE（2015）建议将会诊意见以书面总结的形式给到家长。

应在地方一级报告围生儿死亡情况，"所有组织……应使用标准化流程和独立的多学科同行评审对个别死产和新生儿死亡进行调查"（MBRREA，2016 年），同时也应该上报至 MBRRACE。

令人不安的是，尽管 RCOG（2010）和 Sands（2016）建议家长一起参与到当地的案例评审过程，但只有 5% 的死产评审病例记录中包含了家长关注的相关证据，而且几乎没有父母能给出结论（MBRRACE，2015）。

在与失去亲人的父母接触时，无论是在出生前、出生时还是出生后，都不要急于发表不必要的评论。倾听是你能给予的最大帮助。失去孩子的家属反复强调，他们看重的是能够"陪伴"他们的工作人员，而不是那些试图解释或理解这一事件的人。那些被他们视为无用的陈述有：

> "你会再有孩子的。"
> "他那么小，你几乎不知道他。"
> "至少你还有别的孩子。"
> "你很快就会忘记的。"
> "你永远也忘不了。"
>
> （FSID，2009）

后续怀孕计划

当父母怀孕，然后再次看到自己的孩子时，一层新的悲伤浮出水面。（O'Leary，2004）

避孕问题应以机智和敏感的态度进行探讨。产妇可能会询问后续受孕的时间、妊娠的风险以及出生健康婴儿的概率。温柔地告诉她，如果她再次怀孕了，可能会面临新的困难，即她还处在哀悼的情绪中却不能为曾经失去的孩子再表现出悲伤。新的怀孕会阻碍悲伤情绪的进一步发酵，因为新的妊娠会从时间和空间上分散母亲的悲伤情绪。如果这次的孩子出生日与曾经夭折的孩子的周年纪念日接近，情况可能会更棘手。然而一些父母渴望尽快再生一个孩子。一些证据表明，早孕会降低伴侣的焦虑，但不会降低女性的焦虑（RCOG，2010）。再次怀孕是一个非常隐私的决定，完全取决于夫妻双方。

助产士应了解再次怀孕父母的特殊需要。如果母亲愿意的话，可以在孕妇便签上粘贴一枚泪滴形的标签作为一个实用的提醒，告诉工作人员这位女性曾经的不幸经历。

记住：

- 父母（以及工作人员）在怀孕和分娩时可能会更加焦虑，可能会采取更多干预措施。
- RCOG（2010）建议对死产的后续妊娠进行产科的产前护理和急诊病区分娩，当然这完全取决于个人的选择。
- 孕妇应接受妊娠糖尿病筛查，如果胎儿曾经有生长的问题则应进行连续生长的监测。还应和孕妇讨论吸烟和高体重指数的问题并提供相应支持（RCOG，2010）。
- 由于之前的经历，没有并发症的孕妇通常也会被归类为"高风险"人群，并要求进行频繁的筛查、早期引产或选择性剖宫产。这些（通常在临床上是不必要的）干预措施对她们来说似乎是必要的，但相反的，它们也可能会强化她们的认知，即她们的怀孕是脆弱的。
- 孩子的出生可能会加剧（而不是减弱）对前一个孩子的悲伤：喜悦与失落并存。父母甚至会感到麻木、情绪低落。如果两个婴儿是同性别的，那父母的心境可能会更艰难。
- 失去孩子的悲痛不会消失，失去的孩子永远无法被取代。

工作人员应承认前一个孩子的存在，使用他或她的名字并询问类似的外貌特征，就像他们对待前一个活着的孩子一样。

员工支持

助产士可能会感到情绪上得不到支持，就像 30 年前悲伤的母亲一样。

- 助产士希望在围生期丧亲之痛方面得到更多培训（SANDS，2010）。
- 当婴儿死亡时，他们常常感到内疚，即使这不是他们的错（Cowan and Wainwright，2001）。
- 他们觉得优质的护理工作受到时间的限制（Kaunonen et al.，2000）。
- 助产士的个人情况和以往的经验可能会影响他们应对方式（Cowan and Wainwright，2001）。
- 产科医师可能受到同样严重的影响，即使他们看上去应付自如。近 1/10 的产科医师表示，他们曾考虑放弃产科，因为处理死产对情感打击太大（Gold et al.，2008）。

- 助产士们说她们在工作中会经历从上一个围生期死亡病例转移到下一个期望幸福分娩病例的强烈情感冲突（SANDS，2010）。他们珍惜"中场暂停"，让自己恢复以迎接下一个新生儿的出生。
- 实习生通常希望参与围生儿死亡，尽管受过培训的员工认为他们应该得到保护。
- 员工重视同事间的支持，但也应能够获得专业的支持和咨询（SANDS，2016），包括听取汇报。

SANDS 和 RCM 专门为从业人员建立了一个丧亲护理网站（见 http://beleavement-network.rcm.org.uk）。

最后分享一位医院退休牧师的话：

出生的时候我没有失去一个孩子，但我的生活中确实有过其他的失去，我经历过……在极度悲痛的情况下努力让自己振作。至少我已经学会了这一点——再也没有什么比在极度悲痛中保持振作更难的事。保持这种感觉。释放自己去帮助身边的人，让他们和你一样感受心灵的自由。这是我对自己和他人的启示。（Anderson，2012）

相关链接

Bereavement care network (RCM and SANDS). Resource for professionals. https:// bereavement-network.rcm.org.uk

Child Bereavement Charity. http://childbereavementuk.org

Stillbirth and Neonatal Death Society (SANDS). www.uk-sands.org. Resources for profes-sionals including booklets and consent forms: https://www.uk-sands.org/resources/ professionals

The Miscarriage Association. www.miscarriageassociation.org.uk

（秦安 译 朱玮 校）

参考文献

AAFP (American Academy of Family Physicians). (2012) Advanced Life Support in Obstetrics (ALSO). Course Syllabus Manual.AAFP, Leawood, KS.

Anderson, A. (2012) Life is a constant negotiation with loss. MIDIRS 22(1), 28–31.

BECG (Birthplace in England Collaborative Group). (2011) Perinatal and maternal outcomes by planned place of birth for healthy women with low risk pregnancies: the birthplace in England national prospective cohort study. BMJ 343, d7400.

Bennett, S., Litz, B., Lee, B., et al. (2005) The scope and impact of perinatal loss: current status and future directions. Professional Psychology: Research and Practice 36(2), 180−187.

Clifford, S., Giddings, S., Southam, M., et al. (2013) The growth assessment protocol: a national programme to improve patient safety in maternity care. MIDIRS Midwifery Digest 23(4), 201.

CMACE (Centre for Maternal and Child Enquiries). (2011) Perinatal Mortality 2009. CMACE, London. http://www.publichealth.hscni.net/sites/default/files/Perinatal%-20Mortality%20 2009.pdf

Cowan, L., Wainwright, M. (2001) The death of a baby in our care: the impact on the midwife. MIDIRS Midwifery Digest 11(3), 313−16.

Dimery, M. (2010) Creating memories. Royal College of Midwives December, 38−39.FSID (Foundation for the Study of Infant Deaths). (2009) Guidelines for Health Visitors and Midwives when a Baby Dies Suddenly and Unexpectedly. FSID (now The Lullaby Trust, London).

Glasgow, C. (2017) Midwives' reflections and coping strategies around neonatal death. MIDIRS 27(1), 115−18.

Gold, K.J., Kuznia, A.L., Hayward, R.A. (2008) How physicians cope with stillbirth or neonatal death: a national survey of obstetricians. Obstetrics and Gynecology 112, 29−34.

Hedges, L. (2014) Supporting bereaved families: what can be done to ease parents' grief. MIDIRS 21(1), 77−80.

Henderson, N. (2006) Communicating with families about post-mortems: practical guidance. Paediatric Nursing 18(1), 38−40.

Kaunonen, M., Tarrka, M.T., Hautamaki, K., et al. (2000) The staff's experience of the death of a child and of supporting the family. International Nursing Review 47(1), 46−52.

MBRRACE (Mothers and Babies: Reducing Risk through Audits and Confidential Enquiries across the UK). Draper, E.S, Kurinczuk, J.J., Kenyon, S. (eds.) on behalf of MBRRACE-UK. (2015) MBRRACE-UK Perinatal Confidential Enquiry: Term, Singleton, Normally Formed, Antepartum Stillbirth. NPEU, Oxford. https://www.npeu.ox.ac.uk/downloads/files/mbrrace-uk/reports/MBRRACE-UK%20Perinatal%20Report%202015.pdf

MBRRACE.Manktelow, B.N., Smith, L.K., Seaton, S.E., Hyman-Taylor, P., Kurinczuk, J.J., Field, D.J., et al. on behalf of the MBRRACE-UK. (2016) Perinatal Mortality Surveillance Report: UK Perinatal Deaths for Births from January to December 2014. NPEU, Oxford. https://www.npeu.ox.ac.uk/downloads/files/mbrrace-uk/reports/MBRRACE-UK-PMS-Report-2014.pdf

NHS England. (2016) Saving Babies' Lives: A Care Bundle for Reducing Stillbirth. NHS England, London.https://www.england.nhs.uk/ourwork/futurenhs/mat-transformation/saving-babies/NICE (The National Institute for Health and Care Excellence). (2014a, updated 2017) Clinical Guideline 190: Intrapartum Care for Healthy Women and Babies. NICE, London. www.nice.org.uk/guidance/cg190

NICE. (2014b) Clinical Guideline 192: Antenatal and Postnatal Mental Health: Clinical Management and Service Guidance. NICE, London. www.nice.org.uk/guidance/cg192

NMSF (National Maternity Support Foundation). (2009) Who Cares When You Lose a Baby? A Comprehensive Study into Bereavement Midwife Care Across NHS Trusts. RCM, London. https://www.hertfordshire.gov.uk/.../Item%205%20Bereavement%20Initiatives.doc

O'Leary, J. (2004) Grief and its impact on prenatal attachment in the subsequent pregnancy. Archives of Women's Mental Health 7(1), 7–8.

ONS (Office for National Statistics). (2016) Birth Characteristics in England and Wales: Stillbirths.ONS,London.https://www.ons.gov.uk/peoplepopulationandcommunity/birthsdeathsandmarriages/stillbirths

Rajan, L. (1992) 'Not just me dreaming': parents mourning pregnancy loss. Health Visitor 65, 354–357.

Randall, L. (2010) A midwife's guide to bereavement photography. MIDIRS 20(3), 384–388.

RCOG (Royal College of Obstetricians and Gynaecologists). (2010) Green-top Guideline 55:

Late Intrauterine Fetal Death and Stillbirth. RCOG, London.RCOG. (2015) Each Baby Counts: National Quality Improvement Programme. RCOG, London. https://www.rcog.org.uk/eachbabycounts

Sandelowski, M., Barroso, J. (2005) The travesty of choosing after positive prenatal diagnosis. Journal of Obstetric, Gynecologic and Neonatal Nursing 34(3), 307–318.

SANDS (Stillbirth and Neonatal Death Society). (2010) Bereavement Care Report 2010: Survey of Maternity Units and the Care they Provide to Parents Whose Baby Dies Before, During or Shortly After Birth. Sands, London.

SANDS. (2012) The Sands Perinatal Post Mortem Consent Package. SANDS, London. https://www.hta.gov.uk/policies/sands-perinatal-post-mortem-consent-package

SANDS. (2016) Pregnancy Loss and the Death of a Baby: Guidelines for Professionals, 4th edn. SANDS, London.

Smith, R., Homer, C., Homer, A., Homer, D. (2011) Learning about grief and loss though Harper's story. MIDIRS 21(1), 19–22.

Turner, S., Butler, E. (2016) Saving Babies in North England (SaBiNE). Perinatal Institute of Maternal and Child Health,. https://www.perinatal.org.uk/SaBiNE_final_report_2016.pdf

附录 21-1 妊娠 24 周后流产核查表

这是一份示例核查表，供死产或新生儿死亡的分娩病例。许多产科病房有自行设计的表格，可以进行勾选、标注注明日期。

母亲姓名 .... 配偶姓名 ....
住 院 号 .... 联系电话 ....

	请在符合的地方勾选、标注和注明日期
1. 告知父母双方胎儿／新生儿死亡的人员	姓名： ....
2. 产科咨询医师和助产士主管告知的内容	.... 咨询医师 .... 主管助产士
3. 父母有机会去看／抱宝宝	
4. 提供给父母的纪念的物件（请勾选） 　照片：　　　　　　其他： 　带走　　　□　　一撮头发　□ 　父母保存　□　　床头卡　　□ 　存档　　　□　　姓名牌　　□ 　　　　　　　　　脚／手印　□	
5. 通知宗教顾问（如果父母有这个意愿）。给予洗礼或其他宗教仪式	
6. 是否同意尸检请求 　同意　　　□　　　拒绝　　　□	
7. 同意尸体解剖尽快联系殡仪馆	
8. 进行尸体解剖的日期和时间	
9. 是否由医务人员填写尸体解剖表格	
10. 医师通知： 　通过电话　□ 　通过信件　□	
11. 死亡通知书表格是否已完成	
12. 出院时通知社区助产士： 　通过电话　　　□ 　通过出院信件　□	

续 表

13. 是否通知健康随访人员	
14. 母亲的病历上是否使用"泪滴"标签	
15. 是否给予抗-D 　　是　□　　　　否　□	
16. 是否安排 / 接种风疹 /MMR 疫苗 　　是　□　　　　否　□	
17. 是否进行抽血检测 　　是　□　　　　否　□ （注意：不同医院的检查项目可能不一样）	
18. 母亲是否接受哺乳期宣教	
19. 是否联络相关组织（如果合适） 　　–SANDS 　　–ARC 　　–Miscarriage Association	
20. 是否取消亲子 / 放松课程	
21. 出院时，是否外带 TTO 药 　　是　□　　　　否　□ （TTO-取出）	
22. 是否尽快通知秘书处需要预约咨询，并在附注内 　　附上"形式" 　　是　□　　　　否　□ 　　　　　　预约日期 …………………………	
24. 死亡或死产证明已填写、解释并交给父母。在存 　　根上打印证明人姓名	
25. 提供和讨论有关葬礼安排的信息	
26. 父母选择的葬礼安排： 医院： 埋葬　□　火葬　□　非正式　□ 私人： 埋葬　□　火葬　□	
27. 教堂服务申请 　　是　□　　　　否　□	
28. 父母是否提供了关于纪念册的信息	
29. 通知丧亲协调员	
30. 完成 MERRACE 表格	

完成后，将此核查表归档在母亲的记录中。

第 22 章　风险管理、诉讼以及投诉

凯茜·查尔斯 *Cathy Charles*

临床风险管理：不良事件的启示	466
诉讼	468
雇主替代责任	469
临床风险管理机构	470
记录	470
投诉	471
书写事件经过	472
在不良事件发生后对父母的关怀	472

引言

对于助产士来说，自认为产程顺利，并与产妇沟通是建立在信任的基础上的，一旦她们得知分娩过程出错，产妇选择投诉或者起诉，无疑是一种打击。许多助产士会对风险管理这一概念感到不适。人们认为，助产士正遭受压力，并且迫于某些压力而采取一些防御性措施，而这违背个性化关怀。

不良事件对个人和家庭的精神伤害是巨大的，却很容易忘记所涉及的工作人员。即使助产士处理得很规范，仍可能出现不好的结局。如果有人意识到自己犯错的话，会更为痛苦。

本章的目的旨在提醒及保护。如果助产士在具备良好知识的基础上规范操作、与同事和产妇沟通良好、记录良好，会将不良后果发生率降到最低。了解产科基本临床风险管理原则将有助于所有助产士在护理关怀中进行反馈。

发生率及现状

- 英国的妇产科服务机构将近 20% 的预算用于医疗过失保险，索赔金额也在增加，这转移了患者本身可享有的护理资金（HCPAC，2014）。

- 约 20% NHS 诉讼案件来源于妇产科，但赔付金额占 NHS 诉讼支付总额的一半，自 1995 年来，总数超过 5 亿英镑（NHSLA，2012）。
- 脑瘫、产程处理不恰当和胎心监护报告分析错误是最常见的诉讼原因。
- 尽管出生窒息仅占脑瘫病例的一小部分，但一个严重的脑瘫儿可能花费 1 000 万英镑（Shepherd et al.，2016）。
- 2014～2015 年，在英国有 3 276 名孕妇投诉（HSCIC，2015）。

临床风险管理：不良事件的启示

在国家层面上，有许多有关严重不良反应的秘密调查，例如在英国有 MBRRACE，会公布母体及围生期死亡的总结，着重分析一些匿名个案以及给予建议。资料在全国范围内共享，但信息不会反馈给个人信托。

在地方层面上，所有的个人信托现在都具备临床风险管理（CRM）团队，以分析总结不良事件。CRM 是评估危险事件及不良结局的方法之一，以此判断为什么出错以及哪里出错。根本原因分析可以帮助区分是从业人员的个人错误还是组织的潜在失误。经验教训可以帮助减少类似错误的再次发生。

信托机构越来越希望工作人员能主动以书面或电子的方式报告某些事件。严重事件的漏报，可能会导致一些严重的后果。

许多助产士认为 CRM 的存在主要是为了减少诉讼的发生，这应该是信托投资 CRM 的目的（Symon，2001），不应该使助产士对风险管理原则产生不满。无论其发生的原因如何，CRM 鼓励用符合逻辑分析的方法从错误中总结经验，并营造一种"公平责任"而不是"不责备"的环境。这会帮助助产士给产妇更好的照护，这与每个人都有关。

助产士和产科医师受到媒体前所未有的抨击，公众甚至他们自己的负责人，在媒体发布了引人注目的报告后，例如柯克普（Kirkup，2015），会严厉批评工作人员："应该为产科医疗中的事故报告和调查制订明确的标准……（实施）一个坚定的过程，包括来自家庭的意见和反馈，以及独立的、多学科的同行审查，当然这应该排除员工之间的利益冲突。"

不幸的是，在部分信托机构的临床风险管理是由一些能力很差的管理者在操作，他们采取简单的解决方案并指责员工。因此，以支持的方式实施 CRM 是至关重要的，而不是简单地对助产士进行等级划分及使其成为控制的一部分。如果不是这样，风险管理只会成为另一种强制遵守的医疗政策和协议，并且干扰个人的临床判断。对国家指南（如 NICE/RCOG）的解释将变得细致，助产士可能会觉得，他们没有遵守的只是指南而不是实践操作手册，这是产科医师的"越界"。尽管助产士的呼声越来越大，但产科医师的声音依然是国家指南制订的主导。

分析事件经过

大多数不良事件发生的原因不是单因素而是多因素的。临床医师提供的医疗可能只是导致该事件的一系列小事件中的最后一个环节。造成助产士将静脉输液与硬膜外导管搞错可能有几个不同的原因。对此有帮助的调查工作有：单位工作量、工作操作流程、药品管理程序，经验、培训和更新频率，以及个人能力（这只是该名助产士的一次例外吗？）和任何明显的健康问题。尽管有以上全部因素，但做一个实际的改变以减少复发的机会也是容易的，例如，确保硬膜外导管与静脉导管的颜色不同，并贴上"硬膜外"贴纸。优秀的事故调查人员应尽量避免得出简单的结论，但应该对这样的简单步骤保持警惕，以减少风险。

使用系统的方法来分析不良事件是有益的，例如根本原因分析工具包（参见"相关联络信息"）。

理想情况下，所有参与不良事件的工作人员都应该开会回顾当时的情况。通常情况下，如果案例涉及许多不同的专业人员，这可能是行不通的，除非结果特别严重，例如孕产妇死亡。

回顾一个处理良好的事件可以是一种非常积极的经验。工作人员可能会消除毫无根据的罪恶感，意识到哪些处理得好哪些处理得不好，表达出自己的痛苦，并从同事的支持中获益。如果有什么地方出了问题，那么深入了解以预防再次发生或减轻其影响，可以改善今后的护理工作。相反，一个不良的病例回顾可能会加重罪恶感，使工作人员相互对立，而且由于总结甚少，无法阻止案件的再次发生。

所有工作人员都可以通过许多不同的方式为有效的护理评估做出贡献。参与多学科的案例回顾是好事，但非正式的方法往往被低估。比如趣味式的讨论，包括无处不在的"咖啡间聊天"，这种方式下，当员工们清理对最近案例的想法时，可以提供丰富的见解、支持和经验。

很多产科还定期召开开放式多学科会议，讨论有兴趣的病例及风险病例。这些病例有时由产科主持，但越来越多的助产士参加并分享病例。这样的会议可以提供良好的经验并增进跨专业的知识学习。但是，它们只是一个广泛的回顾，不是一个系统的过程。风险在于，最自信的声音可能会主导并导致不准确的结论。

在严重的事件中，没有什么能够代替对笔记、陈述和口头说明进行冷静、系统地分析。

NHSLA（现在的 NHS 决议）有一个战略工具包：提高孕产妇医疗的安全性（Kings Fund，2012），以鼓励采取更积极主动的安全措施。

自 2014 年 10 月起，英国所有的国民保健服务提供者必须遵守法律规定的诚实义务（NMC/GMC，2015），包括向孕妇家庭告知事件经过及反馈结果。

诉讼

不幸的是，许多针对孕妇产妇的护理都是基于对诉讼的恐惧。特别是产科决策的制订经常试图通过采取"最安全"的措施来控制风险，即在事情出现问题之前及早干预，而不是为分娩中的产妇提供最好的护理。助产士也会受到这种恐惧的影响，但总的来说，作为一种职业，她们是在一定程度上需要承受这种巨大压力，这使他们有时不可避免地与产科医师发生冲突。当然以上情况并不包括一些持支持意见的产科医师和厌恶风险的持非支持意见的助产士。

由于一些产妇的期望值过高导致对她们的分娩过程不满意，但也可能是由于她们的愿望遭到了反对而感到不愉快。同时，一些父母可能会对医疗行为不完善感到不满。然而，诉讼也可能来自对分娩的不认可，认为采取了与他们的期望不符合并且是不必要的干预措施（RCM，2005）。如果这成为一种普遍现象，就需要重新关注目前正在影响许多产妇护理的干预措施。

电子胎心监护是诉讼中一个真正的难题，就连专家在解释图像时也存在分歧。这当然超出了助产士的控制范围。助产士能做的是确保在电子胎心监护解读的灰色地带尽可能做得更好，比如进行为期 6 个月的 CTG 培训（见第 3 章）。有证据表明，至少有 70%～80% 的脑瘫病例发生在产程开始之前，"产时窒息相对较少见"（Shepherd et al.，2016）。CTG 的问题可能是由一个患有先天脑瘫的婴儿在分娩中挣扎引起的。当助产士和产科医师仅仅处理了它的后果时，往往被指责是造成这种困境的原因。

如发生新生儿死亡，当父母无法通过其他渠道得到答案时，会强烈要求法律诉讼。他们的动机不是为了钱，而是为了确保错误不会在未来的家庭中重演。他们发现诉讼过程非常压抑，限制临床医师公开讨论，而且诉讼过程需要更长时间，通常是数年（NHS England，2016）。2016 年，NHSLA（现在的 NHS 决议）启动了一项调解服务，试图阻止诉讼的进行。

人们常说，助产士站在法庭上解释自己的行为这种情况并不多见。只有不到 2% 的医疗过失索赔真正上了法庭（NHSLA，2012），所以大多数助产士永远不会有出庭的经历。当然，父母可能需要钱来照护残疾儿童，但有时受伤一方最初的起诉冲动可能只是源于悲伤，而并不总是基于真正的疏忽。许多人只想要对于这件事情的一个解释，一个道歉，并防止再次发生。其他方法，例如投诉程序，可能对这些人士更有帮助。尽管普遍认为，人们会为细枝末节的事情提起诉讼，而且"不赢不收费"的律师事务所助长了这种"行为"，但实际上只有极少数人会提起诉讼。没有律师愿意接手一个没有成功机会的案子。因此，大多数比律师信更进一步的案件都有真正需要解决的问题。目前在英格兰，正在协商一项新的自愿快速解决的补救条例，符合条件的父母可以在不提出索赔的情况下获得出生伤害赔偿，这可能会减少当前的指责"行为"（RCM，2016）。

NHS 诉讼索赔由 NHS 决议组织管理（在 2017 年 4 月之前，该组织被称为 NHS 诉讼管理局或 NHSLA）。这个新的组织推出了 5 年战略，旨在更早期地参与事件。采用新方法对可能导致严重脑损伤的出生事件作出反应：信托公司被要求报告所有此类事件，其目的是"当有错误发生时，改进医疗人员的诊治经验，对提供国民保健服务的人员提供更多更早的支持"（NHSLA，2017）。

本章节并不打算记录诉讼过程。有许多其他资源可以做到这一点：NHSLA 网站为临床医师提供了关于临床过失诉讼的简要指南，其中有一个简单的图表，展示了索赔过程。

雇主替代责任

NHS 的雇员受替代责任的保护，根据替代责任，法律可以让一个人或一个机构对他人的行为负责。因此，从理论上讲，选择起诉 NHS 助产士的疏忽行为，实际上是起诉雇佣助产士的信托机构，而不是助产士个人。值得注意的是，信托委员会是否可能会设法从玩忽职守的雇员那里收回部分费用，因为这在法律上是可能的，尽管可能性极小。

人们普遍认为，如果助产士超时工作，雇主便不可能逃避雇主替代责任。超过规定时间，助产士仍在履行其合同约定的工作，并在岗位上对特定需要作出反应（例如，一名产妇正好在换班结束时分娩），这些做法是敏感而灵活的（Jenkins，1995）。然而，自愿地大大超过合理的工作时间更像是一个灰色地带，无论出于何种原因，这都是不明智的，助产士工作时间过长会让其变得非常脆弱。

独立助产士（IMs）的责任定位是不同的，因为她们的雇主是自己，因此个人负责购买职业赔偿保险（PII），这是 IMs 自 2014 年以来的强制性要求。他们的 PII 是通过英国独立助产士机构（IMUK）在长期的斗争后，才获得的（MIDIRS，2014），但在 2017 年 1 月，护理和助产士协会（NMC）表示，这一提供是不够的，目前局势正在变化中。

临床风险管理机构

- 英格兰和威尔士的 NHS 决议组织（前身为 NHSLA）有一个非营利性诉讼"风险集中"计划，被称为信托临床过失计划（CNST）。信托公司向 CNST 支付费用，CNST 随后支付诉讼费用。如果没有这个，一个大的诉讼案件可能会使一家妇产科服务机构破产。
- 苏格兰有临床疏忽和其他风险条例（CNORIS），威尔士有威尔士风险池条例，其运作类似于 CNST。
- 英格兰的 NHS 工作人员通过当地的风险管理系统或电子表格形式向国家和学习系统（NRLS）报告患者安全事故。鉴定会成为趋势，并采取行动以减少风险，同时共享信息。工作人员可以直接向 NRLS 报告事故。一项新的患者安全事故管理体系计划于 2018 年推出。
- 严重事件框架（NHS England，2015）是一个应对严重 NHS 事件的流程，它取代了原英国国家患者安全机构（NPSA）制订的严重事件调查报告和经验框架（2010）。

记录

俗话说"没写就等于没发生过"或"你就和你书面记录的一样好"有一定的道理，因为记录是体现护理情况的关键因素。

- 当复印或扫描时，记录应该清楚、准确及易读。
- 记录必须注明日期（使用 24 小时制），留出签名位置并能清楚打印。
- 错误处应用一条横线划去并使原文保持可见，改正后记录日期、时间并签名。
- 记录应该尽可能地同步书写。补充的记录应该注明日期，时间并签名。

- 记录所有的谈话和告知内容。
- 有关 CTG 文档，请参阅第 3 章。
- 尽量避免不必要的细节，有时在漫无目的的记录中提取有用的信息几乎不可能。
- 根据 1998 年的《数据保护法》，患者有权查阅自己的资料。
- 记录必须保留 25 年。社区和独立的助产士需要安全地储存他们的日记和记录，或者将它们传递给他们的雇主（NMC，2013）。

然而，请记住，记录只是事实的一部分。在法庭上很有分量的是产妇所感知到的，即与工作人员的互动、当时给予她的口头解释以及她对事件发生过程的理解。请记住：你可以在产妇病历上写上"同意"，但如果产妇没有明确表示同意，并在法庭上清楚地表达了这一点，那么记录可能无法为你提供足够的保护。"不良事件和缺乏沟通很可能是诉讼中的潜在因素，而且再多的文字也无法掩盖这一点"（Morris，2005）。

投诉

更多的助产士可能会以某种方式卷入正式或非正式的投诉，而不是诉讼。然而，西门（Symon，2006）提醒我们："我们不应该认为投诉无处不在。"考虑到英国女性生育的数量，投诉的发生率相对较低。

塞德威克（Sidgewick，2006）提出投诉往往有 4 个反复出现的因素：

（1）与当事人或家属沟通不良。

（2）专业人员间沟通不良。

（3）业务不熟练的工作人员。

（4）员工态度。

我们应该积极对待投诉，使人们相信医疗机构了解他们的烦恼。然而，这个过程可能会非常令人沮丧。即使是最优秀的助产士，在他们职业生涯的某个时候，也可能不得不读到一封来自他们所关心的人的令人沮丧的信件，记录下一段不愉快的经历。这可能会带来真正的打击。

当每个人都诚实面对发生的事情时，大多数人会倾向于原谅善意的错误。管理者的家访和提供复述事件经过可能会让许多产妇放心，当她们感到有人在倾听的时候可能会改变她们最初的想法，也可以为其他女性提供经验。然而，英国议会和保健服务监察专员（HSOE，2003）已经注意到，如果投诉被粗陋地调查，人们可能会变得更加愤怒，这种不满可能也会导致诉讼（Symon，2006）。

有关 NHS 投诉程序，请访问英国卫生部（DoH）网站（www.dh.gov.uk）或 NHS 网站（www.nhs.uk）。

书写事件经过

被要求提供一份事件经过可能会让人感到害怕。然而，从临床医师这里收集与不良事件有关的事情经过是一种正常的程序，收集事实是进行案例调查的有效方法。大多数事件经过仅用于此目的，尽管它们被存档以备将来可能的诉讼。在不太可能发生诉讼的情况下，信托的律师将与临床医师坐下来准备一份正式的事件经过文本。原始的文本可能成为有用的辅助备忘录，但很少在法庭上被使用。

皇家助产士学院（RCM）有关于书写事件经过的指南（www.rcm.org.uk/workplace-support/individual-representation/statement）。

在不良事件发生后对父母的关怀

这对所有涉事人来说都是一个挑战。显然任何支持都建立在不良事件的基础上，这是不可控的。如果涉及婴儿死亡，请参阅第 21 章，了解如何帮助父母。

如果你担心可能是一些错误或疏忽导致了不良后果，那么你就处于一种尴尬的境地。对于父母来说，诚实当然是最好的策略，但是在你知道事实之前，最好避免猜测。工作人员可能会毫无道理地感到内疚，然而糟糕的结果并不一定意味着有人做错了什么。很自然，父母可能会觉得他们必须怪罪于人。不撒谎也表示一种支持，"我们现在都不知道为什么会这样"，这通常是诚实的真实情况。

父母可能会因不良结果而对工作人员感到愤怒，表现出沮丧和敌意。他们可能会觉得被工作人员拒绝或抛弃，事实上，这可能并非臆想，是确实发生了。助产士需要处理好自己的情绪，避免遭受一些有消极想法的父母的冲动行为。

当助产士感到他们可能对不良事件负有部分责任时，会使他们处于特别困难的境地。虽然给予父母机会以询问有关分娩的问题是自然和有益的，但值得注意的是，通过"解释"事情经过，助产士可能会有意或无意地试图为自己或他人的行为辩护。对承认错误的后果的恐惧也会改变这种互动。这些难题是无解的，助产士只能在意识到这些问题后试图在窘境中找到自己的出路。

患者咨询和联络服务机构（PALS）可以为经历不良事件的家长提供支援和建议。

越来越多的信托机构提供倾听或情况说明服务，有一些主要是针对助产士的，并且一些女性希望讨论她们的分娩过程。虽然没有发现任何有益处的证据，因为这是一个难以研究的领域，可获得的服务范围很广，但有证据表明，这些对许多女性非常有帮助（Cooper，2015）。

助产士需要得到私密性的倾听服务，并且他们希望通过这种非评判性的倾听以获得员工支持服务，例如 RCM 咨询服务。另见第 21 章"员工支持"。

小结

助产士面临着挑战，我们需要的是希望他们不抵触发生的事件，这样可以为其提供合适的、体恤的和及时的关怀。负面事件会动摇助产士的信心，我们只能尽最大的努力将其最小化，并从中吸取教训。尽管每个人都尽了最大的努力，但偶尔也会出现不好的结果，其秘诀就是保持平衡心态。

有用的链接

Clinical Negligence and Other Risks Scheme (CNORIS). https://clo.scot.nhs.uk/our-services/cnoris.aspx

Clinical Negligence Scheme for Trusts (CNST). www.nhsla.com

NHS Choices. Complaints procedure. www.nhs.uk

NHS Resolution (formerly NHS Litigation Authority (NHSLA). Web site is currently www.nhsla.com

Patient Advice and Liaison Service (PALS). www.dh.gov.uk. For details of local services contact the local hospital, clinic, GP or NHS Direct 0845 46 47.

Root Cause Analysis (RCA) toolkit. https://www.england.nhs.uk/patientsafety/

Royal College of Midwives (RCM). 24-hour counselling service. Telephone: 0845 605 00 44.

Welsh Risk Pool Services. http://www.wales.nhs.uk/sitesplus/955/page/52730

（郎虓　译　刘小华　校）

参考文献

Bastos, M.H., Furuta, M., Small, R., et al. (2015) Debriefing interventions for the prevention of psychological trauma in women following childbirth. Cochrane Database of Systematic Reviews, Issue 4.

Cooper, M. (2015) Reflection of a birth reflections midwife. Practising Midwife 18(9), 10, 12–13.

HCPAC (House of Commons Public Accounts Committee). (2014) Maternity Services in England: 4th Report of Session 2013–14. The Stationery Office, London.

HSCIC (Health & Social Care Information Centre). (2015) Data on Written Complaints in the NHS. HSCIC, London. www.gov.uk/government/organisations/health-and- social-care-information-centre

HSOE (Health Service Ombudsman for England). (2003) Annual Report 2002–3. HMSO, London.

Jenkins, R. (1995) The Law and the Midwife. Blackwell Science, Oxford.

Kings Fund. (2012) Improving Safety in Maternity Services: A Toolkit for Teams. Kings Fund, London. http://www.nhsla.com/Safety/Documents/Improving%20Safety%20in%20Maternity%20Services%20%20%E2%80%93%20A%20toolkit%20for%20teams.pdf

Kirkup, B. (2015) The Report of the Morecambe Bay Investigation. The Stationery Office, London. https://www.gov.uk/government/uploads/system/uploads/attachment_data/file/408480/47487_MBI_Accessible_v0.1.pdf

MIDIRS (Midwives' Information & Resource Service). (2014) Insurance victory for independent midwives. MIDIRS online. www.midirs.org/insurance-victory-independent-midwives/

Morris, S. (2005) Is fear at the heart of hard labour? MIDIRS Midwifery Digest 15(4), 508–511.

NHS England. (2015) Serious Incident Framework. Supporting Learning to Prevent Recurrence. NHS England, London. https://improvement.nhs.uk/uploads/documents/serious- incidnt-framwrk.pdf

NHS England. (2016) National Maternity Review: Better Births. Improving Outcomes of Maternity Services in England. A Five Year Forward View for Maternity Care. NHS England, London. https://www.england.nhs.uk/wp-content/uploads/2016/02/national-maternity-review-report.pdf

NHSLA (NHS Litigation Authority). (2012) Ten Years of Maternity Claims: An Analysis of NHS Litigation Authority Data. NHSLA, London. www.nhsla.com/Safety/Pages/ Home.aspx

NHSLA. (2017) NHS Resolution: Advise, Resolve, Learn. NHSLA, London. www.nhsla.com/Pages/Home.aspx

NMC (Nursing and Midwifery Council). (2013) Midwives Rules and Standards. NMC, London.

NMC/GMC (Nursing and Midwifery Council, General Medical Council). (2015) Openness and Honesty When Things Go Wrong: the Professional Duty of Candour. NMC, London.

NPSA (National Patient Safety Agency). (2010) National Framework for Reporting and Learning from Serious Incidents Requiring Investigation. NPSA, London. http://www.nrls. npsa.nhs. uk/resources/?entryid45=75173

RCM (Royal College of Midwives). (2005) RCM annual conference (guest speaker Janine Wynn-Davies). Midwives 9(6), 231.

RCM. (2016) Birth Injuries Compensation Scheme (editorial). Midwives 19(winter), 10.

Shepherd, E., Middleton, P., Makrides, M., et al. (2016) Antenatal and intrapartum interventions for preventing cerebral palsy: an overview of Cochrane systematic reviews (Protocol). Cochrane Database of Systematic Reviews, Issue 2.

Sidgewick, C. (2006) Everybody's business: managing midwifery complaints. British Journal of Midwifery 14(2), 70-71.

Symon, A. (2001) Obstetric Litigation from A to Z. Quay Books, London.

Symon, A. (2006) Are we facing a complaints and litigation crisis in the health service? British Journal of Midwifery 14(3), 164-165.

第 23 章　产时血液检测

薇姬·查普曼 *Vicky Chapman*

血样采集	477
生物化学	479
血液一般检查和凝血功能检测	483
血库（免疫血液学）	485
特殊疾病的血液检测项目和结果分析	487
胎儿血液检测	490

血液检测

本章阐述了如何采集血液样品、抽血的正确顺序以及如何分析产时常见的血液样品检测结果。

孕产妇参考范围

血液检测的参考范围因各家医院及实验室检测设备不同存在差异，通常是参考非妊娠人群的检测结果。在评估妊娠期和产时的参考范围时应记住：妊娠期血流动力学的变化与非妊娠期存在差异，且随着妊娠孕周不断变化，血液检测结果变化更为显著。详见附录 A-1：妊娠期血液参考值范围（见附录）。在妊娠期的任何阶段都可能分娩，本章所列的其他参考范围是有意扩大的。具体妊娠期的参考范围见附录 A。

免责声明：本章内容仅供参考。通常情况下我们需遵守所采纳的特定参考范围。

血样采集

首先需要向产妇解释抽血原因并征得其同意，确保收到实验室检测结果后通知本人。

- 消毒皮肤。
- 使用止血带：在 1 分钟内松开止血带，防止长时间使用导致血液浓缩，使一些血液检测结果无效，例如乳酸。
- 学习戴手套"触摸"静脉——感受静脉的弹性，压迫时有弹性及充盈感。避开潜在的输液部位。
- 手持注射器保持稳定，需 30°～45° 进针穿刺静脉，将针头另一端穿刺真空管后血液会自动填充真空管。
- 添加剂会影响某些生化结果，并会干扰凝血时间，所以请按正确的顺序操作（附录 A-1：妊娠期血液参考范围）。
- 无论添加剂是何种类型，都要轻轻倒置所有试管（不要摇晃），以确保血液充分混合（BD 诊断学，2013）。
- 不要重复套上针套；把针丢弃到专门的利器盒里。
- 将样品贴上标签，送到实验室，并记录在产妇的病史中。
- 对于急诊血标本需通知实验室提前做好准备。

穿刺 "狡猾"静脉的小贴士

如果产妇的静脉很难找的，我经常使用"蝴蝶"式手法，因为这样更容易触摸到细小的静脉，一旦找到也不容易逃掉！（助产士）

我倾向于瞄准我感觉有静脉隐藏的地方，只是比平常穿刺的更深一点，基本都能成功。（助产士）

深静脉

使用止血带，鼓励产妇做握紧及松开拳头动作，轻拍静脉可使其充盈。有时需要依靠"感觉"，而不仅仅是你所看到的。手指在静脉上滚动，就像触摸吉他弦一样感觉深而不可见的静脉。深静脉需要在你"感觉"有静脉的稍微深一点的位置穿刺针头。

缓慢放血

松开止血带，摆动手臂，鼓励产妇进行握紧及松开拳头的交替动作，帮助"泵"血。

紧张或怕针的产妇

可考虑使用局部麻醉乳液（例如 EMLA）：在准备操作前 1 小时涂抹于几处潜在的穿刺部位。对于极度恐惧的产妇，可让另一位工作人员分散她的注意力并鼓励其有意识的呼吸和放松。如果单独一人操作，建议让产妇躺在沙发上（以防止其晕倒！），并在抽血时让产妇把目光移开。让你的操作尽量迅速，但语气需要平和冷静。

便携式血液检测

越来越多检测项目可使用的便携式仪器检测，无须将大量血液样本送到实验室，例如血红蛋白、乳酸、白细胞计数、葡萄糖等。只需要 1 个小毛细管容量的样品即可快速测试出结果。

生物化学

检验人员通常使用血清或血浆来测试血液中的成分或化学物质，例如血糖、激素、乳酸和脂类。

有关以下信息的摘要，请参阅本书附录。针对特定条件的血液测试：瓶子颜色和抽取顺序。

电解质

（肝素化试管）

- **钠（Na）**：129～148 mmol/L。钠参与水的代谢，保证体内水的平衡，其影响血压和许多机体重要功能，受肾脏和肾上腺的调节 [1]。
- **钾（K）**：3.4～5.2 mmol/L。钾调节水平衡和酸碱。它对心脏正常的电活动至关重要，非常高或低的浓度与心脏电异常相关，例如，心室颤动或心搏停搏 [2]。

---

[1] 国内血清钠正常值：酶法分析为 136～146 mmol/L，离子选择电极法为 135～145 mmol/L。——译者注

[2] 国内参考值：火焰光度计法为 3.5～5.3 mmol/L，离子选择去电极法为 3.9～5.3 mmol/L，酶动力学法为 3.5～5.1 mmol/L。——译者注

肾功能检查

（肝素化试管）

- **肌酐**：35～80 μmol/L。肌酐是肌肉在人体内代谢产物。它被肾脏中的肾小球过滤，因此肾清除率可以近似测量肾小球滤过率，反应肾功能指标。
- **尿酸**：119～365 μmol/L。尿酸是蛋白质代谢的最终产物。尿酸升高可反映由血管收缩引起的肾血流减少。
- **尿素**：2.5～4.6 mmol/L。尿素是新陈代谢的产物，通过肾脏排泄。

乳酸

（灰色氟化管）

乳酸是由将葡萄糖转化为能量（细胞代谢）的细胞产生的物质。取决于 pH，它有时以乳酸的形式存在。严重的败血症或败血症性休克可发生高乳血症，原因尚不清楚，可能是一些组织缺氧，还有过量细胞糖酵解和丙酮酸生成。

如果怀疑败血症，可紧急检测母体血清乳酸。活动性脓毒症中血清乳酸 > 2 mmol/L 的低血压产妇的死亡率增加，当 > 4 mmol/L 时，死亡率显著增加至 44.5%（Casserly et al., 2015）。有关败血症的更多信息，请参见第 17 章。

血清乳酸：

- 0.5～2 mmol/L，正常范围。
- 2.2～4.0 mmol/L，关注，监测并重复。
- > 4 mmol/L，开始复苏措施。

  （国内参考值相同）

葡萄糖

（灰色氟化管）

葡萄糖是人体细胞的主要能量来源。葡萄糖通过肠道吸收到循环中。胰腺产生胰岛素（使细胞能够吸收葡萄糖，从而降低血糖）和胰高血糖素（释放肝脏中存储的糖原以增加血糖），从而整体调节血糖水平。糖尿病是一种代谢性疾病，主要有两种类型，一种是自身体内不产生胰岛素（1 型，以前称为胰岛素依赖性糖尿病），另一种是因为细胞对产生的胰岛素不敏感（2 型，以前称为非胰岛素依赖型糖尿病）。

妊娠期糖尿病（GDM）由妊娠引起，大多数产妇在产后血糖可自行恢复正常。妊娠糖尿病通常是 2 型糖尿病，可以通过饮食调节和 / 或口服药物来控制，但有些仍需要注射胰岛素控制。国家健康和护理卓越研究所（NICE，2015）建议糖尿病女性在分娩时血糖维持在 4～7 mmol/L（参见第 20 章"关于糖尿病女性的临产照护"）

葡萄糖耐量试验的正常范围：

- 空腹血糖：3.5～5.6 mmol/L（国内参考值为 3.5～5.1 mmol/L）。
- 餐后 2 小时葡萄糖＜ 7.8 mmol/L（国内参考值为＜ 8.5 mmol/L）。

有关新生儿低血糖的信息，请参阅第 5 章。

肝功能检查

（红色肝素管）

妊娠剧吐、巨细胞病毒、肝炎、妊娠脂肪肝、先兆子痫、HELLP 综合征或其他肝脏疾病（如酒精性肝炎，肝内胆汁淤积）可能会引起妊娠期肝功能异常。

由于生理性血液稀释导致丙氨酸转氨酶（ALT），天冬氨酸转氨酶（AST）和胆红素（Bacq，2011）的值较低，因此妊娠期间肝功能正常值范围低于非妊娠期参考范围。

- **丙氨酸转氨酶（ALT）：6～32 U/L；天冬氨酸转氨酶（AST）：3～33 U/L[1]。**
  - ALT 和 AST 是妊娠期间诊断肝脏疾病的重要指标。无论任何情况，如发现血清 ALT 或 AST 水平升高都应引起重视并进一步评估（Bacq，2011）。
- **碱性磷酸酶（ALP）：30～418 U/L**
  - ALP 在妊娠早期由胎盘产生，并在妊娠晚期显著升高，但在怀孕期间几乎没有诊断价值。
- **胆红素：1.7～17 μmol/L**

胆红素是血红蛋白破坏过程中从血液中去除的色素，它在肝脏中结合并在胆汁中排泄。在正常妊娠状态不会升高，但在发生胆管阻塞等肝脏疾病或 HELLP 综合征（溶血、肝酶升高、血小板降低）时可增加（见第 20 章）。

---

[1] 国内参考值为 6～40 U/L。——译者注

- **总白蛋白**：23～50 g/L

白蛋白是运输胆红素的蛋白质；它在肝脏中合成，因此可反映肝脏功能（Bacq，2011）。

血清胆汁酸 / 总胆汁酸（TBA）

（红色肝素管）

血清胆汁酸：0～14 μmol/L[1]

在妊娠期正常生理状态下，血清胆汁酸会随妊娠孕周而略有上升。妊娠期肝内胆汁淤积症（ICP）是胆道损害的一种疾病，以母体瘙痒为临床特征，10%～15% 的孕妇也患有黄疸（Geenes and Williamson，2009），通常发生在妊娠晚期。ICP 发生胎儿不良结局的风险与母体血清胆汁酸水平相关：轻度胆汁淤积（TBA < 20 μmol/L）相关风险较小，而重度胆汁淤积（TBA > 40 μmol/L）则宫内死亡风险较高（Glantz et al.，2004）。

血清铁蛋白

（红色肝素管）

铁蛋白水平范围：15～250 μg/ml；< 10 μg/L 需要治疗

铁蛋白是细胞内的一种蛋白质，可储存铁备用。血清铁蛋白水平表明身体储存了多少铁，因此比血红蛋白估计贫血更准确，但也更昂贵。

C-反应蛋白

（红色肝素管）

正常妊娠水平< 20 mg/L（2 mg/dL）

C-反应蛋白（CRP）是由肝脏产生并在血液中循环的蛋白质，它构成了身体早期防御感染系统的一部分。CRP 水平急剧上升可反应感染或炎症，通常在急性炎症刺激的 2～6 小时内升高并且在 48 小时达到峰值。在妊娠期间 CRP 的正常范围可以远高于普通人群，并且在分娩时会更高。

---

[1] 国内参考值为 0～10 μmol/L。——译者注

血液一般检查和凝血功能检测

全血细胞计数（FBCs）检测可通过血液检测仪完成，血液涂片和其他专业检测。凝血功能是血液检测的一个部分，并接收柠檬酸盐血样并分析凝血时间和凝血因子。

全血细胞计数

（紫色管）

血红蛋白（Hb）：95～135 g/L（9.5～13.5 g/dL）

Hb 是红细胞中含有的色素，能够在体内输送氧气。贫血可能导致乏力和呼吸困难；它对分娩本身几乎没有影响，但是评估产后出血重要指标。

文献中有提到关于 Hb 的最佳变异范围，但妊娠期 Hb 没有确定的参考范围。孕妇经常被误诊为贫血。怀孕期间红细胞量可增加 10%～20%，但由于怀孕中期血浆体积增加 20%～80%，红细胞会被稀释（"血液稀释"），因此导致血红蛋白水平下降。我们可以根据血常规报告来解释 Hb，即平均红细胞体积（MCV）、平均细胞血红蛋白（MCH）和血细胞比容（HCT）。如果血细胞比容低，MCV和 MCH 正常，则不诊断贫血；如果 Hb 和 MCV 同时降低则表明是缺铁性贫血（需要补铁）。

NICE（2016a）建议 Hb < 110 g/L 或 28 周后 Hb < 105 g/L 需要进一步评估，如果确诊贫血需补充铁剂。Cochrane 回顾性研究发现，确诊缺铁性贫血后补充铁剂与预防性补充铁剂对母体及新生儿结局的影响无差异，且前者不良反应少，可以降低妊娠中期或晚期的高 Hb 风险，但近期可以增加轻度贫血风险（Peña-Rosas et al.，2015a，b）。Cochrane 另一项研究强调对补充铁剂以及超负荷（Hb > 130 g/L）引起的不良反应缺乏高质量试验数据及不良报告监测（Reveiz et al.，2011）。

Hb > 135 g/L 属于异常情况，表明血浆容量不足，血液处于浓缩状态，这可能与先兆子痫和胎儿生长受限有关（Ramsay，2010）。

血小板：（115～350）×10^9/L

血小板主要功能是参与人体凝血机制及阻止出血（像"堵住"破洞一样）的一组血细胞。有证据表明怀孕期间特别是在妊娠晚期血小板可出现过度破坏。在一些女性中，血小板明显减少，足月的"正常值"下限被认为是 115×10^9/L（Ramsay，2010）。先兆子痫和 HELLP 综合征（Ramsay，2010）中血小板可能异常降低，甚至 $< 100 \times 10^9/L$。血小板过高提示其他疾病，例如血小板增多症、脾脏肿大或某些药物的作用，例如肝素。

白细胞（WBC）：$(6 \sim 16) \times 10^9/L$

白细胞的主要功能是保护机体免受病菌感染及异物入侵。根据功能及来源部位不同可分为三大类：粒细胞、单核细胞和淋巴细胞。在妊娠期间，中性粒细胞显著增加，单核细胞计数偏高，淋巴细胞计数偏低。妊娠期间白细胞计数增加，产时达到峰值。

如果妊娠期间白细胞计数 $> 16 \times 10^9/L$，产后白细胞计数 $> 25 \times 10^9/L$（Ramsay，2010）表明存在感染可能。急性感染需要尽快治疗防止败血症发生。

血细胞比容（PCV）：30%～42%

血细胞比容是血浆中红细胞的百分比，被比喻成"分离血液"。在非孕妇中，正常范围在 36%～48%。任何情况下的血浆容量增加或减少都会影响血细胞比容。如前所述，因为血浆体积增加 20%～80%，妊娠期血细胞比容降低，而红细胞仅增加 10%～20%，导致红细胞稀释（血液稀释）。

平均红细胞体积（MCV）：83～98 fl

MCV 是单个红细胞的平均体积。MCV 轻度升高与 Hb 偏低是妊娠期间典型表现（Ramsay，2010）。MCV 被认为是鉴定缺铁最敏感的红细胞指数。MCV 低于 70fl 仅出现在缺铁性贫血或轻度地中海贫血（Kirkpatrick and Alexander，1996）。

平均红细胞血红蛋白（MCH）：27～33 pg

MCH 是红细胞内血红蛋白的数量和体积，在妊娠期间相稳定不变。

凝血筛查

（蓝色枸橼酸钠管）
样品必须在当天采集并尽快检测。

凝血酶原时间（PT）：9.5～13.5 秒

凝血酶原是由肝脏产生的血浆蛋白质。凝血是由一系列化学反应引起的，包括凝血酶原转化为凝血酶。

活化部分凝血活酶时间（APTT）：22.6～38 秒

APTT 是内源性凝血系统较敏感的常用筛查指标。蛋白质因子沿外源性（组织相关）或内源性（血管相关）途径被一系列激活。通路分支聚集并完成它们的任务，形成稳定的血凝块。APTT 指当血样本加入含有试剂试管中后血浆凝固需要的时间长度（以秒为单位）。

纤维蛋白原

（蓝色枸橼酸钠管）

纤维蛋白原：2.4～6.2 g/L

纤维蛋白原是血浆中存在的蛋白质；随着妊娠孕周增加，其水平会增加（Ramsay，2010）。在组织损伤期间，它被凝血酶激活形成纤维蛋白，纤维蛋白是阻止血液流动的纤维网，阻止出血。纤维蛋白溶解是血液凝块中的纤维蛋白酶被分解，这种现象通常在怀孕期间被抑制，在分娩期间最大限度地抑制（Ramsay，2010）。

D-二聚体测试

（蓝色枸橼酸钠管）

D-二聚体正常成人值＜ 433 µg/L，妊娠期增加 300～1 700 µg/L

D-二聚体是纤维蛋白衍生物的降解产物，反映纤维蛋白凝块破坏，可应用于肺栓塞、深静脉血栓形成、弥散性血管内凝血（DIC）、肾脏或肝脏疾病的临床诊断。但纤维蛋白降解产物（FDP）和 D-二聚体的升高在妊娠期间预测价值较低，其水平升高可能仅反映了胎盘循环中纤维蛋白生成和降解产物的生理性增加而不是纤维蛋白溶解活性增加（Ramsay，2010）。

血库（免疫血液学）

血库的职能是确定患者血型，包括 Rh 血型及其他类型全部的抗原或抗体。还需要为输血患者配血，准备各种成分血液。

血型测定及保存

（粉红色 EDTA 管）

确定血型和 Rh 类型，血标本可保存 5～7 天。一般在剖宫产（CS）之前进行血型及抗体筛选。另外如发生产前出血、胎盘早剥、胎儿宫内死亡或其他可能需要输血的产科问题也需要进行血型测定。

交叉配血

（粉红色 EDTA 管）

将供体的红细胞和白细胞与受体血清混合，以确认捐献者血液与受血者血液是否相容。可术前常规测定，也可以紧急情况下随时检测，例如：严重的产后出血。

Kleihauer 和胎儿 Rh 基因型检测

约有 15% 欧洲白种人及 3%～5% 非洲黑人是 Rh 阴性血型，而在东亚裔人中很少见（NICE，2016b）。在英国每年大约有 10 万名 Rh 阴性血孕产妇。这些孕妇中其胎儿是 Rh 阴性血的约有 4 万人，这种情况没有任何危险（NICE，2016b）。但是对于胎儿为 Rh 阳性血型的孕妇来说，由于胎母输血综合征（FMH），即胎儿的 Rh 阳性血液进入母体循环，母体会产生 Rh 抗原的抗体，称为抗 D 抗体，这个过程称为致敏。可导致 Rh 阳性血的胎儿红细胞的破坏，发生 Rh 溶血，导致新生儿的溶血性疾病。伴随妊娠进展，胎儿水肿会加重，增加了围产儿的发病率和死亡率。

Kleihauer 测试

（在紫色 EDTA 管中的母体血样 6 ml）

Kleihauer 测试是指检测母体循环中的胎儿血红蛋白，评估 FMH 的程度及母体使用抗 D 免疫球蛋白适宜剂量。

- Rh 阴性孕妇（无抗 D 抗体阳性）给予抗-D 免疫球蛋白（Ig）的可作为产前常规预防（RAADP），妊娠 28 周时单次注射，或分两次注射，即 28 周和 34 周分别注射（Qureshi et al.，2014）。
- 大多数孕妇（FMH 达到 4 ml 胎儿红细胞）肌肉注射（IM）500 IU 抗 D Ig（标准剂量的）即可。注射时间为分娩后（新生儿确诊是 Rh 阳性血型）72 小时内或者发生任何可能导致致敏高危事件时（Qureshi et al.，2014）。

胎儿 Rh 基因检测

通过母体外周血提取胎儿 DNA 进行 Rh（RhD）基因型检测是一项新的测试。它适用于对 D 抗原不敏感的 Rh 阴性血孕妇（例如早孕）。目前还没有在整个 NHS 中使用，但将来可用来确定 Rh 阴性孕妇是否携带 Rh 阴性胎儿，这样可以避免给予一些不需要的治疗孕妇注射了抗 D 免疫球蛋白（价格昂贵，有限制性，属人类血液制品）。

直接 Coombs 测试（DCT）

（5 ml 胎儿脐带血于 PINK EDTA 管中）

是指抽取脐带血检测胎儿是否已经产生母体的血型抗体，同时也可以确定胎儿血型。

特殊疾病的血液检测项目和结果分析

先兆子痫

- 全血细胞。
- 电解质。
- 肾功能检查（包括尿酸）。
- 肝功能检查。
- 凝血指标测试。

先兆子痫是妊娠期高血压综合征的一种，可导致母体各器官系统（肾脏、肝脏、胎盘和脑等）的血液灌注不足。血液循环系统外周阻力增加，血浆容量减少，心输出量减少以及溶血等。肾脏系统尿酸清除率降低，肾血流量和肾小球滤过率下降。病情严重者肝脏受损，肝酶升高，凝血机制异常（表 23-1）。

表 23-1　子痫前期的血液图像

检测项目	变　化　水　平
电解质	无变化
血红蛋白	可能升高
血细胞比容	可能升高

续 表

检测项目	变 化 水 平
血小板	可能降低
凝血时间	可能正常，重度可能延长
肌酐	可能升高，但不是识别早期重度征象有效指标
尿酸	升高
尿素氮	可能升高，但不是识别早期重度征象有效指标
肝酶	升高，胆红素（无变化，HELLP 综合征除外）

HELLP 综合征

- 全血细胞。
- 电解质。
- 凝血。
- 肝功能检测。
- 肾功能检测。

HELLP 综合征特征包括溶血，肝酶升高和血小板减少，是妊娠期严重并发症，常危及母儿生命。它通常同时伴发有重度子痫前期：血管系统损伤导致肝脏等脏器的缺血缺氧的一系列病理生理学变化，如血管痉挛、血管内皮受损、血小板聚集和纤维蛋白沉积。红细胞膜被破坏，血红蛋白流出导致溶血。随着溶血的发生，血细胞比容水平下降，胆红素水平上升。实验室检查可以帮助诊断，早期诊断对于预防 DIC，避免肝肾功能衰竭的进一步并发症至关重要（参见第 20 章中的 HELLP 综合征）（表 23-2）。

表 23-2 HELLP 综合征的血液图像

检测项目	变 化 水 平
血红蛋白	可能降低
平均红细胞压积	可能降低
血小板	小于 $100 \times 10^9/L$
PT/APTT	无变化
纤维蛋白原	降低

续　表

检测项目	变 化 水 平
肌酐	升高
尿酸	升高
尿素氮	升高，用于监测疾病进展
肝酶	升高

弥散性血管内凝血（DIC）

- 血小板。
- 凝血机制（PT，APTT，纤维蛋白原，FDP）。
- D 二聚体。

DIC 是血液内凝血机制被病理性激活，它最常见于子痫和 HELLP 综合征，但偶尔也会出现胎盘早剥、胎儿宫内死亡、羊水栓塞、产后出血（PPH）和感染。DIC 是凝血和抗凝的一个相互矛盾的过程：一方面凝血机制被广泛激活，随后纤维蛋白大量形成，导致整个机体的中小血管中血凝块形成。另一方面，这些凝血块随血液流向各脏器并消耗凝血因子，导致大量出血（表 23-3）。

表 23-3　DIC 血液图像

检测项目	变 化 水 平
血小板	降低
PT	升高
APTT	升高
纤维蛋白原	急性 DIC 降低；慢性 DIC 可能正常
D 二聚体	升高

死胎

各地检测指标可能有所不同，但通常检查以下项目：

- 全血细胞。
- 血型测定。

- 肝功能检查（LFTs）和血清胆汁酸。
- 凝血检测。
- 感染筛选：细小病毒和 TORCH，即弓形虫，其他病毒（HIV、麻疹等），风疹，巨细胞病毒和单纯疱疹。
- 自身免疫抗体（如狼疮、抗心磷脂）。
- Kleihauer 测试。

如果因母体疾病导致死胎，需要相关血液检测。父母双方需要在遗传咨询后进行相关基因检测，但可能需要等待产妇身体恢复后。如果死胎已发生一段时间，DIC 风险增加。

严重出血

- 全血细胞。
- 血型测定。
- 凝血检测。
- Kleihauer（产前或产时出血）。
- 立即交叉配血及**申请血液制品**。

每家医疗机构都应该有一个各学科的大出血用血条款；与血库保持联系是很重要的（Paterson-Brown and Bamber，MBRRACE-UK，2014）。如果产妇出血伴有凝血功能障碍，那么在病情恶化之前输血是至关重要的（UKBS，2013）（见第 16 章）。

胎儿血液检测

胎儿血液 pH 采样和乳酸检测

胎儿头皮血液 pH 采样测试胎儿毛细血管血液（产时）以评估 pH 和 / 或乳酸（表 23-4）。

胎儿血液采样（FBS）已成为英国电子胎儿监测（EFM）的一个不可或缺的辅助手段，其目的是识别胎儿宫内风险等，减少不必要的干预措施（如 CS 和器械助产分娩）。在英国，一些信托机构允许助产士实施 FBS，建议临产时进行（Davison，2014）。

尽管 FBS 很重要，但目前使用证据不足（Mahendru and Lees，2011）。它对监测产时缺氧的阳性预测率低（Clark and Hankins，2003），其结果也可能受到羊水或胎粪污染的影响（Carbonne et al.，2003）。由于它是侵入性检查，有一定损伤性，并且产妇此时也正在因为分娩遭受巨大的痛苦，所以 Cochrane 认为目前未发现有益的证据支持其使用。FBS 的使用不影响 CS 率、新生儿癫痫发生率或其他任何测量结果的发生率（Alfirevic et al.，2017）。Chandraharan（2014）解释了 NICE（2014）推荐的胎儿头皮血 pH 来源于 20 世纪 60 年代的两项小型研究。NICE 的推荐基于其指导小组的个人"临床经验"而不是科学依据。

表 23-4　胎儿头皮血 pH 和乳酸（NICE，2014）

乳　酸	pH	
≤ 4.1	≥ 7.25	正常
4.2—4.8	7.21—7.24	临界值（连续胎心检测，30 分钟复查）
≥ 4.9	≤ 7.2	不正常，尽快分娩

改编自 National Institute for Health and Care Excellence（2014）。

"我们不愿意改变我们的文化和历史习俗"不应该再成为借口，因为我们作为临床医师的主要目标应该是把"不伤害放在第一位"。在没有科学证据的情况下进行 FSBS 可能会导致相关的风险增加，也可能导致临床及法律纠纷。（Chandraharan，2014）

乳酸是分娩期间 pH 样品的替代检测项目。与 pH 分析相比，它需要样品量小，检测速度快，成功率高（East et al.，2015）。

胎儿采血流程和母亲知情同意

告知母亲异常结果的影响并获得其知情同意。然而，由于 FBS 是一种未经证实的诊断技术（Chandraharan，2014；Alfirevic et al.，2017），目前强有力的正面证据不足。坦白地说，FBS 是侵入性技术，可能会使母亲心理感觉不适，操作过程需要 10 分钟甚至更长时间，并且间隔 30 分钟需要重复操作，且涉及切开婴儿的皮肤并进行诊断测试，然而它的可预测性却较低。助产士的重点也可能是获取和测试血液样本的过程，而没有考虑产妇本身。但是否行 FBS 的决策并不在助产士的控制之内。

FBS 的禁忌证

- 孕妇不同意。
- 母体感染（例如 HIV、肝炎、活动性疱疹等）或有急症，例如脐带脱垂、胎盘早剥（NICE，2014）。
- 早产 < 34 周。
- 如果电子胎心监护异常（CTG）和有明确证据表明急性胎儿宫内窘迫（NICE，2014），紧急剖宫产或者产钳器械助产娩出胎儿。
- 如果有母体败血症或明确胎粪污染，需要请示产科医师。因为 FBS 结果可能误导我们（NICE，2014）。

NICE（2014）建议当胎心监护有疑问时，可以先尝试保守治疗方法，包括胎儿头皮刺激（见第 3 章）。如果 CTG 仍然是异常的，则进行 FBS。如果 FBS 样本无法获得/不足并且 CTG 有改善则可能不需要加速产程。延长减速后不建议立即进行 FBS（NICE，2014）。

FBS 流程

- 孕妇需要良好的情感支持；如果需要，提供笑气。
- 子宫颈必须充分扩张才能进入胎儿头部，并且胎膜已破。
- 女性应处于左侧卧位以防止腹主动脉受压。
- 将羊膜镜送入阴道，注意可视化部分清洁、干燥。
- 可以喷涂氯乙烷。
- 通常使用一层薄薄的液状石蜡来有助于滴血。
- 制作小切口并收集血液（如果用于 pH 分析，则采集在含有肝素的毛细玻璃管中）。

脐带血气采样

以评价医疗行为以及法律诉讼为目的，可使用脐带血分析（表 23-5 和 23-6）来帮助监管新生儿状况。在断脐后检测新生儿的酸碱平衡。然而，如果延迟断脐，则 pH 会随胎盘功能变化而变化。脐带血 pH 变化在出生后 60 秒内发生。因此，在过去有些人曾建议应在出生时立即夹住脐带。然而，现在众所周知延迟断脐的好处（见第 1 章），我们必须谨慎记录断脐时间。各家医疗机构在具体实施方面会各有不同。进行不同选择原因可能如下：

- 分娩时胎儿心率异常（FHR）。
- 使用产钳器械助产。
- 剖宫产（特别是紧急情况）。
- 低 Apgar 评分。
- 早产。
- 其他任何情况下怀疑胎儿窘迫。

通常同时进行动脉和静脉取样（"配对样本"）以确定动脉值，但有些人建议只取动脉样本就足够了。程序是夹紧和切断脐带（记录时间），从母体端脐带的静脉（较大的血管）和动脉采血。每个样品使用单独的注射器，样品可在室温中保持 pH 恒定约 1 小时。

表 23-5　脐带静脉血分析

静脉血	正常参考范围	中位数
pH	7.17～7.48	7.35
pCO_2	3.5～7.9 kPa	5.3
碱剩余	−1.0～8.9 mmol/L	2.4 mmol/L

pCO_2：二氧化碳分压（Westgate et al.）。（1994）

表 23-6　脐带动脉血分析

动脉血	正常参考范围	中位数
pH	7.05～7.38	7.26
pCO_2	4.9～10.7 kPa	7.3
碱剩余	−2.5～9.7 mmol/L	2.4 mmol/L

pCO_2：二氧化碳分压（Westgate et al.）。（1994）

（郎虓　译　刘小华　校）

参考文献

Abbassi-Ghanavati, M., Greer, L.G., Cunningham, F.G. (2009) Pregnancy and laboratory studies: a reference table for clinicians. Obstetrics and Gynecology 114(6), 1326−1331.

Alfirevic, Z., Devane, D., Gyte, G.M., et al. (2017) Continuous cardiotocography (CTG) as a form of electronic fetal monitoring (EFM) for fetal assessment during labour. Cochrane Database of Systematic Reviews, Issue 2.

Bacq, Y. (2011) The Liver in Normal Pregnancy. Madame Curie Bioscience Database. www.ncbi.nlm.nih.gov/books/NBK6005/

BD Diagnostics. (2013) Tube Guide and Recommended Order of Draw. BD Diagnostics, Oxford. http://www.ruh.nhs.uk/pathology/phlebotomy/documents/Phlebotomy_Order_of_Draw_Poster.pdf

Carbonne, B., Cudeville, C., Maillard, F., et al. (2003) French study group on fetal pulse oximetry. Predictive value of pulse oximetry and fetal scalp blood pH in the case of meconium-stained amniotic fluid. European Journal of Obstetrics and Gynecology and Reproductive Biology 109, 27−32.

Casserly, B., Phillips, G.S., Schorr, C., et al. (2015) Lactate measurements in sepsis-induced tissue hypoperfusion: results from the Surviving Sepsis Campaign database. Critical Care Medicine 43(3), 567−573.

Chandraharan, E. (2014) Fetal scalp blood sampling during labour: is it a useful diagnostic test or a historical test that no longer has a place in modern clinical obstetrics? BJOG 121, 1056−1062.

Clark, S.L., Hankins, G.D. (2003) Temporal and demographic trends in cerebral palsy — fact and fiction. American Journal of Obstetrics and Gynecology 188, 628−633.

Davison, M.A., Murray, S., Whitaker, L., et al. (2014) Comparison of instrumental vaginal births by assisted birth practitioner midwives and medical practitioners. British Journal of Midwifery 22(10), 700−705.

East, C.E., Leader, L.R., Sheehan, P., (2015) Intrapartum fetal scalp lactate sampling for fetal assessment in the presence of a non-reassuring fetal heart rate trace. Cochrane Database of Systematic Reviews, Issue 5.

Geenes, V., Williamson, C. (2009) Intrahepatic cholestasis of pregnancy. World Journal of Gastroenterology 15(17), 2049−2066.

Glantz, A., Marschall, H.U., Mattsson, L.A. (2004) Intrahepatic cholestasis of pregnancy: relationships between bile acid levels and fetal complication rates. Hepatology 40, 467−74.

Jamjute, P., Ahmad, A., Ghosh, T., et al. (2009) Liver function test and pregnancy. Journal of Maternal-Fetal and Neonatal Medicine 22(3), 274−283.

Kirkpatrick, C., Alexander, S. (1996) Antepartum and postpartum assessment of haemoglobin, haematocrit and serum ferritin. In: Wildschut, H., Weiner, C.P., Peters, T.J. (eds), When to Screen in Obstetrics and Gynaecology, pp. 80−95. WB Saunders, London.

Mahendru, A.A., Lees, C.C. (2011) Is intrapartum fetal blood sampling a gold standard diagnostic tool for fetal distress? European Journal of Obstetric and Gynaecological Reproductive Biology 156(2), 137−139.

NICE (The National Institute for Health and Care Excellence). (2014, updated 2017) Clinical Guideline 190: Intrapartum Care for Healthy Women and Babies. NICE, London.

NICE. (2015) NICE Guideline 3: Diabetes in Pregnancy: Management from Preconception to the Postnatal Period. NICE, London.

NICE. (2016a) Clinical Guideline 62: Antenatal Care for Uncomplicated Pregnancies. NICE, London.

NICE. (2016b) Diagnostics Guidance 25: High-throughput Non-invasive Prenatal Testing for Fetal RHD Genotype. NICE, London.

Paterson-Brown, S., Bamber, J. for MBRRACE-UK. (2014) Prevention and treatment of haemorrhage. In: Knight, M., Kenyon, S., Brocklehurst, P., Neilson, J., Shakespeare, J., Kurinczuk, J.J. (eds) on behalf of MBRRACE-UK, Saving Lives, Improving Mothers' Care — Lessons Learned to Inform Future Maternity Care from the UK and Ireland Confidential Enquiries into Maternal Deaths and Morbidity 2009−12. National Perinatal Epidemiology Unit, Oxford, pp. 45−55.https://www.npeu.ox.ac.uk/downloads/files/mbrrace-uk/ reports/Saving%20Lives%20Improving%20Mothers%20Care%20report%202014%20Full.pdf

Peña-Rosas, J.P., De-Regil, L.M., Garcia-Casal, M.N., et al. (2015a) Daily oral iron supplementation during pregnancy. Cochrane Database of Systematic Reviews, Issue 7.

Peña-Rosas, J., De-Regil, L., Gomez Malave, H., Viteri, F.E. (2015b) Intermittent oral iron supplementation during pregnancy. Cochrane Database of Systematic Reviews, Issue 10.

Qureshi, H., Massey, E., Kirwan, D., et al. (2014), BCSH guideline for the use of anti-D immunoglobulin for the prevention of haemolytic disease of the fetus and newborn. Transfusion Med 24, 8−20.

Ramsay, M. (2010) Normal hematological changes during pregnancy and the puerperium. In: Pavord, S., Hunt, B. (eds), The Obstetric Hematology Manual. Cambridge University Press, Cambridge, pp. 3−11.

Reveiz, L., Gyte, G.M.L., Cuervo, L.G., et al. (2011) Treatments for iron-deficiency anaemia in pregnancy. Cochrane Database of Systematic Reviews I, Issue 10.

UKBS (United Kingdom Blood Services). (2013). Handbook of Transfusion Medicine, 5th edn. TSO, Norwich.

Walker, I., Chappell, L.C., Williamson, C. (2013) Abnormal liver function tests in pregnancy. BMJ 347, f6055.

Westgate, J., Garibaldi, J.M., Greene, K.R. (1994) Umbilical cord blood gas analysis at delivery. BJOG 101, 1054−1063.

第 24 章　药物与助产士

薇姬·查普曼 *Vicky Chapman*

助产士的用药豁免	498
国家处方集	500
实习助产士和指导老师	501
患者群体用药指导（PGD）	501
安全、给药错误和记录	502
缩写和专有名词	504

引言

现有的助产士药品管理标准（Standards for Medicine Management，NMC）（NMC，2010）主要基于国会立法、次级立法、各项法规及修正案制订，还存在一定争议，在实际应用中也会导致一些误解和差异。证据显示在助产士执业过程中存在许多没有有效处方而普遍使用的药物。（Bennett，2015）

本章节主要从助产士的角度阐述药物的使用。

发生率及现状

- 助产士执业涉及的法律法规：
  - 药品法（The Medicines Act）1968
  - 药物滥用法（The Misuse of Drugs Act）1971
  - 药品管理标准（Standards for Medicine Management）（NMC，2010）
  - 助产士条例（Midwives Rules and Standard）（NMC，2012）
  - 人用药品法规（The Human Medicines Regulations）2014
- 助产士用药豁免（MEOs）的性质和范畴常常让助产士和管理人员感到困惑（NES，2012；Bennett，2015）。

- 2010 年法律更新，在 MEOs 基础上扩大了助产士可以出售、采购和给药的处方药范围（NMC，2010）。
- 社区助产士可能会感到为家庭分娩的产妇开具 MEOs 药物比较困难（NMC，2010）。
- 助产士使用补充或替代疗法前必须接受培训，因为这些疗法可能与其他药物或实验室检查冲突（NMC，2010）。
- 关于助产士日常用药，法律法规中没有助产士必须接受相关正式培训和继续教育的规定。
- 2000～2010 年期间，产科用药错误诉讼赔偿金额高达 800 万英镑（NHSLA，2012）。

助产士的用药豁免

开业助产士只有在已经接受用药剂量、用法的相关培训后才可以用药且只能使用 MEOs 范围内的药物（NMC，2012）。

某些医疗保健专业人员，包括助产士，在药物销售、采购和使用中不受一般法律规定的限制，即"豁免"。因此，他们可以在没有处方的情况下用药。

在日常操作中，注册助产士可以自主销售和使用 **MEOs 目录**下的药物。在"销售"和"使用"过程中，助产士无须处方或个体用药方案。

根据 MEOs 规定，助产士需要选择合适的药物，从药车、商店、药柜、冰箱中取药并提供给患者（给药）；最后，助产士必须记录药物的名称、剂量和给药途径。助产士必须明确哪些药物是隶属 MEOs 目录的，同时还要熟悉药物的剂量、不良反应和禁忌证。

MEOs 中有许多药物是仅针对助产士的，助产士平时使用的大多数药物均属于 MEOs 范畴（表 24-1 和表 24-2）。

某些机构常常会发布信息提示助产士哪些药物是属于 MEOs 的，但许多公司错误地认为自己能够限制助产士选择 MEOs 药物的种类，或者误以为使用 MEO 药物时必须要符合患者群体用药指导（PGD）。

助产士能开具处方么？

MEOs 和处方不同。开具处方需要药剂师共同参与，负责药物的出售和采购（MHRA，2012）。

表 24-1 MEOs：常用药物种类

助产士可以使用以下药物：

一般清单的药品（GSL）	任何可以在零售商店中购买的药物，如超市
药房药品（P）	无须处方，但只能在药房购买的药物
部分处方药（POMs）	开业助产士可以使用 POMs 目录中的部分药物，例如一些只能凭借处方买卖的药物（NMC，2011）。助产士有权使用的常用 POMs 药物见表 24-2。

表 24-2 MEOs（NMC，2011）

产时或分娩后助产士可使用的 MEOs 药物（表格中未完整列出）

止痛剂	**管制药物：** 海洛因、硫酸吗啡、哌替啶 吸入性药物：氧化亚氮 其他：双氯芳酸、布洛芬、对乙酰氨基酚
止吐剂	乳酸赛克力嗪、丙氯拉嗪
抗酸剂	所有治疗胃灼热的口服药，如 Peptac、氢氧化铝（Maalox）、枸橼酸、薄荷水
缓泻剂	甘油栓剂、微型灌肠剂、乳果糖
急救药物	肾上腺素 1∶1 000
局麻药物	EMLA 凝胶 利多卡因 / 盐酸利多卡因
宫缩剂（用于第三产程）	麦角新碱、缩宫素
宫缩剂（用于 PPH）	麦角新碱、缩宫素、马来酸麦角新碱、卡前列素（欣母沛）
疫苗和免疫球蛋白	抗 D 免疫球蛋白 乙肝疫苗、肝炎免疫球蛋白
其他	氢化可的松 硫酸亚铁 咪康唑、制霉菌素
新生儿	盐酸纳洛酮 维生素 K
IV 液体（仅在急救时使用，如 PPH）	0.9% 氯化钠、血浆代用品、琥珀酰明胶、哈特曼溶液

备注：IV，静脉注射；PPH，产后出血。
在提供或使用 MEOs 目录下的药物时，助产士必须确保自己的操作是基于循证依据的……（以及）……熟悉 BNF 及 BNF（儿童）最新发布的指南，包括药物的用法、不良反应和禁忌证（NMC，2011）

在完成 NMC 课程（登记注册）后，助产士可以开具处方、在自己的权限范围内使用处方集中的药物（NMC，2006）。不到 0.6% 的助产士有处方权，这在他们的执业范围内影响不大，但也带来一些困惑：许多助产士以为自己在开具处方，但实际情况下他们只是"给药"（NMC 发言人 Forrester and Homeyard，2011）。班纳特（Bennett，2015）表示助产士不恰当地使用没有有效处方药物的现象很普遍，归根结底还是与 NCM 标准中的模糊定义有关。

国家处方集

尽管有许多 NMC 和其他的指南，在英国，没有一家机构能够确保在助产士用药这一问题上制订清晰且有可操作性的条例。这一问题应尽早统一以确保安全和个体化的护理（Bennett，2015）。

NHS 苏格兰教育委员会（NES）和北爱尔兰护理和助产实践与教育理事会（NIPEC）积极致力于这一工作，建立了**助产士国家处方集**（NES，2012）和药物专题（NIPEC，2014），列举了助产士常用药物，并区分 MEOs 和处方药。这一做法澄清了助产士的权力范围，并在苏格兰和北爱尔兰地区达成了专业上的统一。同时，NIPEC（2014）还出版了一本获奖作品《助产士和药物》（*Midwives and Medicines*），每位英国的助产士都应认真阅读该书并使其日臻完善。

提供药物

助产士可以提供一般清单的药品（GSL）、药房药品（P）或属于 MEOs 的处方药（POM）（表 24-1 和表 24-2）。例如，助产士可以为社区或出院的贫血女性提供硫酸亚铁。助产士必须注明药物的使用方法，并在患者的病史中记录（参考当地规定）。

给药

对于 MEOs 目录下的药物，助产士可以进行给药操作，包括所有的 GSL 和 P 类药物以及部分 POMs。

例如：助产士可以在产程中使用止痛剂，例如笑气（P），或管制药物，如哌替啶/吗啡（POM）；助产士可以在 MEOs 范围内自主用药。他们必须在病史中记录用药情况，如果是住院患者，需要记录在药物表单/Kardex 系统中。产程中的用药还要记录在产程图上。如果使用了管制药物，还需要额外审查，并在管制药物本中清点记录。

　　根据 MEOs，助产士的给药范围很广（见表 24-2，但表格中没有完整列出）。不属于 MEOs 的药物需要处方或符合 PGD 范畴才能使用。

实习助产士和指导老师

　　实习助产士可以使用 MEOs 目录中的多种药物，但必须在一位指导老师（不一定是学生的个人导师）的监督下使用，如学生必须在导师亲自监督和证明下才能进行给药操作（NMC，2010）。

　　在任何情况下，实习助产士都不可以使用：

（1）硬膜外镇痛药物。

（2）静脉注射用药。

（3）管制药物（但实习生可以在助产士的监督下参与核对和药品准备）。

（4）引产药物，如前列腺素。

患者群体用药指导（PGD）

　　某些医疗保健人员可以根据 PGD，在没有处方的情况下提供或使用药物。当地的医师和药剂师有权在预诊断临床疾病的情况下给药。一个关于助产士对 PGD 实际应用的例子就是前列腺素的使用。当判断一位孕妇需要引产（IOL）入院时，助产士可以使用前列腺素进行引产，无须处方或医师医嘱。

　　PGDs 是一个复杂的话题，在助产士使用 PGD 时也有很多令人困惑的地方。部分原因在于 PGD 是针对所有医疗保健人员，而非仅针对助产士。另一个问题在于根据 PGDs 不得使用但在 MEOs 中又允许助产士使用的药物。"这显示了 MEOs 实施中的知识匮乏或缺乏理解，特别是涉及 GDL 和 P 类药物时"（NES，2011）。NMC 也意识到这一问题，建议将 MEO 中的内容从 PGDs 中移除（Forrester and Homeyard，2010）。

- PGDs 不是处方，理想状态下应由助产士发起和终止 PGDs，但 PGD 必须由医师和参与的药剂师签字终止（NMC，2010）。
- PGDs 只能由记录中签署 PGD 的助产士执行，也就是说 PGD 的执行不能委派他人，哪怕是实习生。

安全、给药错误和记录

安全用药是 NHS 优先考虑的事情，也是护理质量委员会的基本标准（CQC，2015）。许多上报至 NHS 的严重用药错误发生在给药（41%）和开具处方（32%）环节，造成严重后果的药物一般包括抗凝剂、胰岛素、抗生素和静脉用药（NPSA，2009）。

助产士在给药前进行风险评估是很重要的。用药前助产士就应该考虑可能存在的用药错误或不良反应。豁免权赋予了助产士非常特殊的权力，他们必须清楚自己所需承担的专业责任。（Hindley，2016）

助产士要准确提供所有给药的详细记录。以下是摘自 NMC 的安全操作指南：

- 给药时正确核对产妇 / 宝宝姓名。
- 给药前检查产妇是否对该药物过敏。
- 核对药物剂量、给药方法、用药时间，同时考虑女性的现况和是否在使用其他治疗。
- 核对医嘱单，药物标签是否清晰明确。
- 检查有效期。
- 静脉注射药物必须现用现配，不得提前配置；任何人不得使用没有当面配置的药物。
- 需要计算药物用量（框 24-1）时必须由另一名有资质的专业人员再次核对。

框 24-1　计算药物用量示例

液体计算公式：

$$\frac{\text{所需药物的量}}{\text{总量}} \times \text{总体积} = \text{给药剂量}$$

示例：
医嘱给予 100 mg 青霉素；从 5 ml 含有 125 mg 的青霉素溶液中取药：

$$\frac{100 \text{ mg}}{125 \text{ mg}} \times 5 \text{ ml} = 4 \text{ ml}$$

记录

- 任何药物在给药后都需立即记录，避免缩写（除了规范的缩写方式，见表 24-3）。
- 确保书写清晰、可辨别、准确记录日期、时间并签名。
- 任何补充 / 替代药物需要在住院患者的医嘱单中开具，并在其他药物旁边做好记录（NMC，2011）。

有人建议助产士使用 MEO 目录下的药物时需要特别标注。也可以参考当地的条例。曼迪·弗雷斯特（Mandy Forrester，2012，私人信函）建议在病历中设置 MEO 的特殊区域，这一做法已被部分地区采纳，"我们非常希望明确表达助产士不开具处方的理念"。而实际情况下，例如填写医嘱单上"只执行一次"的医嘱常常会让这个理念变得很含糊。然而，单独设置 MEO 区域可能会增加给药错误的风险，因为这样用药记录单就变得分散。

表 24-3　用药途径和频次缩写

给药途径		给药频次	
缩　　写	途　　径	缩　　写	频　　次
IM	肌内注射	Stat	立即
IV	静脉注射	OD（omni die）	每日 1 次
SC	皮下注射	BD（bis die）	每日 2 次
PO/per oram	口服	TDS（ter die sumendum）	每日 3 次
PR/per rectum	直肠	QDS（quater die sumendum）	每日 4 次
PV/per vaginum	阴道	Nocte	夜间
Buccal	口腔黏膜	PRN（Pro re nata）	必要时

给药错误的上报

如果助产士发生或发现给药错误，需立即上报处方开具者和部门管理者 / 雇主。任何差错或近似差错都要上报至当地的风险管理小组。

NMC 支持使用重大事件流程，但也敦促管理者在惩戒处理给药错误时注意：

需要区分由于粗心大意或不胜任岗位和因为其他原因，如承受连续高强度工作压力导致的错误以及那些为了患者利益立即、主动上报的问题（NMC，2010）。

在本书的作者看来，给药错误、无意识的非法操作和普遍存在的争议将会持续存在，除非：

- 某一机构能统一负责助产士用药的所有权和责任，同时 NMC 能够出台明确清晰的说明。
- 出版英国助产士国家处方集。
- 对药理学和 MEOs 进行全国统一的官方培训和继续教育。

缩写和专有名词

见表 24-3。

有用的信息

BNF (The British National Formulary). Information about medicines in the UK; published twice a year. www.bnf.org

NIPEC (Northern Ireland Practice & Education Council for Nursing and Midwifery). (2014) *Midwives and Medicines (NI)*. Department of Health, Social Services and Public Safety, Belfast. http://www.nipec.hscni.net/MidwivesandMedicines/NIMidwives%26Medicines.pdf

（仇静波 译 朱玮 校）

参考文献

Bennett, S. (2015) Drug administration in midwifery: confusion, illegal practice and the supervisor of midwives. British Journal of Midwifery 23(3), 208-211.

CQC (Care Quality Commission). (2015) Regulation 12: Safe Care and Treatment. Guidance for Providers on Meeting the Regulations — Health and Social Care Act 2008: Regulations 2014. Part 3. Care Quality Commission, London.

Forrester, M., Homeyard, C. (2010) Changes to midwives' exemptions. Midwives August, 28-29.

Forrester, M., Homeyard, C. (2011) Aren't midwives prescribing? RCM Midwives/Feedback 3.

Hindley, C. (2016) Safe drug administration in midwifery. British Journal of Midwifery 24(9),

635-637.

MHRA (The Medicines and Healthcare Products Regulatory Agency). (2012) Midwives: Exemptions. MHRA, London.http://webarchive.nationalarchives.gov.uk/20141206091419/ http://www.mhra.gov.uk/Howweregulate/Medicines/Availabilityprescribing sellingandsupplyingofmedicines/ExemptionsfromMedicinesActrestrictions/Midwives/ index. htm

NES (NHS Education for Scotland). (2012) Midwives and Medicines, 3rd edn. http://www. nes. scot.nhs.uk/media/14194/Midwives_and_Medicines_Third_Edition_Nov2012.pdf

NHSLA (NHS Litigation Authority). (2012) Ten Years of Maternity Claims: An Analysis of NHS Litigation Authority Data. NHSLA, London. http://tinyurl.com/p6roerh

NIPEC (Northern Ireland Practice & Education Council for Nursing and Midwifery). (2014) Midwives and Medicines (NI). NIPEC, Belfast. http://www.nipec.hscni.net/Midwives andMedicines/NIMidwives%26Medicines.pdf

NMC (Nursing and Midwifery Council). (2006) Standards of Proficiency for Nurse and Midwife Prescribers. NMC, London.

NMC. (2010, updated 2015) Standards for Medicines Management. NMC, London.

NMC. (2011) Changes to Midwives Exemptions. Circular: Administration of Medicines on the Exemption List by Student Midwives. https://www.nmc.org.uk/globalassets/ sitedocuments/ circulars/2011circulars/nmccircular07-2011-midwives-exemptions.pdf

NMC. (2012) Midwives Rules and Standards. NMC, London.

NPSA (National Patient Safety Agency). (2009) Safety in Doses. Improving the Use of Medicines in the NHS, 2007-2009. NPSA,.http://www.nrls.npsa.nhs.uk/EasySiteWeb/ getresource. axd?AssetID=61626

The Human Medicines (Amendment) Regulations. (2014) http://www.legislation.gov.uk/ uksi/2014/490/pdfs/uksi_20140490_en.pdf

The Medicines Act 1968. http://www.legislation.gov.uk/ukpga/1968/67

The Misuse of Drugs Act 1971. http://www.legislation.gov.uk/ukpga/1971/38

附录：
血液参考范围和特定条件的实验室检测

附录表 1　妊娠期血液参考范围 *

血液检测	非孕妇 / 一般人群	妊娠早期	妊娠中期	妊娠晚期
凝血功能 （蓝色柠檬酸钠管）				
APTT（S）	26.3～39.4		22.6～38.0	
PT（S）	12.7～15		9.5～13.5	
纤维蛋白原（g/L）	2.3～5.0	2.4～5.1	2.9～5.4	3.7～6.2
电解质 ［GOLD-血清分离管（肝素锂管）］				
钠（mmol/L）	136～146	133～148	129～148	130～148
钾（mmol/L）	3.5～5	3.6～5	3.3～5	3.3～5.1
肾功能测定 ［GOLD-血清分离管（肝素锂管）］				
肌酐（μmol/L）	44～80	35～62	35～71	35～80
尿酸（μmol）	149～332	119～250	143～292	184～355
尿素（mmol/L）	2.5～7.1	2.5～4.3	1.1～4.6	1.1～3.9
肝功能测定 ［GOLD-血清分离管（肝素锂管）］				
ALT（U/L）	0～40	6～32	6～32	6～32
AST（U/L）	12～38	3～23	3～33	4～32
ALP（U/L）	30～130	32～100	43～135	133～418
胆红素（μmol/L）	0～17	4～16	3～13	3～14
白蛋白 （凝血样本，g/L）	41～53	31～51	26～45	23～42
其他生化检测				
血清胆汁酸（μmol/l） ［GOLD-血清分离管 （肝素锂管）］	0～14	0～14	0～14	0～14

续　表

血液检测	非孕妇 / 一般人群	妊娠早期	妊娠中期	妊娠晚期
血清铁蛋白（ng/ml） ［GOLD～血清分离管 （肝素锂管）］	10～150	6～130	10～230	10～166
C 反应蛋白（mg/L） ［GOLD-血清分离管 （肝素锂管）］	0.2～3	无	0.4～20.3	0.4～8.1
乳酸盐（灰色氟化物管）	0.5～2.2			
葡萄糖（灰色氟化物管）	非空腹：3.6～6 mmol/L		分娩时：4～7 mmol/L （72～126 mg/dL）	
全血细胞计数 （紫色-EDTA 管）				
Hb（g/L）	110～150	106～133	97～135	95～142
PLT（×10⁹/L）	165～415	—	—	115～350
WBC（×10⁹/L）	1.5～6	3～10	3～10	6～16
PCV（%）	36～48	31～39	31～40	32～42
MCV（fL）	79～93	85～96	85～97	83～98

有关缩写的关键词，请参见第 23 章。

* 妊娠期参考范围因实验室，研究和操作者不同存在差异。根据您工作的实验室实际情况分析数据。这些妊娠期参考范围的依据主要来自 www.perinatology.com 和 Abbassi-Ghanavati 等（2009）（U & Es）；Ramsay（2010）（血液学）；Bacq（2011）、Jamjute 等（2009）和 Walker 等（2013）（LFTs）。

附录表 2　针对特定条件的血液检测：瓶子颜色和抽血顺序

抽血顺序-适用于多个样本： 1. 血培养瓶 2. 凝固管：反转样品 3～4 次 3. 非添加剂管-反转样品 5～6 次 4. 添加剂管-反转样品 8～10 次 （BD 诊断，2013）	糖尿病	子痫前期	HELLP综合征	DIC	感染	脓血症	肝内胆汁淤积	出血	急诊剖宫产	死胎
血培养					✓	✓				
凝血检测 （蓝色柠檬酸钠管）		✓	✓	✓		✓	✓	✓		✓
肾功能和电解质 [GOLD-血清分离管 （肝素锂管）]		✓	✓	✓		✓				✓
肝功能和胆汁酸 [GOLD-血清分离管 （肝素锂管）]		✓	✓	✓		✓	✓			✓
血型 / 交叉配对 （PINK-EDTA 管）				✓				✓	✓	
Kleihauer （PURPLE-EDTA 管）								✓		✓
全血细胞计数 （PURPLE-EDTA 管）	✓	✓	✓	✓	✓	✓		✓	✓	✓
乳酸 （灰色氟化物管）				✓		✓				
葡萄糖 （灰色氟化物管）	✓									✓

EDTA，乙二胺四乙酸；HELLP，溶血，升高的肝酶，低血小板。